M. Fröhlich, C. Völk

Physiotherapie bei Demenz

Gewidmet

Robert Völk

Martina Fröhlich, Christine Völk

Physiotherapie bei Demenz

Ressourcen erkennen und fördern

Mit einem Geleitwort von: Michael Schmieder, Wetzikon/Schweiz

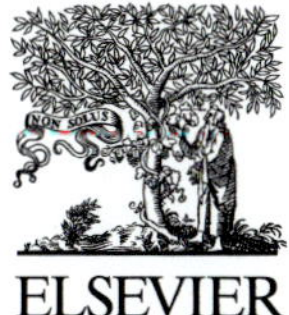

ELSEVIER

Elsevier GmbH, Bernhard-Wicki-Str. 5, 80636 München, Deutschland
Wir freuen uns über Ihr Feedback und Ihre Anregungen an mailto:mkundendienst@elsevier.com

ISBN 978-3-437-45082-2
eISBN 978-3-437-09965-6

1. Auflage 2023

Wichtiger Hinweis
Die medizinischen Wissenschaften unterliegen einem sehr schnellen Wissenszuwachs. Der stetige Wandel von Methoden, Wirkstoffen und Erkenntnissen ist allen an diesem Werk Beteiligten bewusst. Sowohl der Verlag als auch die Autorinnen und alle, die an der Entstehung dieses Werkes beteiligt waren, haben große Sorgfalt darauf verwandt, dass die Angaben zu Methoden, Anweisungen, Produkten, Anwendungen oder Konzepten dem aktuellen Wissensstand zum Zeitpunkt der Fertigstellung des Werkes entsprechen.
Der Verlag kann jedoch keine Gewähr für Angaben zu Dosierung und Applikationsformen übernehmen. Es sollte stets eine unabhängige und sorgfältige Überprüfung von Diagnosen und Arzneimitteldosierungen sowie möglicher Kontraindikationen erfolgen. Jede Dosierung oder Applikation liegt in der Verantwortung der Anwenderin oder des Anwenders. Die Elsevier GmbH, die Autorinnen und alle, die an der Entstehung des Werkes mitgewirkt haben, können keinerlei Haftung in Bezug auf jegliche Verletzung und/oder Schäden an Personen oder Eigentum, im Rahmen von Produkthaftung, Fahrlässigkeit oder anderweitig übernehmen.

Für die Vollständigkeit und Auswahl der aufgeführten Medikamente übernimmt der Verlag keine Gewähr.
Geschützte Warennamen (Warenzeichen) werden in der Regel besonders kenntlich gemacht (®). Aus dem Fehlen eines solchen Hinweises kann jedoch nicht automatisch geschlossen werden, dass es sich um einen freien Warennamen handelt.

Bibliografische Information der Deutschen Nationalbibliothek
Die Deutsche Nationalbibliothek verzeichnet diese Publikation in der Deutschen Nationalbibliografie; detaillierte bibliografische Daten sind im Internet über https://www.dnb.de abrufbar.

23 24 25 26 27 5 4 3 2 1

In ihren Veröffentlichungen verfolgt die Elsevier GmbH das Ziel, genderneutrale Formulierungen für Personengruppen zu verwenden. Um jedoch den Textfluss nicht zu stören sowie die gestalterische Freiheit nicht einzuschränken, wurden bisweilen Kompromisse eingegangen. Selbstverständlich sind **immer alle Geschlechter** gemeint.

Planung: Elisa Imbery, München; Rainer Simader, Wien/Österreich
Projektmanagement: Ines Mergenhagen, München
Redaktion und Abbildungsmanagement: Astrid Wieland, Schlüchtern
Rechteklärung: Katja Sieger-Schauer, München
Herstellung: Dietmar Radünz, Leipzig
Satz: STRAIVE, Puducherry/Indien
Druck und Bindung: Drukarnia Dimograf Sp. z o. o., Bielsko-Biała/Polen
Umschlaggestaltung: SpieszDesign, Neu-Ulm
Titelfotografie: Christine Völk, Dietach/Österreich

Aktuelle Informationen finden Sie im Internet unter www.elsevier.de

Geleitwort

Demenz und Physiotherapie: Zwei, die sich mögen sollten

In den letzten Jahren hat das Bewusstsein um die Bedeutung von Bewegung im Alter einen regelrechten Boom erlebt. Sei es zur Prophylaxe gegen verschiedene Alterserkrankungen, sei es aber auch zur Behandlung von Bewegungseinschränkungen: der Physiotherapie kommt zunehmende Bedeutung zu. Dass zwei Autorinnen sich mit den speziellen Herausforderungen der Physiotherapie bei Menschen mit einer demenziellen Erkrankung auseinandersetzen, ist geradezu zwingend. Nichts schadet den demenziell erkrankten Menschen mehr als ein Gefühl von Überforderung und nicht genügen zu können. Eine physiotherapeutische Haltung, welche den Menschen auf seine Bewegungen und die daraus empfohlenen Übungen reduziert, hat in der Praxis nichts mehr verloren. „Machen Sie mit dem rechten Bein einen Schritt“, war für mich eines der Schlüsselerlebnisse, wie es nicht stattfinden soll, wenn der Betroffene an Demenz erkrankt ist und nicht mehr wissen kann, was rechts und links bedeutet.

Dazu sagt Ernst Jandl in seinem Gedicht:

Lichtung
"manche meinen
lechts und rinks
kann man nicht velwechsern
werch ein illtum"

Im Alltag einer modernen Physiotherapie steht deshalb zuerst einmal ein/der Mensch. Ihm und seinen Bedürfnissen ist alles unterzuordnen. Die Therapeuten und Therapeutinnen gehen den Weg mit ihm, dem kranken Menschen, sie sehen seine Möglichkeiten und sehen, was geht und was nicht möglich ist. Die Grundlage des Handelns ist das Nicht-Handeln, das Sehen, Beobachten, Warten, Erkennen. Erst dann kann Handeln einsetzen, mit Ideen, die Freude und Spaß an Bewegung vermitteln. Ob dann Fußball gespielt wird, um bestimmte Bewegungen auszuführen, um zu repetieren, ob das Erfassen von Gegenständen die Motorik und Muskelkraft stärkt, ob das Gehen mit dem Hund die Bewegungsmuster intensiviert, vieles ist möglich, man muss es nur erkennen. Dieses Erkennen beginnt mit dem Selbsterkennen der therapeutisch tätigen Person. Erst dann, wenn diese Selbstreflektion geschieht, dauernd, anhaltend, erst dann kann zwischen dem Erkrankten und der therapeutischen Person ein Gleichgewicht entstehen – auf Augenhöhe, ohne die Menschen mit Demenz sich als Objekte fühlen, fühlen müssen, da sie kein Gegenüber erkennen können.

Deshalb und aus vielen anderen Gründen freut es mich, dass die Autorinnen es sich zur Aufgabe gemacht haben, ein Buch zu schreiben, das den speziellen Anforderungen einer dem Menschen und seiner Würde angepassten physiotherapeutischen Behandlung und Kommunikation endlich den Raum einräumt, den dieses Thema so dringend benötigt.

Wetzikon/Schweiz im Mai 2023
Michael Schmieder

Vorwort

Mobil zu bleiben bedeutet für Menschen mit Demenz, lebendig und aktiv zu sein. Mobilität gibt zudem Sicherheit und eröffnet die Möglichkeit, am sozialen Leben weiterhin teilnehmen zu können. Die Physiotherapie zielt darauf ab, motorische Fähigkeiten und Aktivitäten wiederherzustellen, zu verbessern oder zu erhalten. Die steigende Zahl an Demenz Erkrankten stellt beinahe alle Betätigungsfelder und Fachbereiche der Physiotherapie vor große und teilweise neue Herausforderungen. Die Demenzerkrankung bringt nicht nur auf der körperlichen Ebene Verluste und Einschränkungen mit sich: Verluste und Verletzungen zeigen sich auch auf der psychischen, sozialen und kognitiven Ebene. Diese Komplexität erfordert einen ganz besonderen Blick auf die Person mit Demenz.

Im vorliegenden Buch beschreiben wir daher nicht nur die Einschränkungen und Defizite, mit denen ein Mensch mit Demenz konfrontiert ist. Vielmehr ist es uns auch ein großes Anliegen, zum Umdenken anzuregen und die Person mit Demenz mit ihren Ressourcen und Fähigkeiten in den Mittelpunkt zu stellen.

Viele Erkenntnisse in diesem Buch basieren auf Forschungsergebnissen. Unser Anliegen ist es aber auch, unsere persönliche Sichtweise und unser Verständnis für betroffene Menschen darzulegen. Aufgrund unserer Erfahrungen in der Arbeit mit Menschen mit Demenz hat sich unser Verständnis für sie und ihre Bedürfnisse weiterentwickelt. Wir blicken auf die Innenwelt der Betroffenen, auf noch vorhandene Ressourcen und Fähigkeiten. Dabei bringen wir unsere persönlichen Wertvorstellungen und Überzeugungen mit ein. Unser Menschenbild basiert auf den im Buch beschriebenen ethischen Aspekten, was sich in unserer empathischen Grundhaltung bei der Arbeit mit Betroffenen widerspiegelt.

Die bloße Feststellung, wie speziell und herausfordernd die physiotherapeutische Arbeit mit Menschen mit Demenz ist, genügt allerdings nicht. So finden Sie im vorliegenden Buch viele Praxisbeispiele und Anregungen, die in der Arbeit mit Betroffenen hilfreich sind.

Das Buch wendet sich in erster Linie an Physiotherapeutinnen und Physiotherapeuten, bietet aber auch Informationen für angrenzende Professionen wie Psychologie, Ergotherapie, Logopädie, Diätologie und Pflege sowie für Ärztinnen und Ärzte und schließlich für alle Interessierten, die Menschen mit Demenz begleiten.

Mit diesem Werk möchten wir einen Beitrag zu einer würdevollen Begleitung und Behandlung von Menschen mit Demenz leisten.

Steyr/Österreich und Dietach/Österreich, im Frühjahr 2023
Martina Fröhlich MSc. und Mag. Christine Völk

Danksagung

Unser Buch widmen wir Robert Völk, der Christine als liebe- und verständnisvoller Partner stets zur Seite stand. Robert, der für Martina zu einem besonderen Freund geworden ist. Er hat uns mit seinem Humor, seiner Leichtigkeit und seinem einfühlsamen Wesen immer wieder ermuntert und gestärkt. In den Schreibpausen überraschte Robert uns mit seinen Kochkünsten und sorgte für unser leibliches Wohl. Robert konnte seine Vision, für unser Buchprojekt ein jazziges Musikstück zu komponieren, um es auf diese Weise zu bewerben, aufgrund seines frühen Todes nicht mehr verwirklichen.

Einen besonderen Dank möchten wir Martinas Eltern aussprechen, die sich bereit erklärt haben, uns als Fotomodelle zur Verfügung zu stehen. Durch ihre liebe- und humorvolle Unterstützung haben sie unser Buchprojekt besonders bereichert.

Ein herzliches Dankeschön richtet sich an Martinas Lebensgefährten. Bernhard hat uns durch seine Geduld und Ruhe in besonders stressigen Zeiten zuversichtlich zur Seite gestanden. Seine physiotherapeutische Expertise, seine produktiven Feedbacks und wertvollen Anregungen haben die Inhalte unseres Buchprojektes sehr bereichert.

Ein großer Dank an die Kinder Lisa und Lorenz Fröhlich, die Verständnis zeigten, wenn „Mama sich in der Schreibhöhle vergraben hat" und dadurch wenig Zeit für gemeinsame Aktivitäten blieb.

Ganz besonders möchten wir uns bei Rainer Simader bedanken, der unser Buchprojekt mit großem Interesse von Anfang an begleitet hat. Rainer stand uns als verlässlicher und einfühlsamer Wegbegleiter zur Seite. Vor allem seine fachliche Expertise als Physiotherapeut sowie seine Erfahrung als Buchautor schätzen wir sehr.

Danke sagen wir den Begleiterinnen des Elsevier Verlages, im Besonderen Frau Elisa Imbery, Frau Ines Mergenhagen und Frau Astrid Wieland sowie allen Mitarbeiterinnen und Mitarbeitern, die im Verlag im Hintergrund arbeiten.

Unsere Dankbarkeit möchten wir all jenen zum Ausdruck bringen, die uns in unserem dreijährigen Schreibprozess mit ihrer Hilfe, ihrem Feedback, ihrem Rat und ihrer Unterstützung begleitet haben.

Last but not least bedanken wir uns bei unseren Patientinnen und Patienten, die sich auf uns und unser therapeutisches Angebot einlassen. Durch diese gemeinsame Interaktion lieferten sie einen wesentlichen Grundstein für dieses Buch.

Steyr/Österreich und Dietach/Österreich,
im Frühjahr 2023
Martina Fröhlich MSc. und Mag. Christine Völk

Abkürzungen

Abb.	Abbildung
ADLs	Activities of Daily Living (Aktivitäten des täglichen Lebens)
Aufl.	Auflage
bzgl.	bezüglich
bzw.	beziehungsweise
ca.	circa
d. h.	das heißt
et al.	et alii/aliae (und andere)
etc.	et cetera (und so weiter)
erw.	erweiterte
evtl.	eventuell
ff.	folio, folio (folgende Seiten)
Hrsg.	Herausgeber/-in
inkl.	inklusive
Kap.	Kapitel
Min.	Minute
REM	Rapid Eye Movement (rasche Augenbewegung)
s.	siehe
S.	Seite
u.	und
u. a.	unter anderem
überarb.	überarbeitete
usw.	und so weiter
v. a.	vor allem
vollst.	vollständig
Verl.	Verlag
z. B.	zum Beispiel
zit. n.	zitiert nach
Z. n.	Zustand nach

Fehler gefunden?

An unsere Inhalte haben wir sehr hohe Ansprüche. Trotz aller Sorgfalt kann es jedoch passieren, dass sich ein Fehler einschleicht oder fachlich-inhaltliche Aktualisierungen notwendig geworden sind.
Sobald ein relevanter Fehler entdeckt wird, stellen wir eine Korrektur zur Verfügung. Mit diesem QR-Code gelingt der schnelle Zugriff.

https://else4.de/978-3-437-45082-2

Wir sind dankbar für jeden Hinweis, der uns hilft, dieses Werk zu verbessern. Bitte richten Sie Ihre Anregungen, Lob und Kritik an folgende E-Mail-Adresse: kundendienst@elsevier.com

Abbildungsnachweis

Der Verweis auf die jeweilige Abbildungsquelle befindet sich bei allen Abbildungen im Werk am Ende des Legendentextes in eckigen Klammern.

E1189	Beyreuther, K. et al.: Demenzen Grundlagen und Klinik. Thieme, 2002.
E1190	Tanner, L.J.: (2018): Berührungen und Beziehungen bei Menschen mit Demenz. Ein personzentrierter Zugang zu Berührung, Beziehung, Berührtsein und Demenz. 1. Auflage. Bern: Hogrefe.
F210-038	Hoogendijk, E.O. et al.: Frailty: implications for clinical practice and public health. In: The Lancet. Vol. 394, Issue 10206, Pages 1365-1375. Elsevier, 2019.
F1030-002	Dent, E. et al.: The Asia-Pacific Clinical Practice Guidelines for the Management of Frailty. In: Journal of the American Medical Directors Association. Volume 18, Issue 7, Pages 654-575. Elsevier, July 2017.
F1042-008	Benzinger, P. et al.: Klinische Bedeutung der Erfassung von Frailty. In: Zeitschrift für Gerontologie und Geriatrie. Vol. 54, Pages 285–296. Springer Nature, 2021.
F1042-009	Braun, T. et al.: German translation, cross-cultural adaptation and diagnostic test accuracy of three frailty screening tools. In: Zeitschrift für Gerontologie und Geriatrie. Springer Nature, 2017.
F1142	Cleusa, P. F. et al.: The global prevalence of dementia: A systematic review and metaanalysis. In: Alzheimer's & Dementia. Volume 9, Issue 1. John Wiley and Sons, January 2013.
G1229	Hoos-Leistner, H. (2019). Kommunikation mit Patienten. In: Kommunikation im Gesundheitswesen. Studium Pflege, Therapie, Gesundheit. Springer, Berlin, Heidelberg.
G1231	Zegelin, A.: "Festgenagelt sein" - Der Prozess des Bettlägerigwerdens, 2., überarb. u. erw. Aufl. 2013. Hogrefe Verlag GmbH & Co. KG
G1232	Haberstroh, J. et al. (2011): Was ist Kommunikation? In: Kommunikation bei Demenz. Springer, Berlin, Heidelberg.
H082-002	Ahmed, N., et al.: Frailty: An Emerging Geriatric Syndrome. In: The American Journal of Medicine. Volume 120, Issue 9, Pages 748-753, Elsevier, 2007.
J787	Colourbox.com
L231	Stefan Dangl, München
M1208	Martina Fröhlich, Steyr (A)
M1209	Christine Völk, Dietach (A)
O718	Ulrike Süß, Haidershofen (A)
W1125	Deutsche Gesellschaft für Geriatrie e.V., Berlin
W798	World Health Organization (WHO), Genf

Inhaltsverzeichnis

Einleitung

In der physiotherapeutischen Arbeit mit Menschen mit Demenz stellen sich viele Fragen: *„Wie kann Physiotherapie bei Demenz gelingen? Was muss in der Therapie beachtet werden, wenn die kognitiven Fähigkeiten schwinden? Gibt es Wege, physiotherapeutische Ziele zu erreichen? Wie gestaltet sich der Therapieprozess?"*

Auf der Suche nach Antworten kreuzten sich 2014 unsere Wege. Durch die Verknüpfung unseres physiotherapeutischen und psychologischen Expertenwissens und unserer Erfahrungen entwickelten wir einen ganzheitlichen Therapieansatz für Menschen mit Demenz.

Im Zuge der Masterarbeit zum Thema „Physiotherapeutische Rehabilitation und Kommunikation bei Menschen mit schwerer Demenz" stellten sich wesentliche Fragen zur Kommunikation und zum Verhalten: *„Was geht in diesen Menschen vor?"* Wir sichteten gemeinsam physiotherapeutische Videos – und entdeckten eine faszinierende Kommunikation. Die Sprache von Menschen mit Demenz kommt vor allem in der Mimik, Gestik und Körpersprache zum Ausdruck. Wird auf diese nonverbale Ebene adäquat reagiert, eröffnet sich ein Zugang zur Welt der Menschen mit Demenz. Wir fingen Feuer. Akribisch analysierten wir weitere Videos. Im Rahmen der Analyse ergänzten sich die psychologische und die physiotherapeutische Perspektive. Auf Basis der Erfahrungen und der Videoanalysen formte sich ein Zugang zu Menschen mit Demenz: **die empathische Grundhaltung.** Es tauchten weitere Fragen auf: *„Inwieweit beeinflussen medizinische Modelle unsere Wahrnehmung? Was braucht es, damit ein Mensch – trotz Demenz – gedeihen und blühen kann?"* Wir erkannten, dass der pathologische Blick „Demenz" nur einen Ausschnitt abbildet. Es fehlt dabei der Blick auf den Menschen. Neue Fragen kamen hinzu: *„Wie kann der Mensch in seiner Würde wahrgenommen werden? Was kann ein Mensch trotz Demenz noch? Wie erkennt man seine Ressourcen? Und wie kann man die Ressourcen stärken?"* Wir stellen **den Menschen ins Zentrum unserer Betrachtung** und blicken dabei nicht nur auf seine Defizite, sondern vor allem auf seine **Ressourcen.** Auf der Basis dieses ganzheitlichen Menschenbildes gehen wir davon aus, dass Menschen *trotz* Demenz viele Fähigkeiten, Ressourcen und Bedürfnisse haben. Werden diese erkannt und gefördert, ist eine gelingende Physiotherapie möglich.

Die Überlegungen zur Theorie verfeinerten sich im Laufe der Zeit. Eine Idee reifte und es entstand der Plan für ein gemeinsames Buchprojekt. Das vorliegende Buch verknüpft praktische Tipps mit theoretischen Überlegungen. Das Thema der empathischen Grundhaltung zieht sich als roter Faden durch das gesamte Werk. Der ressourcenorientierte Blick steht stets im Vordergrund und ermöglicht einen würdevollen Umgang mit Menschen mit Demenz. Die praktischen Tipps basieren auf unseren physiotherapeutischen und psychologischen Erfahrungen in der Arbeit mit Menschen mit Demenz. So wurde von uns die Themenauswahl zur Kommunikation, zur Motivation, zum ressourcen- und bedürfnisorientierten Zugang sowie zum **multimodalen Therapieansatz** entwickelt. Die **Sicht der Betroffenen** ergänzt unsere Beobachtungen und Erfahrungen und wird daher immer wieder aufgegriffen: Die Perspektive von Menschen mit Demenz ist ein wertvoller und notwendiger Beitrag zum Verständnis ihres Innenlebens.

Mit viel Elan und Freude entstand so ein praxisnahes Fachbuch. Wir freuen uns, unser Wissen und unsere Erfahrung sowohl Physiotherapeutinnen und Physiotherapeuten als auch interessierten Personen aus anderen Fachbereichen weitergeben zu dürfen.

KAPITEL

1 Demenz – eine Einführung

Demenzerkrankungen treten im physiotherapeutischen Alltag nicht immer als Hauptdiagnose in Erscheinung. Es kommt vor, dass eine Demenzerkrankung als Nebendiagnose angeführt ist oder gar nicht diagnostiziert wurde. Das Wissen über Demenzerkrankungen ist hilfreich, da es den physiotherapeutischen Behandlungsprozess wesentlich beeinflusst.

Was ist eine Demenz?

Demenz ist ein Sammelbegriff für Störungsbilder, die fortschreitend zu Veränderungen im Verhalten und in der Befindlichkeit sowie zur Abnahme kognitiver Funktionen führen.

Der Begriff „Demenz" kommt vom Lateinischen *dementia,* die Übersetzung lautet etwa Torheit, Verrücktheit oder Wahnsinn (Stowasser, Petschenig und Skutsch 1991). Das lateinische Wort leitet sich wie folgt her:

- „dis": *entzwei-, fort, weg* und
- „mens": *Denkkraft, Geist, Gemüt, Erinnerung*

Der Begriff „Demenz", der oft als „ohne Geist" übersetzt wird, stößt bei Betroffenen und Angehörigen auf Widerstand. Um die Gefahr der Stigmatisierung zu reduzieren, wurde der Begriff „Demenz" in der letzten Novelle des Diagnoseschemas DSM-V (Diagnostic and Statistical Manual of Mental Disorders, Fifth Edition) fallen gelassen. Nunmehr wird im englischsprachigen Raum von einer „**neurokognitiven Störung**" gesprochen.

Die neurokognitiven Störungen (neurocognitive disorders, NCD) beinhalten erworbene Hirnleistungsstörungen. Es wird zwischen der leichten (minor) und der schweren (major) neurokognitiven Störung unterschieden. Bei einer **leichten neurokognitiven Störung** ist die Selbstständigkeit bei alltäglichen Aktivitäten erhalten, bei den **schweren neurokognitiven Störungen** sind die Personen bei der Durchführung alltäglicher Aktivitäten von anderen Menschen abhängig. Im DSM-V wird zudem bestimmt, dass die Defizite subjektiv und objektivierbar festgestellt werden müssen. Dies bedeutet, dass auch eine kurze Testung durchgeführt werden muss.

MERKE

Neurokognitive Störung nach DSM-V

- Kognitive Beeinträchtigung in mindestens einer von sechs Domänen:
  - Komplexe Aufmerksamkeit
  - Exekutive Funktionen
  - Lernen und Gedächtnis
  - Sprache
  - Perzeptuell-motorische Fähigkeiten
  - Soziale Kognitionen
- Unterscheidung hinsichtlich des Schweregrades:
  - Leichte Störung: selbstständig bei den ADLs (activities of daily living)
  - Schwere Störung: bei den ADLs abhängig
- mit oder ohne Verhaltensstörungen

Im deutschsprachigen Raum kommt meist ein anderes Diagnoseschema, die **ICD** (International Statistical Classification of Diseases and Related Health Problems) zum Einsatz. Im ICD-10 (10. Revision der ICD) wird die Demenz als Syndrom mit Störung vieler kortikaler Funktionen definiert. Betroffen sind dabei Gedächtnis, Denken, Orientierung, Auffassung, Rechnen, Lernfähigkeit, Sprache, Sprechen und Urteilsvermögen im Sinne der Fähigkeit zur Entscheidung. Es darf keine Bewusstseinsstörung bestehen. Die Defizite müssen mindestens sechs Monate lang vorliegen (Deuschl, Maier et al. 2016).

MERKE

Demenz im ICD-10

- Gedächtnisstörung
- Beeinträchtigung einer weiteren höheren Gehirnfunktion, z. B. Orientierung, Urteilsvermögen, Denken, Auffassung, Rechnen, Lernfähigkeit, Sprache und Sprechen
- Probleme bei den Aktivitäten des täglichen Lebens
- Leistungsminderung gegenüber dem prämorbiden Niveau
- Dauer: mindestens sechs Monate
- Ausschluss einer Bewusstseinsstörung

Im neueren ICD-11 (11. Revision der ICD, International Statistical Classification of Diseases and Related Health Problems) wird die Demenz unter den neurokognitiven Störungen geführt. Andere **neurokognitive Störungen** sind das Delir, die leichte neurokognitive Störung, die amnestische Störung und andere neurokognitive Störungen (Oedekoven und Dodel 2019, S. 93). Demenz wird in der aktualisierten Version des ICD-11 als Störung mit neurokognitiver Beeinträchtigung als Hauptmerkmal einsortiert. Anders als im englischsprachigen Raum wird der Begriff Demenz bei den Syndromen jedoch beibehalten. Der Schweregrad der Demenz wird in **leicht-, mittel- oder schwergradig** eingeteilt. Im ICD-11 werden folgende **Demenzformen** unterschieden (Oedekoven und Dodel 2019, S. 93):

- Demenz bei Alzheimer-Erkrankung
- Vaskuläre Demenz
- Progressive fokale Atrophien
- Lewy-Body-Demenz
- Frontotemporale lobäre Degeneration
- Andere spezifische Störungen mit neurokognitiver Beeinträchtigung als Hauptmerkmal (z. B. durch die Einnahme von psychoaktiven Substanzen ausgelöste Demenz)
- Unspezifische Störungen mit neurokognitiver Beeinträchtigung als Hauptmerkmal

Eine Demenzerkrankung ist also mehr als nur eine Gedächtnisstörung. Die Erkrankung wirkt als Ganzes auf die Person ein. Eine Demenz führt zu Veränderungen in den Alltagsfertigkeiten (**A**DLs), im Verhalten (**B**ehaviour) und in der Kognition (**C**ognition) (➤ Abb. 1.1). Betroffene Personen weisen vielfältige Symptome auf. Diese betreffen sowohl die Psyche als auch das Verhalten. Daher wird im Englischen von behavioural and psychological symptoms of dementia (BPSD) gesprochen (➤ Kap. 4, ➤ Kap. 5.2). Erkrankte Personen reagieren unterschiedlich auf diese Veränderungen. Dieser Aspekt wird in ➤ Kapitel 5.4 ausführlich dargestellt.

MERKE

Veränderungen bei Demenz

Eine Demenz führt zu Veränderungen der Alltagsfertigkeiten (ADLs), des Verhaltens (Behaviour) und der Kognition (Cognition) (➤ Abb. 1.1).

⚠ BEACHTE

Verschiedene therapeutische Aufgabenfelder bei unterschiedlicher Klinik

Für die physiotherapeutische Behandlung und Entwicklung eines Therapieplanes spielen Schweregrad, Klinik und Ursachen einer Demenz eine wichtige Rolle. Abhängig von der Demenzform ergeben sich unterschiedliche therapeutische Aufgabenfelder.

Demenzen – ein häufiges Erkrankungsbild

Demenzerkrankungen sind im Alter häufig. Aktuellen Schätzungen zufolge leben in Deutschland rund 1,7 Millionen Menschen mit Demenz (Thyrian et al. 2020). In der Schweiz leben in etwa 150.000 Menschen mit einer Demenz (demenzworld.com). In Österreich haben ca. 115.000 bis 130.000 Menschen eine Demenzdiagnose. Aufgrund des kontinuierlichen Altersanstiegs in der Bevölkerung wird sich die Anzahl der Menschen mit Demenz bis zum Jahr 2050 verdoppeln (Höfler et al. 2015).

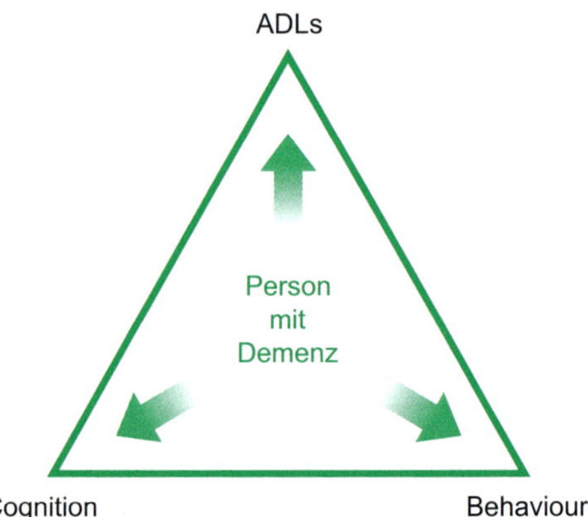

Abb. 1.1 Auswirkungen der Demenz: das ABC-Modell [M1208, M1209, L231]

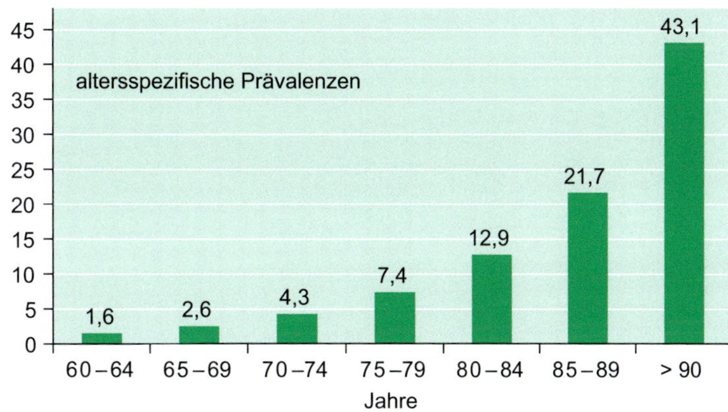

Abb. 1.2 Altersspezifische Prävalenzraten für Demenzen für Westeuropa 2013 (Prince et al. 2013) [F1142, L231]

Die Häufigkeit (Prävalenz) für Demenzerkrankungen nimmt mit dem Alter zu. Sind bei den 60–64-Jährigen 1,6 % von einer Demenzerkrankung betroffen, so steigt die Anzahl bei den 80–84-Jährigen auf 12,9 % und erreicht bei den Personen über 90 Jahre knapp 43 % (Prince et al. 2013, S. 68) (➤ Abb. 1.2).

Demenzen sind gesellschaftlich relevant

Demenzen treten mit dem Alter gehäuft auf. Die Gruppe der Babyboomer kommt derzeit in das Alter, in dem die Wahrscheinlichkeit für eine Demenzerkrankung steigt. Dadurch sind sprunghaft mehr Personen von diesem Erkrankungsbild betroffen.

Die Zahl der Erwerbstätigen sinkt im Vergleich zu jenen, die sich im Ruhestand befinden. Hier einige Zahlen aus Österreich: Während 2020 noch 32 Erwerbstätige auf eine Person mit Demenz kamen, sinkt laut Prognosen für 2030 die Anzahl auf 25 Erwerbstätige und 2040 auf ca. 21 Erwerbstätige (Höfler et al. 2015, S. 43). Dadurch ergeben sich besondere Herausforderungen für die Betreuung und Behandlung von Menschen mit Demenz.

MERKE

Wichtiger Beitrag der Physiotherapie zur Erhaltung der Mobilität

Die Physiotherapie trägt wesentlich zur Erhaltung der Mobilität und der Selbstständigkeit der Menschen mit Demenz bei. Dies entlastet unsere Gesellschaft bei der Pflege und Betreuung von Menschen mit Demenz (➤ Abb. 1.3).

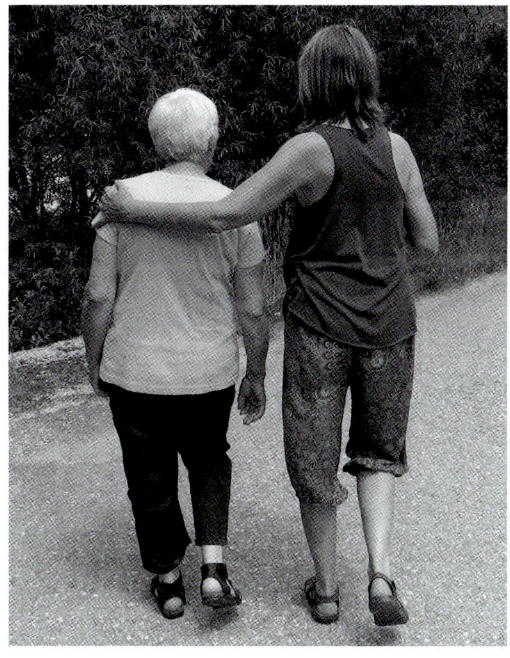

Abb. 1.3 Mobilität erhalten [M1208, M1209]

KAPITEL

2 Diagnosestellung einer Demenz

Demenzen werden oft wenig bewusst wahrgenommen. Durch Tabuisierung, Stigmatisierung und Informationsdefizit wird die **Diagnosestellung** verzögert. Die Demenzfrühdiagnostik trägt wesentlich dazu bei, dass die medizinische Therapie in einem frühen Stadium eingeleitet wird. Sie kann Betroffene und ihre Angehörigen dabei unterstützen, Konflikte zu reduzieren und einer Überlastung der betreuenden Angehörigen vorzubeugen.

Erstanlaufstelle ist meist die Hausarztpraxis, die zum Spezialisten weiter verweist. Die Abklärung erfolgt beim Facharzt/bei der Fachärztin für Neurologie und/oder Psychiatrie, Geriatrie oder Psychogeriatrie. Sie kann stationär, im niedergelassenen Bereich oder in speziellen Ambulanzen (Memory-Kliniken) durchgeführt werden.

2.1 Neurologische Diagnostik

Die **neurologische Abklärung** beinhaltet gemäß S3 Guidelines „Demenzen" (Deuschl et al. 2016, DGPPN und DGN 2016) eine Reihe von Untersuchungen:

- Anamnese
- Körperliche und psychopathologische Untersuchung
- Abklärung internistischer, psychiatrischer und neurologischer Störungsbilder
- Urin- und Blutuntersuchung (Labor)
- Bildgebung mit Computertomografie (CT) oder Magnetresonanztomografie (MRT)
- Sonografie der gehirnversorgenden Gefäße (➤ Abb. 2.1)

Im Einzelfall erfolgen – je nach Klinik – Zusatzuntersuchungen:

- Elektrokardiogramm (EKG)
- Elektroenzephalogramm (EEG)
- Liquoruntersuchung

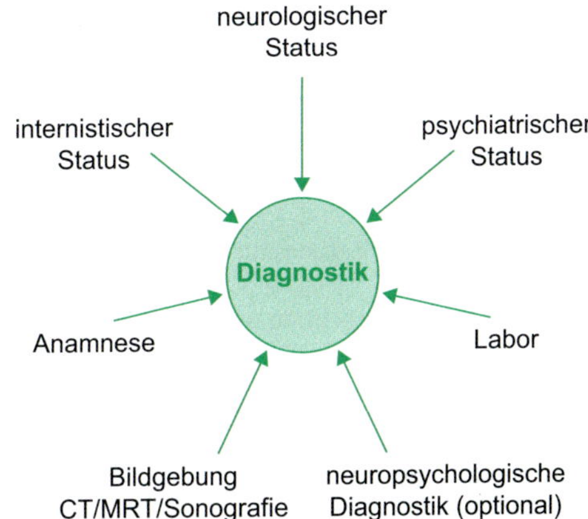

Abb. 2.1 Diagnostik bei Demenz [M1208, M1209, L231]

- Positronen-Emissions-Tomografie (PET)
- Genetische Diagnostik

Im Rahmen der Abklärung durch die Fachärztin/den Facharzt erfolgt eine Prüfung der kognitiven Leistungsfähigkeit sowie eine Erfassung der Beeinträchtigungen alltagsbezogener Fähigkeiten. Zur **Differenzialdiagnostik** bzw. in der **Demenzfrühdiagnostik** kann auch eine klinisch-psychologische Abklärung erforderlich sein. Darüber entscheidet die Fachärztin/der Facharzt auf Basis der erhobenen Informationen.

Für die Demenzfrühdiagnostik, Schweregrade oder Differenzialdiagnostik ist gemäß der **S3-Leitlinie Demenzen** (Deuschl et al. 2016, DGPPN und DGN 2016) die klinisch-neuropsychologische Diagnostik hilfreich.

2.2 Neuropsychologische Diagnostik

Zu Beginn einer **klinisch-neuropsychologischen Abklärung** steht eine ausführliche **Anamnese,** die mit dem Patienten/der Patientin und wenn möglich auch mit einer nahestehenden Bezugsperson durchgeführt wird.

Das Einstiegsgespräch schafft nicht nur Atmosphäre, sondern vermittelt auch Sicherheit.

2

MERKE

Ablauf einer neuropsychologischen Abklärung

Gespräch mit Außenanamnese

↓

Testung

(neuropsychologische Tests, Verhaltensbeobachtung und Fragebogen)

↓

Befundung

↓

Befundbesprechung und Beratung

(Rückmeldung über Stärken, Schwächen und Behandlungsmöglichkeiten)

Verschlechtert sich die Kognition weiter und kann eine Person ihre Defizite im Alltag nicht mehr kompensieren, fällt dies meist auch nahestehenden Menschen auf.

Fallbeispiel

Neuropsychologische Abklärung bei grenzwertigem Mini Mental State Examination nötig

Frau D. ist 73 Jahre alt. Sie ist verunsichert. Sie soll zur neuropsychologischen Testung gehen. Es fällt ihr auf, dass sie sich Termine nicht mehr merken kann. Wenn sie genauer überlegt, verlegt sie auch oft ihre Brille. Aber sie ist stolz darauf, dass sie noch sehr gut kocht. Auf Drängen ihrer Tochter ist sie zum Facharzt für Neurologie gegangen. Beim Neurologen war der Kurztest, der Mini Mental State Examination, mit 27 Punkten unauffällig. Trotzdem möchte der Arzt sicher gehen und schickt sie zur neuropsychologischen Testung. Frau D. hat Angst, sie hatte bereits in der Schule stets Bauchschmerzen vor Prüfungen. Die Tochter beruhigt sie: „Es geht um ein längeres Gespräch und um Aufgaben, auf die sie sich nicht vorbereiten muss."

Abhängig von der Symptomwahrnehmung und der Krankheitseinsicht der erkrankten Person sowie der Angehörigen verläuft die Phase bis zur Diagnosestellung unterschiedlich. Benötigt werden konkrete Anhaltspunkte, anhand derer Betroffene und ihre Angehörigen erkennen, dass sich etwas verändert.

Hilfreich für die Abklärung ist, dass die erkrankte Person eine für sie wichtige Bezugsperson zur Erhebung der Anamnese und Außensicht mitnimmt. Es gibt Betroffenen meist Sicherheit, wenn eine Vertrauensperson sie begleitet.

Je länger die Phase der Unsicherheit ist, desto eher können sich ungünstige Verhaltensweisen zwischen der erkrankten Person und ihrer Umwelt fixieren. Je würdevoller die diagnostische Phase durchlaufen wird, desto leichter können Betroffene und ihre Bezugspersonen die Erkrankung verarbeiten (➤ Kap. 5.4).

Fallbeispiel

Ängste vor der Testung reduzieren

Frau D. sitzt im Wartezimmer und rutscht unruhig auf ihrem Stuhl hin und her. Ihre Tochter, die sie zur Psychologin begleitet, maßregelt sie. Frau D. reagiert gereizt: „Wieso muss ich überhaupt hier sein?" Die Tochter stöhnt. Bevor sie noch mehr sagen kann, wird Frau D. aufgerufen. Die Psychologin bittet beide in den Untersuchungsraum.

Frau D. ist positiv überrascht. Endlich hört man ihr zu. Sie erzählt, dass sie kleinere Schwierigkeiten im Alltag hat. Das Gedächtnis sei nicht mehr das, was es mal war. „Aber", so sagt sie mit bösem Blick auf ihre Tochter, „ich bin nicht völlig blöde." Die Psychologin hört Frau D. genau zu, nickt und meint, dass es gut sei, wenn die Schwierigkeiten noch nicht weit fortgeschritten sind. Die Behandlung greife besser, wenn die Schwierigkeiten früh Beachtung finden. Frau D. atmet auf. Trotzdem – so führt die Psychologin weiter aus – sei eine ausführliche Testung angebracht. Sie könne Frau D. dann besser sagen, was sie selbst gegen ihre Schwierigkeiten tun könne. Frau D. fühlt sich bereits etwas besser und ist bereit, die Testung zu machen.

⚠ BEACHTE

Entdecken von Stärken und Schwächen bei der Testung

Ziel der Testung ist nicht das Bloßstellen, sondern das Entdecken von Stärken und Schwächen. Werden Untersuchung, Befundbesprechung und Beratung einfühlsam und wertschätzend durchgeführt, ist die Diagnosevermittlung für die erkrankte Person leichter annehmbar.

Ein realistisches Leistungsprofil hilft Betroffenen und deren Angehörigen, mit der Veränderung leichter umzugehen. Ziel ist es, die Lebensqualität aller Beteiligten zu verbessern.

MERKE

Eine neuropsychologische Testung beinhaltet folgende Bereiche:

- Orientierung
- Wahrnehmung
- Aufmerksamkeit
- Gedächtnis
- Sprache
- Exekutive Funktionen und Praxie
- Sensomotorik
- Intelligenz
- Visuokonstruktion
- Stimmung und Affekt
- Aspekte der Persönlichkeit

Der frühe Einbezug der Familie bietet die Chance, Wertschätzung und das gegenseitige Verständnis positiv zu beeinflussen. Es kann eine Behandlung vorgeschlagen werden, die sich an den Bedürfnissen, Interessen und Ressourcen der Betroffenen und ihrer Familien orientiert.

Die klinisch-neuropsychologische Diagnostik versteht sich als Mosaikstück eines Ganzen. Die Testung ist ausführlicher als der häufig eingesetzte Mini Mental State Examination (Folstein, Folstein, McHugh 1975).

MERKE

Erfahrungen aus der Praxis

In einer ambulanten Demenzabklärungsstelle wurden 1.123 Personen untersucht (Völk 2019b). Bei 318 Personen ergab die Überprüfung mit dem Mini Mental State Examination ein unauffälliges Ergebnis von 27–30 (von 30 möglichen) Punkten. Bei einer eingehenden neuropsychologischen Testung wiesen jedoch **nur 42,5 % der Personen keine kognitiven Schwächen auf. Bei 57,5 % der Personen bestanden kognitive Defizite:**

- 25,2 % hatten eine milde kognitive Störung (Mild Cognitive Impairment MCI)
- 16 % hatten Symptome, die funktionell begrenzt waren
- 16,3 % zeigten bereits Symptome einer Demenz

Fazit: Ein unauffälliges Ergebnis beim Mini Mental State Examination schließt das Vorliegen einer Demenz nicht aus!

Eine ausführliche klinisch-neuropsychologische oder gerontopsychologische Abklärung kommt auch frühen kognitiven Defiziten auf die Spur. Der psychologische Befund wird an die zuweisende Ärztin/an den Arzt weitergeleitet. Die Diagnose stellt die Fachärztin/der Facharzt, bei der/dem alle Informationen zusammenlaufen. Diese/dieser leitet die passende medizinische Behandlung ein.

2.3 Differenzialdiagnostik

Warum ist die **Differenzialdiagnostik** wichtig? Bei Krankheitsbildern wie Demenz, Delir, organischem Psychosyndrom und Depression kommt es aufgrund der ähnlichen Symptomatik häufig zu Verwechslungen. Im folgenden Kapitel werden die Störungsbilder genauer beleuchtet. Die Maßnahmen und Zugänge unterscheiden sich mitunter erheblich.

Die Demenzdiagnose wird als **Ausschlussdiagnose** verstanden. Dies bedeutet, dass u. a. folgende Ursachen ausgeschlossen werden müssen:

- Delir
- Organisches Psychosyndrom
- Depression

Die Abklärung erfolgt durch einen Arzt/eine Ärztin. Da diese Störungsbilder im Alter gehäuft auftreten, werden sie im Folgenden näher beschrieben.

2.3.1 Delir

Ein **Delir** ist ein Verwirrtheitszustand, der zumeist rasch beginnt und in der Ausprägung stark fluktuiert.

2

Das Delir ist oft begleitet von Halluzinationen und psychotischem Verhalten. Kognitive Störungen in der Auffassung, im Gedächtnis sowie in der situativen Orientierung stehen im Vordergrund. Das Sprechen wirkt dadurch oft zusammenhangslos. Es gibt drei Formen des Delirs, die sich v. a. in der psychomotorischen Unruhe unterscheiden (Hüfner und Sperner-Unterweger 2014, Österreichische Gesellschaft für Geriatrie und Gerontologie 2013, S. 13):

Hyperaktives Delir

- Stark schwankende Aufmerksamkeit
- Psychomotorische Unruhe oder Agitiertheit
- Halluzinationen, Ängste und vegetative Zeichen
- Schlafstörung

Hypoaktives Delir

- Bewegungsarmut, Lethargie, Somnolenz
- Wenig spontane Kontaktaufnahme oder verzögerte Antworten
- Halluzinationen
- Desorientierung bei der Befragung erkennbar

Mischform

Die Symptome des hyper- und hypoaktiven Delirs sind gemischt.

Im Gegensatz zur Demenz entwickelt sich das Delir rascher und schwankt in der Ausprägung der Aufmerksamkeit und Leistungen deutlich. Das hypoaktive Delir ist bei älteren Menschen häufiger zu beobachten. Die Risikofaktoren und Verstärker für das Delir sind vielfältig.

Risikofaktoren und Verstärker für das Delir (Hüfner und Sperner-Unterweger 2014):

- Alter
- Kognitive oder sensorische Defizite sowie Demenz
- Körperliche Faktoren: Schmerzen, chirurgischer Eingriff, körperliches Trauma, Immobilität und Frailty
- Medizinische Faktoren: Dehydration, Elektrolytentgleisung, Hyper- und Hypoglykämie, Polypharmazie, Alkohol- und Medikamentenabusus und Entzugssyndrom
- Erkrankungen: respiratorische Insuffizienz, Infekte, Multimorbidität
- Psychosoziale Faktoren: psychisches Trauma, Angst, ungewohnte Umgebung oder Verlust von wichtigen Ankern

MERKE

Prävention eines Delirs

Die **Prävention** eines **Delirs** erfolgt durch konsequentes Kontrollieren von Risikofaktoren wie z. B. Schlafmangel, Immobilität, Schmerzen, sensorische Defizite, Dehydration und Pharmakotherapie. Damit kann das Risiko für ein Delir um bis zu 40 % sowie das Risko für Stürze um 62 % gesenkt werden (Böhmdorfer et al. 2017).

Die Diagnose eines Delirs erfolgt durch genaue Exploration und Beobachtung. Entscheidende Hinweise liefert meist erst die Fremdanamnese mit Angehörigen oder Pflegepersonen. Diagnostisch wegweisend ist ein rasch einsetzender Symptombeginn. Das Unvermögen, die Aufmerksamkeit zu fokussieren, der Verlust der Fähigkeit klar zu denken, auf Umweltreize adäquat zu reagieren sowie kognitive Auffassungs- und Gedächtnisstörungen und vor allem situative Desorientierung stehen im Vordergrund. Im Gegensatz zur Demenz beginnt ein Delir akut. Es setzt innerhalb von Stunden bis Tagen ein und dauert in der Regel meist relativ kurze Zeit (Tage bis Wochen) (Böhmdorfer et al. 2017).

Assessments zum Delir

Ein Diagnoseinstrument zum Delir ist die **DOS-Skala** (Delirium Observation Screening Scale, Schuurmans et al. 2003). Diese geht vor allem auf die fluktuierende Symptomatik ein. Sie eignet sich gut zur Erfassung der Verhaltensstörung bei Delir (Hasemann et al. 2007). Die DOS-Skala erhebt fluktuierende Verhaltensstörungen mehrmals im Tagesverlauf. Erhöhte Ablenkbarkeit, Schläfrigkeit und Verlangsamung werden ebenso erfragt wie Unruhe, Halluzinationen oder ungewöhnliche emotionale oder verbale Reaktionen. Auch Aufmerksamkeits-Gedächtnisdefizite sind Teil des Fragebogens.

Ein weiteres Instrument ist die **CAM-Kurzskala** (Confusion Assessment Method, Wei et al. 2008). Diese Skala geht auf den schwankenden Verlauf und den meist akuten Beginn ein. Zudem erfragt sie eine Aufmerksamkeitsstörung, eine formale Denkstörung und die veränderte Bewusstseinslage (Hasemann et al. 2007). Die Skala beinhaltet Veränderungen bzgl. der mentalen Verfassung sowie Schwankungen im Verhalten, in der Aufmerksamkeit und in der Gesprächsführung. Zudem werden Symptome einer

Bewusstseinsstörung (normal, überspannt, schläfrig, leicht, erschwert oder gar nicht weckbar) erfasst.

Delirprävention in der Physiotherapie

Ziel ist es, durch gezielte Maßnahmen delirogene Faktoren zu verhindern bzw. zu minimieren. Schwerpunktthemen für die Physiotherapie beziehen sich auf Immobilität, Schmerzen und sensorische Defizite (➤ Tab. 2.1). Ein rechtzeitiges Erkennen von Symptomen wie passagere Halluzinationen, Angst, Nervosität und vorübergehende Verhaltensstörungen in Stresssituationen trägt ebenso zur Vermeidung eines Delirs bei. Es empfiehlt sich, während der Therapiesitzung mithilfe der Assessmentinstrumente eine gezielte Beobachtung dieser Symptome zu dokumentieren. Ein multiprofessioneller Austausch ist Voraussetzung für entsprechende Therapieinterventionen.

2.3.2 Depression

Eine **Depression** kann bei Zuweisungen häufig als Nebendiagnose angeführt sein. Gerade die Antriebsstörung erschwert es depressiven Menschen, Empfehlungen der Physiotherapeutin/des Physiotherapeuten in ausreichender Intensität umzusetzen.

MERKE

Eine ärztliche Abklärung ist bei Depressionen wichtig

- Die Stimmung kann bei Depressionen traurig-bedrückt, aber auch aggressiv-gereizt sein.
- Depressionen und Demenzerkrankungen haben zum Teil ähnliche Symptome.
- Bei ca. einem Drittel der Menschen mit Demenz besteht zusätzlich eine Depression. Eine eingehende ärztliche Abklärung ist erforderlich.

Eine Depression, auch „Pseudodemenz" genannt, ist ein reversibler Zustand, der einer Demenz ähnelt. Folgende Symptome zeigen sich:

- Die Depression beginnt rasch.
- Sie beginnt meist zwischen dem 40. und 70. Lebensjahr.
- Sie ist gepaart mit Ängsten.
- Sie ist nicht fortschreitend.

Tab. 2.1 Praxistipp: Behandlungsschwerpunkte bei Delir in der Akutphase [M1208, M1209]

Immobilität	Maßnahmen
sichere Mobilität im Krankenhausalltag	• Transfertraining: Training der Bewegungsübergänge vom Liegen zum Sitzen zum Stehen und zum Gehen • Hilfsmittelanpassung und Einüben des Umgangs mit den Hilfsmitteln • Gangschulung, Sturzprophylaxe
Vermeidung der Immobilität	• Frühmobilisation durch rasche und regelmäßige Mobilisation aus dem Bett bei wachen und belastbaren Personen • Training motorischer Basisleistungen und funktioneller Alltagsleistungen (➤ Kap. 20) • Erstellen eines Interdisziplinären Mobilisationsplans für Pflege und Angehörige (➤ Kap. 22, ➤ Kap. 21)
Vermeidung der Liegepathologie bei Bettlägerigkeit	• regelmäßiger Lagewechsel im Bett, passive Maßnahmen zur Stimulierung der Sinne durch Berührungs- und Massagetechniken etc. (➤ Kap. 8.3.4, ➤ Kap. 15)
Schmerzen	**Maßnahmen**
Schmerzerkennung und Schmerzbehandlung	• regelmäßiges Schmerzassessment im interdisziplinären Setting • individuelle Schmerzbehandlung (➤ Kap. 17)
Sensorische Defizite	**Maßnahmen**
Stimulation der Sinne	• Integration der Sinneswahrnehmungen in aktive und passive Maßnahmen, z. B. Einsatz von Musik oder Materialien mit Aufforderungscharakter (➤ Kap. 20)
Herausfordernde Verhaltenssymptome	**Maßnahmen**
Halluzinationen, Wahnvorstellungen, Angst	• Durch demenzgerechte Kommunikation einen vertrauensvollen Beziehungsaufbau gestalten (➤ Kap. 8, ➤ Kap. 12)

- Betroffene Menschen beklagen oft ihre Defizite.

In der Kognition zeigen sich typische Defizite. Die Schwächen betreffen:

- Aufmerksamkeit
- Speedfunktionen (Leistungen mit zeitlicher Komponente
- Flexibilität im Denken

MERKE

Abrufstörung bei Depression

Bei Depressionen kann im Gedächtnis eine Abrufstörung beobachtet werden. Gedächtnisinhalte werden zwar eingespeichert, können aber nicht rasch abgerufen werden. Das Wiedererkennen der Gedächtnisinhalte ist intakt.

Weitere Symptome einer Depression betreffen:

- Antrieb
- Exekutive Funktionen
- Wortfindungsschwierigkeiten

Im Gegensatz zur Demenz treten keine Schreib-, Lesestörung oder Agnosie auf.

MERKE

Depressionen sind reversibel

Die depressive Symptomatik bessert sich in der Regel mit der Behandlung der Depression. Sie ist also potenziell reversibel.

PRAXISTIPP

Physiotherapie bei Menschen mit Depressionen

Menschen mit depressiven Symptomen fällt es aufgrund der Antriebsstörung oft schwer, sich zu aktiven Maßnahmen zu motivieren.

- Passive Maßnahmen wie Massagen, manuelle Techniken und Wahrnehmungstraining können diesen Menschen über die ersten Hürden hinweghelfen.
- Korrigierende Kommentare sollten bei Menschen mit Depressionen vermieden werden, da das negative Selbstbild verstärkt wird.
- Leistungsdruck ist kontraproduktiv.
- Wertschätzung und Zuspruch für das Überwinden zu Aktivitäten sind wichtig.
- Der Übergang von passiven zu aktiven Maßnahmen sollte in kleinen Schritten erfolgen, da im Zuge der Depression auch eine verringerte Frustrationstoleranz besteht.

2.3.3 Organisches Psychosyndrom

Ein **organisches Psychosyndrom** (OPS) bezeichnet gemäß ICD-11 neurokognitive Störungen, die im Zuge einer organischen **Hirnveränderung** auftreten. Ursachen können Unfälle, ein Schlaganfall, ein epileptischer Anfall oder ein Tumor sein. Diese wirken auf das Gehirn ein und führen zu kognitiven Funktionseinbußen oder Veränderungen in Stimmung, Affekt oder Persönlichkeit. Auch **entzündliche Prozesse** (z. B. Gehirnhautentzündung) oder **Autoimmunerkrankungen** (z. B. Multiple Sklerose) können in ein organisches Psychosyndrom münden (World Health Organisation 2018).

Als organisches Psychosyndrom (OPS, neurokognitive Störung) werden Veränderungen in folgenden Bereichen beschrieben:

- Affekt
- Antrieb
- Persönlichkeit
- alle höheren kognitiven Funktionen:
  - Sprache und Sprechen
  - Aufmerksamkeit
  - Gedächtnis
  - Exekutive Funktionen
  - Wahrnehmung und Sensomotorik inkl. visueller, räumlicher Wahrnehmung und Verarbeitung
  - Intellektuelle Leistungen und andere Leistungen wie Rechnen oder Visuokonstruktion

MERKE

Bei einem organischen Psychosyndrom ist eine Besserung möglich.

Ein organisches Psychosyndrom (OPS) ist eine erworbene Störung. In der Regel kann eine organisch bedingte Ätiologie nachgewiesen werden. Verbesserungen in der Symptomatik sind möglich.

Im Gegensatz zur Demenzerkrankung wird beim organischen Psychosyndrom nach Abklingen der Ätiologie nicht von einer sukzessiven Verschlechterung ausgegangen. Häufig kommt es im Zuge einer gezielten Therapie zu Besserungen der Symptomatik.

⚠ BEACHTE

Physiotherapie bei Menschen mit organischem Psychosyndrom

Die physiotherapeutische Behandlung bei einem organischen Psychosyndrom ist vom Schweregrad und von der Ausprägung des Störungsbildes abhängig. Mal ist eine Domaine, mal sind alle kognitiven Bereiche betroffen. Durch interdisziplinäre Zusammenarbeit, insbesondere eine neuropsychologische Abklärung bzw. Befundung, kann die Therapie leichter an das individuelle Störungsbild angepasst werden. Im Unterschied zur Demenzerkrankung, die in ihrem Verlauf fortschreitend ist, ist ein organisches Psychosyndrom stabil und verbesserbar. Mit anderen Worten, die Person mit organischem Psychosyndrom ist in der Lage, verlorengegangene Fähigkeiten wieder zu erlernen.

KAPITEL

3 Schweregrade einer Demenz

Im folgenden Kapitel werden normales Altern, milde kognitive Defizite („mild cognitive impairment“, MCI) und die Unterscheidungen von leichtgradiger, mittelgradiger und schwerer Demenz beschrieben. Die drei letztgenannten stellen in der Regel einen Verlauf dar.

Für die physiotherapeutische Behandlung ist das Wissen um den **Schweregrad** der Erkrankung eine wesentliche Voraussetzung für den Therapieerfolg. Der gesamte Therapieprozess muss an die vorhandenen Ressourcen und Defizite angepasst werden. Sind beispielsweise die Handlungsplanung und das Sprachverständnis bei beginnender Demenz noch intakt, kann eine verbale Anleitung zu komplexen Bewegungsaufträgen gegeben werden. Diese Vorgehensweise würde jedoch bei einer schwergradigen Form zu einer Überforderung des Menschen mit Demenz führen. Veränderungen auf der psychischen und sozialen Ebene stehen ebenfalls mit dem Schweregrad der Demenz im Zusammenhang. Hier bedarf es wiederum einer gezielten methodischen Vorgehensweise (➤ Kap. 7, ➤ Kap. 12).

3.1 Normales Altern

Es gibt deutliche Unterschiede zwischen dem normalen **Altern** und einer Demenz. Altern ist Teil unseres Lebens. Der Alterungsprozess geht mit vielfältigen körperlichen und kognitiven Veränderungen einher.

Fallbeispiel

Veränderungen von Speed- und Powerfunktionen im Alterungsprozess

Frau L. (76 Jahre alt) wohnt seit dem Tod des Gatten vor fünf Jahren alleine. Sie betreut ihr kleines Haus selbstständig. Das Rasenmähen strengt sie bereits an, beim Gehen auf der unebenen Wiese schmerzt ihr rechtes Knie. Bei der Gartenarbeit holt sie sich deshalb vom Enkel Unterstützung. Obwohl sie beim Kochen und in der Hausarbeit völlig selbstständig ist, bemerkt sie seit 2–3 Jahren, dass ihr die Arbeiten langsamer von der Hand gehen. Auch das „Multitasking“ gelingt ihr nicht mehr. Da kann es schon mal vorkommen, dass sie Kleinigkeiten vergisst. Aber im Großen und Ganzen ist sie noch sehr selbstständig und mit sich selbst zufrieden. Der Hausarzt hat ihr aufgrund einer Kniegelenksarthrose Physiotherapie verordnet. Sie freut sich bereits darauf. Sie wird den Therapeuten auch nach Übungen für ihren Rücken fragen.

Frau L. ist trotz körperlicher Veränderungen noch in der Lage, sich selbst zu versorgen. Die beschriebenen kognitiven Veränderungen entsprechen dem normalen Alterungsprozess und weisen noch nicht auf eine Demenz hin. Der normale **Alterungsprozess** bringt folgende Veränderungen mit sich:

- Verlangsamung der Motorik und der Sensomotorik (➤ Kap. 13)
- Veränderungen des Bewegungsapparates (➤ Kap. 13)
- Leichte Schwächen des Neugedächtnisses
- Defizite in der geteilten Aufmerksamkeit

⚠ **BEACHTE**

Speed- und Powerfunktionen sind unterschiedlich trainierbar

- **Speedfunktionen,** also Funktionen, die unter Geschwindigkeitsbedingung ablaufen, sind **nur begrenzt trainierbar.** Beispiele hierfür sind Reaktionsgeschwindigkeit, rasche Auffassung und Verarbeitungsgeschwindigkeit.

- **Powerfunktionen** sind gut integriertes Wissen, lebenspraktische Fertigkeiten und soziale Kompetenzen. Sie bleiben lange erhalten und können durch **Training** verbessert werden. Beispiele für Powerfunktionen sind der Wortschatz, Arbeitsroutinen wie etwa die Handhabung von Werkzeug oder einen Strudel backen (➤ Abb. 3.1).

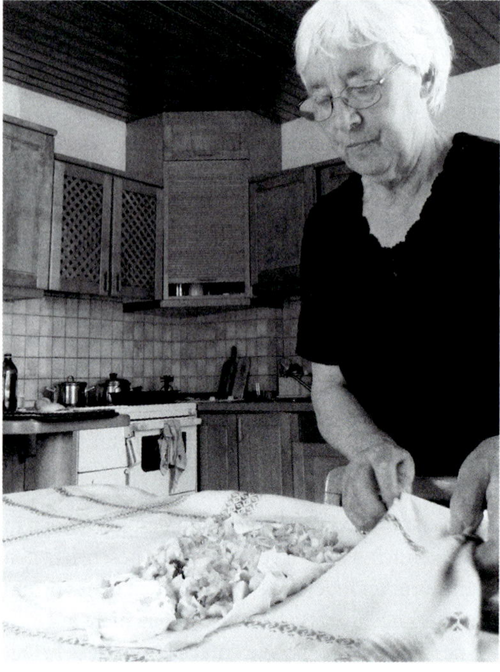

Abb. 3.1 Powerfunktion im Alltag: Strudel backen [M1208, M1209]

3.2 Mild Cognitive Impairment (MCI)

Demenzerkrankungen beginnen schleichend. Im Stadium zwischen „gesund" und „leichtgradiger Demenz" lässt sich die Symptomatik als **milde kognitive Beeinträchtigung** bezeichnen. Bei dieser milden Symptomatik bemerken Betroffene oft, dass sie vergesslicher werden, wichtige Gegenstände verlegen oder Termine vergessen. Diese Defizite können durch Kalender, Tagesstruktur und Selbstorganisation kompensiert werden. Diese milden kognitiven Defizite („Mild Cognitive Impairment", MCI) sind bei einer psychologischen Testung als Defizite erkennbar. In psychologischen Tests liegt die Leistung 1–2 Standardabweichungen unter dem Durchschnitt. Dies bedeutet, dass Defizite vorliegen, die Personen jedoch keine Hilfe bei den Aktivitäten des täglichen Lebens (activities of daily living, ADLs) benötigen.

Fertigkeiten wie etwa Haushaltsführung, Einkaufen, Kochen, Körperpflege oder Ankleiden sind weitgehend unauffällig (Petersen und Negash 2008).

MERKE

Mild Cognitive Impairment (MCI) beinhaltet

- die Abnahme der Gedächtnisleistung oder
- eine Störung einer oder mehrerer Domänen (also Störungen von kognitiven Bereichen wie etwa Aufmerksamkeit, Gedächtnis oder exekutive Funktionen),
- jedoch keine Beeinträchtigung der Aktivitäten des täglichen Lebens.

Die Symptome einer milden kognitiven Störung bleiben bei einem Teil der Betroffenen über Jahre hinweg stabil und ändern sich kaum. Beim anderen Teil jedoch verschlechtern sich die Defizite zu einer Form der Demenz.

3.3 Leichtgradige Demenz

Die Phase der leichtgradigen Demenz ist durch viele kleine Veränderungen gekennzeichnet.

Fallbeispiel

Beginnende Demenz

Herr L., 73 Jahre alt, ist insgeheim verzweifelt, lässt es sich aber nicht anmerken. Er beobachtet, dass er häufig seine Brille sucht. Letzte Woche hat er sogar vergessen, wo er sein Auto geparkt hat. Spricht ihn seine Gattin darauf an, dass er schon sehr vergesslich geworden ist, reagiert er meist gereizt. Er bemüht sich sehr, aber trotzdem kommt es immer wieder zu Fehlern. Auch beim Arbeiten in seiner Holzwerkstatt misslingen ihm Werkstücke. Das ärgert ihn besonders. Vor zwei Monaten hat sich Herr L. bei Arbeiten im Garten verletzt. Er ist von der Leiter gefallen, als er unaufmerksam war. Sein

Rücken schmerzt immer noch. Seine Gattin hat für ihn eine Physiotherapie organisiert. Er ist unsicher, ob er diese in Anspruch nehmen soll.

Bei einer **leichtgradigen Demenz** sind in der Regel folgende Domänen beeinträchtigt:

- Gedächtnis und Orientierung
- Wortfindung
- Aufmerksamkeit
- Handlungsplanung bei komplexen Tätigkeiten
- Stimmung
- Spontaneität und Antrieb

Verschiedene Demenzformen (➤ Kap. 4) variieren hinsichtlich der Ausprägung der Defizite.

⚠ **BEACHTE**

Besondere Anpassung bei beginnender Demenz nötig

Sowohl Betroffene als auch nahestehende Bezugspersonen sind in der Anpassung an die Veränderungen bei einer beginnenden Demenz sehr gefordert. Ängste vor Versagen oder überfordernden Situationen sind häufig. Bei einem Drittel aller Personen mit Demenz treten Depressionen auf.

3.4 Mittelgradige Demenz

Die kognitiven Defizite nehmen bei **mittelgradiger Demenz** in vielen Bereichen zu, Hilfe bei den ADLs ist nun erforderlich. Zeitliche und örtliche Orientierungsstörungen kommen zum Vorschein. Harninkontinenz sowie Änderungen im Tag-Nacht-Rhythmus treten öfter auf.

Bei Korrekturen, Zurechtweisungen oder Hilfsangeboten reagieren Betroffene öfter mit vermehrter Gereiztheit, Wut, Aggressionen oder depressivem Rückzug. In dieser Phase treten auch Unruhe, wahnhaftes Erleben oder Ängste auf. Ängste können sich dabei auf eine konkrete überfordernde Situation richten, z. B. eine Gleichgewichtsübung oder eine Transfersituation vom Sitz zum Stand. Ängste können auch diffus vorhanden sein, z. B. bei der Ankündigung einer physiotherapeutischen Behandlung.

⚠ **BEACHTE**

Hilfen bei mittelgradiger Demenz

Abhängig von den Interaktionen zwischen dem Betroffenen und seiner sozialen Umwelt können sich Verhaltensstörungen intensivieren. Für den Umgang mit Verhaltensstörungen wurden hilfreiche Zugänge entwickelt (➤ Kap. 6, ➤ Kap. 12). Hilfe von Außen bei der Betreuung kann ebenso wie das Einführen einer Tagesstruktur für alle Beteiligten entlastend wirken.

Einfache Handlungsabläufe können zumeist durchgeführt werden. Mittels schrittweiser Anleitung können Routinen, z. B. das gemeinsame Kochen, aktiviert werden.

Hinsichtlich der Mobilität können physiotherapeutische Maßnahmen und auch eine Gehhilfe nötig werden. Ein Sturzrisiko kann bestehen, macht jedoch noch keine permanente Aufsicht erforderlich.

3.5 Schwergradige Demenz

Bei einer **schwergradigen Demenz** sind fast alle Routinen des täglichen Lebens betroffen. Die Gedächtnisstörung ist hochgradig, sodass Gedankengänge nicht mehr weiterverfolgt werden können.

PRAXISTIPP

Eine Schritt-für-Schritt-Anleitung einsetzen

Mit wertschätzender Anleitung zum unmittelbar folgenden Handlungsschritt – ohne zeitlichen Druck – gelingt es Betroffenen besser, einfachste Routinen durchzuführen.

Nicht nur das Neugedächtnis, auch das Altgedächtnis ist stark beeinträchtigt (➤ Kap. 10). Persönliche Erinnerungen, soziale Normen und Regeln gehen verloren. Dies kann zu Konflikten und zum Verstärken von **Verhaltensstörungen** führen. Menschen mit **schwergradiger Demenz** und vor allem ihr soziales Umfeld sind gezwungen, die Regeln des Miteinanders neu zu definieren.

Sprachstörungen bis zum völligen Sprachverlust (**Mutismus**) sind möglich. Die Fähigkeit zur nonverbalen Kommunikation bleibt jedoch lange erhalten.

Routinen wie etwa Schlucken, Essen, Stehen oder Gehen gehen verloren. Der Pflege- und Betreuungsbedarf ist daher sehr hoch.

Bei schwergradiger Demenz reagieren die erkrankten Personen sehr sensibel auf **Unterstimulation und Überstimulation.** So kommt es bei **sozialer Vereinsamung** oder **Reizarmut** (Deprivation) rasch zu einer Reduktion noch vorhandener Fähigkeiten. Bei Überstimulation treten bei schwergradiger Demenz Verhaltensstörungen wie Gereiztheit, Unruhe oder Schlafstörungen auf. Sowohl die Über- als auch die Unterstimulation führen zu einer Verschlechterung im Krankheitsverlauf.

Im Verlauf der schwergradigen Demenz nehmen motorische Symptome zu. Häufige Zuweisungsgründe von Menschen mit schwergradigen Demenzen zur Physiotherapie sind u. a. Verletzungen, chronische und akute Schmerzen, Behandlung nach Operationen sowie Sturzgeschehen und Immobilität.

Für die physiotherapeutische Behandlung ist die Zuordnung bei vielen Personen zu leicht-, mittel- und schwergradiger Demenz ausreichend. In besonderen Fällen kommt man mit dieser groben Einteilung jedoch nicht aus. Dies sind meist „schwierige" Patienten und Patientinnen, deren kognitive Defizite sich aufgrund der ungewöhnlichen Kombination nur schwer fassen lassen. Für diese Personen sind weitergehende **Assessments zur Kognition** oder eine **neuropsychologische Abklärung** hilfreich.

3.6 Assessments zur Kognition

Für die Zuordnung von kognitiven Defiziten zu den Schweregraden einer Demenzerkrankung können Verfahren unterschiedlicher Differenziertheit herangezogen werden.

Mini Mental State Examination (MMSE)

Das Screeningverfahren **Mini Mental State Examination** (auch **Mini Mental Status Test,** Deuschl, Maier et al. 2016, S. 33) ermöglicht eine sehr grobe Orientierung hinsichtlich der Einteilung in drei Demenzschweregrade:

- MMSE 20 bis 26 Punkte: leichte Demenzerkrankung
- MMSE 10 bis 19 Punkte: moderate bis mittelschwere Demenz
- MMSE weniger als 10 Punkte: schwere Demenzerkrankung

Dabei dienen die Werte nur als Orientierung. Die Klinik ist ausschlaggebend dafür, welchem Schweregrad die demenzielle Symptomatik zugeordnet wird.

Global Deterioration Scale (GDS)

Differenzierter bei der Einstufung sind die **Reisberg-Skalen** (Frölich und Ihl 1991). Die Reisberg-Skalen bestehen aus mehreren Ratingskalen: Global Deterioration Scale, Brief Cognitive Rating Scale und Functional Assessment Staging.

Die **Global Deterioration Scale** (GDS) enthält eine Übersicht über die kognitive Leistungsfähigkeit. Bei der Global Deterioration Scale können die Symptome einer Person anhand einer Fremdbeurteilungsskala sieben Schweregraden zugeordnet werden.

Die Global Deterioration Scale kann in der Praxis eine einfache Hilfestellung bei der Zuordnung der Symptomatik zu einer leicht-, mittel- und schwergradigen Demenz sein. Die den Reisberg-Skalen zugrunde gelegte Theorie der **Retrogenese** (Reisberg et al. 1999) als „Prozess, bei dem degenerative Mechanismen den Mechanismus der normalen Kindheitsentwicklung umkehren", ist jedoch kritisch zu hinterfragen. Der Vergleich mit einer kindlichen Entwicklung impliziert das Negieren von noch vorhandenen Fähigkeiten, um in das theoretische Denkschema zu passen. Ressourcen werden dadurch vernachlässigt. Kitwood (2013) merkt dazu an, dass Skalen wie diese leicht die Einzigartigkeit von Personen verschleiern.

Funktionelle Selbstständigkeitsmessung (FIM): kognitive Items

Ein Verfahren, das sich für die Befundung in der physiotherapeutischen Behandlung bei Demenz bewährt hat, ist die **funktionelle Selbstständigkeitsmessung** (Internationale Vereinigung für Assessment in der Rehabilitation IVAR 1997). Entwickelt wurde das Instrument von der Arbeitsgruppe internationale

Vereinigung für Assessments in der Rehabilitation. Die Einstufung der Selbstständigkeit kann zur Qualitätssicherung und zur Darstellung von Veränderungen eingesetzt werden.

Der FIM überprüft insgesamt 18 Aktivitäten des täglichen Lebens, die sich aus 13 motorischen und fünf kognitiven Items zusammensetzen. Es wird nur die tatsächlich ausgeführte Leistung, nicht die mögliche Leistungsfähigkeit erfasst. Die Beurteilung erfolgt auf einer siebenstufigen Skala von Stufe 1 völlig unselbstständig bis Stufe 7 völlig selbstständig. Als Assessmentinstrument zur Kognition eignen sich die fünf kognitiven Items des FIM. Sie ermöglichen eine für den physiotherapeutischen Prozess ausreichende Erfassung und Beurteilung der kognitiven Fähigkeiten. Da die Beurteilung aufgrund von Beobachtungen erfolgt, kann die funktionelle Selbstständigkeitsmessung bei allen Schweregraden der Demenz eingesetzt werden.

Bei der Skala „**Kommunikation**" wird auf Verständnis und sprachlichen Ausdruck gesondert eingegangen.

- Das Verstehen von Sprache beinhaltet die Aufnahme und das Verständnis akustischer oder visueller Informationen.
- Der sprachliche Ausdruck enthält neben der gesprochenen und geschriebenen Sprache auch die Gebärdensprache oder die Verwendung eines Schreib- oder Kommunikationsgerätes.

Die Skala „**soziales Verhalten**" umfasst die Fähigkeit zur sozialen Teilhabe, zur Kooperation und zum Umgang mit anderen Menschen. Soziales Verhalten wird dabei verstanden als Fähigkeit, in Alltagssituationen angemessen reagieren zu können.

Die Skala „**Problemlösen**" beinhaltet die Fähigkeit, komplexe Probleme und Alltagsaufgaben lösen zu können. Der Bereich „komplexe Probleme" inkludiert alltagsbezogene Fertigkeiten wie das Führen eines Kontos, Organisation der An- und Abreise oder Arbeitsplatzentscheidungen. Unter den Alltagsaufgaben werden z. B. die Einteilung von Geld, das Organisieren von Hilfe bzw. der Umgang mit Notruf, Telefon oder Fernseher angeführt.

Die Skala „**Gedächtnis**" enthält die Fähigkeit, neue Informationen aufnehmen und wiedergeben zu können, sowie das Lösen von einfachen gestellten Aufgaben zu einem späteren Zeitpunkt.

MERKE

Ressourcen erkennen mit dem FIM

Für die Beurteilung der kognitiven Fähigkeiten und deren Änderungen im Laufe einer Demenz ist der FIM im physiotherapeutischen Alltag gut einsetzbar. Der FIM misst, was der Mensch mit Demenz tatsächlich noch kann, unabhängig von der Diagnose bzw. dem Schweregrad der Demenz. Die Bewertung stellt die noch vorhandenen Fähigkeiten dar und bietet somit die Grundlage für eine individuelle und ressourcenorientierte Therapiegestaltung (➤ Kap. 18.2). So kann beispielsweise das soziale Verhalten ein Hinweis auf die Eignung für ein Gruppensetting sein. Die vorhandene Kommunikationsfähigkeit ermöglicht dem Therapeuten/der Therapeutin, entsprechende verbale und nonverbale Techniken einzusetzen.

Pflegegesetzadaptiertes geriatrisches Basisassessment (PGBA)

Ein sehr ausführliches Erhebungsinstrument liefert das pflegegesetzadaptierte geriatrische Basisassessment (Höltmann 2009). Folgende Bereiche können mit dem Instrument erfasst werden:

- Allgemeinzustand und medizinische Aspekte
- Motorische Funktionen (das Bett verlassen, Gehen)
- Pflegerische Aspekte (Dekubitus, Schmerz, Essen und Trinken, Inkontinenz, Schlaf)
- Aktivitäten des täglichen Lebens (Körperpflege, hauswirtschaftliche Versorgung)
- Kognition (Orientierung, Auffassung, Sprache)
- Sinne (Hören, Sehen)
- Motivation und Stimmung
- Sozialverhalten und soziales Umfeld

Die unterschiedlichen Bereiche werden in vier Schweregrade eingestuft: keine Störung, leichte Störung (mit Hilfsmittel kompensierbar), mäßige Störung (Hilfe erforderlich) und schwere Störung mit einem vollständigen Ausfall oder Hilfsbedürftigkeit.

Die Einschätzung der kognitiven Beeinträchtigung geben dem Physiotherapeuten/der Physiotherapeutin eine wichtige Orientierung für die Planung der Therapieziele (➤ Kap. 19.1 und ➤ Kap. 19.3) und die Gestaltung der therapeutischen Maßnahmen (➤ Kap. 20). Zudem ist das pflegegesetzadaptierte geriatrische Basisassessment für die interdisziplinäre Zusammenarbeit gut geeignet.

KAPITEL

4 Demenzformen und deren Veränderungen mit Blick auf physiotherapeutische Behandlungsschwerpunkte

Nachfolgend werden die häufigsten **Demenzformen** sowie die kognitiven und motorischen Veränderungen bei verschiedenen Demenzformen und deren **physiotherapeutische Behandlungsschwerpunkte** beschrieben.

Die genauen physiotherapeutischen Maßnahmen zu den Schwerpunktthemen, die Methode und die Vorgehensweise wie etwa der Umgang mit herausfordernden Situationen und mit Gedächtnisproblemen werden in den daran anschließenden Kapiteln detailliert vorgestellt.

Neben Veränderungen der kognitiven, psychosozialen und alltagspraktischen Fähigkeiten kommt es in den verschiedenen Stadien der Demenz und bei den unterschiedlichen Demenzformen auch zu Veränderungen der motorischen Fähigkeiten.

Der **Verlust motorischer Fähigkeiten** korrespondiert unter anderem mit den pathologischen Veränderungen von kognitiven Funktionen. Störungen des Gedächtnisses, der Orientierung, des Denk-, Handlungs-, Planungs- und Urteilsvermögens und der Sprache zeigen ihre Auswirkungen an der Veränderung des Gangbildes, in alltäglichen Transferbewegungen, in zeitlichen und räumlichen Bewegungskomponenten sowie in der motorischen Handlungsplanung (➤ Kap. 13). Rezidivierende Stürze, der Verlust der Mobilität bis hin zur völligen Immobilität kennzeichnen häufig den Verlauf einer Demenzerkrankung (Auyeung et al. 2008; Manckoundia et al. 2006; Jamour et al. 2012, Schlicht 2008).

Im Hinblick auf motorische Symptome können Demenzen in zwei Kategorien eingeteilt werden: **Demenzformen mit auffälligen motorischen Symptomen** und **Demenzformen ohne markante motorische Zeichen** (Geldmacher und Whitehouse 1997), ➤ Tab. 4.1).

Tab. 4.1 Demenzformen und motorische Symptome [M1208, M1209]

Demenzformen mit auffälligen motorischen Symptomen	Demenzformen ohne auffällige motorische Symptome
• Lewy-Body-Demenz • Parkinson-Demenz • Vaskuläre Demenz	• Alzheimer-Demenz • Frontotemporale Demenz

Die Behandlungsschwerpunkte wie Sturz, Schmerz, Immobilität und Bettlägerigkeit sind von Aspekten wie Alter, Multimorbidität, Schweregrad der Demenz und sozialer Situation abhängig. Die aktivierende Physiotherapie kann Immobilität hinauszögern. Daher ist der Aufbau von krankheitsspezifischem Wissen und Compliance bei Betroffenen und ihren Angehörigen wesentlich (Arbeitsgemeinschaft der Wissenschaftlichen Medizinischen Fachgesellschaften (AWMF) 2016).

Häufigkeiten der Demenzformen

Die reine Alzheimer-Demenz tritt bei an Demenz erkrankten Personen mit 62 % am häufigsten auf, gefolgt von der vaskulären Demenz (17 %), den Mischdemenzen (10 %) und der Lewy-Body-Demenz (4 %). Mit einer Häufigkeit von 2 % tritt Parkinson-Demenz auf. Andere Demenzformen machen 3 % aus (Prince et al. 2014) (➤ Abb. 4.1).

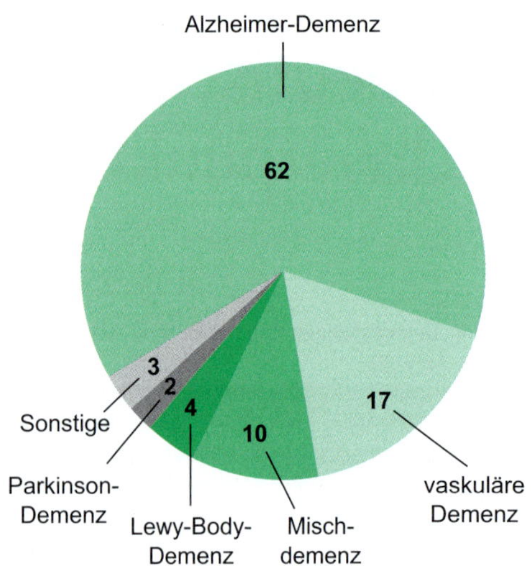

Abb. 4.1 Häufigkeit Demenzformen [M1208, M1209, L231]

4.1 Alzheimer-Demenz

Klinische Symptomatik

Eine **Alzheimer-Demenz** entwickelt sich schleichend und im Verlauf fortschreitend. Bei der Alzheimer-Demenz wird im Diagnoseschema nach ICD-11 eine Einteilung in eine früh (< 65. Lebensjahr) und eine spät (> 65. Lebensjahr) beginnende Form vorgenommen. Zudem ist eine Einteilung in drei Schweregrade (leicht-, mittel- und schwergradig) möglich (Oedekoven und Dodel 2019a, S. 93) (➤ Kap. 3).

Die Klinik ändert sich laut Jahn und Werheid (2014) bzw. Beyreuther et al. (2002) langsam fortschreitend.

Der Beginn einer Alzheimer-Demenz ist gekennzeichnet durch eine Gedächtnisstörung. Bei dieser Speicherstörung gehen gespeicherte Gedächtnisinhalte verloren:

- Vergessen von Terminen oder Gesprächsinhalten
- Desorientierung in Zeit oder Raum
- Verlegen von Gegenständen

In der Frühphase bestehen kaum motorische Auffälligkeiten oder fokalneurologische Symptome. Es kommen jedoch kognitive Defizite hinzu:

- Probleme bei der Planung und Durchführung von Handlungen
- Reduzierte Aufmerksamkeit
- Wortfindungsstörung
- Veränderungen der sozialen Kompetenz und des Urteilsvermögens – dies fördert Konflikte im sozialen Umfeld und Beeinträchtigungen der Geschäftsfähigkeit/Verlangsamung der psychomotorischen Geschwindigkeit
- Störungen im Erkennen (Agnosie) und im Abschätzen von Entfernungen (visuospatiale Fähigkeiten)

Bei der **mittelgradigen Demenz** nehmen die Defizite zu, sodass fremde Hilfe nötig ist.

- Defizite in der Krankheitseinsicht verstärken oft Konflikte in der Betreuung.
- Im Zuge der ausgeprägten Gedächtnisstörung geht der Gesprächskontext verloren: Gesprächsinhalte können meist nicht behalten werden, sodass die Antworten nicht zum Kontext passen.
- In der Motorik sind eine leichte Verlangsamung sowie Defizite bei komplexeren und Dual-Task Aufgaben zu beobachten.

Bei der **schwergradigen Demenz** nehmen die Defizite zu, sodass die Person bei den meisten ADLs auf fremde Hilfe angewiesen ist:

- Die Gedächtnisstörung ist hochgradig, der Gedächtnisinhalt oder die Handlungsintention werden nicht lange genug gespeichert, was zu vielfältigen Beeinträchtigungen führt.
- Handlungsplanung, Durchführung, Imitation und Werkzeuggebrauch sind hochgradig beeinträchtigt.
- Verlust der rezeptiven und produktiven Sprache bis hin zum Mutismus, Verwendung floskelhafter Sätze oder einzelner Wörter.
- Hochautomatisierte Routinen wie das Gehen und Stehen sind beeinträchtigt. Kann die Person noch gehen, ist eine erhöhte Sturzgefahr möglich. Es treten ein kleinschrittiges Gangbild, Schluckstörungen sowie Harn- und Stuhlinkontinenz auf (Jahn und Werheid 2014, S. 158, Beyreuther et al. 2002).
- Veränderungen bzgl. Affekt, Stimmung und Verhalten (psychological and behavioural symptoms of dementia (PBSD)) treten gehäuft im weiteren Verlauf auf (➤ Kap. 5.2).

Änderungen in Stimmung und Affekt sowie Verhaltensstörungen können in jeder Phase der Demenz auftreten (➤ Tab. 4.2).

Tab. 4.2 Verhaltensstörungen bei Alzheimer-Demenz [E1189]

Demenzphase	Psychopathologie bei Alzheimer-Demenz (PBSD)
Prädemenz-Phase	Depression, sozialer Rückzug
frühes Stadium	• Antriebsreduktion und Aspontaneität • Depression • Reizbarkeit • Stimmungslabilität
mittleres Stadium	• Unruhe • Aggressionen, Wutausbrüche • Halluzinationen oder Verkennungen • Wahn, Paranoia
spätes Stadium	• Unruhe, Nesteln, Wandern • Schreien • Störung des Tag-Nacht-Rhythmus • Wahnphänomene oder Sinnestäuschungen

⚠ **BEACHTE**

Die Psychopathologie bei Alzheimer-Demenz ist behandelbar

Psychische Symptome und Verhaltensstörungen können, müssen aber nicht auftreten. Die Verhaltenssymptome werden durch die Krankheitsverarbeitung der Betroffenen und die Stragegien im Umgang durch die Betreuenden modifiziert (➤ Kap. 5.4). Medizinische Behandlung (z. B. Medikation) und nichtmedizinische Methoden (z. B. Validation) reduzieren das Ausmaß der Symptomatik.

Physiotherapeutische Behandlungsschwerpunkte

Motorische Veränderungen und Behandlungsschwerpunkte im frühen Stadium

In der frühen Phase sind bei der reinen Alzheimer-Demenz **motorische Veränderungen** im Gangbild noch sehr unscheinbar und meist nur mit genauen Messinstrumenten erfassbar. Die Behandlungsschwerpunkte in diesem Stadium beziehen sich auf präventive Maßnahmen mit dem Ziel, die motorischen Fähigkeiten zu erhalten. Ein besonderes Augenmerk liegt in diesem Stadium auf dem Gangbild und auf sturzpräventiven sowie aktiven Maßnahmen zur Förderung von Kraft, Ausdauer und Gleichgewicht (➤ Kap. 16).

Motorische Veränderungen und Behandlungsschwerpunkte im mittleren Stadium

Die Aufrechterhaltung der Gangstabilität stellt eine komplexe Situation dar. Diese Aktivität läuft bei Menschen mit Demenz nicht mehr automatisiert ab. Sie benötigen deshalb eine erhöhte Aufmerksamkeit. Bei Personen mit Alzheimer-Demenz konnte gezeigt werden, dass bei erhöhter Aufmerksamkeitsanforderung während des Gehens die verfügbare Aufmerksamkeitskapazität rasch überlastet ist. Diese Überforderung führt zu quantitativen Gangveränderungen, z. B. zu einer signifikanten Reduktion der Gehgeschwindigkeit und einer Zunahme der Schrittzeitvariabilität, und somit zu einem erhöhten Sturzrisiko (Jamour et al. 2012b).

Behandlungsschwerpunkte in diesem Stadium beinhalten zusätzlich zur Sturzprävention auch die Behandlung von Sturzfolgen. In diesem Zusammenhang gewinnt vor allem das Schmerzthema an Bedeutung (➤ Kap. 16 und ➤ Kap. 17).

Motorische Veränderungen und Behandlungsschwerpunkte im späten Stadium

Im fortgeschrittenen Stadium kommt es durch den Abbau körperlicher Fähigkeiten zu einer Beeinträchtigung der Koordination und der Mobilität (Alzheimer Society of Canada 2016).

Die zunehmende Gangstörung zeigt ein kleinschrittig-schlurfendes Gangbild sowie die Unfähigkeit zur Tempobeschleunigung bis hin zur Gangapraxie (Jamour et al. 2012).

Alzheimer-Patienten/-Patientinnen leiden häufig unter einer **neuromuskulären Schwäche.** Im fortgeschrittenen Stadium benötigen sie zur Ausführung der alltäglichen Bedürfnisse Hilfe. Sie können oft nicht mehr selbstständig aus dem Bett aufstehen und sich wieder hinlegen. Sie brauchen Unterstützung bei den grundlegenden Aktivitäten des täglichen Lebens wie Gehen, Essen, Waschen sowie An- und Auskleiden. Unterschiedliche Ursachen können dazu führen, dass es zur völligen Immobilität und in weiterer Folge zur Bettlägerigkeit kommt (Gogia und Rastogi 2014).

Ein physiotherapeutisches Ziel im Spätstadium ist die Vermeidung der völligen Immobilität und Bettlägerigkeit. Bei bestehender Bettlägerigkeit werden unter anderem physiotherapeutische Maßnahmen zur Vorbeugung einer **Liegepathologie** (wie etwa Dekubitus- und Kontrakturprophylaxe) und zur **Unterstützung der Atemfunktion** eingesetzt (➤ Kap. 15).

4

4.2 Vaskuläre Demenzen

Der Begriff der **vaskulären Demenzen** umfasst kognitive Störungen als Folge von makro- und mikrovaskulären Schädigungen des Gehirns (Deuschl, Maier et al. 2016). Unter der Bezeichnung „vaskulär" wird eine gefäßbedingte oder durchblutungsbedingte Schädigung des Gehirns verstanden. Historische Begriffe hierzu sind **Binswanger-Erkrankung** oder **subkortikale arteriosklerotische Enzephalopathie** (SAE) (Deuschl, Maier et al. 2016).

Aufgrund der unterschiedlichen Lokalität der Ursachen ist die klinische Symptomatik bei den drei Hauptformen wenig einheitlich. Die drei Formen vaskulärer Demenzen sind:

- vaskuläre Demenz
- Multiinfarktdemenz
- subkortikale vaskuläre Demenz

Klinik bei vaskulärer Demenz

Das klinische Bild der **vaskulären Demenz** zeigt folgende **Symptome** (Deuschl, Maier et al. 2016):

- Fokalneurologische Zeichen oder Nachweis einer vaskulären Schädigung in der Bildgebung
- Abrupte kognitive Verschlechterung oder Verschlechterung innerhalb von drei Monaten nach einem Schlaganfall
- Fluktuierende Symptomatik
- Kognitive Störungen in folgenden Bereichen:
  - Exekutive Funktionen und Praxie mit einer Störung der Alltagsaktivitäten
  - Aufmerksamkeit
  - Sensomotorische Verlangsamung
  - Gedächtnis und Arbeitsgedächtnis
  - Orientierung
  - Wortfindung
  - Visuell-räumliche Fähigkeiten

Weitere unterstützende Zeichen für eine vaskuläre Demenz sind:

- Apathie oder Persönlichkeitsveränderung
- Emotionale Labilität
- Depression
- Harninkontinenz
- Pseudobulbärparalyse (spastische inkomplette Lähmung der Mund- und Schlundmuskulatur)

Klinik bei Multiinfarktdemenz

Die Klinik bei **Multiinfarktdemenz** beinhaltet folgende Symptome (Deuschl et al. 2016):

- Fokalneurologische Symptome: Hemiparese, Pyramidenzeichen, Dysarthrie, Sensibilitätsstörung, Hemianopsie
- Nachweis einer gefäßbedingten Läsion durch Bildgebung
- Akute kognitive Verschlechterung bzw. Beginn der Demenz innerhalb von drei Monaten nach dem Infarkt
- Fluktuierende und fortschreitende kognitive Defizite
- Harninkontinenz früh im Verlauf
- Anamnese mit Gangstörungen und Stürzen
- Vaskuläre Risikofaktoren

Klinik bei subkortikaler vaskulärer Demenz

Bei der **subkortikalen vaskulären Demenz** (Synonym: **Leukenzephalopathie**) treten folgende Symptome auf (Deuschl et al. 2016):

- Nachweis von mikroangiopathisch bedingten Zeichen in der Bildgebung (Störung der kleinen Blutgefäße des Gehirns)
- Meist langsam beginnendes demenzielles Syndrom:
  - Allgemeine Verlangsamung, Störung in der Aufmerksamkeit und der Informationsverarbeitung
  - Störung der exekutiven Funktionen
  - Apathie oder Antriebsstörung
- Früh einsetzende Gangstörung oder Stürze

Risikofaktoren bei vaskulärer Demenz

Risikofaktoren für alle vaskulären Demenzen sind Alter, genetische Faktoren und männliches Geschlecht. Eine geringere Bildung geht mit einem ungesünderen Gesundheitsverhalten einher (Deuschl et al. 2016). Weitere Risikofaktoren sind (Wiener Gebietskrankenkasse 2009):

- Hypertonie (Bluthochdruck)
- Herzerkrankungen (wie etwa Vorhofflimmern, koronare Herzkrankheit, Herzinsuffizienz, kardiale Arhythmien)
- Hyperlipidämie (Blutfetterhöhung)

- Störungen der Gerinnung
- Makroangiopathie (Störung der großen Blutgefäße des Gehirns)
- Rauchen
- Diabetes mellitus
- Depressionen

Motorische Veränderungen und physiotherapeutische Behandlungsschwerpunkte

Im Laufe der Erkrankung kommt es zu einer allgemeinen Verlangsamung der Motorik sowie zu Beeinträchtigungen der Sensomotorik und des Gleichgewichts. Gang- und Balancestörungen führen zu rezidivierenden Stürzen. Häufig kommt es nach Stürzen, Operationen oder längerer Krankheit zu Beeinträchtigungen des muskuloskelettalen Systems.

Ein wesentlicher Risikofaktor für die Entstehung einer vaskulären Demenz ist der Bewegungsmangel. Maßnahmen wie etwa das Ausdauertraining stärken das Herz-Kreislauf-System und sind wichtige Faktoren in der Prävention. Weitere Behandlungsschwerpunkte sind die Sturzprävention sowie rehabilitative Maßnahmen (➤ Kap. 16, ➤ Kap. 13).

4.3 Mischdemenz

Unter dem Begriff **Mischdemenz, Mischform** oder **gemischte Demenz** versteht man die Kombination einer Alzheimer-Demenz mit einer weiteren Demenzform. Zumeist ist eine vaskuläre Demenz oder in der jüngeren Forschung auch eine Lewy-Body-Pathologie (Lewy-Body-Demenz, Parkinson-Demenz) gemeint (Deuschl et al. 2016).

Physiotherapeutische Behandlungsschwerpunkte

Die Symptomatik ist sehr vielfältig. Die physiotherapeutische Vorgehensweise orientiert sich daher vorwiegend an den individuellen Problemfeldern des Patienten/der Patientin.

4.4 Parkinson-Demenz

Die **Parkinson-Demenz** beinhaltet die Symptomatik einer Parkinson-Erkrankung kombiniert mit der Symptomatik einer Demenz, wobei die Symptomatik der Parkinson-Demenz durch die zugrunde liegende Pathologie der Parkinson-Erkrankung bestimmt wird. Die folgenden motorischen und nichtmotorischen Symptome der Parkinson-Krankheit treten auch bei der Parkinson-Demenz auf.

Parkinson-Krankheit: Klinik

Die **motorischen Symptome** der **Parkinson-Krankheit** (Morbus Parkinson) sind gekennzeichnet durch (Henningsen et al. 2006):

- Verlangsamung von Bewegungen (Bradykinesie)
- Verarmung an spontanen Begleitbewegungen (Hypokinesie)
- Zusätzlich eines der folgenden Symptome:
  - Rigor (Steifheit, Zahnradphänomen bei passiver Beugung eines Gelenkes)
  - Ruhetremor
  - Posturale Instabilität (Haltungsinstabilität), gebeugte Haltung und kleinschrittiges Gangbild im späteren Krankheitsverlauf

Nichtmotorische Symptome können als Frühzeichen auftreten: Ca. 21 % der Betroffenen berichten von Schmerzen, Blasenfunktionsstörungen, Depressionen, Ängsten oder Müdigkeit (Fatigue) als ersten Anzeichen der Erkrankung (O'Sullivan et al. 2008). Zudem können REM-Schlafverhaltensstörungen, Obstipation, Geruchs- oder erektile Funktionsstörungen auftreten.

Im fortgeschrittenen Stadium sind die Symptome vielfältig (Henningsen et al. 2006). Personen mit Parkinson-Syndrom haben im Vergleich zu Gleichaltrigen ein neunfach erhöhtes Risiko für ein wiederholtes Sturzgeschehen.

Parkinson-Demenz: Klinik

Verschlechtern sich bei der **Parkinson-Erkrankung** die kognitiven Defizite so weit, dass sie den Alltag und die ADLs beeinträchtigen, so spricht man von

Demenz bei Parkinson oder von Parkinson-Demenz (Wallesch und Förstl 2012).

Milde kognitive Störungen bei **Parkinson** sind häufig: Zwischen 20 % und 57 % der Betroffenen zeigen eine leichte kognitive Störung innerhalb der ersten drei bis fünf Jahre nach Diagnosestellung (Reichmann et al. 2010).

MERKE

Demenzrisiko bei Parkinson-Krankheit

Ungefähr ein Drittel der an Parkinson erkrankten Personen entwickeln eine Demenz. Das Risiko steigt mit zunehmendem Alter.

4

Die **kognitiven Defizite** bei Parkinson-Demenz entsprechen einer subkortikal betonten Demenz:

- Einschränkungen in Handlungsplanung und -durchführung
- Reduzierte Flexibilität im Denken, geringerer Antrieb und Verlangsamung der Denkabläufe
- Reduzierte Aufmerksamkeit, erhöhte Ablenkbarkeit und Ermüdbarkeit
- Schwierigkeiten bei Dual-Task-Aufgaben und Set-Shifting (Wechsel zwischen zwei Aufgaben) sowie Defizite im Arbeitsgedächtnis
- Gedächtnisprobleme (im Abruf und im prozeduralen Lernen)
- Einschränkungen bei visuell-räumlichen Funktionen

Im späten Verlauf können **On-Off-Phasen** auftreten. Die Wirkungsdauer der Medikamente nimmt mit der Zeit und dem Alter der Patienten ab, eine Anpassung (z. B. der zeitlichen Gabe bzw. Dosis) kann notwendig werden.

In On-Phasen zeigt sich eine bessere motorische und kognitive Leistung als in den Off-Phasen. Depression, Müdigkeit, Schmerzen, Sehstörungen und orthostatische Hypertension können sich in den Off-Phasen verstärken. Dies erhöht die Sturzgefahr in Off-Phasen deutlich.

PRAXISTIPP

On-Off-Phasen bei Parkinson-Demenz berücksichtigen

Das Training wird bevorzugt in On-Phasen durchgeführt. 30–45 Min. nach der Medikamenteneinnahme tritt meist eine Verbesserung der Motorik ein (Qutubuddin 2011).

Parkinson-Demenz wird häufig von psychischen Störungen und Verhaltenssymptomen begleitet.

Psychopathologie bei Parkinson-Demenz

Psychische Symptome bei der Parkinson-Demenz sind (Leroi 2011):

- Apathie und Depressionen
- Ängste
- Zwänge
- Schmerzen
- Halluzinationen
- Fatigue und Schlafstörungen

Motorische Veränderungen und physiotherapeutische Behandlungsschwerpunkte

Die bereits beschriebenen motorischen Symptome der Parkinson-Krankheit zeigen sich auch bei der Parkinson-Demenz. Zusätzlich beeinflussen die kognitiven Symptome das Sturzrisiko enorm. Wichtige **Behandlungsschwerpunkte** sind daher die präventive und rehabilitative **Sturzbehandlung.** Präventive Mobilisations- und Aktivierungsmaßnahmen als weitere Schwerpunktthemen dienen der Vorbeugung und Behandlung von Konditionsverlust, Bewegungsverarmung und anderen Komplikationen. In diesem Zusammenhang ist das Training der motorischen Basisleistungen ein Schwerpunkt in der physiotherapeutischen Behandlung (➤ Kap. 20, ➤ Kap. 16).

4.5 Lewy-Body-Demenz

Die **Lewy-Body-Demenz** (Demenz mit Lewy-Körperchen) und die Parkinson-Demenz zeigen in der Klinik viele Gemeinsamkeiten, aber auch einige Unterschiede. In Abgrenzung zur Parkinson-Demenz treten bei der Lewy-Body-Demenz alltagsrelevante **kognitive Defizite** innerhalb eines Jahres nach Beginn motorischer Veränderungen auf (Kupsch 2002).

Klinische Symptomatik

Bei ca. 85 % der Personen mit Lewy-Body-Demenz treten Parkinson-Symptome wie etwa eine Verlangsamung der Bewegung (Bradykinesie), Ruhetremor oder Rigor auf (McKeith et al. 2017). Bewegungsarmut äußert sich in Form eines kleinschrittigen Gangbildes und eines maskenhaften Gesichtsausdruckes (Hypomimie). Ein fehlendes Mitschwingen der Arme beim Gehen kann ebenfalls beobachtet werden (Kupsch 2002).

MERKE

Aufmerksamkeitsschwankungen bei Lewy-Body-Demenz

Charakteristisch für die Lewy-Body-Demenz sind deutliche **Fluktuationen in der Aufmerksamkeit.** Diese können sich sowohl kurzfristig innerhalb einer Stunde als auch als Tagesschwankungen äußern. Die Aufmerksamkeitsschwankungen müssen in der Therapiesituation berücksichtigt werden.

Diese Unberechenbarkeit der Leistungsfähigkeit ist für die Betroffenen eine große Belastung. Als psychiatrische Komorbidität treten daher häufig Depressionen und Ängste auf.

Die Lewy-Body-Demenz oder Demenz mit Lewy-Körperchen charakterisiert sich durch folgende **Kernsymptome** (McKeith et al. 2017): Gegenüber der Alzheimer-Demenz sind frühe ausgeprägte **Speicherstörungen** selten. **Gedächtnisstörungen** nehmen erst im Verlauf der Erkrankung zu. **Visuelle Defizite** und **Störungen in der Handlungsplanung** sind typisch. Bei fortgeschrittener Lewy-Body-Demenz gesellen sich auch kortikale Zeichen wie **Apraxie, Akalkulie, Agnosie** oder **Sprachstörungen** hinzu (McKeith et al. 2017).

Neurokognitive Symptome bei Lewy-Body-Demenz (Wallesch und Förstl 2012):

- Motorische Defizite:
  - Parkinson-ähnliche Symptome (Akinese, Rigor)
  - Verlangsamung der psychomotorischen Geschwindigkeit
- Kognitive Defizite:
  - Deutliche Schwankungen der Aufmerksamkeit, Defizite bzgl. der geistigen Flexibilität und verlangsamtes Denken
  - Störung der exekutiven Funktionen
  - Defizite in der visuell-räumlichen Verarbeitung
  - Gedächtnisstörung im Sinne einer Abrufstörung
- Verhaltensmerkmale:
  - Optische oder akustische Halluzinationen, Wahn
  - Wiederholte Stürze, Synkopen und orthostatische Dysregulation bei Lagewechsel
  - Depression
  - Schlafstörung mit lebhaften oder angstvollen Träumen
  - Ausgeprägte Überempfindlichkeit auf Neuroleptika

Motorische Veränderungen und physiotherapeutische Behandlungsschwerpunkte

Bei der Lewy-Body-Demenz zeigt sich hinsichtlich der motorischen Veränderung sowie hinsichtlich der Behandlungsschwerpunkte ein ähnliches Bild wie bei der Parkinson-Demenz (➤ Kap. 4.4).

Während bei der Parkinson-Demenz erst im späten Behandlungsstadium On-Off-Phasen auftreten, sind bei der Lewy-Body-Demenz von Anfang an ausgeprägte **Konzentrationsschwankungen** zu beobachten. Diese verursachen eine stark schwankende Leistungsfähigkeit, die einen flexiblen Therapieplan erforderlich macht.

Wie bei Parkinson-Demenz kann auch bei Lewy-Body-Demenz eine **orthostatische Dysregulation** auftreten. Diese Störung in Form eines niedrigen Blutdruckes tritt beim Aufstehen oder -setzen auf und äußert sich durch Schwindel, Herzrasen, Übelkeit, Schwäche und Benommenheit. Beim Hinsetzen oder -legen lassen die Beschwerden rasch nach. Eine entsprechende Sicherung zur Prävention eines Sturzes und Temporeduktion beim Aufstehen aus einer liegenden Position sind wichtig.

4.6 Frontotemporale Demenz

Die **frontotemporale Demenz,** auch frontotemporale lobäre Degeneration (FTLD) genannt, tritt mit einer Häufigkeit von ca. 2,7 % aller Demenzen nur selten auf. Die Symptomatik ist jedoch für das soziale Umfeld und in der Therapiesituation besonders herausfordernd (Kurz und Jellinger 2002).

Die frontotemporale lobäre Degeneration (historische Bezeichnung: Demenz bei Morbus Pick) ist ein Oberbegriff für folgende Demenzformen (Jahn und Werheid 2014):

- Bestehen hauptsächlich Verhaltensstörungen, wird diese Form „behaviorale Variante der frontotemporalen Demenz (bvFTD)“ genannt.

- Stehen sprachliche Defizite im Vordergrund, wird eine primäre progressive Aphasie (PPA) mit drei Varianten diagnostiziert:
  - Semantische Demenz
  - Progrediente nichtflüssige/agrammatische Aphasie
  - Logopenisch progrediente Aphasie

4.6.1 Frontotemporale Demenz – behaviorale Variante (bvFTD)

Klinische Symptomatik

4

Erste **Anzeichen** der **frontotemporalen Demenz** sind Veränderungen der Persönlichkeit und des Sozialverhaltens. Die Wesensänderungen äußern sich in Desinteresse, Antriebsminderung, Verlust an Empathie und Kritikfähigkeit. Emotionen können in der Intensität reduziert oder gesteigert sein.

MERKE

Verändertes Sozialverhalten bei der frontotemporalen Demenz

Charakteristisch für die frontotemporale Demenz ist eine frühe Beeinträchtigung hinsichtlich der Einsicht und des Sozialverhaltens, sodass es häufig zu Konflikten mit dem sozialen Umfeld kommt.

Impulsivität, Distanz- und Taktlosigkeit, Reizbarkeit, Aggressivität und eine erhöhte Risikobereitschaft erschweren das gemeinsame Miteinander und die Therapie.

Als kognitive Beeinträchtigungen sind Defizite in den exekutiven Funktionen und in der Aufmerksamkeit festzustellen. Gedächtnis und Visuokonstruktion sind zu Beginn weitgehend erhalten. Im Verhalten zeigt sich oft eine vermehrte Unruhe mit Bewegungsdrang (Jahn und Werheid 2014).

Im mittleren Stadium treten Störungen hinsichtlich Problemlösung, Urteilsfähigkeit, Aufmerksamkeit und Selbstversorgung (inkl. Verwahrlosung) auf. Einfache Routinetätigkeiten sind meist erhalten. Sprachliche Äußerungen nehmen ab.

Im fortgeschrittenen Verlauf können Verlangsamung, Haltungs- und Gangstörungen auftreten (Diehl-Schmid 2012). Die kommunikativen Fähigkeiten und die Umsetzung einfacher Routinen nehmen ab. Verhaltensstörungen bleiben dabei meist bestehen (Kurz und Jellinger 2002). Daher sind laufende fachärztliche Kontrollen und die Anpassung der Medikation wichtige Stützpfeiler in der Behandlung der frontotemporalen Demenz.

Symptome der behavioralen frontotemporalen Demenz (bvFTD) (Deuschl et al. 2016, S. 18):

- Verhaltensenthemmung
  - Sozial unangemessenes Verhalten
  - Verlust von Umgangsformen oder Anstand
  - Impulsive Handlungen
  - Apathie oder Passivität
- Verlust von Sympathie oder Empathie
- Perseverierendes, stereotypes oder zwanghaftes Verhalten
- Veränderungen der Ernährungsgewohnheiten und Hyperoralität (Neigung, sich Gegenstände in den Mund zu stecken)

Das neuropsychologische Profil zeigt einerseits Defizite in den exekutiven Funktionen und andererseits Ressourcen im episodischen Gedächtnis und bei visuell-räumlichen Leistungen.

MERKE

Interdisziplinäre Behandlung bei Wesensveränderungen

Bei der frontotemporalen Demenz ist wegen der Wesensveränderungen und der Verhaltensstörungen eine enge Zusammenarbeit mit Haus-, Fachärzten und -ärztinnen und dem pflegenden Umfeld hilfreich.

Physiotherapeutische Behandlungsschwerpunkte

Bei der frontotemporalen Demenz treten in den frühen Phasen der Erkrankung keine motorischen Beeinträchtigungen auf. Trotzdem können bei Multimorbidität, nach Operationen oder nach Sturz- und Sturzfolgen physiotherapeutische Behandlungen erforderlich werden.

Bei der Behandlung der behavioralen Form der frontotemporalen Demenz muss auf die **Verhaltensstörung** spezifisch eingegangen werden. Therapieinhalte und -maßnahmen orientieren sich vor allem an den Teilhabe-Zielen der Betroffenen (➤ Kap. 12, ➤ Kap. 19.3). Divergieren die Ziele der erkrankten Person mit denen des Umfeldes, kommt der Beratung eine besondere Bedeutung zu. Da der Krankheitseinsicht bei der frontotemporalen Demenz Grenzen gesetzt sind, gilt es, die Anforderungen für die erkrankte Person zu adaptieren. Eine bestehende motorische Unruhe kann z. B. über regelmäßige Bewegung, Spaziergänge mit und ohne Begleitung kanalisiert werden. Das Aufschaukeln von Aggressionen soll durch genaue Verhaltensbeobachtung und Anpassung der Anforderungen an die verbliebenen Fähigkeiten vermieden werden (➤ Kap. 12, ➤ Kap. 18).

4.6.2 Semantische Demenz

Klinische Symptomatik

Bei der **semantischen Demenz** sind Sprachverständnis und Benennen bereits früh deutlich beeinträchtigt, während die Sprachproduktion intakt und flüssig ist. Störungen des Objekterkennens (Agnosie), des Lesens und Schreibens treten im frühen Verlauf auf. Gedächtnis, räumliche Leistungen und Orientierung sind dabei erhalten. Auch die Einsicht, dass eine Beeinträchtigung vorliegt, ist zu Beginn der Demenz meist erhalten, was die erkrankte Person oft belastet.

Im mittelgradigen Stadium kommt es zu einer Veränderung der Persönlichkeit mit beeinträchtigter Empathiefähigkeit und Reduzierung auf bestimmte Gewohnheiten. Orientierung und Alltagsfertigkeiten sind dabei noch erhalten.

Im späten Stadium treten Symptome wie bei einer behavioralen Form der frontotemporalen Demenz auf (Kurz und Jellinger 2002).

Physiotherapeutische Behandlungsschwerpunkte

Die Beeinträchtigung des Sprachverständnisses stellt die physiotherapeutischen Interventionen vor besondere Herausforderungen. Bei der semantischen Demenz werden alltagsnahe Instruktionen zur Unterstützung des Sprachverständnisses eingesetzt. Nonverbale Kommunikationsmethoden wie Spiegeln, Vorzeigen und führende Bewegungen begleiten und unterstützen die Kommunikation. Der Einsatz von Hilfsmitteln wie etwa Alltagsmaterialien, therapeutische Hilfsmittel und Musik sind besonders hilfreich (➤ Kap. 8, ➤ Kap. 20).

4.6.3 Progrediente nichtflüssige/agrammatische Aphasie

Klinische Symptomatik

Die **progrediente nichtflüssige/agrammatische Aphasie** (Synonym: **progressive Aphasie**) ist wie folgt gekennzeichnet:

- Angestrengtes, stockendes Sprechen (Sprechapraxie) mit Lautentstellungen
- Wortfindungsstörung
- Paraphrasien (fehlerhafter Einsatz von Wörtern oder Wortneuschaffungen)
- Agrammatische Sprache (fehlerhafte Grammatik beim Sprechen)

Im Vergleich dazu sind das Sprachverständnis und die Gedächtnisfunktionen weitgehend erhalten. Das Bilden syntaktisch komplexer Sätze kann zu Beginn der Erkrankung beeinträchtigt sein (Deuschl, Maier et al. 2016). Die betroffenen Personen sind durch die Defizite meist belastet, da die Krankheitseinsicht erhalten ist. Als Problemlösungsstrategien versuchen betroffene Personen unter anderem, die Schriftsprache zur Kommunikation zu nutzen (Kurz und Jellinger 2002).

Im Verlauf kommen Defizite beim Lesen und Schreiben hinzu. Das Sprechen ist gekennzeichnet durch einen Telegrammstil oder eine **Sprechapraxie.** Während das Sprachverständnis für einzelne Wörter lange intakt ist, nimmt das Verständnis für Sätze ab. Gedächtnis, Urteilsvermögen und Alltagsfertigkeiten bleiben lange intakt (Diehl-Schmid 2012).

Im fortgeschrittenen Stadium der Erkrankung gehen die Schwierigkeiten im sprachlichen Ausdruck in einen **Mutismus** (Verlust der Sprache) über. Es können auch Verhaltensstörungen wie bei einer frontotemporalen Demenz auftreten (Kurz und Jellinger 2002).

Physiotherapeutische Behandlungsschwerpunkte

Da bei der **progredienten nichtflüssigen/agrammatischen Aphasie** das Sprachverständnis für einfache Sätze durchaus gegeben ist, gestaltet sich die physiotherapeutische Behandlung meist erst im fortgeschrittenen Verlauf schwierig.

Im späteren Verlauf der Erkrankung kommen speziell die nonverbalen Techniken zum Einsatz.

Dabei muss die Reaktion der Person auf die Instruktion genau beobachtet werden, da ein ausführliches sprachliches Feedback meist nicht möglich ist. Um Stresssituationen in der Kommunikation zu vermeiden, eigenen sich geschlossene Fragen, die nur mit „Ja" oder „Nein" beantwortet werden können. Besonders wichtig ist es, zuzuhören und dem anderen viel Zeit zu geben. Das bestärkende Wiederholen des Inhaltes kann das Gespräch unterstützen. Der Behandlungserfolg steht in engem Zusammenhang mit einer erfolgreichen Kommunikation (➤ Kap. 8).

4.6.4 Logopenisch progrediente Aphasie

Klinische Symptomatik

Zu Beginn einer **logopenisch progredienten Aphasie** liegt eine ausgeprägte Störung bzgl. Wortfindung und Nachsprechen vor. Paraphrasien sind möglich, es treten kein Agrammatismus (Defizite bzgl. der grammatikalischen Struktur der Äußerungen) und keine Agnosie bzw. Störung im Einzelwortverständnis oder in der Artikulation auf (Deuschl et al. 2016, Kurz und Jellinger 2002).

Physiotherapeutische Behandlungsschwerpunkte

Die Schwerpunkte in der physiotherapeutischen Behandlung entsprechen jener der progredienten nichtflüssigen Aphasie.

4.7 Substanzbedingte Demenz

Ursächlich für **substanzbedingte Demenzen** sind vor allem **Alkoholabhängigkeit** und **Medikamente.** In den letzten Jahren sind als Ursache spezielle synthetische Drogen wie etwa Crystal Meth hinzugekommen, die stark in den Neurotransmitterhaushalt eingreifen und jüngere Personen betreffen. Die Langzeitwirkungen von synthetischen Drogen sind derzeit noch nicht bekannt.

Verhaltensstörungen, die mit Sucht einhergehen, sind:

- Zwanghaftes Verlangen, die Droge zu konsumieren (Craving) und Unfähigkeit, darauf zu verzichten
- Kontrollverlust bzgl. des Konsums
- Toleranzbildung und Entzugserscheinungen
- Fortsetzung des Konsums trotz negativer Folgen

Aufgrund der Verhaltensstörung kann es dazu kommen, dass therapeutische Vereinbarungen nicht eingehalten werden. Stimmungsschwankungen sind im Zuge einer Suchterkrankung häufig.

Neben diesen Verhaltensstörungen, die mit der Sucht selbst verknüpft sind, sind auch Langzeitwirkungen möglich, d.h. dass auch Restsymptome bestehen können, wenn die Sucht selbst überwunden und die Person „clean" ist.

Bei den alkoholbedingten kognitiven Defiziten sind drei Formen zu beobachten (Beyreuther et al. 2002):

- Alkoholenzephalopathie mit Störungen des Gedächtnisses, des Arbeitsgedächtnisses, des Denk- und Urteilsvermögens, der Aufmerksamkeit und allgemeine Verlangsamung
- Wernicke-Korsakow-Syndrom mit hochgradiger Störung des Kurzzeitgedächtnisses, Augenbewegungsstörung und ataktischer Gangstörung
- Hepatische Enzephalopathie und hepatozerebrale Degeneration mit allgemeiner Verlangsamung sowie Störungen der Aufmerksamkeit und des Arbeitsgedächtnisses

Physiotherapeutische Behandlungsschwerpunkte

Die Symptomatik ist sehr vielfältig. Die physiotherapeutischen Schwerpunktthemen orientieren sich vorrangig an den Bedürfnissen und der Klinik. Gang- und Gleichgewichtsstörungen stehen im Fokus der Behandlung.

Im Zuge der Suchterkrankung kommt es zu einer Störung des Belohnungssystems und der Motivation. Dies wirkt sich auch unmittelbar auf die Therapiemotivation aus. Physiotherapeutische Therapieziele müssen daher kurzfristig erreichbar sein (➤ Kap. 9).

4.8 Seltene und potenziell behebbare Demenzformen

Es gibt eine Fülle an **seltenen Demenzformen**. An dieser Stelle muss auf die Fachliteratur verwiesen werden (z. B. Wallesch und Förstl 2012, Beyreuther et al. 2002).

Medizinische Behandlungsformen können eine Verbesserung bzw. Stabilisierung der Symptomatik erzielen.

Relativ häufig ist die **Hashimoto-Enzephalopathie,** die im Zuge einer Schilddrüsenerkrankung auftritt. Durch Screeningmethoden wird die Behandlung einer Hashimoto-Thyreoiditis bzw. einer Hypothyreose in der Regel mittlerweile frühzeitig begonnen.

Weitere gut behandelbare Demenzen sind **Störungen des Vitamin-B-Komplexes** (Vitamin B12, Vitamin B1). Die damit einhergehenden Konzentrations- und Gedächtnisstörungen sind deutlich. Perseverationsneigung (Neigung zur Wiederholung von Verhalten) und Aspontaneität sind möglich (Wallesch und Förstl 2012). Störungen des Vitamin-B-Komplexes treten auf bei

- mangelhafter Aufnahme,
- Darmerkrankungen,
- einseitiger Ernährung ohne entsprechende Substitution (z. B. vegane Ernährung).

Als weitere potenziell behebbare Demenzformen sind der **Normaldruckhydrozephalus, Subduralhämatome** und **Gehirntumore** zu nennen.

⚠ **BEACHTE**

Ein früher Behandlungsbeginn ist wichtig

Es gilt: Je früher die medizinische und therapeutische Behandlung beginnt, desto besser ist das Behandlungsergebnis.

4

KAPITEL

5 Psychologische und soziale Aspekte der Demenz

5.1 Bedürfnisse

Die Integration von **psychosozialen Aspekten** in den physiotherapeutischen Prozess stellt bei Menschen mit Demenz eine wesentliche Voraussetzung für eine gelingende Therapie dar. Medizinisches und klassisches physiotherapeutisches Wissen, also das Wissen um die Vorgänge, Funktionen und Erkrankungen des Bewegungsapparates, reichen in der Behandlung von Menschen mit Demenz nicht aus, um einen Therapieerfolg zu erzielen. Erst durch Wissenserweiterung und Integration von psychosozialen Aspekten wird eine demenzgerechte Behandlung möglich.

Allgemeine Bedürfnisse

Gesunde können **Bedürfnisse** wahrnehmen, erkennen und Schritte zur Befriedigung der Bedürfnisse einleiten. Bei Menschen mit Demenz entsprechen körperliche und psychische Bedürfnisse denen gesunder Personen. Anders als bei Gesunden fällt es Menschen mit Demenz schwerer, ihre Bedürfnisse zu reflektieren und für andere verständlich zu äußern.

Bei zunehmender Demenz ist aufgrund der Gedächtnisstörung ein Abfragen von Bedürfnissen erschwert. Bedürfnisse werden zunehmend über die Körpersprache und immer weniger über das gesprochene Wort ausgedrückt (➤ Kap. 8, ➤ Kap. 18).

In der Therapiesituation liegt das Hauptproblem darin, dass ein Abfragen der Bedürfnisse sowohl bei der Befunderhebung als auch bei der gemeinsamen Zielformulierung schwer oder gar nicht möglich ist. Unerfüllte körperliche und psychologische Grundbedürfnisse führen wiederum häufig zu Abwehrverhalten und herausforderndem Verhalten in der Therapie (➤ Kap. 5.2).

Menschen mit Demenz brauchen jemanden, der ihre Bedürfnisse für sie in eine Sprache oder einen nachvollziehbaren Ausdruck „übersetzt“. Der Einbezug der betreuenden Angehörigen oder der Pflegekräfte in die Anamnese ist daher eine große Hilfe bei der Suche nach Bedürfnissen und den darauf aufbauenden Therapieinhalten und -zielen (➤ Kap. 18, ➤ Kap. 19).

PRAXISTIPP

Bedürfnisse erfragen und erkennen

Im physiotherapeutischen Prozess gilt es, körperliche und psychische Grundbedürfnisse zu beachten. Es hilft, wenn man über ein Repertoire an Bedürfnissen verfügt, die in die Befragung und Abklärung einbezogen werden. Dies motiviert erkrankte Personen, bei der Therapie mitzumachen. Werden wichtige Bedürfnisse vernachlässigt, kann die Bereitschaft zur Mitarbeit in der Therapie leiden. Zudem ist die Mitarbeit für die betroffenen Personen sehr frustrierend (➤ Kap. 18).

5.1.1 Körperliche Grundbedürfnisse

Körperliche Grundbedürfnisse sind:

- Lebenserhaltung (Nahrung, Luft)
- Berührung
- Schmerzfreiheit
- Schlaf und Ruhe
- Bewegung und Mobilität
- Balance zwischen Reizüberflutung und sensorischer Deprivation
- Sinneswahrnehmung

Werden körperliche Bedürfnisse nicht erkannt und nicht erfüllt, kann es zu schwerwiegenden Gesundheitsstörungen kommen. So führen beispielsweise die vielfältigen Folgen einer unzureichenden Schmerzbehandlung zu einer erheblichen Reduktion der Lebensqualität (➤ Kap. 17). Bei Menschen mit Demenz geht eine **sensorische Deprivation** (Entzug von Sinneseindrücken durch mangelnde Aktivierung und Isolation) mit einem ausgeprägten **Rückzugsverhalten** einher. Dies kann in weiterer Folge auch die Kommunikation beeinträchtigen: Die betroffene Person zieht sich zurück bzw. die soziale Umwelt sucht weniger Kontakt zu ihr (Kitwood 2013).

Die Physiotherapie wirkt durch vielseitige Maßnahmen wie etwa Schmerzbehandlung, Mobilitätstraining, Wahrnehmungsschulung und Berührungen positiv auf körperliche Grundbedürfnisse ein.

5.1.2 Psychische Grundbedürfnisse

Es zeigt sich im physiotherapeutischen Alltag, dass sich die Bedürfnisse von Menschen mit Demenz oft in versteckter Form präsentieren und deshalb häufig nicht beachtet werden. Diese **verborgenen Bedürfnisse** äußern sich oft als Verhaltensauffälligkeiten und werden falsch interpretiert (➤ Kap. 12). Das Erkennen und Eingehen auf Bedürfnisse erhöht die Bereitschaft zur Therapie und stärkt die Motivation. **Psychische Grundbedürfnisse** haben in der physiotherapeutischen Behandlung von Menschen mit Demenz einen besonderen Stellenwert. Sie dienen als Basis zum Aufbau einer entsprechenden Therapiemotivation (➤ Kap. 9).

Bedürfnismodell nach Ryan und Deci

Psychische Grundbedürfnisse sind gemäß der Selbstbestimmungstheorie von Ryan und Deci (2000b) vielfältig. Sie können drei Hauptbereichen zugeordnet werden.

MERKE

Hauptsäulen psychischer Grundbedürfnisse:

- Soziale Eingebundenheit
- Kompetenz
- Autonomie

(Ryan und Deci 2000b)

Soziale Eingebundenheit meint die Bedeutung, die man selbst für andere Personen hat und jene, die andere Menschen für einen selbst haben. Das Gefühl von Eingebundenheit ist individuell. Es gibt Menschen, die mit wenig sozialer Eingebundenheit zufrieden leben, und andere, die mit derselben sozialen Unterstützung unglücklich sind.

Psychosoziale Deprivation (soziale Isolation) ist hinsichtlich der Auswirkungen auf Psyche, Kognition und Körper ebenso verheerend wie körperliche Deprivation. Auf Basis der Bindungsforschung durch John Bowlby, James Robertson und Mary Ainsworth wurde im Altenbereich der intensive Miteinbezug von Angehörigen und die Bezugspflege entwickelt.

Mit fortschreitender Erkrankung sind Menschen mit Demenz weniger in der Lage, von sich aus Beziehungen zu gestalten. Sie benötigen dazu Hilfe. Bindungsfördernd ist es, neben körperlichen Bedürfnissen auch auf psychische Grundbedürfnisse einzugehen.

⚠ BEACHTE

Wirkfaktor Beziehung in der Physiotherapie

In der Physiotherapie sind die Wirkfaktoren Beziehung und Herstellen von Bindung elementar. Werden im Therapieprozess Bedürfnisse aufgegriffen, fühlen sich die Menschen persönlich angesprochen. Dies schafft ein Gefühl von Vertrauen und Bindung (➤ Kap. 18).

Das Gefühl von **Bindung** und **sozialer Eingebundenheit** kann sich bei Menschen mit einer ausgeprägten Gedächtnisstörung verändern. Ist eine wichtige Bezugsperson nicht anwesend oder hat der Angehörige unmittelbar vor der Therapiestunde die erkrankte Person alleine zurückgelassen, fühlt sich diese rasch verloren. Als Reaktion darauf kann eine vermehrte Unruhe, Unsicherheit oder ein Suchen nach der Bezugsperson auftreten. Es kann vorkommen, dass die erkrankte Person wegläuft beziehungsweise den Therapieraum verlassen möchte. Oft lässt sich das Verhalten im Kontext eines Bedürfnisses nach einer vertrauten Bindung verstehen.

Das Bedürfnis nach Sicherheit und sozialer Eingebundenheit wird sichtbar, wenn das Verhalten des Menschen mit Demenz nicht isoliert, sondern in ihrem situativen Kontext betrachtet wird.

PRAXISTIPP

Umgang mit Trennungssituationen

- Therapeutische Basis ist stets das Herstellen von Vertrauen und Bindung. Dies beginnt bereits bei der Begrüßung und durchzieht den gesamten Therapieverlauf.

- Die Gestaltung einer vertrauensvollen Therapieatmosphäre entsteht durch eine empathische Grundhaltung. Sie gibt der erkrankten Person Sicherheit (➤ Kap. 7).
- Wird eine erkrankte Person zur Therapie begleitet, ist es hilfreich, wenn die erkrankte Person wieder von der Bezugsperson abgeholt wird. Vereinbarungen sollen eingehalten werden. Dies gibt der betroffenen Person Sicherheit und Vertrauen. Diese Vorgehensweise reduziert eine mögliche Unruhe, die zu behandelnde Person kann sich besser auf die therapeutische Situation einlassen.

Nach der sozialen Eingebundenheit ist auch das Erleben der eigenen Kompetenz wichtig. Unter **Kompetenz** wird das Gefühl verstanden, effektiv auf sich oder die Umwelt einzuwirken. Kompetent sein bedeutet also die Fähigkeit zu haben, ein Ziel umzusetzen. Im Laufe einer Demenzerkrankung kommt es jedoch immer wieder zu Ereignissen, in denen sich Betroffene als unwissend, hilflos oder verletzlich wahrnehmen. Auch andere Menschen können dazu tendieren, die Defizite der Betroffenen und nicht die noch vorhandenen Stärken zu sehen. Dies beeinträchtigt das Gefühl, selbst kompetent zu sein, erheblich.

⚠ BEACHTE

Kompetenzen beachten

Menschen mit Demenz laufen Gefahr, nicht in ihren Kompetenzen, sondern in ihren Defiziten wahrgenommen zu werden. Das Erleben der eigenen Kompetenz ermutigt Menschen mit Demenz, am Therapieangebot bestmöglich mitzumachen.

Persönliche Stärken eines Menschen mit Demenz können in der Therapiesituation bestmöglich gefördert werden. Voraussetzung dafür ist ein ressourcenorientierter Blick des Therapeuten/der Therapeutin auf noch vorhandene Fähigkeiten und Fertigkeiten. So kann das Gefühl der Kompetenz durch das Erreichen eines realistischen Therapiezieles, z. B. Treppensteigen oder sich selbstständig mit dem Rollator fortzubewegen, erlebt werden (➤ Kap. 18, ➤ Kap. 19.3).

Neben sozialer Eingebundenheit und Kompetenz ist die Autonomie ein weiteres wichtiges psychisches Grundbedürfnis. Bei der **Autonomie** handelt es sich um die Erfahrung von Integration und Freiheit. Autonom sein heißt, Handlungen und Abläufe selbst regulieren oder kontrollieren zu können (Deci und Ryan 2000b).

Das Bedürfnis nach Autonomie kann unerwartet in Erscheinung treten. So ist z. B. eine ablehnende Haltung der Patientin/des Patienten auf eine Einladung zu einer physiotherapeutischen Stunde durchaus mit Autonomie verknüpft. Geschickt manövriert sich die betroffene Person aus einer unangenehmen Situation. Diese könnte für sie mit möglichen negativen oder unvorhersehbaren Konsequenzen wie Scham, Konfrontation mit Defiziten oder sogar körperlicher Überforderung verknüpft sein. So mag sie etwa äußern: „Ich habe Besseres zu tun", „Ich bekomme Besuch" oder „Ein andermal vielleicht!" Die Antworten erscheinen oft als Ausreden, tatsächlich geht es darum, die Autonomie zu bewahren. Ablehnende Antworten sind für sich genommen der normalen Kommunikation zuzurechnen. Wer von uns hat noch nie Ausflüchte benutzt, wenn man zu etwas keine Lust hatte?

Doch weil die Antwort unerwartet kommt, reichen die Reaktionen der Therapeutin/des Therapeuten von Verärgerung über Ratlosigkeit bis hin zur Resignation. Grund dafür ist die irrige Annahme, jede Einladung zu einer gemeinsamen Aktivität müsse – den gesellschaftlichen Normen entsprechend – angenommen werden.

⚠ BEACHTE

Ein Vertrauensvorschuss ist nicht selbstverständlich

Sich in eine Situation mit ungewissem Ausgang („Therapie") zu begeben, bedeutet einen Vertrauensvorschuss und darf vom Therapeuten/von der Therapeutin nicht als selbstverständlich erwartet werden.

Im Laufe einer Demenzerkrankung kommt es durch die Hilfsbedürftigkeit immer wieder dazu, dass der erkrankten Person Entscheidungen abgenommen werden. Der **Verlust an Autonomie** nimmt dadurch im Laufe der Demenzerkrankung zu.

PRAXISTIPP

Autonomie in der Therapie

- Die Autonomie in der Therapie wird gefördert, indem die Erlaubnis, mit einer Person arbeiten zu dürfen, eingeholt wird.

- Bei Abwehrverhalten wird besonders darauf geachtet, dass die zu behandelnde Person ihr Einverständnis zur gemeinsamen Aktivität gibt.
- Der erkrankten Person soll immer wieder die Möglichkeit gegeben werden, im Therapieablauf etwas mitzuentscheiden bzw. selbst Entscheidungen zu treffen.

Bedürfnismodell nach Maslow

Abraham Maslow entwickelte fünf Ebenen von Grundbedürfnissen des Menschen (Kollar-Plasser 2014, S. 31):

- **Physiologische und körperliche Grundbedürfnisse:** Essen, Trinken, Schlafen, Wärme und Bewegung
- **Bedürfnis nach Sicherheit:** Sicherheit, Geborgenheit und Stabilität
- **Bedürfnis nach Liebe und Zugehörigkeit:** Akzeptanz, soziale Kontakte, Freundschaft und Intimität
- **Bedürfnis nach Anerkennung und Wertschätzung:** Respekt, Erfolg und Anerkennung
- **Selbstverwirklichung und sinnerfülltes Leben**

Hierbei wird zwischen **Defizitbedürfnissen** (z. B. Hunger) und **Wachstumsbedürfnissen** (Weiterentwicklung und Selbstverwirklichung) unterschieden. Defizitbedürfnisse müssen erfüllt sein, damit Zufriedenheit entstehen kann. Physiologische Grundbedürfnisse müssen befriedigt sein, bevor das Bedürfnis nach Sicherheit und Anerkennung und Selbstverwirklichung bedient wird (Kollar-Plasser 2014, S. 31).

5.1.3 Bedürfnismodelle in der Demenzforschung

Das Thema Bedürfnis spielt eine zentrale Rolle im Umgang mit Menschen mit Demenz. Unterschiedliche Autoren haben sich diesem Thema gewidmet.

Bedürfnismodell Validation nach Naomi Feil

Pionierarbeit in der Demenzforschung leistete Naomi Feil. Sie entwickelte einen besonderen Zugang zu Menschen mit Demenz, die sogenannte **Validationsmethode.** Dabei geht es unter anderem darum, die Gefühle von Menschen für gültig zu erklären, wertzuschätzen und anzunehmen („validieren").

Nach Feil und Klerk-Rubin (2017) sind die von Maslow beschriebenen Grundbedürfnisse nicht nur auf orientierte, gesunde Menschen anwendbar, sondern auch auf desorientierte ältere Menschen. Die meisten Handlungen desorientierter alter Menschen sind – wie bei orientierten Menschen – durch Bedürfnisse motiviert. Hochbetagte und desorientierte Menschen ziehen sich aus der Gegenwart in die Vergangenheit zurück. Sie suchen nach Identität, sie sind mit Aufarbeitung, Linderung, Wiedererleben und Selbstausdruck beschäftigt. Ein Grundprinzip der Validation lautet: „Das Verhalten von mangelhaft orientierten oder desorientierten sehr alten Menschen kann in einem oder mehreren menschlichen Grundbedürfnissen begründet sein" (Feil und Klerk-Rubin 2017, S. 19). In der Validation werden alte Menschen, die sich im letzten Lebensstadium, dem Aufarbeiten, befinden, in ihrem Prozess akzeptiert und begleitet.

Naomi Feil formulierte die Grundbedürfnisse des Menschen von Maslow in Bedürfnisse alter und verwirrter Menschen um (➤ Tab. 5.1).

Wichtige Grundbedürfnisse nach Feil und Klerk-Rubin (2020) entspringen der sozialen Einbindung und dem Bedürfnis geliebt zu werden. Dazu gehört auch das Bedürfnis nach Anerkennung, Status und Selbstwert. Gerade Menschen mit Demenz laufen Gefahr, durch Defizite stigmatisiert zu werden. Daher ist diesem Bedürfnis ein besonderes Augenmerk zu schenken (➤ Kap. 7.3).

Bedingt durch das hohe Alter entsteht eine Auseinandersetzung mit der eigenen Endlichkeit. Dieses Reflektieren über das eigene Leben und den Tod fördert den Wunsch, unerledigte Angelegenheiten abzuschließen.

Auch die Verarbeitung eigener Defizite und die Kompensation von Defiziten (wie Seh- oder Hörbehinderung) schlagen sich nach Feil und Klerk-Rubin (2020) in Form eines Grundbedürfnisses nieder. Das psychische Wohlbefinden soll trotz Gebrechlichkeit und Wahrnehmungsdefiziten wiederhergestellt werden.

Bedürfnismodell nach Tom Kitwood

Für Kitwood (Kitwood 2013) sind Bedürfnisse je nach Persönlichkeit und Lebensgeschichte individuell verschieden. Kitwood hebt hervor, dass Menschen mit Demenz verletzlicher und weniger in der Lage sind, die zur Befriedigung ihrer Bedürfnisse

Tab. 5.1 Bedürfnisse nach Maslow und angewendet auf verwirrte alte Menschen (nach Feil 2007)

Bedürfnisse nach Maslow	Angewendet auf verwirrte alte Menschen nach Naomi Feil
Bedürfnis nach Selbstverwirklichung: das eigene Potenzial vollständig realisieren	Lösung unerledigter Angelegenheiten, um in Frieden sterben zu können
Ästhetische Bedürfnisse: Symmetrie, Ordnung und Schönheit	Bedürfnis, ein Gleichgewichtsgefühl wiederherzustellen, wenn Seh- und Hörvermögen, Beweglichkeit und Gedächtnisleistung versagen
Kognitive Bedürfnisse: Verstehen und Entdecken	Bedürfnis, einen Sinn in einer unerträglichen Realität zu erkennen; einen Platz zu finden, der angenehm ist; an vertraute Beziehungen anknüpfen
Bedürfnisse der Wertschätzung: Zustimmung und Anerkennung erreichen	Bedürfnis nach Anerkennung, Status und Selbstwert; Bedürfnis, dass Andere einem zuhören und einen respektieren
Bedürfnis dazuzugehören und geliebt zu werden: sich anderen zugehörig fühlen	Bedürfnis geliebt zu werden und dazuzugehören; Bedürfnis nach menschlichem Kontakt
Sicherheitsbedürfnisse: sich geborgen und sicher fühlen	Bedürfnis, sich sicher und geborgen zu fühlen, anstatt in seiner Bewegungsfreiheit eingeschränkt und unterdrückt zu sein
Fundamentale physiologische Bedürfnisse: Hunger, Durst, Sexualität etc.	Bedürfnis nach sensorischer Stimulation (taktile, visuelle, auditive, olfaktorische, gustatorische sowie sexuelle Ausdrucksmöglichkeit)

notwendigen Initiativen zu ergreifen. Kitwood stellt ein allumfassendes Bedürfnis nach Liebe ins Zentrum seiner Überlegungen. Trost, Bindung, Einbeziehung, Beschäftigung und Identität überschneiden sich und vereinigen sich im zentralen Bedürfnis nach Liebe (Kitwood 2013):

- **Trost:** „Jemanden zu trösten bedeutet, ihm Wärme und Stärke zu schenken, die es ihm ermöglichen, intakt zu bleiben, wenn er zu zerfallen droht."
- **Bindung:** Durch viele Unsicherheiten im Laufe der Erkrankung gehen Erinnerungen an sichere Bindungen verloren. Dadurch besteht ein erhöhtes Bedürfnis nach Bindung und Sicherheit.
- **Einbeziehung:** Das Bedürfnis nach Einbeziehung kann sich in aufmerksamkeitssuchendem Verhalten (wie z. B. klammerndes, suchendes oder kontrollierendes Verhalten, Schreien, Rufen) äußern. Wird das Bedürfnis nicht befriedigt, wird sich die Person zurückziehen und hinsichtlich ihrer kognitiven Funktionen weiter abbauen. Wird es jedoch befriedigt, wird sich die Person als jemand wahrnehmen, der seinen Platz im gemeinsamen Leben einer Gruppe gefunden hat.
- **Beschäftigung:** „Beschäftigt zu sein bedeutet, auf eine persönlich bedeutsame Weise und entsprechend den Fähigkeiten und Kräften einer Person in den Lebensprozess einbezogen zu sein." Das Bedürfnis zeigt sich, wenn Menschen helfen möchten oder bei Aktivitäten eifrig dabei sind.
- **Identität:** „Eine Identität zu haben bedeutet, zu wissen, wer man ist, im Erkennen und im Fühlen." Auch Wissen und Erzählen der Lebensgeschichte durch andere Personen ist ein wichtiger Beitrag zur Aufrechterhaltung der Identität (Kitwood 2013).

PRAXISTIPP

Alltagspraktische Therapieinhalte auswählen

Die Physiotherapie bietet schwer erkrankten Personen die Möglichkeit, nützlich zu sein und gezielte Aktivitäten zu setzen. Dabei werden entsprechend der Biografie Themen oder Materialien ausgewählt, mit denen eine sinnvolle Aktivität möglich ist. Auch das Spiel beinhaltet die Möglichkeit, gemeinsam aktiv zu sein und dabei Spaß zu empfinden (➤ Kap. 20, ➤ Kap. 18).

Das besondere Beachten aktueller Bedürfnisse nährt nicht nur den Selbstwert der Menschen mit Demenz, es ist auch für den Aufbau der Therapiemotivation entscheidend (➤ Kap. 9). Werden Bedürfnisse längere Zeit nicht erfüllt, fördert dies das Auftreten von Verhaltensstörungen.

5.2 Psychische Symptome und Verhaltensstörungen bei Demenz

Das Erleben einer Demenzerkrankung löst bei Betroffenen eine Vielzahl an überfordernden Situationen aus, auf die sie unterschiedlich reagieren. Veränderungen hinsichtlich des Verhaltens und Erlebens im Rahmen einer Demenzerkrankung sind daher häufig. Diese Veränderungen werden auch als „**herausforderndes Verhalten**" interpretiert. Dabei rückt die Beziehung zwischen den Menschen mit einer Demenzerkrankung und seinem pflegenden sozialen Umfeld in das Zentrum der Aufmerksamkeit. Der Begriff „herausforderndes Verhalten" legt den Fokus auf die Betreuenden, die sich durch ein bestimmtes Verhalten von demenziell erkrankten Menschen *herausgefordert fühlen* (Bartholomeyczik et al. 2006).

5

Häufige psychische Symptome und Verhaltensstörungen

Bei einer Demenz entwickeln zwischen 76–96 % aller betroffenen Personen im Verlauf der Erkrankung „**Verhaltensstörungen bei Demenz**", „**nichtkognitive Symptome**" oder „**herausforderndes Verhalten**" (Kratz 2017). Die Störungen betreffen das Verhalten und psychische Symptome (Behavioural and Psychological Symptoms of Dementia, BPSD). Diese neuropsychiatrischen Symptome sind heterogen und beeinflussen emotionale Erfahrungen, Wahrnehmung und auch motorische Funktionen (Cerejeira, Lagarto und Mukaetova-Ladinska 2012).

MERKE

Folgen unbehandelter psychischer Symptome und Verhaltensstörungen

- Verminderte Lebensqualität der erkrankten Person und ihrer Pflegenden
- Höherer Stress der Pflegenden
- Soziale Isolation
- Verschlechterung der kognitiven Beeinträchtigung
- Frühere Heimeinweisung
- Höhere Krankheitskosten

(*International Psychogeriatric Association* 1998)

Treten psychische Symptome oder Verhaltensstörungen erstmalig in Erscheinung, ist eine fachärztliche Verlaufskontrolle sinnvoll. Medizinische Faktoren müssen ausgeschlossen werden.

Psychische Symptome

Zu den **psychischen Symptomen** gehören gemäß *International Psychogeriatric Association* (1998) Depression, Angst, Apathie und psychotische Symptome (➤ Tab. 5.2).

Depressive Symptome sind bei ca. 40–50 % der erkrankten Personen zu beobachten. Bei 10–20 % der erkrankten Personen tritt auch eine schwergradige Depression auf. Neben einer traurigen, verzweifelten oder gereizten Stimmung fallen bei Depressionen auch eine Antriebsstörung, ein geringer Selbstwert und Hoffnungslosigkeit auf. Die Behandlung von Menschen, die sowohl unter Depressionen als auch unter einer Demenz leiden, erfordert Einfühlungsvermögen und besondere Maßnahmen (➤ Kap.2.3.2).

Ängste können diffus oder in Form von konkreten Sorgen, z. B. über die finanzielle Situation, die Zukunft, die eigene Gesundheit oder bevorstehende Aktivitäten und Ereignisse, auftreten. Eine bessere Krankheitswahrnehmung ist meist mit

Tab. 5.2 Psychische Symptome und deren Ausdruck bei Demenz [M1208, M1209]

Depression	Angst	Apathie	Psychose
• Traurigkeit • Hoffnungslosigkeit • Weinen • vermindertes Selbstwertgefühl • selbstverletzendes Verhalten	• Verunsicherung • Angststörung • Panikattacken	• Rückzug • Interessens- und • Motivationsverlust	• Halluzinationen • Verkennungen • Wahn

stärkeren Ängsten verknüpft (Harwood et al. 2000, zit. n. Quack 2007).

Apathie ist bei ca. 50 % der erkrankten Personen zu beobachten. Der Mangel an Antrieb kann tägliche Aktivitäten, die Körperpflege oder soziale Interaktionen betreffen.

Psychotische Symptome

Die pychotischen Symptome umfassen:

- **Halluzinationen** sind Wahrnehmungen, für die kein äußerer Reiz vorliegt. Sie können jede Sinneswahrnehmung betreffen. Visuelle und akustische Halluzinationen treten bei ca. 12–49 % der Personen auf (*International Psychogeriatric Association (IPA*) 1998).
- **Verkennung** von Personen, Orten oder Gegenständen. Anders als bei Halluzinationen werden bei Verkennungen äußere Reize fehlinterpretiert. Gegenstände, Orte oder Personen können verkannt werden. Die Verkennung von Personen kann auch die eigene Person im Spiegel betreffen. Gelegentlich können Personen im Fernsehen als lebendig im Raum erlebt werden (*International Psychogeriatric Association (IPA*) 1998).
- **Wahn** tritt bei 10–73 % der erkrankten Personen im Verlauf der Erkrankung auf (*International Psychogeriatric Association (IPA*) 1998). Personen, die wahnhafte Vorstellungen haben, lassen sich oft nicht von realitätsnahen Gegebenheiten überzeugen. Sie sind sich ihrer Überzeugung sicher. Es gibt unterschiedliche Wahninhalte:
  - Es können Vorstellungen auftreten, man wäre bestohlen worden.
  - Eine wahnhafte Überzeugung kann das eigene Heim betreffen, dass dies nicht das eigene Heim sei.
  - Auch kann der Wahn auftreten, Angehörige seien durch Doppelgänger ersetzt worden.
  - Der Eifersuchtswahn bezieht sich auf eine vermeintliche Untreue des Partners oder der Partnerin und belastet die Beziehung in der Regel stark, da diese Wahnform auch mit kontrollierendem Verhalten verknüpft sein kann.
  - Paranoide Wahnvorstellungen gehen häufig mit einer ausgeprägten Anosognosie (verminderte Krankheitseinsicht) einher (Quack 2007).

Psychotische Symptome sind in der Regel belastende Zustände. Sie werden oft von Ängsten, Unruhe oder panikartigen Symptomen begleitet. Bei psychotischen Symptomen ist eine fachärztliche Vorstellung erforderlich.

Fachärzte und -ärztinnen für Neurologie/Psychiatrie bzw. für Geriatrie haben dank Psychopharmaka die Möglichkeit, psychotische Symptome zu behandeln. Dabei ist es wichtig, die Behandlung zeitnah zu initiieren. Ein Fixieren der Symptome und ein damit verknüpftes hohes Stressniveau soll aufgrund der belastenden Effekte auf den Betroffenen und sein Umfeld vermieden werden.

⚠ **BEACHTE**

Fachärztlichen Rat einholen

Psychische Symptome sind sowohl für die Erkrankten als auch für ihr Umfeld belastend. Eine fachärztliche Behandlung ist daher wichtig (*International Psychogeriatric Association (IPA*) 1998).

Verhaltensstörungen

Zu den häufigen **Verhaltensstörungen** zählen Agitation, Störungen des Schlaf-Wach-Rhythmus und Aggressionen (Rianne van der Linde et al. 2012, Cerejeira, Lagarto und Mukaetova-Ladinska 2012). Verhaltensstörungen beinhalten z. B. körperliche Unruhe, Wandern, Schreien, Aggression, kulturell unangepasstes Verhalten wie sexuelle Enthemmung, Hamstern, Fluchen oder Klammern (*International Psychogeriatric Association* 1998). Weitere Verhaltensstörungen äußern sich in Persönlichkeitsveränderungen und Katastrophenreaktionen (➤ Tab. 5.3).

Agitation (Erregtheit) wird als unangemessene verbale, lautliche oder motorische Aktivität definiert. Nimmt die Demenz zu, sind Symptome der Erregtheit häufig. Die Neigung zu Wiederholungen oder zwanghaftem Handeln können aus einer inneren Unruhe entstehen. Diese Verhaltensweisen geben Betroffenen aber auch Sicherheit und reduzieren innere Unruhe. Zeigen Personen im fortgeschrittenen Stadium wiederholende Bewegungen und einen Rückzug auf sich selbst, schaffen sie laut Kitwood (Kitwood 2013) einen „Raum minimaler Sicherheit und unternehmen eine letzte verzweifelte Anstrengung, psychisch am Leben zu bleiben".

Tab. 5.3 Verhaltensstörungen [M1208, M1209]

Agitation	Störungen des Schlaf-Wach-Rhythmus	Aggression
• Unruhe • Erregtheit • Wandern • Wiederholung von Tätigkeiten oder Zwänge • Suchen von Personen, Orten oder Gegenständen • Rufen oder Schreien	• Schlafstörung • nächtliche Aktivitäten • Sundowning-Syndrom	• Abwehrhaltung • verbale oder sexuelle Enthemmung • körperliche Aggression

5

Die verschiedenen Formen von psychomotorischer Unruhe und Wandern kommen bei 3–53 % der Patienten/Patientinnen vor (*International Psychogeriatric Association (IPA)* 1998):

Körperlich nicht aggressives agitiertes Verhalten: Typische Verhaltensweisen sind Rastlosigkeit, Weglaufen, Gehen, Gegenstände verstecken und Wiederholung von Bewegungsabläufen. Wandern ist häufig verknüpft mit einer Kontrolle der Betreuenden. Diese Kontrollgänge, die sich auch als klammerndes Verhalten äußern können, belasten betreuende Angehörige und Pflegekräfte. Wandern kann in Zusammenhang mit einer Tag-Nacht-Umkehr auch zu nächtlicher Unruhe und nächtlichen Aktivitäten führen.

Verbal nicht-aggressives agitiertes Verhalten: Hierzu gehören ablehnendes Verhalten, Klagen oder weinerlich etwas sagen, Nörgeln, die Aufmerksamkeit einer Person suchen und andere kommandieren oder bei Tätigkeiten unterbrechen.

- Verneinende oder ablehnende Haltung kann zu einer mangelnden Kooperationsbereitschaft, Starrsinn oder Widerstand gegen die Therapie führen.
- Besteht eine vermehrte Zudringlichkeit, äußert sich das Verhalten als ungeduldiges, anhängliches oder klammerndes Verhalten. Der Bedürfnisaufschub ist oft nicht möglich oder erschwert. Die dahinter liegenden Bedürfnisse können konkret (z. B. nach Kontakt, Hunger) oder diffus sein.
- Wiederholtes Klagen oder Beschuldigungen beinhalten z. B. Äußerungen wie „Ich möchte heimgehen" oder „Du hast meine Kette gestohlen".

⚠ **BEACHTE**

Umgang mit Klagen

Im Umgang mit Klagen ist es wichtig, die Kritik nicht persönlich zu nehmen. Unfruchtbar ist das Argumentieren über die Inhalte des Klagens. Das Annehmen und Wertschätzen des erlebten Gefühls ist im Umgang hilfreich.

Aggressives Verhalten tritt bei 18–65 % der erkrankten Personen auf.

Bei leichtgradiger Demenz kann die **Aggression** mit Ängsten oder Gefühlen der Überforderung in Zusammenhang stehen. Bei schwergradiger Demenz können Aggressionen mit Halluzinationen oder Wahn verknüpft sein. Intimpflege oder mangelnde Beschäftigung lösen gehäuft aggressives Verhalten aus. Aggressives Verhalten zeigt sich auch in Zusammenhang mit Depressionen: Der Aggression geht oft eine gedrückte Stimmung voraus. Bei Männern ist öfter eine gereizte als eine traurige Stimmung das Symptom einer Depression.

Durch eine Enthemmung ist die Impulskontrolle beeinträchtigt, aggressives Verhalten tritt leichter auf. Auch andere Faktoren wie etwa Lerneffekte können aggressives Verhalten fördern. Vermehrte Zuwendung nach aggressivem Verhalten kann als Verstärker für die Aggressionen wirken.

MERKE

Bei Aggressionen müssen medizinische Faktoren ausgeschlossen werden

Gründe für aggressives Verhalten können ein akutes Delir, Schmerzen, körperliche Erkrankungen oder eine psychomotorische Unruhe durch psychotrope Medikamente sein. Aus diesem Grund müssen medizinische Ursachen für Aggressionen durch einen Arzt/eine Ärztin ausgeschlossen werden.

Aggressive Verhaltensweisen beinhalten:

- **Körperlich aggressives Verhalten:** Stoßen, Schlagen, Kratzen, Beißen oder nach Gegenständen oder Personen greifen gehören zu diesen Verhaltensweisen. Aggressionen und Wut können sich langsam aufbauen, bis die Aggression als körperliche Attacke hervorbricht. Manchmal wird dies von der Umwelt nicht erkannt, sodass die Angriffe für die Betreuenden überraschend sind. Enthemmung fördert eine impulsive Entladung von Aggressionen.
- **Verbal aggressives Verhalten:** Dazu gehören Schreien, Fluchen, emotionale Ausbrüche und seltsame Geräusche von sich zu geben.

Veränderungen des Tag-Nacht-Rhythmus

- Schlafstörungen
- Eine Tag-Nacht-Umkehr äußert sich häufig in nächtlichen Aktivitäten
- Sundowning-Syndrom

Unter dem Begriff **Sundowning-Syndrom** versteht man eine regelmäßige Zunahme der Agitation am späten Nachmittag oder in der frühen Abendzeit (Unter 2011).

Symptome des Sundowning-Syndroms sind Unruhe, verstärkte Agitiertheit oder suchendes Umherwandern, verstärkte Verwirrtheit, Aggressivität, Rufen oder Weinen, vermehrte Inkontinenz. Smith bringt das Sundowning-Syndrom mit Stresserleben und negativem Erleben der Demenzerkrankung in Zusammenhang (Smith 2016).

Katastrophenreaktionen

Katastrophenreaktionen beziehen sich meist auf heftige Wutreaktionen mit plötzlichen Ausbrüchen wie Ärger, verbale Aggressionen (z. B. Schreien) und körperliche Attacken (z. B. Schlagen, Treten oder Beißen). Bei Katastrophenreaktionen sind meist viele Faktoren beteiligt (*International Psychogeriatric Association (IPA)* 1998):

- Medizinische Faktoren wie Schädigung des Gehirns oder Dysfunktionen von Neurotransmittern
- Psychologische Faktoren:
  - Neuartige Umgebung, nicht erkannte Geräusche/Reize oder unangepasstes Licht
  - Bewusstsein der eigenen Erkrankung oder Vergesslichkeit
  - Verminderte verbale Fähigkeiten
  - Reaktion auf ein psychotisches Erleben
  - Prämorbide Persönlichkeitszüge oder problematische Beziehung zur betreuenden Person in der Vergangenheit

Persönlichkeitsveränderungen

- Veränderungen der Persönlichkeit können im Rahmen einer Demenz verschiedene Formen annehmen. Eine auftretende Form ist die Enthemmung. Diese äußert sich zumeist als unangemessenes und impulsives Verhalten oder in Form von verbalen Verletzungen.
- Enthemmung und Impulsivität verstärken Gefühle hinsichtlich ihres Ausdrucks. Aus Rufen nach einer Person wird z. B. in Kombination mit Gefühlen von Ohnmacht und Hilflosigkeit ein wiederkehrendes lautes Schreien. Fixiert sich das Verhalten über längere Zeit, ist die Person nur schwer zu beruhigen. Ein frühzeitiges Beachten dahinterliegender Bedürfnisse ist daher wichtig.
- Die Enthemmung beinhaltet auch Störungen wie etwa Spielsucht, Alkohol- oder Drogensucht oder impulsives Kaufen.
- Enthemmung kann sexuelles Verhalten fördern. Sexuelle Handlungen können aus Mangel an Intimität oder aus Langeweile in der Öffentlichkeit oder bei der Behandlung auftreten. Übergriffe können in verbaler oder tätlicher Form in Erscheinung treten. Die Einsicht, die Gefühle anderer zu verletzen, ist dabei in der Regel eingeschränkt bzw. nicht vorhanden.
- Pathologisches Lachen oder Weinen sind Gefühlsausbrüche, für die kein äußerer Anlass ersichtlich ist.

Prämorbide Persönlichkeitsaspekte und Traumata

Die ältere Generation hat Krieg und schwierige Nachkriegszeiten erlebt. **Posttraumatische Belastungsstörungen** waren häufig. Bei eingeschränkter Kognition können diese Vorbelastungen zu einer Reaktivierung von Angstzuständen, Schlafstörungen, Alpträumen und Aggressivität führen. Auch eine prämorbid bestehende Gefühlslage oder psychotische Persönlichkeitszüge können sich im Rahmen der Demenzerkrankung verstärken und müssen bei der Behandlung berücksichtigt werden. Psychische Symptome und Verhaltensstörungen sind nicht nur Begleiter der Demenzerkrankung, sie haben auch nachvollziehbare und oft behandelbare Ursachen (Kratz 2017).

Auslösende Faktoren für Verhaltensstörungen (need driven model)

Verhaltensstörungen und **psychische Symptome** sind meist nicht permanent beobachtbar. Sie können wiederkehrend Thema sein oder auch nur in bestimmten Situationen (z. B. Überforderung) oder in einer Phase der Erkrankung auftreten. Bei bestimmten Demenzformen wie der frontotemporalen Demenz sind Verhaltensstörungen früh im Verlauf typisch. Bei anderen Demenzformen wie bei der Alzheimer-Demenz nehmen Verhaltensstörungen erst bei zunehmender Demenz zu.

Psychische Symptome und Verhaltensstörungen sind zwar mit dem Erkrankungsprozess verknüpft, lassen sich aber auch als Ausdruck einer mehr oder weniger passenden Bewältigung von Krankheitsfaktoren, psychischer Belastung, physischem Stress und Umgebungsfaktoren interpretieren (Cerejeira, Lagarto and Mukaetova-Ladinska 2012).

Um die Ursachen dieser Verhaltensänderungen genau verstehen zu können, ist die Berücksichtigung von Faktoren der Umgebung und des sozialen Umfeldes wichtig. Je nach Ursachen spielen neben der medizinischen Behandlung auch nichtmedikamentöse Maßnahmen und Behandlungsverfahren eine wichtige Rolle (Kratz 2017).

⚠ BEACHTE

Hilfreiche Analyse der Situation

Häufigkeit und Dauer der Verhaltensstörung in Verbindung mit dem situativen Auftreten geben Aufschluss darüber, welche der vielen möglichen Aspekte, Bedürfnisse oder Emotionen mitbeteiligt sind.

Bei der Frage, welche Bedürfnisse hinter einer Verhaltensstörung liegen, ist das **need driven model** hilfreich (Algase et al. 1996). Das Modell versucht, die Verhaltensstörungen zu analysieren. Diese „verstehende Diagnostik" hilft dem Therapeuten/der Therapeutin, sonst unerklärliche Verhaltensstörungen besser einzuordnen, systematisch zu erfassen und mit entsprechenden Maßnahmen zu reagieren (➤ Abb. 5.1).

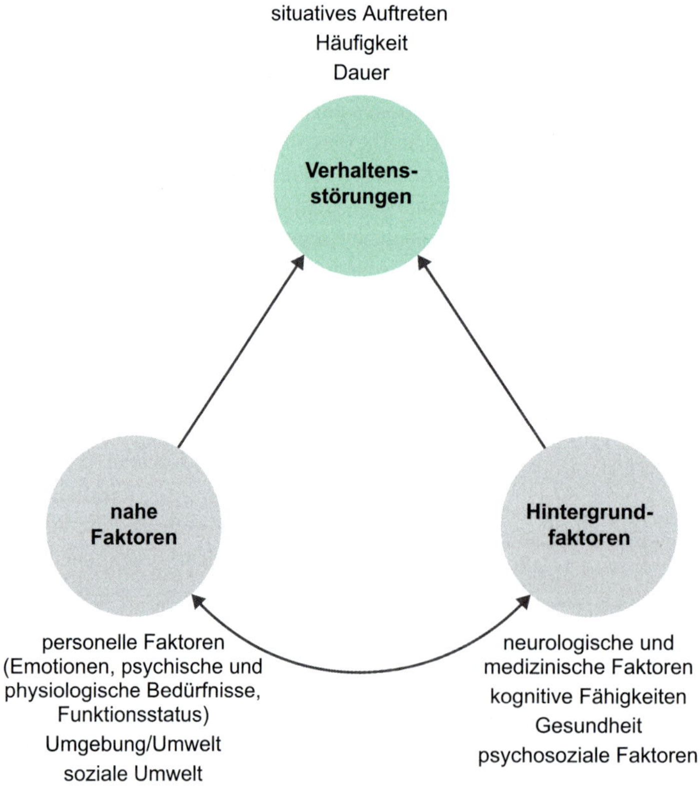

Abb. 5.1 Need driven model (nach Algase et al. 1996) [L231, M1208, M1209]

Zunächst wird beschrieben, welche Hintergrundfaktoren bei der Person eine Rolle spielen.

Hintergrundfaktoren

- Medizinische Faktoren, neurologischer und psychologischer Status:
  - Allgemeinzustand und Multimorbidität
  - Tag-Nacht-Rhythmus
  - Motorische Fähigkeiten
  - Kognitive Fähigkeiten:
    - **Gedächtnis:** Gesprächsinhalte gehen verloren, dadurch nimmt die situative Desorientierung zu. Bei hochgradiger Gedächtnisstörung können Gedanken und Handlungsziele nicht lange genug verfolgt werden, sodass deren Umsetzung fehlschlägt.
    - **Sprache:** Der Verlust von Sprachverständnis und sprachlichem Ausdruck behindert die Kommunikation und forciert Verhaltensstörungen.
    - **Sensorik:** Beeinträchtigungen im Sehen und Hören fördern die situative Desorientierung.
    - **Funktionsfähigkeit:** Durch die Beeinträchtigung der ADLs erleben Betroffene Einbrüche in Selbstständigkeit und Autonomie.
  - Stimmung
- Psychosoziale Faktoren:
  - Persönlichkeit
  - Reaktionsmuster auf Stress und individuelle Coping-Strategien
  - Freiwilligkeit einer Unterbringung in einem Heim oder in einem Krankenhaus
  - Biografie
  - Demografische und soziokulturelle Aspekte: Geschlecht, Ethnie, Familienstand, Schulbildung, Beruf

In einem weiteren Schritt werden die **personenspezifischen (nahen) Faktoren** beachtet. Die Dynamik der Verhaltensstörung ist von den physischen, psychosozialen und psychischen Bedürfnissen abhängig.

Nahe Faktoren

- Affekte (Gefühle) und psychologische Bedürfnisse:
  - Emotionen und Regulation von Emotionen (Vermeidung von Überflutung durch Angst, Reduktion von Langeweile)
  - Beziehungsbezogene Probleme
- Physiologische Bedürfnisse:
  - Hunger und Durst
  - Ausscheidung
  - Schmerz oder Unwohlsein
  - Schlafstörungen
- Physische Umgebung:
  - Licht
  - Geräusche
  - Wärme
  - Gerüche
  - Gestaltung und Design der Umgebung
  - Stationsalltag und Routinen
- Soziale Umgebung:
  - Beziehung zur Bezugsperson oder anderen Personen im Umfeld
  - Anpassung der Unterstützung an die noch vorhandenen Fähigkeiten
  - Übertragungsphänomene
  - Personalausstattung und-stabilität
  - Umgebungsatmosphäre

Hintergrund- und nahe Faktoren interagieren miteinander und können zu Verhaltensstörungen führen (Algase et al. 1996). Die Häufigkeit, Zunahme an Intensität, Dauer und Abnahme der Verhaltensstörungen werden mit den Hintergrund- und den nahen Faktoren in Beziehung gesetzt. Eine wichtige Frage dabei ist: **Wann tritt das störende Verhalten** ***nicht*** **auf?** Mithilfe dieser Analyse kann erkannt werden, dass z. B. starke Umgebungsreize, Schmerzen und Müdigkeit das aggressive Verhalten einer erkrankten Person intensivieren können. Obwohl ein Verhalten auf den ersten Blick impulsiv, dysfunktional oder ineffektiv wirkt, ist es – unter den gegebenen Einschränkungen der Demenz – die am meisten integrierte und bedeutungsvollste Antwort (Algase et al. 1996).

MERKE

Verhaltensstörungen erkennen

Das Verhalten ist Ausdruck von unerfüllten Bedürfnissen oder unangenehmen Reizen. Verhaltensstörungen treten oft als Reaktion auf ein soziales Umfeld oder im Zuge von Coping-Strategien auf (➤ Kap. 5.4.1).

5.3 Stresserleben

Menschen mit Demenz sind vielfältigen Situationen ausgesetzt, die als **Stress** erlebt werden. Liegt eine ausgeprägte Gedächtnisstörung vor, ist die unmittelbare Zukunft für den Betroffenen wenig vorhersehbar. Informationen über geplante Aktivitäten gehen rasch verloren. Ist die Person situativ desorientiert, so ist sie bei sämtlichen Anforderungen völlig unvorbereitet. Durch die zeitliche und örtliche Desorientierung gehen zusätzliche Sicherheitsanker verloren.

Auf Stresssituationen, die durch die Erkrankung hervorgerufen werden, reagiert jede Person individuell unterschiedlich. Während die einen sich vertrauensvoll in die Hände unbekannter Personen begeben, ziehen sich andere ängstlich-aggressiv zurück. Herausforderndes Verhalten, z. B. Agitiertheit, hemmungsloses Weinen, Schreien, Aggressionen, Rückzug oder psychotische Reaktionen, kann auftreten. Dieses Verhalten kann als Zeichen für Stresserleben gedeutet werden.

5.3.1 Stressreaktion

Erste Untersuchungen zu **Stressreaktionen** wurden von Selye (Selye 1936) durchgeführt. Den Begriff *Stress* verwendete Selye für die Reaktion des Körpers von Lebewesen auf starke, die Gesundheit potenziell beeinträchtigende Reize (Reimann und Pohl 2006). Vor diesem Hintergrund wurden Stresssymptome intensiv erforscht. Auf eine befürchtete oder erlebte Bedrohung oder Überforderung können Menschen mit Demenz auf physische und psychische (kognitive, emotionale und behaviorale) Weise reagieren (Reimann und Pohl 2006):

- Physische Auswirkungen von Stress:
  - Beschleunigung der Atmung oder Atemnot
  - Vermehrtes Schwitzen und Veränderung der Hautfarbe
  - Erhöhung der Muskelspannung, des Herzschlags und des Blutdrucks
  - Erhöhung der Schmerztoleranz bei kurzfristigem Stress, vermehrte Schmerzen bei chronischem Stress
  - Herabregulation der Nieren- und Verdauungsaktivität
  - Bauchschmerzen, Obstipation, Diarrhö und Urininkontinenz
  - Stresshormonbedingte Veränderung der Gerinnungsfähigkeit des Blutes und langfristige Beeinträchtigung des Immunsystems
  - Schlafstörungen
- Psychische Auswirkungen von Stress:
  - Emotionale Reaktionen:
    - Unruhe
    - Gereiztheit, erhöhte Aggressivität oder Wut
    - Stimmungsschwankungen, Rückzug oder Depression
    - Besorgnis, Ängste oder Gefühle von Hilflosigkeit
  - Kognitive Reaktionen:
    - Konzentrationsstörungen
    - Vergesslichkeit
    - Müdigkeit
    - Verschlechterung der Leistungsfähigkeit
  - Reaktionen auf der Verhaltensebene:
    - Erhöhter Konsum von Alkohol, Tabak
    - Vermehrtes Essen
    - Hastiges Verhalten

Ob sich die stressbedingten Veränderungen am deutlichsten auf der psychischen, der kognitiven, der körperlichen oder auf der Verhaltensebene zeigen, ist individuell unterschiedlich. Meist sind mehrere Ebenen betroffen.

MERKE

Vielfältige Stressoren fördern Verhaltensveränderungen

Bei Menschen mit Demenz führt erlebter Stress meist zu einer Verschlechterung der kognitiven Leistungsfähigkeit. Misserfolge nehmen in diesen Situationen zu, was wiederum Ängste, Rückzugstendenz und Vermeidungsverhalten verstärkt.

Bei Menschen mit Demenz steigt gemäß dem „**progressively lowered stress threshold model**" die **Stressempfindsamkeit** im Verlauf der Erkrankung (Hall und Buckwalter 1987 zit. n. Smith 2016). So löst ein bestimmter Stressor zu Beginn der Erkrankung bei einer Person kaum ängstliches Verhalten aus. Derselbe Reiz kann im Stadium einer mittelgradigen Demenz ängstliches Verhalten bewirken. Bei fortgeschrittener Demenz kann derselbe Stressor bei dieser Person nicht nur ängstliches, sondern auch

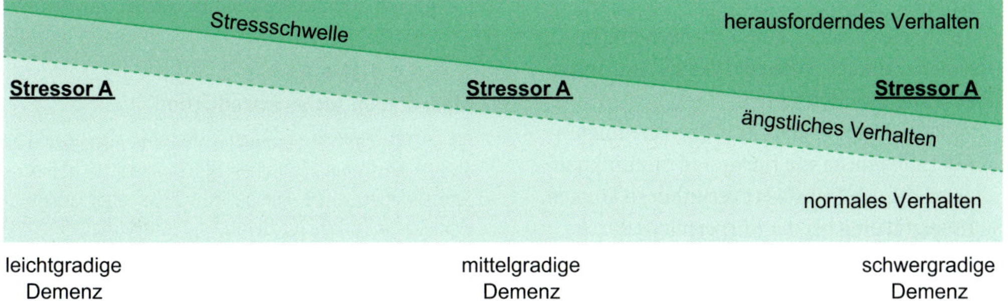

Abb. 5.2 Im Laufe der Erkrankung sinkt die Stressschwelle. Dadurch nimmt die Stresstoleranz ab und fördert ängstliches und herausforderndes Verhalten. [M1208, M1209, L231]

herausforderndes Verhalten aktivieren. Übersteigt das Stresserleben eine bestimmte **Stressschwelle,** nimmt das herausfordernde Verhalten an Intensität oder Häufigkeit zu (➤ Abb. 5.2).

5.3.2 Stressquellen

Neben krankheitsbedingten Faktoren können viele andere Reize (sogenannte **Stressoren**) Stressreaktionen auslösen (Reimann und Pohl 2006):

- **Physikalische und körperliche Stressoren** sind z. B. Kälte, Hitze, Lärm, Schmerz oder die Wahrnehmung einer Gefahr.
- **Soziale Stressoren** betreffen etwa Trennungssituationen oder Konflikte. Sie sind meist in komplexe Situationen eingebettet.
- **Leistungsanforderungen:** Einschätzung einer Situation als Überforderung oder Situationen mit Zeitdruck oder geringem Handlungsspielraum
- **Nicht-Ereignisse:** Auch das Ausbleiben von positiven Ereignissen oder Erfolgserlebnissen kann zur Belastung werden, wenn diese Nicht-Ereignisse unvorhersehbar oder schwer kontrollierbar sind oder sehr lange andauern.

Stressquellen im häuslichen Umfeld

Im häuslichen Umfeld entstehen **Stressoren** für Menschen mit Demenz häufig durch soziale Situationen oder durch Leistungsanforderungen, denen sie nicht mehr gerecht werden. Dies verschärft oft Konflikte mit betreuenden Angehörigen. Gerade sukzessive und schleichende Verschlechterungen der Leistungsfähigkeit lösen bei Betreuenden Unverständnis aus. Betreuende versuchen, das vorherige Leistungsniveau einzufordern und verstärken damit die Stress-Symptomatik und Verhaltensstörungen bei der erkrankten Person. Es dauert oft einige Zeit, bis dieses Mismatching erkannt wird. Reduziert die betreuende Person ihre Anforderungen an den Betroffenen/die Betroffene, können sich diese stressbedingten Verhaltensstörungen wieder vermindern (➤ Kap. 5.4.2).

Stressquellen im Krankenhaus bzw. im Alten- und Pflegeheim

Stressquellen im Krankenhaus oder im Alten- und Pflegeheim sind oft institutionell bedingt. Stressoren entstehen meist durch eine neue Umgebung, durch geänderte Gewohnheiten oder durch Regeln.

- Physikalische Reize:
  - Optisch ähnliche Gänge oder Zimmer verstärken die Desorientierung. Ohne Sehbehelf finden sich Menschen nur schwer zurecht. Vorhandene Hinweisschilder können eventuell nicht gelesen werden.
  - Raumklima (überheizte Räume, trockene Luft).
  - Unbekannte Geräusche, die nicht zugeordnet werden können (hellhörige Räume, Alarmtöne von Geräten).
  - Unangenehme Gerüche.
- Einschränkung der Intimsphäre:
  - Eintreten von Personal oder Besuchern/Besucherinnen ohne vorheriges Anklopfen.

  - Offene Räume fördern Phantasien, es könnte jemand ins Zimmer eintreten, während man schläft.
  - Verwirrte Personen können versehentlich andere Zimmer betreten. Dies fördert Ängste, bestohlen worden zu sein.
  - Offen zu Tage tretende krankheitsbedingte Kontrollverluste wie Harn- und Stuhlinkontinenz, die den Selbstwert vermindern können.
  - Unterstützung bei der Körperpflege durch Pflegepersonal.
- Verlust gewohnter Riten durch Reglementierungen (z. B. Nahrungsaufnahme zu bestimmten Zeitpunkten), Änderungen im Tagesablauf, Langeweile.
- Ärztliche, pflegerische und therapeutische Anweisungen.
- Einschränkung von Besuchszeiten oder plötzlicher Wegfall von wichtigen Bezugspersonen.
- Angst vor Schmerzen, Diagnose- oder Behandlungsmaßnahmen.
- Der häufige Rückzug ins Bett (sicherer Ort) fördert den Schlaf tagsüber und erschwert das Ein- und Durchschlafen in der Nacht. Nächtliche Verwirrtheit als Folge ist möglich.

Stressquellen in der Therapie

- Die Dauer der Therapieeinheit variiert zwischen 30–60 Minuten. Dabei kann sowohl eine zu kurze als auch eine zu lange Therapieeinheit zur Belastung werden.
  - Zu kurze Einheiten können Therapeuten/Therapeutinnen unter Druck setzen. Es kann das Gefühl entstehen, der erkrankten Person zu wenig Entspannung, Übungen oder effektive Trainingszeit anbieten zu können. Bei kurzer Therapiedauer ist eine entsprechende Kürzung der Inhalte erforderlich.
  - Eine längere Dauer der Therapieeinheit kann für Menschen mit Demenz ermüdend sein, vor allem, wenn eine körperliche Schwäche besteht.
- Die Tageszeit kann eine Stressquelle sein. Spät am Nachmittag, kurz nach dem Mittagessen oder nach einer Untersuchung sind erkrankte Personen meist müde und schwerer zur Mitarbeit zu bewegen.
- Ein leistungsorientiertes Handeln des Therapeuten/der Therapeutin kann zur Stressquelle werden, wenn die Zielformulierung nicht an die Person mit Demenz angepasst ist. Dies führt zu Überforderungen der erkrankten Person auf kognitiver oder körperlicher Ebene.

⚠ **BEACHTE**

Maßnahmen zur Stressreduktion

Eine Fülle an Stressquellen fördert insgesamt das Stresserleben bei Menschen mit Demenz. Je höher das Stresserleben einer Person ist, umso eher steigt die Wahrscheinlichkeit für herausforderndes Verhalten. Verhaltensstörungen können als Folge erstmalig auftreten oder sich intensivieren. Ist die Person angespannt und im Stress, sind Maßnahmen zur Stressreduktion erforderlich.

5.3.3 Stressreduktion

Smith (Smith 2016) weist auf die Bedeutung wiederholter und gezielter Interventionen im Tagesablauf hin, um das **Stresserleben** bei Menschen mit Demenz zu reduzieren. Bei der Vielzahl an Stressquellen ist die völlige Vermeidung von Stressauslösern schwierig. Wichtig ist jedoch, eine massive Überforderung der erkrankten Person zu vermeiden. ➤ Kapitel 12 geht näher auf die Möglichkeiten der **Stressreduktion** im Rahmen der Physiotherapie ein.

Stressreduktion im Krankenhaus

Werden Menschen mit Demenz im Krankenhaus behandelt, stellt dies meist eine schwierige Situation dar. Eine bedürfnisorientierte Gestaltung der Prozesse, Strukturen und Abläufe sowie der Umgebungsfaktoren führt zu einer Verminderung von physischen und psychischen Belastungen. Dies reduziert das Stresserleben bei Menschen mit Demenz. Im Umgang mit an Demenz erkrankten Menschen sind Temporeduktion und Beziehungsaufbau Kernelemente der Behandlung. Wertschätzung und Anerkennung nähren den Selbstwert der Person. Ist ausreichend Vertrauen beim Patienten aufgebaut, sinkt das Stresserleben deutlich.

Stressreduktion im Pflegeheim

Obwohl Menschen im Pflegeheim häufig von Krankheiten und Einschränkungen betroffen sind, steht hier das Wohnen und Leben im Vordergrund. Stressquellen finden sich aufgrund der institutionellen Gegebenheiten ebenso wie in Krankenhäusern. Um

Stressfaktoren zu reduzieren und das Sicherheitsgefühl von Menschen mit Demenz zu stärken, ist die Beziehungsgestaltung ein zentraler Faktor. Dazu gehört das Gefühl, angenommen und verstanden zu werden, sowie das Erleben einer vertrauensvollen und emotionalen Wärme. Dies ermöglicht Menschen mit Demenz, sich stressfrei auf die verrichtungsorientierten und funktionalen Anteile der Pflege wie z. B. Waschen, Kleiden, Toilettengang usw. einzulassen. Eine Schlüsselrolle kommt der individualisierten Betreuung und Versorgung zu. Dies ermöglicht eine stressfreie Lebens- und Arbeitsgestaltung im Pflegeheim (Rappold und Pfabigan 2020).

Stressreduktion durch Demenzkompetenz

Das Royal College of Nursing (2012) hat einen Leitfaden entwickelt, der zentrale Handlungsfelder beschreibt, die zu mehr Sensibilität im Umgang mit Menschen mit Demenz beitragen. Dieser Leitfaden wird kurz SPACE genannt und betrifft folgende Bereiche (Royal College of Nursing 2012):

- Staff: ausreichend und adäquat geschultes Personal
- Partnership: Partnerschaftlichkeit
- Assessment: Assessment und Identifikation des Risikos für Stressentwicklung der Person mit kognitiven Beeinträchtigungen
- Care: individualisierte Betreuung und Versorgung
- Environment: Umgebung und Ausstattung

Die Empfehlungen und Orientierungshilfen eignen sich zur Weiterentwicklung der Demenzkompetenz sowohl in Krankenhäusern als auch in Pflegeheimen. Eine bedürfnisorientierte und einfühlsame Versorgung ermöglicht eine Reduktion der Stressbelastungen von Menschen mit Demenz. Dies setzt voraus, dass alle im Krankenhaus und Pflegeheim tätigen Berufsgruppen in ihrem Einsatzbereich über entsprechende Qualifikationen und Kompetenzen sowie über entsprechendes Wissen verfügen.

⚠ **BEACHTE**

Verhaltensauffälligkeiten verstehen

Die Reflexion von Verhaltensstörungen bietet dem Therapeuten/der Therapeutin die Möglichkeit, die erkrankte Person besser zu verstehen. Verhaltensauffälligkeiten sind die Art und Weise, wie die Person versucht, mit einer Stresssituation klarzukommen. Es ist eine Form der Bewältigung, eine von vielen Copingsstrategien.

5.4 Coping bei Demenz

Eine Demenzerkrankung stellt eine Belastung dar, an die sich sowohl Betroffene als auch ihre Angehörigen immer wieder von Neuem anpassen müssen. Kenntnisse der verschiedenen Bewältigungsformen sind in der Physiotherapie hilfreich.

Als **Bewältigungsstrategie (Coping)** wird die Art und Weise bezeichnet, wie Menschen mit belastenden Situationen umgehen. Ziel des Copings ist, Stresserleben zu reduzieren und physische oder psychische Bedrohungen abzuwenden. Innere und äußere Spannungen sollen abgebaut, der Selbstwert erhalten werden (Stuhlmann 2004). Um eine stressreduzierende Wirkung entfalten zu können, gibt es verschiedene Copingformen, die sowohl für Betroffene als auch für Angehörige gültig sind.

Problemorientiertes Coping beinhaltet Strategien, um die Bedingungen einer Problemsituation zu verändern oder eine Problemlösung herbeizuführen. Um den Stressauslöser zu verändern, werden nach Stangl (2020) verschiedene Strategien eingesetzt:

- Kampf – die Bedrohung zerstören oder beseitigen
- Flucht – sich aus der Krisensituation zurückziehen, Isolation
- Leugnen der Situation
- Verhandeln
- Kompromisse suchen

Emotionsorientiertes Coping hat zum Ziel, negative Emotionen zu reduzieren (Stangl 2020). Geeignete Strategien sind (Stangl 2020, Schwarzer 2004):

- Ängste, Anspannungen und negative emotionale Zustände durch Medikamente zu vermindern
- Selbstkontrolle oder der Versuch, die Gefühle nicht zu zeigen
- Aktivitäten, die die Stressreaktion beeinflussen (Entspannungstraining, Atemübungen oder Biofeedback)
- Ablenkung oder Fantasien entwickeln
- Selbstgespräche führen
- Suche nach sozialer Unterstützung (Gespräche mit anderen Personen)
- Uminterpretieren des stressauslösenden Aspektes oder eines Ereignisses

Ob in einer konkreten Situation ein problem- oder emotionsorientiertes Coping zur Anwendung kommt, ist von vielen Faktoren abhängig. Neben situativen Aspekten kommen auch Faktoren wie Persönlichkeit, Zeitpunkt der Diagnose, gelingende Krankheitsverarbeitung, Schwere der Erkrankung, aber auch persönliche Ressourcen, Erfahrungsschatz und soziale Unterstützung zum Tragen.

Abwehrmechanismen

Eine spezielle Form der Bewältigung sind **Abwehrmechanismen**. Diese Formen eines psychischen Schutzprogramms können bei besonders belastenden Ereignissen auftreten. Sie sind aber auch bei fortgeschrittener Demenz zu beobachten und dienen der Regulierung und Stabilisierung des Selbstwertes (Schönborn 2017, Stuhlmann 2011, Stuhlmann 2004):

- **Verleugnung** von Belastungen oder Defiziten
- **Rückzug** aus einer überfordernden Situation
- **Verdrängung** belastender Informationen oder Ereignisse
- **Projektion:** Verschiebung der Schuld von Missgeschicken nach Außen
- Wahnhafte **Umdeutung**
- **Regression:** Aufgeben der Rolle des Erwachsenen und Rückzug auf eine kindliche Verhaltensebene. Ziel ist es, die Anforderungen zu reduzieren, Unterstützung zu erhalten und so Emotionen besser regulieren zu können. Dabei ist die Regression nicht ein willkürlich eingesetztes Verhalten, sondern ein psychischer Regulationsmechanismus. Die Regression ist bei Menschen mit Demenz geprägt von Einengung, Rückzug, Verweigerung, Hilflosigkeit, Appell nach Wertschätzung und dem Wunsch nach Zuwendung (Stuhlmann 2004).

Vermeidungsverhalten

Abwehrmechanismen gehen meist mit **Vermeidungsverhalten** einher. Das Vermeiden von belastenden Situationen oder Anforderungen ist zwar bei der Entwicklung der Therapiemotivation gelegentlich hinderlich, hat aber durchaus positive Effekte (Schönborn 2017, Stuhlmann 2011):

- Selbstwertschutz durch Vermeiden von Peinlichkeit oder Scham
- Reduzierung von Versagensängsten
- Schutz vor Gefahren und Überforderung
- Sparen von Kräften
- Zuwendung erhalten
- Bewahrung von Haltung

Stuhlmann (2004) zeigt einige Nachteile der Vermeidungsstrategie auf:

- Keine Annäherung an eine Problemlösung.
- Die Angst vor ähnlichen Situationen bleibt erhalten, dies begünstigt eine Verzerrung bei der Bewertung von Problemsituationen.
- Verlust von Kontrolle.
- Verstärkung von Hilflosigkeit und Regression.
- Gefahr der Unterforderung, Reduktion von Fähigkeiten und möglichen Erfolgserlebnissen.
- Schwächung des neuronalen Netzwerkes durch mangelnde Aktivierung.

PRAXISTIPP

Abwehrmechanismus und Vermeidungsverhalten

Menschen mit Demenz lehnen die Physiotherapie schon bei der ersten Sitzung oder nach kurzer Zeit ab. Sie äußern: „Das ist nichts für mich! Wozu soll das gut sein, wozu soll ich das machen?"
Solche Aussagen geben Hinweise darauf, dass sich die Person überfordert fühlt und die Situation vermeiden möchte. Vertrauensbildende Maßnahmen und eine therapeutische Grundhaltung (➤ Kap. 7) sind bei Personen mit Abwehr- und Vermeidungsverhalten hilfreich. Abwehrmechanismen können rückgebildet werden, wenn die Person ausreichend Unterstützung erhält und Bedürfnisse und Gefühle in einer anderen Form ausdrücken kann.

5.4.1 Coping von Betroffenen

Die Demenzerkrankung aus Sicht der Betroffenen

Die Zeit der Diagnose wird oft als Schock erlebt. Zu Beginn der Erkrankung treten bei Menschen mit Demenz vielfältige Emotionen wie Verlust, Isolation, Traurigkeit, Verwirrung, Kummer, Frustration, Angst und Verlegenheit auf (Meindorfer 2012). Dabei gehen Betroffene ganz individuell mit ihrer Situation um.

Menschen mit Demenz sind sich ihrer Defizite oft bewusst. Es kann vorkommen, dass erkrankte Personen sich darüber sorgen, was andere dazu sagen, oder sie ärgern sich über sich selbst. Manche schämen sich und ziehen sich von sozialen Situationen zurück (Riley et al. 2014).

⚠ BEACHTE

Aussage in der Selbsthilfe-Gruppe

„Eines ist bei der Demenz bei allen gleich: Jeder erlebt die Demenz anders" (Quelle unbekannt).

Fachbücher zum Thema Demenz beinhalten oft die Sicht des Arztes/der Ärztin, der Pflege oder der pflegenden Angehörigen. Selten kommen jene zu Wort, die die Erkrankung direkt betrifft. Aus diesem Grund wird im Folgenden auf den Blickwinkel Betroffener eingegangen.

Betroffene schildern die Diagnosestellung

Helga Rohra regt an, die Perspektive der Betroffenen zu integrieren, „da nur wir Betroffene darüber berichten können, wie es ist, mit einer Demenz zu leben" (Rohra 2012). In der täglichen Arbeit mit Menschen mit Demenz beobachten die Autorinnen, dass der Innenperspektive oft wenig Beachtung geschenkt wird. Die Therapie wird jedoch durch den Einbezug der Perspektive der Betroffenen oft erst ermöglicht und bereichert.

Für Rohra (2012) ist das Grundbedürfnis nach Selbstbestimmtheit für Betroffene ein sehr zentrales Thema. Dies beginnt damit, dass nicht *über* Betroffene, sondern *mit* Betroffenen gesprochen wird. Es geht über den Blick auf die vorhandenen Ressourcen hin zur Perspektive, dass Betroffene wertschätzend integriert mit Nichtbetroffenen leben.

Betroffene berichten über die Überwindung des Schocks und die Bewältigung der Erkrankung. Doreen Cairns beschreibt die Zeit nach der Diagnose einer frontotemporalen Demenz: „Als ich die Diagnose erhielt, dachte ich, mein Leben sei nun zu Ende. … Ich saß zu Hause und starrte die Wände an, völlig benommen von dem Schock" (Demenz Support Stuttgart 2012).

Auch Christian Zimmermann erlebte einen Schock nach der Diagnose. Er berichtet: „Mein Lieblingsspruch ist ja: Es gibt ein Leben nach der Diagnose! Klar ist da am Anfang der Schock. Aber das Leben ist dann doch nicht beendet." Er führt weiter aus: „Man darf Angst und Schrecken nicht zu viel Raum gewähren. Alzheimer ist eigentlich so etwas wie ein Partner, der dich in deinem zweiten Leben begleitet. Du darfst ihn nicht zu mächtig werden lassen. Ich hab' mir einfach gesagt: „Der kommt jetzt mit, der Herr Alzheimer" (Demenz Support 2012).

Betroffene schildern die gelungene Verarbeitung der Demenz

Bei Helga Rohra trat nach der Diagnose einer Lewy-Body-Demenz zunächst eine Depression mit tiefer Traurigkeit und bleierner Antriebsschwäche auf. Zu einem späteren Zeitpunkt im Laufe der Krankheitsverarbeitung schildert Helga Rohra in ihrem Buch *„Aus dem Schatten treten"* (2012): „Zurückblickend bin ich froh, eine Diagnose und somit Gewissheit zu haben. Ich weiß nun, was mit mir los ist, kann meine Symptome einordnen und auf die Demenz beziehen. Das bedeutet auch, dass ich mit meinen Defiziten besser leben kann" (Rohra 2012).

Rohra überwindet die Depression und wird aktiv. Sie bewältigt die Lewy-Body-Demenz folgendermaßen: „Durch das Präparat, ein Medikamentenpflaster, das ich mir täglich auf die Haut klebe, fühle ich mich wacher und geistig leistungsfähiger." Wie viele Betroffene nutzt auch Helga Rohra die Möglichkeit der Behandlung der Demenz. Sie geht offensiv mit ihrer Demenz um: „Ich will hier nichts schönreden. Manches hat sich auch verschlechtert mit der Zeit: Mein Gedächtnis lässt mich häufiger im Stich. Mein Orientierungsvermögen hat deutlich gelitten und es fällt mir immer schwerer, die Halluzinationen zu ignorieren. Auf der anderen Seite habe ich aber auch Strategien entwickelt, mit denen ich die Defizite teilweise ausgleichen kann" (Rohra 2012).

Betroffene schildern den Umgang mit Defiziten

Frau K. mit leichtgradiger Mischdemenz sagt: „Ich führe Tagebuch. Da muss ich nachdenken, was ich heute gemacht habe. Das ist mein Gedächtnistraining. Ich schreibe auf, was mir wichtig ist."

Herr H. mit mittelgradiger Alzheimer-Demenz äußert in ironischem Ton: „Mein Gedächtnis ist endend wollend." Humor und Selbstironie machen für ihn die Situation erträglicher.

Auch bei Menschen mit schwergradiger Demenz erkennen die Autorinnen eine erfolgreiche Bewältigung der Erkrankung, wenn man ihnen genau zuhört: Herr G. mit schwergradiger Mischdemenz, der Informationen innerhalb von wenigen Sekunden vergisst, berichtet: „Mit dem Merken geht es schon ordentlich runter."

Frau F. mit schwergradiger semantischer Aphasie sagt über ihre Erkrankung: „Ich weiß nichts. Ich kann nichts sagen. Ich kenne das nicht. Das! Das! Das!“ und zeigt dabei auf verschiedene Gegenstände, die sie nicht mehr erkennen und benennen kann.

⚠ **BEACHTE**

Gelingendes Coping bei Demenz

Der Blick auf die Erkrankung kann über verschiedene Schweregrade und Demenzformen gut erhalten bleiben. Es zeigt sich in den Gesprächen, dass Betroffene ihre Situation nicht nur reflektieren, sondern auch immer wieder versuchen, einen positiven Umgang mit der Erkrankung herzustellen. Dies sollte gefördert werden, denn das Hauptziel ist, den erlebten Stress zu reduzieren. Dies ist wichtig, um eine negative Kaskade zu unterbrechen. Ein hohes Niveau an Stresshormonen kann auf längere Sicht das neuronale Netzwerk schädigen, sodass der Erkrankungsprozess rascher voranschreitet (Stuhlmann 2004).

Die Schilderungen Betroffener machen deutlich, wie unterschiedlich Menschen auf diese Erkrankung reagieren. Menschen mit Demenz greifen bei der Wahl der Coping-Strategie häufig auf jene zurück, die sich in ihrer Lebensgeschichte als erfolgreich erwiesen haben (Kolanowski und Whall 1996, zit. n. Stuhlmann 2011).

Viele Äußerungen und Verhaltensstörungen bei Demenzerkrankungen sind vor dem Hintergrund der Bewältigung der Erkrankung oder ihrer Symptome zu sehen (Stuhlmann 2004). Diese Bewältigungsversuche können mehr oder weniger gut gelingen. Die Bewältigung einer Demenzerkrankung beinhaltet Herausforderungen im täglichen Leben. Eine Vielzahl an Frusterlebnissen und Missgeschicken müssen verarbeitet werden. Im Verlauf einer Demenzerkrankung treten Emotionen wie etwa Angst, Depression, Enttäuschung, Scham, Gefühl der Bedrohung, Aggression und Resignation auf (Stuhlmann 2011).

Menschen nutzen Coping-Strategien, die im Laufe ihres Lebens bereits zur Anwendung gekommen sind. Diese Bewältigungsstrategien sind nicht neu, sondern waren bereits in ein früheres Erleben eingebettet. Zum Beispiel war das Gefühl, etwas falsch zu machen, in der Kindheit mit einem ungeduldigen Elternteil verknüpft. Die Bewältigungsstrategie „ich versuche mein Bestes“ ist dabei also nicht mit positiven Gefühlen, sondern mit der Vorerwartung, der andere hätte kein Verständnis, verbunden. Kommt es zur Demenz, bleibt diese negative Erwartungshaltung bestehen. Gemeinsam mit den Bewältigungsstrategien werden auch jene Beziehungsmuster aktiviert, die diese Situationen ursprünglich geprägt haben (Stuhlmann 2011). Dies kann sich sowohl positiv als auch negativ auf die aktuellen Beziehungen und die physiotherapeutische Behandlung auswirken. Stuhlmann plädiert daher dafür, in Verhaltensstörungen die Suche nach Sicherheit und Geborgenheit zu sehen.

Krankheitsverarbeitung und fehlende Krankheitseinsicht (Anosognosie)

Wird die Diagnose früh im Krankheitsverlauf gestellt, besteht die Chance, dass die Krankheitsverarbeitung beim Betroffenen und seiner Umwelt gut gelingt.

Nur allzu oft sprechen Menschen mit Demenz jedoch nicht über ihre Defizite und versuchen, den erlebten kognitiven Abbau über verschiedenste Strategien alleine zu bewältigen. Dieses „mit-sich-selbst-Ausmachen“ führt zu Konflikten mit betreuenden Angehörigen. Die durchaus sinnvollen Bewältigungsversuche Betroffener, die Demenz nicht übermächtig werden zu lassen, werden als Verleugnung der Erkrankung an sich fehlinterpretiert. Konflikte können sich aufschaukeln, wenn der Angehörige bei jedem Fehler der erkrankten Person dessen Vergesslichkeit mit Aussagen wie: „Jetzt hast Du schon wieder…“ ständig vor Augen hält. Die erkrankte Person zieht sich angesichts der Vorwürfe entweder zurück oder reagiert gereizt. Dieser Teufelskreis kann aggressives Verhalten bei Angehörigen und Betroffenen verstärken.

Betroffene schildern die Situation

Frau H., 72 Jahre, mittelgradige Alzheimer-Demenz, schimpft mit ihrer Tochter: „*Ich* habe kein Problem – *Du* bist immer so gestresst, das bringt mich völlig aus dem Tritt!“

Menschen mit Demenz bewerten ihre wahrgenommenen kognitiven Defizite abhängig von Reaktionen der Umgebung sowie von Theorien zum Alter und zur Erkrankung. Eine **fehlende Krankheitseinsicht** (Anosognosie) im frühen Stadium ist laut Stechl (Stechl et al. 2007) neben kognitiven Defiziten auch auf psychologische und soziale Faktoren zurückzuführen. Die fehlende Krankheitseinsicht hat dabei wichtige **Schutzfunktionen:**

- Emotionsregulation und Selbstwertstabilisierung
- Widerstand gegen Stigmatisierung
- Verteidigung der Autonomie

Ab der mittelgradigen Demenz nimmt die fehlende Krankheitseinsicht zu. Je schwerer die kognitiven Defizite sind, desto eher tritt eine Anosognosie auf. Die Häufigkeit von Anosognosie bei Alzheimer-Demenz schwankt zwischen 20 und 80 % (Quack 2007). Eine ausgeprägte Gedächtnisstörung spielt bei der Entwicklung einer reduzierten Krankheitseinsicht mit: Die Erinnerung an die Häufigkeit von Situationen, in denen etwas vergessen wurde, geht durch die Gedächtnisstörung verloren.

Auswirkungen der Krankheitsverarbeitung auf die Therapie

Anosognosie ist kein „Alles-oder-Nichts-Phänomen (Quack 2007). Die Selbsteinschätzung kann sich – so die Erfahrung der Autorinnen –innerhalb einer Therapieeinheit verändern, wenn z. B. genug Vertrauen zum Therapeuten/zur Therapeutin aufgebaut wurde. Bei früher Diagnosestellung kann es der erkrankten Person gelingen, diesen „neuen" Aspekt der eigenen kognitiven Beeinträchtigung in das Selbstbild einzuarbeiten.

Menschen mit Demenzerkrankungen äußern im Laufe der Therapien gegenüber den Autorinnen folgendes über ihre Erkrankung:

- „Man muss Dinge, die sich nicht verändern lassen, akzeptieren."
- „Ich versuche, das Beste aus meiner Situation zu machen."
- „Ich beobachte mich sehr genau."
- „Manchmal vergesse ich sehr rasch."
- „Ich bin Realist."

Diese Aussagen geben wertvolle Hinweise über Bewältigungsstrategien der Betroffenen und können direkt in den Therapieprozess einfließen (➤ Kap. 10).

PRAXISTIPP

Umgang bei eingeschränkter Krankheitseinsicht

- Bei eingeschränkter Krankheitseinsicht findet das Training in der Regel unter Einbezug vorhandener Ressourcen, der Wahrnehmung und ohne Druck statt, um eine stressfreie Therapiesituation zu gestalten.
- Freude und Spaß sind wichtige Aspekte der Behandlung und helfen, die vorhandene Kompetenz positiv zu erleben.
- Das Training beinhaltet eine Verknüpfung von motorischen und kognitiven Leistungen (Dual Tasks).
- Therapieinhalte verknüpfen alltagsreale Situationen, z. B. Outdoor-Gangschulung mit Orientierungselementen: Den Weg zum nächsten Kaufhaus und zurückgehen.
- Bei früh- und mittelgradiger Demenz ist das Aktivieren von Erinnerungen an frühere Bewegungserlebnisse gut möglich, um vorhandene Ressourcen wiederzubeleben.
- Personen mit größtenteils erhaltener Krankheitseinsicht profitieren von Gedächtnis- und Kompetenztraining sowie vom Realitätsorientierungstraining (Quack 2007, S. 22).

Bei Personen mit ausgeprägter Anosognosie orientiert sich die Therapie stark an den aktuellen Bedürfnissen. Die betroffene Person geht meist von einem Selbstbild aus, das der prämorbiden Persönlichkeit entspricht. Für Patientinnen/Patienten mit Anosognosie sind Konzepte wie die Validation hilfreich (Quack 2007) (➤ Kap. 6.6).

PRAXISTIPP

Hilfsmittelversorgung bei Personen mit ausgeprägter Anosognosie

- Bei schwergradiger Demenz vergessen Personen ihre Defizite, Instruktionen, Vorsichtsmaßnahmen, Hilfsangebote (z. B. Glocke) oder die Nutzung von Hilfsmitteln. In diesem Stadium der Erkrankung sind bei Sturzgefahr viele Hilfestellungen nötig.
- Es ist empfehlenswert, ältere Personen mit Gangauffälligkeiten schon frühzeitig an Hilfsmittel zu gewöhnen, um noch einen bleibenden Lerneffekt erzielen zu können.
- Im früh- bis mittelgradigen Stadium der Erkrankung sind die meisten Menschen mit Demenz noch in der Lage, die regelmäßige Nutzung der Hilfsmittel zu erlernen. Ab dem mittelgradigen Stadium ist der Einsatz von Hilfsmitteln nur erschwert möglich, da die Personen im Alltag vergessen, dass sie das Hilfsmittel verwenden sollen.

Hilfreiche Coping-Ansätze für Betroffene

Eine gelingende Krankheitsbewältigung bezieht sich nicht nur auf die/den Betroffene/n als Individuum, sondern beinhaltet auch die soziale Unterstützung durch wichtige Bezugspersonen.

Soziale Unterstützung und Wertschätzung

In der subjektivistischen Demenzforschung wird der Sichtweise Betroffener Rechnung getragen. Menschen mit Demenz schildern, wie es ihnen gelingt, mit ihrer Demenzerkrankung gut zu leben. Bjørkløf et al. (2019) befragten Menschen mit Demenz hinsichtlich ihrer Bewältigungsstrategien im Umgang mit der Erkrankung: „Ein gezieltes Ablenken, das bewusste Hinlenken auf positive Ereignisse und das Akzeptieren der Situation hilft, mit dieser belastenden Erkrankung zu leben. Soziale Unterstützung ist bei steigender Hilfsbedürftigkeit wichtig."

Bei der aktiven Auseinandersetzung mit Defiziten ist der Zuspruch durch Familie und Betreuende eine wichtige Hilfestellung. Dies fördert ein Selbstbild, in dem Hilfe angenommen werden kann, ohne an Ansehen zu verlieren. Depressive Verstimmungen können durch ein positives Selbstbild, Wertschätzung durch Andere und Aktivitäten im Alltag überwunden werden. Routinen und Rituale können als wiederholende Verhaltensweisen eine wichtige Stütze im Alltag sein.

Physiotherapeutische Behandlungen können positive Ereignisse für erkrankte Personen sein.

PRAXISTIPP

Soziale Unterstützung und Wertschätzung in der Physiotherapie

- Durch **positive Rückmeldungen** im Verlauf der Übungen werden Selbstwert und Selbstvertrauen gestärkt.
- In der **Gruppentherapie** werden Aktivitäten oder Spiele gemeinsam durchgeführt. Dies vermindert das Gefühl von Einsamkeit und Isolation. Das Erleben von Gemeinschaft fördert das Gefühl von Einbindung.
- **Soziale Unterstützung:** In der Therapie erlebt der Mensch mit Demenz, dass er mit seinen Anliegen und Bedürfnissen wahrgenommen wird. Durch die Behandlung und durch Hilfsmittelversorgung wird ihm indirekt vermittelt, dass Hilfe anzunehmen zum Leben gehört.
- Der **Einbezug der Angehörigen** kann ein Gefühl von Sicherheit vermitteln und zu einer stressfreien Therapiesituation beitragen.

Humor, praktische und emotionale Unterstützung

„Humor sowie praktische und emotionale Unterstützung durch Angehörige und Betreuende sind hilfreich bei der Bewältigung einer Demenz" (Bjørkløf et al. 2019). Da diese Beobachtungen direkt von Betroffenen stammen, haben sie für die Physiotherapie eine besondere Bedeutung. Wie können hilfreiche Bewältigungsstrategien konkret in die Therapie eingebaut werden?

PRAXISTIPP

Humor, praktische und emotionale Unterstützung

- Humor in der Therapie heißt auch, Freude und Spaß in die Behandlung einzubauen.
- Hilfreich ist, was aus der Schwere der Erkrankung herausführt und wo die Leichtigkeit spürbar wird, z. B. durch Aktivitäten und Spiele, die Freude bereiten.
- Durch den Einsatz von Musik, Liedern oder Therapiematerialien mit einem positiven Aufforderungscharakter ist es möglich, eine humorvolle und positiv-emotionale Stimmung zu vermitteln (➤ Kap. 20).
- Der Einsatz von Orientierungshilfen und Hilfsmitteln unterstützt und fördert die mobile Selbstständigkeit.

Das Leben wie gewohnt weiterführen

Der Fokus der Aufmerksamkeit von erkrankten Personen liegt in der Gegenwart. Ziel ist es, Normalität in den jeweiligen Situationen herzustellen, die Identität zu bewahren und soziale Rollen und Beziehungen aufrechtzuerhalten (Bjørkløf et al. 2019).

PRAXISTIPP

Das Leben wie gewohnt weiterführen

- Alltagspraktische Trainingsinhalte einbauen.
- Die Möglichkeit zur Teilhabe schaffen. Dabei sind jene Wünsche und Bedürfnisse zu berücksichtigen, die individuell von Bedeutung sind oder waren.
- Biografische Inhalte einsetzen: Zum Beispiel kann bei einem Patienten, der früher Golfspieler war, der Golfschläger als Therapiematerial statt eines ungewohnten Therabandes eingesetzt werden (➤ Kap. 20).

Sich an die reduzierte Leistungsfähigkeit anpassen

Betroffene ändern ihre Erwartungen an sich selbst und auch die Aktivitäten, die sie unternehmen. Oft suchen sie nach Informationen über die Erkrankung und kompensieren die Defizite durch Hilfsmittel oder mit Hilfestellung durch andere. Mit diesen Bewältigungsstrategien versuchen Betroffene, Eigenverantwortung und Autonomie zu erhalten (Bjørkløf et al. 2019).

PRAXISTIPP

Die Therapie an die Leistungsfähigkeit anpassen

Die Zielformulierung und Therapieinhalte sollen immer aus einem realistischen Blickwinkel heraus erfolgen. Die Frage lautet: „Welche Anforderungen können Menschen mit Demenz zugemutet werden, für welche Anforderungen sind sie selbst bereit oder welche Anforderungen schaffen sie noch?" (➤ Kap. 19.3).

Die Situation akzeptieren

Diese Bewältigungsform von Menschen mit Demenz inkludiert die **Akzeptanz der Defizite.** Demenz wird als Herausforderung, nicht aber als Ende der Welt betrachtet. Es besteht der Wunsch, dass Demenz nicht völlig das Leben bestimmt. Betroffene fokussieren sich meist auch auf verbliebene Fähigkeiten und Stärken (Bjørkløf et al. 2019).

PRAXISTIPP

Die Situation akzeptieren

Die Behandlung sollte immer aus dem ressourcenorientierten Blickwinkel heraus erfolgen: Was kann die Patientin/der Patient noch? Nicht ein defizitorientierter Blick, sondern vorhandene Stärken bilden den Ausgangspunkt der Behandlung (➤ Kap. 18).

Belastende Situationen vermeiden

Betroffene vermeiden jene Situationen, in denen sie sich überfordert fühlen oder die sie als Stress erleben (Bjørkløf et al. 2019).

PRAXISTIPP

Belastende Situationen vermeiden

- Grenzen des Betroffenen wahrnehmen und beachten.
- Lässt sich eine Belastung nicht vermeiden, sollte sie in der Intensität oder zeitlichen Dauer reduziert werden.
- Tritt herausforderndes Verhalten auf, kann dies als Zeichen von Überforderung gewertet werden. Verbale und nonverbale Signale sollen als Ausdruck der Ermüdung oder Erschöpfung beachtet werden.

Resilienz von Menschen mit Demenz

Bei Menschen ist die Fähigkeit, sich widrigen Umständen oder Zuständen entgegenzustellen, stärker oder schwächer ausgeprägt. Diese psychische Widerstandsfähigkeit, auch **Resilienz** genannt, ist „die Fähigkeit von Menschen, Krisen zu bewältigen und sie durch Rückgriff auf persönliche und sozial vermittelte Ressourcen zu meistern und als Anlass für Entwicklungen zu nutzen" (Welter-Enderling und Hildenbrand 2006, zit. n. Stangl 2020).

Auch bei Menschen mit Demenz ist Resilienz zu beobachten. Ein hilfreicher Ansatz von erkrankten Personen liegt darin, Symptome neu zu interpretieren:

Betroffene berichten den Autorinnen über ihre Symptome

- Zum Thema *Verlangsamung* berichtet Frau T.: „Ich habe jetzt mehr Zeit, um zu genießen. Ich setze mich nicht mehr so unter Zeitdruck!"
- Zur *Vergesslichkeit* erzählt Herr D.: „Ich vergesse, was kurz zuvor war. Ich kann nun gut im Hier und Jetzt sein."
- In der „*emotionalen Nivellierung*" (das heißt, dass eine Person nicht mehr so intensiv auf Reize reagiert) sieht Herr R. eine positive Seite: „Ich lasse mich nicht mehr so aus der Ruhe bringen."
- Zur erhöhten *Sensibilität* bei Reizüberflutung beobachtet Herr S.: „Ich bin sensibler für Reize geworden. Ich versuche, Menschenansammlungen zu vermeiden."
- Die *Passivität* hat für Frau P. einen Vorteil: „Ich warte ab, was passiert."
- Zur *Gefügigkeit* sieht Frau L.: „Ich mache mit, ohne es zu hinterfragen. Ich vertraue auf andere Menschen."

Dieses **Uminterpretieren von Coping-Strategien** stellt eine besondere Ressource dar, nämlich die Fähigkeit, Vorteile von Symptomen und Veränderungen zu erkennen. Das Neuinterpretieren bedeutet auch, eine vorherrschende gesellschaftliche Wertung, die mit bestimmten Symptomen verknüpft ist, aufzugeben. Es kann vorkommen, dass dieses Uminterpretieren von Symptomen von Anderen als „mangelnde Krankheitseinsicht" oder „Bagatellisieren" eingestuft wird. Wesentlich ist dabei, dass die Strategie ihren Nutzen, nämlich die Reduktion von Stress und Belastung für den Betroffenen, erfüllt.

Bei Personen, die – trotz Demenz – offen für ihre Anliegen und Bedürfnisse eintreten, ist die gelebte Resilienz offensichtlich. Die Fähigkeit der Resilienz liegt bei Menschen, die kaum über ihre Erkrankung oder ihre Symptome sprechen, meist im Verborgenen. Trotzdem weisen auch sie eine enorme Widerstandskraft gegen die vorhandenen Belastungen auf.

Die Demenzerkrankung beinhaltet zahlreiche und schmerzhafte Verluste: von der Selbstständigkeit hin zur völligen Abhängigkeit bei alltäglichen Aktivitäten bis zum Verlust der Kommunikationsfähigkeit. So ist es nicht verwunderlich, dass trotz des Strebens der erkrankten Person nach Erhalt der eigenen Persönlichkeit psychische Symptome und Verhaltensstörungen auftreten (➤ Kap. 5.2).

MERKE

Die Wichtigkeit des Bezugs zum eigenen Körper

Ein wesentlicher Teil der Widerstandskraft ist dem Erhalt der Ich-Identität gewidmet. Ein wichtiger Aspekt der Ich-Identität ist der Bezug zum eigenen Körper. Über die Leibarbeit und Stärkung der Körperwahrnehmung kann bei Menschen mit Demenz ein positiver Impuls für die Ich-Identität gesetzt werden (Kruse 2013).

5

Selbsthilfegruppen für Betroffene

Befruchtend für die Behandlung und Begleitung von Menschen mit Demenz ist die Einbeziehung der subjektiven Sicht und Inklusion von Menschen mit Demenz.

⚠ BEACHTE

Inklusion von Betroffenen ist wichtig

Inklusion bedeutet nicht nur, die Perspektive Betroffener einzubeziehen, sondern diese auch zum Mitgestalten von Zielen und gemeinsamen Aktivitäten einzuladen (➤ Kap. 19.3).

Bücher und diverse Statements von Betroffenen verdeutlichen, wie wichtig es ist, Menschen in ihrer Vielfalt zu sehen. Die Annahme dieser Vielfalt ermöglicht einen individuellen Zugang in der Physiotherapie (➤ Kap. 7).

Eine wichtige Entwicklung in der Inklusion von betroffenen Menschen sind **unterstützte Selbsthilfegruppen** (Kaplaneck 2012). Dabei zeigt sich, dass Menschen mit Demenz über ein Selbsthilfepotenzial verfügen. Dieses wird im geschützten Raum der Gruppe gefördert. Personen können so ohne Bevormundung durch Angehörige oder Pflegepersonal über ihre Gefühle sprechen. Das Artikulieren von Gedanken kann in der Gruppe erprobt und geübt werden. Es geht um Selbsthilfe – mit Unterstützung. Die Unterstützung betrifft z. B. das Zurverfügungstellen von Räumlichkeiten oder organisatorische Aspekte der Gruppentreffen.

- In *Österreich* bietet der Verein „Promenz" unterstützte Selbsthilfegruppen für Menschen mit kognitiven Defiziten an (www.promenz.at). Eine weitere Entwicklung in Österreich ist die „peer-to-peer"-Beratung. Hier beraten Betroffene andere Menschen mit Demenz. Dieses Angebot wird über den Selbsthilfe-Verein Alzheimer Austria (www.alzheimer-selbsthilfe.at) vermittelt.
- In *Deutschland* ist es dem Demenz Support Stuttgart in besonderer Weise gelungen, betroffene Menschen in ihrer Selbstartikulation zu unterstützen. Diese erhalten mit der Fachzeitschrift „Demenz. DAS MAGAZIN" eine Plattform, in der sie ihre Anliegen ausdrücken können. Auch Bücher, in denen Betroffene ihre Gedanken, Sichtweisen und Anliegen darstellen, werden von Demenz Support Stuttgart herausgegeben (Demenz Support Stuttgart 2012).

Die Beispiele gelungener Inklusion verstehen sich dabei nur als Anregung, Menschen mit Demenz zu integrieren. Es gibt im Demenzbereich bereits viele Initiativen und Projekte, die sich der Teilhabe von Menschen mit Demenz in der Gesellschaft widmen.

5.4.2 Coping der Angehörigen

Die meisten Personen mit Demenz werden von der eigenen Familie betreut. Die Demenz tritt ins Leben, meist unerwartet und ungeplant. Obwohl sich eine Demenz langsam entwickelt, vergeht einige Zeit, bis die Veränderung vom Betroffenen und seinem sozialen Umfeld bemerkt wird. Oft werden Lebenspläne und Zukunftswünsche der erkrankten Person und ihrer Angehörigen durchkreuzt (Schels 2015). Mit der schrittweisen Abnahme der Leistungsfähigkeit sind nicht nur Betroffene, sondern auch deren Angehörige in der Krankheitsverarbeitung gefordert.

Belastungsfaktoren

Die an pflegende Angehörige gestellten Anforderungen sind vielfältig. Die sukzessive Übernahme von Aufgaben und vermehrte Hilfestellungen für die erkrankte Person erfordern eine stetige Anpassung an neue Gegebenheiten. Während zu Beginn die Betreuung noch sporadisch möglich ist, intensiviert sie sich im Laufe der Zeit.

Die subjektive Bewertung der Pflegesituation spielt eine zentrale Rolle, wie die Betreuung von den Angehörigen erlebt wird.

Positive Aspekte der Betreuung von Menschen mit Demenz

Trotz der Anforderungen in der Betreuung und Pflege einer an Demenz erkrankten Person gibt es zahlreiche Aspekte, die zu einem positiven Erleben dieser Herausforderung beitragen (Gräßel und Adabbo 2011):

- Die gegenseitige Wertschätzung
- Das Gefühl, gebraucht zu werden
- Der Erwerb von Wissen und neuen Fähigkeiten
- Die Bestätigung, eine Verpflichtung erfüllen zu können
- Die Freude darüber, mit der pflegebedürftigen Person Zeit zu verbringen

Negative Aspekte der Betreuung von Menschen mit Demenz

Spezifische Anforderungen in der häuslichen Pflege führen bei Angehörigen häufig zu Belastungen (Gräßel und Adabbo 2011):

- Allmählich vermehrte Hilfestellung, evtl. Aufgabe der Erwerbstätigkeit
- Mangel an Regenerationsmöglichkeit, insbesondere bei nächtlicher Pflegetätigkeit
- Einschränkung sozialer Aktivitäten und Verlust von Außenkontakten
- Finanzielle Einbußen
- Mangelnde Anerkennung der geleisteten Hilfe
- Desorientiertes, unverständliches oder herausforderndes Verhalten
- Sorge wegen selbstgefährdendem Verhalten
- Allmählicher Verlust des Erkrankten/der Erkrankten in seiner/ihrer Rollenfunktion als Partner/Partnerin, Vater, Mutter etc.

Die Pflege eines Menschen mit Demenz birgt für Angehörige die Gefahr, selbst zu erkranken. Bei den körperlichen Beschwerden werden häufig Schmerzsymptome wie Kopfschmerzen und Schmerzen des Bewegungsapparates, gefolgt von Herz- und Magenbeschwerden genannt. Bei den psychischen Symptomen sind Erschöpfungssymptome, z.B. Burnout und Depressionen, häufig (Gräßel und Adabbo 2011).

MERKE

Erhöhtes Risiko von Angehörigen, selbst zu erkranken

Das Risiko körperlich und psychisch zu erkranken, ist für betreuende Angehörige erhöht. Die Art und Weise, wie und mit welcher Unterstützung Angehörige an die Herausforderung der Pflege und Betreuung herangehen, kann das Risiko zu erkranken verstärken oder reduzieren.

Ob die Anforderungen als Belastung oder als Erfüllung erlebt werden, hängt von der Krankheitsverarbeitung und den eingesetzten Bewältigungsstrategien (Coping) ab.

Coping-Strategien von Angehörigen

Laut Carver (1997) gibt es unterschiedlich erfolgreiche Umgangsweisen mit Belastungsfaktoren, die in der häuslichen Pflegesituation eingesetzt werden:

- Emotionsorientiertes Coping:
  - Humor aktivieren
  - Emotionale Unterstützung suchen
  - Einer Sache etwas Positives abgewinnen können
  - Spiritualität und Glaube
- Problemorientiertes Coping:
  - Die eigenen Anstrengungen in der Angelegenheit erhöhen
  - Praktische Unterstützung von Anderen suchen
  - Gezieltes Planen
- Dysfunktionales Coping:
  - Den Umgang mit der Angelegenheit aufgeben
  - Selbstkritik üben
  - Alkohol und andere Drogen einnehmen

Die persönliche Bevorzugung von emotionsorientiertem, problemorientiertem oder dysfunktionalem Coping ist individuell und von der Situation abhängig.

Angehörige besitzen sowohl „Stärken" als auch „Schwächen", die die Pflege- und Betreuungssituation beeinflussen. Je stärker sich die pflegenden Angehörigen belastet fühlen, desto häufiger kommen dysfunktionale Umgangsweisen zum Einsatz (Gräßel und Adabbo 2011).

⚠ BEACHTE

Einbindung von Angehörigen in die Therapie abwägen

Ob und in welchem Ausmaß Angehörige in die Therapie eingebunden werden können, hängt von vielen Aspekten, nicht zuletzt auch vom Coping der betreuenden Angehörigen, ab (➤ Kap. 21).

Fallbeispiel

„Was mir geholfen hat, die Situation gut zu bewältigen, ist die Liebe zu meinem Mann."

Herr W.,78 Jahre, leidet seit sieben Jahren an einer Lewy-Body-Demenz. Die Demenz ist schwergradig ausgeprägt, die Motorik stark eingeschränkt. Herr W. ist sturzgefährdet und benötigt beim Gehen maximale Hilfestellung. Frau M., die langjährige Lebensgefährtin von Herrn W., betreut ihn liebevoll. Das Paar hat keine Kinder oder nahe Familienangehörige, die Frau M. bei der Pflege unterstützen könnten. Seit Beginn der Demenz nutzt das Paar daher professionelle Dienste, dazu gehört der regelmäßige Besuch in einer Selbsthilfegruppe. Hobbys wie gemeinsames Singen und regelmäßige Kontakte zum Freundeskreis behalten trotz der Beeinträchtigung von Herrn W. weiterhin einen hohen Stellenwert.

Frau M. schildert: „Was mir geholfen hat, die Situation gut zu bewältigen, ist die Liebe zu meinem Mann. Er ist für mich ein ganz wichtiger Mensch. Das gibt mir Kraft." Sie sieht die Pflege ihres Lebensgefährten nicht als Aufopferung oder Pflicht an. Frau M. ergänzt: „Es ist hilfreich die Situation zu akzeptieren, wie sie ist. Hilfe hole ich mir dann, wenn ich sie brauche. Besonders wichtig für mich ist es, mir immer wieder eine Auszeit zu gönnen." Im Hinblick auf die Beziehung führt Frau M. aus: „Ohne diese Krankheit wäre es nie zu einer so tiefen Begegnung gekommen. Die Krankheit hat unsere Beziehung vertieft."

Wie bewältigt Frau W. die Pflege ihres Gatten?

- Frau W. gelingt es gut, sich auf die Bedürfnisse ihres Gatten einzustellen. Sie ermöglicht es ihm, weiterhin am sozialen Leben teilzunehmen.
- Frau W. nutzt professionelle Hilfe, um Wissen über die Erkrankung und die Pflege zu erwerben. Sie holt Informationen ein, um anstehende Problemsituationen bewerten zu lassen.
- Frau W. beachtet eigene Bedürfnisse, indem sie sich Zeit für sich selbst und für ihre Hobbys nimmt. Auch soziale Kontakte kommen nicht zu kurz, indem sie regelmäßig die Gesellschaft einer befreundeten Nachbarin genießt.

Fallbeispiel

„Wichtig für mich ist, dass es meinem Partner gut geht."

Herr. K., 74 Jahre, hat eine schwergradige Alzheimer-Demenz mit raschem Verlauf und ist seit drei Jahren bettlägerig. Die Gattin betreut Herrn. K. seit neun Jahren.

Frau K. ist bei der Therapieeinheit immer dabei, um zu reflektieren und sich auszutauschen. Sie erzählt, dass die Pflegesituation mit Beginn der Bettlägerigkeit einfacher geworden sei. Frau K. nutzt die Schlafphasen ihres Gatten, um in ihren Garten zu gehen oder mit einer befreundeten Nachbarin einen Kaffee zu trinken. Die Nachbarin ist für Herrn. K. da, wenn Frau K. kurz einkaufen oder zum Arzt geht.

Obwohl Sprachverständnis und Spontansprache auf ein Minimum reduziert sind, spricht Frau K. sehr einfühlsam bei jeder Pflegetätigkeit mit ihrem Partner. Herr K. gibt Laute von sich, die seine Stimmung transportieren. Ist die Situation ernst, lautiert er entsprechend der Atmosphäre in derselben Tonlage. Es besteht trotz fortgeschrittener Demenz ein emotionales Verständnis.

Wie bewältigt Frau K. die intensive Pflege ihres Gatten?

- Frau K. ist bei den Therapien immer anwesend. Sie nutzt diese Gelegenheit für Gespräche, für Fragen oder einfach um über ihre Situation zu reflektieren. Dieser Austausch stärkt Frau K.
- Frau K. ist wertschätzend ihrem schwer beeinträchtigten Gatten gegenüber. Sie bindet ihn in Pflegehandlungen, Gespräche und Kontakte aktiv ein und hält auf dieser Ebene die Beziehung weiterhin aufrecht.

- Derzeit sieht Frau K. keine Notwendigkeit für eine professionelle Entlastung, da sie sich gut auf den Tag-Nacht-Rhythmus ihres Gatten eingestellt hat. Das Ruhebedürfnis von Frau K. ist gewährleistet. Sie ist trotz intensiver Pflege ihres Gatten mit ihrem Leben zufrieden.
- Die Spiritualität und ein Urvertrauen in das Leben geben Frau K. Kraft. Wichtig für sie ist, dass es ihrem Partner gut geht.

⚠ BEACHTE

Coping-Strategien der Angehörigen

Es ist wichtig, dass der Physiotherapeut/die Physiotherapeutin über die Coping-Strategien der Angehörigen Bescheid weiß. Von der Bewältigung der Situation durch die Angehörigen hängt es ab, ob und auf welche Weise die Angehörigen in die Therapie eingebunden werden (➤ Kap. 21).

Je intensiver die Betreuung ist, umso wichtiger sind Erholungsinseln im Alltag. Die Betreuung durch andere Personen (professionelle Dienste, Familie, Freunde oder Nachbarn) geben den Pflegenden Freiräume. In diesen freien Zeiten können sie sich selbst etwas Gutes tun. Dies kann ein Kontakt zu Freunden, ein Spaziergang in der Natur oder das Nachgehen eines Hobbys sein. Der Austausch in einer Selbsthilfegruppe erleichtert das Annehmen der Situation.

Die Zeit, in der die Physiotherapie stattfindet, kann auch als Erholungsphase für die Angehörigen dienen. Es ist jedoch zu beachten, dass für Notfälle grundsätzlich eine Rufbereitschaft wichtig ist.

Fallbeispiel

Coping-Strategien entwickeln sich im familiären Umfeld

- Frau F., 73 Jahre, hat eine fortgeschrittene Alzheimer-Demenz. Sie wird von ihrer 51-jährigen Tochter betreut. Die Tochter schämt sich, wenn die Mutter laut rülpst oder abfällige Bemerkungen über andere Personen macht. Deshalb vermeidet die Tochter zunehmend Sozialkontakte zu Freunden und Bekannten.
- Herr R., 87 Jahre, mit Parkinson-Demenz wird vom Sohn und der Schwiegertochter gepflegt. Der Sohn ist damit überfordert, dass Herr R. Hilfe beim Toilettengang benötigt. Auch beruflich steht er unter Stress. Er zieht sich zunehmend aus der Betreuung seines Vaters zurück. Die Schwiegertochter fühlt sich im Stich gelassen, da die ganze Betreuung und Pflege nun ihr zufällt.

Diese Fallbeispiele zeigen uns, wie Familienmitglieder auf Symptome reagieren. Die Vielfalt reicht von Verständnis über Erdulden bis hin zu Ablehnung und Gereiztheit. Diese individuellen Kommunikationsformen und Verhaltensmuster entwickeln sich im Verlauf der Erkrankung in einem familiären Setting (Schlippe 2003).

Je früher die Diagnose gestellt wird, desto eher können ungünstige Kommunikationsformen durch geeignete Reaktionen ersetzt werden. Wissen über die Erkrankung ist für den Therapeuten/die Therapeutin in der Regel hilfreich, da psychische Symptome und Verhaltensstörungen nicht auf sich selbst bezogen, sondern als Teil der Erkrankung verstanden werden (➤ Kap. 12).

Pflegende Angehörige fühlen sich mit ihren Problemen mitunter alleine gelassen. Besonders schwierig ist es für Angehörige, wenn sie niemanden haben, mit dem sie diese Situationen besprechen können. Es kann jedoch sein, dass hinter den Gefühlen eine verborgene Trauer steht. Die Möglichkeit, darüber sprechen zu können (emotionales Coping), hilft den Betreuenden, Abstand von der Situation zu gewinnen. Der Blick auf Lösungen wird wieder freier. Ein Angehörigengespräch bietet den Pflegenden die Möglichkeit, sich auszutauschen und ihre Gefühle auszudrücken (➤ Kap. 21). Bei psychischen Krisen helfen psychologische Beratungsgespräche z. B. in einer Demenzberatungsstelle.

⚠ BEACHTE

Angehörige in der Therapie

- Im Zuge der Erkrankung kommt es oft zu Krisen, in denen Angehörige gefordert sind, die Betreuungssituation abzuändern oder Hilfe von außen anzunehmen.
- Das intensive Einbinden von Angehörigen in die Physiotherapie ist dort sinnvoll, wo Angehörige und die erkrankte Person ein gutes Einvernehmen haben. Bestehen Spannungen zwischen den Beteiligten, können sich diese in die Therapiesituation übertragen.
- Grenzen ergeben sich für den Physiotherapeuten/die Physiotherapeutin dort, wo die Bewältigung der Betreuungssituation durch die Angehörigen krisenhaft verläuft.

5

Selbsthilfegruppen für Angehörige

In den letzten Jahrzehnten haben sich viele lokale **Selbsthilfegruppen** und länderweite **Selbsthilfeorganisationen** gebildet, die für Angehörige von Menschen mit Demenz eine große Unterstützung sind. Selbsthilfevereine bieten neben den Selbsthilfegruppen oft auch Beratungsstellen und Fortbildungsmöglichkeiten an:

- **Österreich:** Auf der Homepage des Selbsthilfe-Vereins Alzheimer Austria (www.alzheimer-selbsthilfe.at) findet sich eine Übersicht über die Selbsthilfegruppen und Beratungsangebote in Österreich.
- **Schweiz:** Hier bietet die „Stiftung Selbsthilfe Schweiz" unter www.selbsthilfeschweiz.ch einen Überblick über Demenz-Selbsthilfegruppen. Alzheimer Schweiz setzt sich für eine Gesellschaft ein, in der die Menschen gleichwertig und gleich geschätzt miteinander leben. Sie ergreift Partei für Menschen mit einer Demenz. www.alzheimer-schweiz.ch
- **Deutschland:** Die Deutsche Alzheimer Gesellschaft und ihre Mitgliedsgesellschaften sind Selbsthilfeorganisationen, die Menschen mit Demenz und ihre Familien beraten und unterstützen. www.deutsche-alzheimer.de

Ein Gesamtüberblick über Selbsthilfeangebote in Deutschland, Österreich und der Schweiz findet sich unter https://demenzwiki.com/angebote/selbsthilfe/.

KAPITEL

6 Behandlungsansätze bei Demenz

An der Behandlung und Versorgung von Menschen mit Demenz sind unterschiedliche Berufsgruppen und Vertreter vielfältiger Fachrichtungen beteiligt. Ihre Aufgabe ist es, eine kontinuierliche medizinische, therapeutische und pflegerische Betreuung der Personen mit Demenz und ihrer Angehörigen im gesamten Verlauf der Erkrankung zu gewährleisten.

Durch Zusammenarbeit des multiprofessionellen Teams besteht die Möglichkeit, folgende Ziele zu erreichen (Hein et al. 2009):

- Frühe Diagnostik und Behandlung der Demenz.
- Optimale interdisziplinäre medizinische Versorgung der Patienten und Patientinnen.
- Abgestimmte psychosoziale und pflegerische Betreuung erkrankter Personen und ihrer Angehörigen.
- Stärkung der Beziehung zwischen den erkrankten Personen und ihren Angehörigen durch passende Entlastungsangebote.
- Kostenreduktion durch längeren Verbleib im häuslichen Umfeld und Reduktion stationärer Versorgung.

Bei fehlender Vernetzung der einzelnen Fachrichtungen zeigen sich im klinischen Alltag häufig folgende Probleme (Hein et al. 2009):

- Die Diagnose wird zu spät gestellt.
- Therapieoptionen kommen dadurch nicht zur Anwendung.
- Angehörige sind mit der Pflege überfordert, es fehlt an professioneller Unterstützung.
- Der Zusammenbruch von familiären Ressourcen führt zur Heimaufnahme.
- Menschen mit Demenz werden stationär in ein Krankenhaus aufgenommen. Dies bedeutet eine zusätzliche Stresssituation für die Betroffenen.

Neben der medizinischen Behandlung kommen weitere wichtige Ansätze bei der Behandlung und Förderung von Menschen mit Demenzerkrankungen zum Tragen. Für eine gute interdisziplinäre Zusammenarbeit ist Wissen um die unterschiedlichen Zugänge verschiedener Berufsgruppen hilfreich.

6.1 Medizinische Behandlung durch Haus- und Fachärzte/-ärztinnen

Die **ärztliche Behandlung** ist ein wesentlicher Bestandteil der medizinischen Versorgung von Menschen mit Demenz. Die Aufgaben eines Facharztes/einer Fachärztin beinhalten die Diagnosestellung, Beratungs- und Aufklärungsgespräche, Verlaufskontrollen sowie die medikamentöse Behandlung der Demenz.

Diagnosestellung

Erstanlaufstelle einer Demenzabklärung ist meist der Hausarzt bzw. die Hausärztin. Die Diagnose der Demenz erfolgt in der Regel durch Fachärzte und -ärztinnen für Neurologie/Psychiatrie. Im Rahmen der fachärztlichen Abklärung werden neurologische, internistische und andere medizinische Ursachen ausgeschlossen. Dem diagnostischen Prozedere folgt eine Zuordnung zu einem konkreten demenziellen Syndrom (➤ Kap. 2).

Beratungs- und Aufklärungsgespräche

Zur ärztlichen Behandlung zählen **Aufklärungs- und Beratungsgespräche** mit Betroffenen und deren Bezugspersonen. Beratungsgespräche sind bei der Diagnosestellung sowie im weiteren Verlauf erforderlich. Das ärztliche Beratungsgespräch unterstützt Betreuende beim Verstehen der Erkrankung und des Verhaltens der erkrankten Person. Betreuende werden im Verlauf der Erkrankung in die Einnahme der Medikation und die Feststellung von Nebenwirkungen einbezogen (Höfler et al. 2015, S. 57).

Verlaufskontrolle

Bei einer Verschlechterung der Symptomatik ist eine **Verlaufskontrolle** durch den Facharzt/die Fachärztin für Neurologie/Psychiatrie angezeigt. Es müssen medizinische Faktoren für die Verschlechterung (z. B. Delir, Schmerzen, Nebenwirkung von Medikamenten, Harnverhalt, Verdauungsprobleme oder andere Erkrankungen) ausgeschlossen werden.

Medikamentöse Behandlung

Die **pharmakologische Therapie** erfolgt unter laufendenden fachärztlichen Kontrollen, im Rahmen derer ein Gespräch und eine Testung mittels Mini Mental State Examination erfolgt. Bei Menschen mit Demenz kann gelegentlich das Einstellen der Medikamente auch im stationären Setting erfolgen.

MERKE

Medikamentöse Behandlung bei Demenz

Die pharmakologische Behandlung einer Demenzerkrankung wirkt auf
- kognitive Symptome sowie
- psychische und Verhaltenssymptome wie etwa Depression, Angst, Halluzinationen, Wahn, Unruhe, Aggressionen und Schlafstörungen.

Die Behandlung der **kognitiven Symptome** erfolgt durch Antidementiva (Höfler et al. 2015):
- Cholinesterasehemmer (Donepezil, Rivastigmin, Galantamin)
- N-Methyl-D-Aspartam (NMDA)-Rezeptor-Antagonisten (Memantin)
- Weitere Substanzen: Gingko biloba, Cerebrolysin

Behandlung von psychischen Symptomen und Verhaltensstörungen

Die Behandlung von **psychischen Symptomen und Verhaltensstörungen** wird in der Regel durch Fachärzte/ärztinnen für Neurologie/Psychiatrie sowie für Geriatrie durchgeführt:
- Bei psychotischen Symptomen wie etwa Verfolgungsideen, paranoider Verarbeitung, Halluzinationen oder wahnhaftem Erleben können **Antipsychotika** zur Anwendung kommen. Dabei wird die Schwere und Auswirkung der Symptomatik neben dem klinischen Eindruck und der Schilderung der Patientinnen/der Patienten meist zusätzlich durch die Berichte der Betreuenden oder der Pflegekräfte ergänzt.
- Die Behandlung einer Depression wird durch **Antidepressiva** unter Beachtung der begleitenden Symptomatik wie Agitiertheit, Antriebslosigkeit, Schlafstörungen und Appetitlosigkeit durchgeführt.
- Bei Ängsten können **Anxiolytika** eingesetzt werden. Bei entsprechender Indikation wird neben bestimmten Benzodiazepinen auch die beruhigende oder sedierende Wirkung von Antidepressiva oder Neuroleptika genutzt. Die Behandlung erfolgt laufend, um die optimale Dosierung oder Kombination von Medikamenten zu erreichen (Höfler et al. 2015).

6.2 Ergotherapie

Die **Ergotherapie** zielt auf die Verbesserung und Stützung von **Alltagsfunktionen** und **Handlungsfähigkeiten** ab. Neben der Förderung von Alltagsfunktionen und -fertigkeiten rückt diese Fachrichtung auch die sinnvolle Beschäftigung, Freizeitaktivitäten und soziale Teilnahme in den Mittelpunkt der Bemühungen. Dadurch werden die Teilhabe und die Lebensqualität im Alltag verbessert (Deuschl et al. 2016).

Bei leicht- und mittelgradiger Demenz werden folgende Fähigkeiten unterstützt (Schaade 2012):
- Förderung und Erhaltung der kognitiven Fähigkeiten (meist in Form eines Trainings)
- Erhaltung und Aktivierung von biografischen Erinnerungen (Biografiearbeit)
- Erarbeiten einer Tagesstruktur, um Orientierungsstörungen positiv zu beeinflussen
- Förderung der Körperwahrnehmung
- ADL-Training

Bei schwergradiger Demenz setzt die Ergotherapie an folgenden Aspekten an (Schaade 2012):

- Förderung von noch vorhanden Potenzialen (z. B. in der Kommunikation und in der biografischen Erinnerung)
- Förderung der Körperwahrnehmung (sensomotorisches Training)
- Training der Feinmotorik
- ADL-Training
- Sinnvolle Beschäftigung durch kreative Arbeit unter Nutzung vorhandener Stärken

Ergotherapeuten und -therapeutinnen trainieren gezielt **Kompensationsstrategien.** Die Anpassung der Umwelt, des Wohnraumes und der Einsatz technischer Hilfsmittel orientieren sich an den Bedürfnissen der Betroffenen. Das Ziel dabei ist, die Sicherheit und Selbstständigkeit der erkrankten Person zu erhöhen. Über die verschiedenen Ansätze kann es gelingen, Unruhezustände, Ängste und Verhaltensstörungen abzubauen. Als besonderer Wirkfaktor wird die Individualisierung der Therapie beschrieben. Ein wichtiger Teil der Ergotherapie bei Menschen mit Demenz ist die Beratung, der Einbezug und die Schulung der pflegenden Angehörigen (Deuschl et al. 2016).

Die Ergotherapie trägt laut **S3-Leitlinien Demenzen** als individuell angepasste Maßnahme bei Menschen mit leichter bis mittelschwerer Demenz unter Einbezug der Pflegenden zum Erhalt der Alltagsfunktionen bei (Deuschl et al. 2016).

Gemäß der Schriftenreihe Health Technology Assessment (Korczak et al. 2013) wird Ergotherapie auch bei mittelschwerer und schwerer Demenz eingesetzt. Dabei zeigen sich vor allem Effekte bei der Verbesserung der Lebensqualität und der Affekte der erkrankten Personen und ihrer Angehörigen. Zudem sind positive Wirkungen bezüglich bestimmter Alltagsfunktionen feststellbar. Die Ergotherapie wird mit strukturierten und patientenzentrierten Verfahren durchgeführt. Neben Interventionen für Betroffene ist die Arbeit mit den Angehörigen wichtig.

6.3 Logopädie

Die **logopädische Therapie** und Betreuung bei Menschen mit Demenz umfasst:

- Sprach- und Kommunikationsstörungen
- Schluckstörungen
- Beratung der Angehörigen

Sprach- und Kommunikationsstörungen

Sprach- und Kommunikationsstörungen bei Menschen mit Demenz müssen laut Steiner „im Gesamtzusammenhang gesehen werden: Sprachstörungen, Störungen des Gedächtnisses, des Lernens, des Denkens, des Urteilens, des Alltagshandelns und der Orientierung bilden ein interagierendes System" (Steiner 2010).

Die logopädische Behandlung passt sich an die Schwierigkeiten des erkrankten Menschen an. Bei der Behandlung werden Angst, Stress und Leistungsfrustration vermieden. Ressourcenorientierte Methoden kommen zur Anwendung (Grün 2015).

Als sprachtherapeutische Methoden empfiehlt der Arbeitskreis Logopädie Demenz Hamburg (2016) folgende Ansätze:

- **KODOP: Ko**mmunizieren, **Do**kumentieren, **P**räsentieren nach J. Steiner (2010) ist ein ressourcenorientiertes Training für gesprochene und geschriebene Sprache.
- **ASTRAIN: A**lzheimer-**S**prach-**Train**ing nach G. Köpf (2001) ist ein aktivierendes Sprachtraining für mittelschwere Demenz.
- **TANDEM:** Kommunikations-**T**raining für **A**ngehörige von **Dem**enzpatienten nach Haberstroh et al. (2006).
- **HOT: H**andlungs**o**rientiertes **T**raining nach Reddemann-Tschaikner/Weigl (2002, 2009).
- **BIOGRAFIEARBEIT:** Ereignisse, Themen, Erzählungen und Gefühle werden aufgegriffen und in die logopädische Arbeit eingebunden.

Schluckstörungen

Die Logopädie beschäftigt sich zudem mit Schluckstörungen. Diese haben wesentlichen Einfluss auf das Ess- und Trinkverhalten.

6

Folgende Veränderungen im Ess- und Trinkverhalten können auf eine Schluckstörung hinweisen (Arbeitskreis Logopädie Demenz Hamburg 2016):

- Verkennen und Verweigern von Nahrung
- Sehr lange Dauer von Mahlzeiten oder Abbruch von Mahlzeiten
- Schluckstörung, Kau- und Schluckprobleme

Die Folgen von veränderter Nahrungsaufnahme bei schwergradiger Demenz sind (Deutscher Bundesverband für Logopädie e. V. 2016):

- Mangel- oder Fehlernährung
- Körperliche Schwäche, Infektanfälligkeit und ein erhöhtes Risiko für einen Dekubitus
- Dehydration
- Erhöhtes Risiko für Lungenentzündung
- Sozialer Rückzug

Ziel der **logopädischen Schlucktherapie** ist der bestmögliche Erhalt einer lustvollen Nahrungsaufnahme. Essen und Trinken in der Gemeinschaft sowie das Gestalten von Mahlzeiten in geeigneter Form sind Aspekte der Therapie (Deutscher Bundesverband für Logopädie e. V. 2016).

Beratung der Angehörigen

Je weiter die Demenz fortschreitet, desto mehr Verantwortung für den Alltag und die Kommunikation übernehmen die Angehörigen. Dies erhöht den Bedarf einer beratenden Unterstützung. Die logopädische Beratung bezieht sich auf die Erkrankung, Kommunikations- und Beziehungsgestaltung, Unterstützungsmöglichkeiten bei der Nahrungsaufnahme, psychosoziale Hilfsangebote und Selbsthilfegruppen.

6.4 Musiktherapie

Die **Musiktherapie** ist eine eigenständige Heilmethode, die durch den Einsatz von musikalischen Elementen vielfältige Wirkungen erzielt. Musiktherapie kann zur Unterstützung bei der Krankheitsverarbeitung, zur Förderung der psychischen und körperlichen Gesundheit, der Selbst- und Fremdwahrnehmung und zur Wiederentdeckung der Lebensfreude beitragen (Deutsche Musiktherapeutische Gesellschaft 2019).

Musiktherapie erfolgt auf zweierlei Arten (Deuschl et al. 2016):

- **Aktive Musiktherapie:** Menschen mit Demenz nehmen aktiv am musikalischen Geschehen mit verschiedenen Instrumenten oder mit der eigenen Stimme teil.
- **Rezeptive Musiktherapie:** Bei dieser Methode erfolgt das Hören von Musik, ohne selbst ein Instrument zu spielen. Der Therapeut/die Therapeutin singt, spielt ein Instrument oder es ist Musik von einem Tonträger zu hören.

Bei Menschen mit Demenz zeigt sich, dass regelmäßiges Musikhören Ängste nachhaltig reduziert. Damit die Intervention wirkt, muss es sich um eine individuell bevorzugte Musik handeln (Sung et al. 2010, S. 1056). Wird Musik in einer bereits hochemotionalen Stresssituation angeboten, kann sie nicht den gewünschten Effekt erzielen.

MERKE

Positive Effekte von Musik

Biografieorientiertes Musikhören und Musiktherapie kanalisieren und reduzieren bei Menschen mit Demenz Unruhe, Ängste und Agitation. Sie haben positive Effekte auf Apathie, Depressionen und Lebensqualität (Sakamoto et al. 2013).

Diese positiven Effekte von Musik werden in der Musiktherapie auch bei Personen mit schwergradiger Demenz genutzt. Über Lieder können sie in ihren sprachlichen Äußerungen aktiviert werden. In der Musiktherapie wird die Kreativität gefördert und zurückgezogene Personen können zur Interaktion motiviert werden (Muthesius 1999).

6.5 Klinisch-neuropsychologische und gerontopsychologische Behandlung

In der interdisziplinären Zusammenarbeit leisten Psychologen und Psychologinnen mit Schwerpunkt Neuropsychologie oder Gerontopsychologie einen wichtigen Beitrag zur Entschärfung problematischer Situationen. Sowohl für Behandlungsteams als auch für betroffene Familien setzen Psychologen und Psychologinnen durch Beratung, Behandlung, Coaching und Supervision wichtige Impulse.

In der **psychologischen Beratung** werden gegenseitige Wertschätzung und Verständnis aufgebaut. Durch diese Vorgehensweise werden ungünstige Entwicklungen von psychologischen Symptomen und Verhaltensstörungen leichter abgefedert. Konflikte werden besprochen und für wiederkehrende belastende Situationen werden frühzeitig passende Umgangsformen angeregt und ausprobiert.

MERKE

Frühzeitiger Einsatz von psychologischer Beratung

Es ist es wichtig, Psychologen und Psychologinnen frühzeitig ins Boot zu holen. Ist die Situation bereits sehr komplex, lässt sich die Situation schwerer auflösen.

Aufbauend auf die klinisch-neuropsychologische oder gerontopsychologische Diagnostik wird die Behandlung an die individuelle Situation der erkrankten Person und ihrer Angehörigen angepasst.

Beratungsinhalte und -ziele für Angehörige und Betreuungspersonen

- Durch einen frühen Einbezug der Angehörigen und betreuenden Personen wird eine günstige Krankheitsverarbeitung der erkrankten Person und der Angehörigen gefördert.
- Einbezug von passender Hilfe, z. B. mobile Hilfe, Hauskrankenpflege, Tageszentrum und Beachtung und Erhalt von Erholungsmöglichkeiten.
- Umgang mit Symptomen und schwierigen Situationen.
- In Beziehungskrisen wird in Rahmen einer Paartherapie stützend psychologisch interveniert. Im Rahmen der Therapie werden Verlusterfahrungen verarbeitet. Für Menschen mit beginnender Demenz wurde z. B. die psychosoziale Paartherapie von Häusler et al. (2014) entwickelt.

Weitere psychologische Aufgaben

- In der klinischen Neuropsychologie und Gerontopsychologie wird ein kognitives Training (Hirnleistungstraining) mit Menschen mit Demenz durchgeführt, um vorhandene Fähigkeiten so lange wie möglich zu erhalten:
  - Das kognitive Training ist so gestaltet, dass es für den Betroffenen eine Anregung, aber keine Überforderung bedeutet. Der Spaß am Training soll dadurch lange erhalten bleiben.
  - Die Aufgaben stellen in der Regel eine Mischung aus Übungen zur Sprache, Handlungsplanung sowie zu Gedächtnis und Wahrnehmung dar. Biografische und spielerische Elemente werden meist mit eingebaut.
- In der Beratung mit Betroffenen und Angehörigen werden noch vorhandene Ressourcen aufgespürt. Dies stärkt den Selbstwert des Menschen mit Demenz.
- In der Angehörigenberatung wird auf belastende Themen in der Begleitung und Pflege von Menschen mit Demenz eingegangen. Neben dem Umgang mit Verhaltensstörungen und psychischen Symptomen ist das Annehmen von Entlastungsangeboten ein häufiges Thema.

⚠ BEACHTE

Hirnleistungstraining individualisiert einsetzen

Im Rahmen der Erhebung der Biografie werden Hirnleistungstraining und aktivierende Tätigkeiten individuell auf die jeweilige Person zugeschnitten. Durch Integration der Sichtweise der Betroffenen wird auf besondere Präferenzen und Hobbys Rücksicht genommen. Die Vorlieben für bestimmte Materialien und Tätigkeiten werden in das individuelle Förderprogramm eingebaut (➤ Kap. 11 und ➤ Kap. 20).

6.6 Psychosoziale Aktivierung in der Betreuung und Pflege

In demenzspezifischen Pflege- und Betreuungskonzepten wird der Mensch als Ganzes gesehen. Psychosoziale Interventionen werden als nichtmedikamentöse Maßnahmen in den Fokus der Aufmerksamkeit gestellt. Der Mensch mit Demenz steht im Mittelpunkt, die Unterstützung orientiert sich an den verbliebenen Fähigkeiten. Das Wohlbefinden der Person wird gefördert, etwaige Schmerzen werden reduziert. Hilfe zur Selbsthilfe ist ein wichtiges Prinzip.

6

Die Ziele und Aufgabenfelder in der professionellen Pflege und Betreuung bei Demenz sind sehr vielfältig:

- Mit zunehmender Demenz benötigen Menschen Unterstützung bei der Befriedigung ihrer grundlegenden Bedürfnisse. Die Hilfen betreffen körperliche Grundbedürfnisse wie Essen, Trinken, Ausscheiden, Ruhen und Schlafen, Bewegen, den Temperaturausgleich und das Atmen (Noelle 2015).
- Die professionelle Pflege bedient sich bei der Betreuung und Pflege von Menschen demenzspezifischer Ansätze, die über die üblichen Pflegemodelle hinausgehen. Diese Zugänge beinhalten neben Methoden der Kommunikation und Stressreduktion sowie Biografiearbeit auch sensorische und soziale Stimulierung (Lind 2011).
- Neben der Hilfe zur Bedürfnisbefriedigung sind Beziehungsarbeit und Milieugestaltung wesentliche Aspekte der Betreuung. Durch wiederkehrende Pflegetätigkeiten und Betreuung wird eine Strukturierung des Tages geschaffen. Diese Tagesstruktur ermöglicht den Einbezug von Beschäftigung (hauswirtschaftliche Tätigkeiten, Singgruppe etc.) und die Gestaltung des Milieus z. B. bei Mahlzeiten oder den Räumlichkeiten (Lind 2011).

MERKE

Positive Auswirkungen psychosozialer Interventionen

Psychosoziale Interventionen bei Menschen mit Demenz fördern die kognitive Leistungsfähigkeit, stützen das emotionale Wohlbefinden, mildern Verhaltenssymptome und tragen zum Erhalt der Alltagsfunktionen bei (Deutschl et al. 2016).

Verschiedene **psychosoziale Konzepte** finden sowohl in der Betreuung als auch in der Pflege Anwendung. Als Pionierarbeiten sind die person-zentrierten Konzepte von Naomi Feil und Tom Kitwood zu nennen. Nachfolgend werden mehrere Konzepte vorgestellt.

Validation: Naomi Feil

Mit dem **Konzept der Validation** hat Naomi Feil einen Zugang zu verwirrten alten Menschen geschaffen, der zuvor nicht denkbar schien. Der Ansatz basiert auf dem wertschätzenden Hineinfühlen in die Person mit Demenz und in ihre momentanen Gefühle. Es geht darum, diese Gefühle wahrzunehmen und wertschätzend anzunehmen.

Durch die einfühlsame Kommunikation leitet Feil eine Wende in der objektivistischen Betrachtungsweise von alten und verwirrten Menschen ein. Sie nimmt den alten Menschen in seiner Biografie an, indem sie scheinbar unerklärliches Verhalten in Bezug zur individuellen Lebensgeschichte bringt.

Wichtig ist Naomi Feil, dass diese Menschen „trotz ihrer Verwirrtheit immer noch die Bedürfnisse haben, zu jemanden zu gehören, ihre Identität zu finden und sich selbst auszudrücken" (Feil 2017, S. 19).

Über die einfühlende und genaue Beobachtung der Gefühle und des Ausdrucks dieser Gefühle entwickelte Naomi Feil spezielle Techniken zur Kommunikation. Naomi Feil beobachtete, dass hochbetagte verwirrte Personen, wenn man auf ihre sozialen und psychischen Bedürfnisse eingeht, nicht in die Phase des Vegetierens versinken. Sie können bis zum Schluss verbal oder nonverbal kommunizieren (Feil 2017, S. 56 – 60).

Person-zentrierter Ansatz: Tom Kitwood

Tom Kitwood bezieht sich in seinem **person-zentrierten Ansatz** im Umgang mit verwirrten Menschen auf das Personsein. Im Personsein äußert sich die Individualität jedes Menschen. Das Erleben jeder Person ist dabei einzigartig.

Bedürfnisse sind gemäß Kitwood bei allen Menschen vorhanden, aber meist nicht sichtbar. „Die Bedürfnismuster variieren entsprechend der Persönlichkeit und der Lebensgeschichte, oft steigt die Intensität eines manifesten Bedürfnisses mit dem Fortschreiten der kognitiven Beeinträchtigung" (Kitwood 2013).

Als allumfassendes Bedürfnis nennt Kitwood das Bedürfnis nach Liebe. Die wichtigsten psychischen Bedürfnisse von Menschen mit Demenz sind Bindung, Trost, Identität, Beschäftigung und Einbeziehung.

Mäeutik: Cora van der Kooij

Die **Mäeutik** (Hebammenkunst) leitet sich von der Methode ab, die Sokrates im Gespräch mit seinen Schülern anwandte. Mäeutik steht für einen Prozess des Bewusstwerdens, wer die zu pflegende Person ist und was die zu pflegende Person braucht. Das intuitive Erleben der Betreuenden ist die Basis für diesen Prozess.

In die Mäeutik fließen neben aktuellen Bedürfnissen auch Fragen zu Lebensgeschichte und Charakteristika des Menschen mit Demenz (wer ist die Person, wie fühlt sie sich, was braucht sie) ein. Je nach Beobachtung wird die beste Umgangsform mit der Person gefunden (Akademie für Mäeutik 2019).

Basale Stimulation: Andreas Fröhlich und Christel Bienstein

Andreas Fröhlich und Christel Bienstein adaptierten die **basale Stimulation** von wahrnehmungsbeeinträchtigten Personen auf Menschen mit Demenzerkrankungen (Fröhlich und Bienstein 2016). Das Konzept ist heute ein selbstverständlicher Teil der Pflege von Personen mit schwergradiger Demenz.

Realitäts-Orientierungs-Training: Lucille R. Taulbee und James C. Folsom

Eine Kombination aus Milieugestaltung und kognitivem Training ist das von Lucille Taulbee und James Folsom entwickelte **Realitäts-Orientierungs-Training** („ROT“) (Lucille und James 1966). Es ist als Training vor allem für Menschen mit leichtgradiger Demenz mit dem Wunsch nach einer besseren Orientierung geeignet. Visuelle Orientierungshilfen können auch bei mittelgradiger Demenz eingesetzt werden. Bei schwergradiger Demenz kann es zu emotionaler Überforderung kommen.

KAPITEL

7 Ethik, Menschenbild und Grundhaltung

Warum setzen wir uns in der physiotherapeutischen Behandlung von Menschen mit Demenz mit **ethischen Prinzipien,** dem Thema **Menschenbild** und der **therapeutischen (person-zentrierten) Grundhaltung** auseinander? Reicht das „alleinige Bauchgefühl" nicht aus?

Nicht nur im privaten Umgang mit Menschen, sondern auch in der physiotherapeutischen Interaktion agieren wir aus einer subjektiven, individuellen Grundhaltung heraus. Erfahrungen, Erlebnisse, religiöse Vorstellungen oder etwa Erzählungen prägen unser Menschenbild. Aus diesem Menschenbild heraus versuchen wir, uns unsere und die Reaktionen unserer Mitmenschen erklärbar zu machen. Wir interpretieren Geschehnisse im Allgemeinen, Handlungen und das Verhalten unserer Mitmenschen sowie verbale und nonverbale Mitteilungen Anderer vor dem Hintergrund unserer persönlichen Sicht. Dieses Handeln einzig aufgrund unserer Erfahrungen ist jedoch im Umgang mit Menschen mit Demenz oft nicht ausreichend und kann zu Missverständnissen in der Kommunikation führen sowie Verhaltensstörungen bei Menschen mit Demenz verstärken.

Therapeutische Entscheidungen können in dieser Hinsicht auf zwei verschiedene Arten getroffen werden: Entweder agieren wir aus dem „Bauchgefühl" heraus auf der Basis unserer persönlichen Sichtweisen und Erfahrungen oder wir lassen uns von bestimmten **ethischen Prinzipien** leiten.

MERKE

Ethische Prinzipien als Orientierungshilfen

Ethische Prinzipien dienen als Leitfaden und bilden eine Argumentationsgrundlage für therapeutische Entscheidungen und Handlungen. Die Orientierung an ethischen Prinzipien ist ein Qualitätsstandard und damit ein Merkmal von Professionalität.

Für die Autorinnen stellt die Orientierung an ethischen Prinzipien die Basis für eine therapeutische Grundhaltung dar. Diese Grundhaltung bezieht sich auf einen person-zentrierten Ansatz, der den *Menschen* mit Demenz in den Mittelpunkt der Betrachtung stellt. Der Zugang beinhaltet die Aspekte **Empathie** (einfühlendes Verstehen), **Akzeptanz** (Wertschätzung) und **Kongruenz** (Echtheit). Diese Grundhaltung ist die Voraussetzung für eine gelingende Kommunikation. Auf die person-zentrierte Grundhaltung und die Beachtung der Besonderheiten in der Kommunikation bauen spezifische Methoden wie z. B. ein ressourcen- und bedürfnisorientierter Zugang sowie therapeutische Maßnahmen und Handlungen auf (➤ Kap. 18, ➤ Kap. 19).

Die Autorinnen vergleichen die Wurzeln eines Baumes mit der ethischen Grundhaltung. Die Wurzeln wirken im Untergrund, geben dem Stamm, der für die Kommunikation steht, Halt. Die Wurzeln nähren aber auch die Baumkrone. Die Baumkrone steht für die methodische Vorgehensweise und die therapeutischen Maßnahmen und Handlungen, die eine wesentliche Voraussetzung für das Gelingen der Physiotherapie bei Demenz darstellen (➤ Abb. 7.1).

Im nachfolgenden Kapitel werden ethische Prinzipien sowie jene Aspekte eines Menschenbildes und der Grundhaltung beschrieben, die die Basis für die methodische Vorgehensweise und die therapeutischen Handlungen und Entscheidungen bilden.

7.1 Ethik und Demenz

Die physiotherapeutische Behandlung von Menschen mit Demenz wirft spezielle ethische Fragen auf wie etwa: Was bedeutet Selbstbestimmung, wenn die

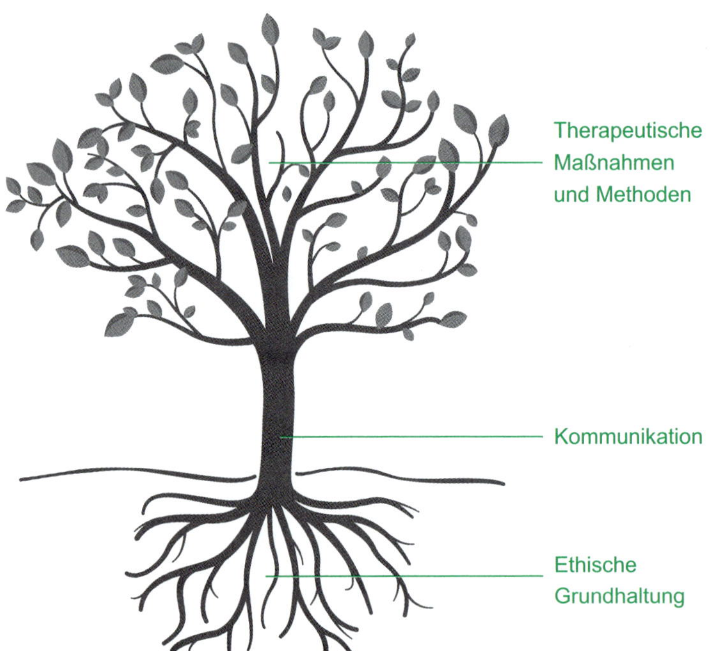

Abb. 7.1 Stellenwert der Ethik [M1208, M1209, L231]

7

kognitive Orientierung verloren gegangen ist? Wie kann das Patientenwohl trotz erschwerter Kommunikation erkannt werden?

Beauchamp und Childress (2001) entwickelten vier **ethische Grundsatzprinzipien**, die als klassische Prinzipien der Medizinethik gelten. Diese Prinzipien dienen auch als Leitfaden für die physiotherapeutischen Handlungen und bilden eine Argumentationsgrundlage in der Begleitung von Menschen mit Demenz:

- **Selbstbestimmungsrecht** des Patienten (*respect for autonomy*)
- Prinzip der **Schadensvermeidung** (*non-maleficence*)
- **Patientenwohl** (*beneficence*)
- **Soziale Gerechtigkeit** (*justice*)

Diese ethischen Prinzipien beschäftigen sich mit Antworten auf Lebensfragen, auf die Lebensgestaltung, auf Lebensziele und auf den Umgang der Menschen miteinander (Sauter et al. 2011).

MERKE

Ethische Prinzipien

Bei fortgeschrittener Erkrankung ist es häufig notwendig, stellvertretend für die Betroffenen Entscheidungen zu treffen. Sie benötigen Hilfe und Unterstützung, um Bedürfnisse und Anliegen auszudrücken oder eine für sie passende Auswahl zu treffen. Anhand der ethischen Prinzipien ist es möglich, physiotherapeutische Handlungen und Entscheidungen zu überprüfen, abzuwägen und zu gewichten.

7.1.1 Das Prinzip der Selbstbestimmung und Autonomie

Das **Prinzip der Selbstbestimmung** besagt, dass der Mensch das Recht hat zu entscheiden, was mit ihm geschieht. Es ist darauf zu achten, dass er ausführlich über seine Grunderkrankung, über physiotherapeutische Interventionen und über mögliche Therapieentscheidungen informiert wird und dadurch aktiv am Therapieverlauf mitwirken kann (Marckmann 2000).

Selbstständigkeit und Selbstverantwortung nehmen in den verschiedenen Schweregraden der Demenz unterschiedliche Formen an. Es stellt sich die Frage, inwieweit Selbstbestimmung mit Demenz vereinbar ist, wenn im Verlauf der Erkrankung die Entscheidungskompetenzen verloren gehen und zunehmend Unterstützung anderer Menschen benötigt wird.

Fallbeispiel

Selbstbestimmung

Herr H. wird vom Arzt zur Physiotherapie überwiesen und von den Angehörigen zur Therapie begleitet. Er ist aufgrund einer mittelgradigen Demenz nicht mehr in der Lage, die Entscheidung für eine Therapie selbstständig zu treffen. Beim Eintreffen der Therapeutin verabschiedet sich der Angehörige mit den Worten: „Tschüss Papa, bis später, ich hol' dich nach der Stunde wieder ab.“ Bei der Begrüßung durch die Therapeutin stellt Herr H. sichtlich irritiert die Frage: „Wieso bin ich da? Was soll ich hier tun? Wer hat das angeordnet?“

Die Therapeutin erkennt, dass das Thema der Selbstbestimmung im Raum steht. Es wäre nicht zielführend, in dieser Situation darüber hinwegzuschauen und sofort in ein physiotherapeutisches Handeln einzusteigen. Durch einfühlsame Fragen versucht die Therapeutin eine vertrauensvolle Beziehung aufzubauen: „Wie ist es, wenn Sie nicht gefragt werden und wenn dauernd jemand über Sie bestimmt? Wie ist es, wenn andere Personen Entscheidungen treffen oder glauben besser zu wissen, was Ihnen guttut? Erleben Sie das öfter?“ Herr H. antwortet zustimmend: „Ja, das kenne ich gut! Nein, das fühlt sich nicht gut an. Da geht es mir nicht gut dabei. Ich habe so oft das Gefühl, dass ich meinen Kindern zur Last falle. Ich fühle mich nicht ernst genommen.“

Die Therapeutin erklärt mit einfachen Worten, was Herrn H. in der Therapiestunde erwartet und warum er hier ist. Herr H. wird auch gefragt, ob er damit einverstanden ist und es wird ihm die Möglichkeit angeboten jederzeit zu sagen, wenn er nicht mitmachen möchte. Herr H. zeigt daraufhin die Bereitschaft zur Therapie mit den Worten:“ Na gut, wenn Sie meinen, dann probieren wir es halt.“ Die Therapeutin holt bei allen Maßnahmen wiederkehrend dieses Einverständnis ein: „Passt es für Sie? Sind Sie damit einverstanden?“ Durch die Fragen kann Herr H. Vertrauen aufbauen und seine individuellen Bedürfnisse und Wünsche zum Ausdruck bringen. Seiner Selbstbestimmung wird im Rahmen seiner Möglichkeit Platz eingeräumt.

PRAXISTIPP

Was wäre, wenn …

… die Therapeutin das Thema der Selbstbestimmung nicht in den Fokus nähme?

Wird das Bedürfnis nach Selbstbestimmung ignoriert, mindert dies die Motivation und Bereitschaft zur Teilnahme an der Therapie. Ein Abwehrverhalten oder auch ein Rückzugsverhalten als Reaktion auf das „Nicht-Mitbestimmen-Dürfen" erschweren die Interaktion im Therapieprozess (➤ Kap 5.2, ➤ Kap. 9). Demenzkranke Menschen weisen eine erhöhte Verletzlichkeit auf, zumal sie jede Fremdbestimmung häufig als Eindringen in die Privatsphäre und als Bevormundung erleben (Deutscher Ethikrat 2010).

In der Behandlung stellt sich die Frage: „Wie kann es gelingen, diese Verletzlichkeit der Betroffenen zu erkennen und ihr Recht auf Selbstbestimmung und Autonomie zu unterstützen?" Herr H. verhält sich zwar sehr angepasst, bringt jedoch sein Misstrauen durch Fragen zum Ausdruck. Durch das Benennen und das Anerkennen seiner verletzten Gefühle gewinnt er Vertrauen. Er ist durchaus noch in der Lage, Teilentscheidungen zu treffen. Wird ihm das ermöglicht, fühlt er sich in seiner Selbstständigkeit gestärkt und nimmt motiviert an der Therapie teil.

Herausforderung der Selbstbestimmung im therapeutischen Prozess

Das **Prinzip der Selbstbestimmung** gesteht jeder Person das Recht zu, eigene Entscheidungen zu treffen und eigene Ansichten zu haben (Marckmann 2000).

Im therapeutischen Prozess ist die Interaktion mit dem Menschen mit Demenz ein wesentlicher Bestandteil der Behandlung. Es bestehen viele Gelegenheiten, die Autonomie und Selbstbestimmung der Betroffenen zu wahren.

PRAXISTIPP

Autonomie in der Therapie

- Sie können die Autonomie in der Therapie fördern, indem Sie die Erlaubnis, mit einer Person arbeiten zu dürfen, einholen.
- Achten Sie bei Abwehrverhalten besonders darauf, dass die zu behandelnde Person ihr Einverständnis zur gemeinsamen Aktivität gibt.
- Herausfordernde Verhaltenssymptome sind oftmals ein Zeichen des „Nicht-Einverstanden-Seins" mit der Situation.
- Ist aufgrund der Schwere der Demenz davon auszugehen, dass die Person nicht situativ orientiert ist, beginnen Sie zunächst sehr niederschwellig: „Darf ich mich zu Ihnen setzen?" oder „Haben Sie etwas Zeit für ein Gespräch?"
- Gestalten Sie den Therapieablauf so, dass der Mensch mit Demenz zunächst keine oder nur geringe Hilfestellung benötigt, um die vorhandene Selbstständigkeit noch zu erleben.
- Instruieren Sie das Heimprogramm so, dass die Durchführung selbstständig erfolgen kann. Ist eine Hilfestellung z. B. durch eine angehörige oder betreuende Person nötig, soll dazu von allen beteiligten Personen das Einverständnis eingeholt werden.
- Der Patient soll im gesamten Therapieprozess die Möglichkeit haben, selbst Entscheidungen zu treffen. Dies kann z. B. die Länge der Wegstrecke, die Dauer der Pause oder die Auswahl von aktiven und passiven Therapiemaßnahmen sowie das Mitbestimmen des Therapiezieles betreffen.

7

Wahrung der Entscheidungsfreiheit: Was sagen Betroffene dazu?

- „Ich weiß, was ich will!"
- „Wenn ich klar im Kopf bin, kann ich genau sagen, was ich will."
- „Ich möchte selbst bestimmen, was ich tue."
- „Ich möchte es auf meine Art tun." (Fallbeispiele aus der Praxis der Autorinnen)

Selbst an fortgeschrittener Demenz erkrankte Menschen verfügen noch über eine Teilautonomie. Sie können noch in vielerlei Hinsicht selbst Entscheidungen treffen und sind durchaus in der Lage, den Therapieprozess mitzugestalten. Die Therapeutin/der Therapeut schafft durch das Erkennen der vorhandenen Ressourcen und durch entsprechende Kommunikationsgestaltung und Aufklärung dafür die Voraussetzungen (➤ Kap. 8, ➤ Kap. 18).

MERKE

Selbstbestimmung ist möglich

Selbstbestimmung ist bei Menschen mit Demenz in unterschiedlichem Ausmaß möglich. Dies verlangt jedoch von der Therapeutin/vom Therapeuten eine intensive Beschäftigung und ein Einfühlen, um die Äußerungen richtig zu beurteilen.

Erst wenn der Mensch mit Demenz nicht mehr in der Lage ist, Entscheidungen bzw. Teilentscheidungen zu treffen, ist es gerechtfertigt, ihm diese Entscheidungen abzunehmen.

Kann die erkrankte Person kein Einverständnis zur Behandlung oder keine Informationen zur Anamnese, zur Befundbefragung und zum Therapieziel geben, müssen weitere Personen einbezogen werden. Dabei werden z. B. die behandelnde Ärztin/der behandelnde Arzt, Angehörige und pflegende Personen hinzugezogen, die am Entscheidungsprozess teilnehmen. Auf Basis dieser Hinweise und Informationen wird versucht, die Vorgehensweisen umzusetzen, die dem Menschen mit Demenz am meisten nutzen. Achten Sie besonders darauf, dass diese Entscheidungen „zum Wohl" des Menschen mit Demenz getroffen werden.

Ermutigen Sie Menschen mit Demenz, so lange wie möglich ihre Selbstständigkeit zu bewahren. Die Aufgabe der Physiotherapie ist es, sie darin zu unterstützen, was sie noch können. Dies gilt auch mit Blick auf die Fähigkeit, Entscheidungen über die gewünschte Behandlung zu treffen.

Nimmt im fortgeschrittenen Stadium der Demenz die Fähigkeit zu Entscheidungen ab, bleibt oft noch lange das erhalten, was Ruth Schwerdt als „Autonomie des Augenblickes" in Bezug auf viele kleine Entscheidungen bezeichnet (Schwerdt 2005).

7.1.2 Prinzip der Schadensvermeidung und Prinzip des Patientenwohls

Der Grundsatz der **Schadensvermeidung** bezieht sich auf die Pflicht, der Patientin/dem Patienten keinen Schaden zuzufügen. Der Grundsatz bedeutet unter anderem, keine Schmerzen zu verursachen sowie die Patientin/den Patienten nicht handlungsunfähig zu machen (Beauchamp und Childress 2001).

Verletzlich sein ist ein Teil des Menschseins. Laut Heimerl (2015) ist der Mensch mit Demenz über das gewöhnliche Maß an Verletzlichkeit hinaus verwundbar. Auf der körperlichen Ebene zeigt sich die Verletzbarkeit vor allem in Zeiten von Schmerzen und Krankheiten. Auf psychischer Ebene kommt es in der Anfangsphase häufig zu Ängsten über den fortschreitenden Verlust der kognitiven Fähigkeiten sowie über den Verlust der Selbstständigkeit. Auf gesellschaftspolitischer Ebene kommt noch die Verletzbarkeit durch die Stigmatisierung dazu (Heimerl 2015).

Herausforderung der Schadensvermeidung und des Patientenwohls im therapeutischen Prozess

Schaden zu vermeiden erscheint zunächst als selbstverständlich. Menschen mit einer fortgeschrittenen Demenz können häufig ihr körperliches Schmerzempfinden nicht mehr adäquat ausdrücken. Es besteht durchaus die Gefahr, dass Schmerzen während einer physiotherapeutischen Behandlung ausgelöst, jedoch nicht erkannt werden. Auch ein Überschreiten der körperlichen Belastungsgrenze durch physiotherapeutische Maßnahmen kann Schmerzen verursachen. Es wird den Betroffenen Schaden zugefügt, wenn die Belastungsgrenzen falsch eingeschätzt und Schmerzen nicht erkannt werden (➤ Kap. 17).

Menschen mit Demenz erleben auch auf der psychischen Ebene Schmerzen. Die Begegnung mit fremden Menschen, eine unvertraute Umgebung, die Einschränkung der Bewegungsfreiheit oder Kränkungen durch Stigmatisierung können die Desorientierung und die damit einhergehenden Verhaltensstörungen verstärken (➤ Kap. 5.4, ➤ Kap. 5.2). Schaden zu vermeiden erfordert in dieser Hinsicht eine fachliche Kompetenz im Umgang mit Menschen mit Demenz.

Umgang mit Überforderung: Was sagen Betroffene dazu?

- „Es hilft mir, über Probleme zu sprechen."
- „Testungen sind eine Belastung. Da kann ich nicht die Strategien aus dem Alltag einsetzen. Meine Interessen helfen mir, mir Dinge besser zu merken."
- „Wenn ich müde bin, brauche ich eine Pause."
- „Wenn ich mich körperlich oder geistig angestrengt habe, ist eine Pause wichtig. Danach geht alles wieder etwas besser." (Fallbeispiele aus der Praxis der Autorinnen.)

Mit fortschreitender Erkrankung können Menschen mit Demenz das Bedürfnis, sich zu bewegen, oft nicht benennen. Sie brauchen Hilfe und Unterstützung, um beispielsweise bei Verletzungen nach einem Sturz die Mobilität zurückzugewinnen.

Werden keine entsprechenden mobilitätsfördernden Maßnahmen durchgeführt, kommt es häufig zum Verlust der Mobilität. Dies führt in weiterer Folge zum Verlust der Selbstständigkeit und limitiert somit die Handlungsfähigkeit. Geht die Mobilität vollständig verloren, kommt es zu einer schwergradigen Form der Bettlägerigkeit. Dieser Zustand birgt wiederum die Gefahr der Liegepathologie (➤ Kap. 13). Durch eine gezielte präventive und rehabilitative physiotherapeutische Behandlung kann diese Beeinträchtigung in vielen Fällen verzögert oder vermieden werden.

MERKE

Mobilität und ethische Prinzipien

Mobilitätsfördernde Maßnahmen spielen aus ethischer Sicht eine zentrale Rolle. Sie beinhalten eine doppelte Verpflichtung sowohl im Hinblick auf die Schadensvermeidung als auch auf das Wohlergehen der Menschen mit Demenz.

7.1.3 Das Prinzip der sozialen Gerechtigkeit

Dem **Gerechtigkeitsprinzip** liegt die Sorge zugrunde, wie soziale Leistungen und Belastungen verteilt werden (Beauchamp und Childress 2001).

Menschen mit Demenz dürfen nicht ungleich behandelt werden, sie dürfen vor allem nicht unterversorgt werden. Sie bleiben Menschen, die sowohl auf der Körperebene Hilfe benötigen als auch emotionale und soziale Zuwendung verdienen. Auch wollen sie gefragt werden und statt im Schatten lieber im Licht stehen (Deutscher Ethikrat 2010).

Herausforderung Gerechtigkeitsprinzip im therapeutischen Prozess

Menschen mit Demenz brauchen vor allem im fortgeschrittenen Stadium Unterstützung, um an einer physiotherapeutischen Behandlung teilzunehmen. Dies verursacht häufig einen höheren Zeit- und Personalaufwand. Das Therapiesetting, die Umgebungsgestaltung, die organisatorischen Abläufe müssen an die Bedürfnisse der Menschen mit Demenz angepasst werden. Betroffene werden oft von therapeutischen Angeboten und Möglichkeiten ausgeschlossen, weil die Rahmenbedingungen nicht entsprechend gestaltet und angepasst werden. Dies ist zu hinterfragen. Im Hinblick auf das Gerechtigkeitsprinzip ist diese ausschließende Vorgehensweise ethisch nicht gerechtfertigt. An dieser Stelle übernimmt die Physiotherapeutin/der Physiotherapeut für ihre/seine Handlungen und Entscheidungen sowie im interdisziplinären Setting als Experte eine bedeutende Verantwortung.

⚠ **BEACHTE**

Ethische Prinzipien im Umgang mit Menschen mit Demenz

In Rahmen der Behandlung von Menschen mit Demenz befindet man sich oft im Spannungsfeld der vier ethischen Prinzipien: Selbstbestimmung, Schadensvermeidung, Patientenwohl und soziale Gerechtigkeit. Jeder Mensch mit Demenz ist aufgrund seiner Biografie, seiner Lebensumstände und seiner Umwelt, die in unterschiedlichster Weise erlebt und erfahren werden, geprägt und beeinflusst. Diese individuelle Vielfalt gilt es zu berücksichtigen.

Es ist wichtig, dass sich die physiotherapeutische Behandlung an diesen ethischen Prinzipien orientiert.

7.2 Menschenbild

Der Begriff „**Menschenbild**" beschreibt die Vorstellung, die eine Person oder eine Gesellschaft über das Menschsein hat. Diese Vorstellung beeinflusst die jeweilige Haltung bzw. Einstellung zum Menschen. Erfolgt der Blick auf die an Demenz erkrankten Menschen vorrangig aus der medizinischen Perspektive, wird dies den Betroffenen meist nicht gerecht. Die Medizin beantwortet Fragen zur Demenzerkrankung durch Leitsymptome, Ätiologie, pathologische Prozesse etc.

Fragen über die Erlebnis- und Gefühlswelt der Betroffenen wie: „Verliert der Mensch mit Demenz seine Vernunft?", „Wie erlebt er soziale Beziehungen?" oder „Ist er noch ein emotional empfindendes Wesen?" bleiben hier unbeantwortet.

Medizinisches Wissen beleuchtet die Demenzerkrankung vorrangig unter den Aspekten der Diagnostik und Therapie. Die Innenwelt der Menschen mit Demenz wird hier wenig bis gar nicht beachtet.

Tom Kitwood (2013) vergleicht dies mit einer Waage. In der einen Waagschale liegen Aspekte des persönlichen Seins, in der anderen liegen Aspekte der Pathologie und der Behinderung. Aufgrund vorherrschender Werte und Prioritäten, die in der Medizin, Pflegepraxis, bei Assessments und in der Forschung vorherrschen, senkt sich die letztgenannte Schale deutlich stärker (Müller-Hergl et al. 2013), (➤ Abb. 7.2).

Aus der Perspektive der **Pathologisierung** ist der demenzielle Status grundsätzlich negativ besetzt. Zahlreiche Aspekte wie Gefühle, Bedürfnisse und Ressourcen gelangen gar nicht erst ins Blickfeld. Es besteht die Gefahr der Stigmatisierung.

So kritisiert Helga Rohra (2012) in ihrem Buch „Aus dem Schatten treten", dass die Demenzerkrankung oft von ihrem Ende her gedacht, also vom schwergradigen Stadium aus betrachtet wird. Eine ausschließliche Fokussierung auf den möglichen Endzustand erschwert jedoch die Wahrnehmung aktueller Fähigkeiten und Bedürfnisse der Betroffenen und verstärkt die Stigmatisierung (Rohra und Piest 2012).

7.2.1 Menschenbild und medizinischer Blickwinkel

Der **medizinische Blickwinkel** war lange Zeit die dominierende Perspektive auf die Demenzerkrankung. Wie wirkt diese medizinische „Brille"?

In der physiotherapeutischen Interaktion mit Menschen mit einer Demenzerkrankung werden häufig durch diese Diagnose bestimmte Fragen, Vorstellungen und Erwartungen aufgebaut. Je nachdem, wie differenziert das Krankheitsbild „Demenz" bereits

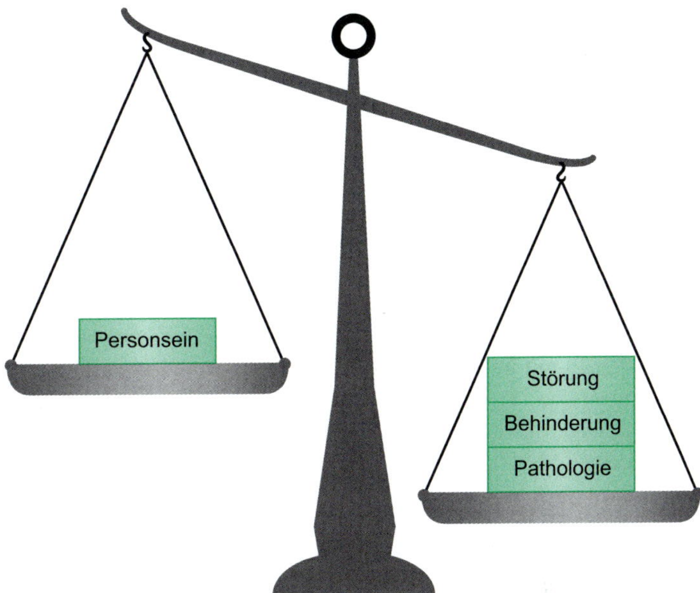

Abb. 7.2 Pathologisierendes Menschenbild bei Demenz [M1208, M1209, L231]

verankert ist, reichen diese von „ist öfter aggressiv" und „macht vielleicht nicht mit" über „was kann ich verlangen?" hin zu „wie muss ich die Demenzdiagnose mit in therapeutische Entscheidungen hineinnehmen" und noch vielen weitere Assoziationen.

Die medizinische Brille „demenzerkrankt" stellt Menschen mit Demenz in ihrem Krankheitsbild aus einer negativen, defizitorientierten Perspektive heraus dar. Dies ist vor allem dann problematisch, wenn die Erwartungen sehr eng umschrieben, starr sind und kochbuchartig in einfachen „wenn … dann" Schlussfolgerungen enden. Es entstehen **falsche Annahmen**, wie hier exemplarisch gezeigt wird:

Wenn die Patientin eine Demenzdiagnose aufweist, dann

- erschwert oder verhindert dies die Organisation und Durchführung einer Physiotherapie,
- besteht keine Indikation für eine physiotherapeutische Behandlung,
- ist mit herausfordernden Verhaltenssymptomen zu rechnen, die eine therapeutische Interaktion erschweren und behindern,
- ist es fraglich ob ein Therapieziel erreicht werden kann,
- ist damit zu rechnen, dass diese Menschen wenig compliant sind und die Therapie abgesetzt werden muss.

Die medizinische Diagnose „Demenz" kann also den Zugang, Vorüberlegungen und Therapiepläne negativ beeinflussen.

Dieser Blickwinkel birgt die Gefahr, dass die Erwartungen nicht **realen Personen** entsprechen *können,* da diese **stets vielfältig** sind: Menschen weisen ein weites Spektrum an unterschiedlichsten Reaktionen, Wünschen, Wertvorstellungen und Umgangsformen auf.

⚠ **BEACHTE**

Wer ist der Mensch mit Demenz?

Für Physiotherapeutinnen und Physiotherapeuten stellt sich die Herausforderung, die „medizinische Waagschale" mit der „Waagschale des Menschenbildes" in ein Gleichgewicht zu bringen. Es stellt sich die Frage nach dem Menschenbild: „Wer ist die Person mit Demenz?"

7.2.2 Menschenbild und person-zentrierter Blickwinkel

Kitwood (2013) arbeitete einen **person-zentrierten Blickwinkel** heraus: Er plädierte dafür, dem vorherrschenden medizinisch-neurologischen Erklärungsmodell von Demenz ein sozialpsychologisches, person-zentriertes Modell gegenüberzustellen. Sein Modell setzt sich dafür ein, „Männer und Frauen mit einer Demenz in ihrem vollen Menschsein anzuerkennen. Der Bezugsrahmen sollte nicht länger die Person mit *DEMENZ,* sondern die *PERSON* mit Demenz sein". Er definiert den Begriff „Person sein" wie folgt: „Es ist ein Stand oder Status, der dem einzelnen Menschen im Kontext von Beziehung und sozialem Sein von anderen verliehen wird. Er impliziert Anerkennung, Respekt und Vertrauen" (Müller-Hergl et al. 2013, S.30).

Auch Post (2002) setzt sich dafür ein, dass Personen nicht vorrangig nach rationalen Fähigkeiten bewertet werden, sondern weitaus stärker mit Gefühl, Emotion und der Fähigkeit, in Beziehungen zu leben, in Verbindung gebracht werden sollten. Auf dieser Ebene sind Menschen mit Demenz in hohem Maße kompetent (Post 2002).

Menschen mit Demenz haben Zeit ihres Lebens Erfahrungen mit Leid, Glück, Krankheit, Tod, Trauer und Freude gemacht. Sie waren eingebunden in ein soziales Gefüge mit Familie, Nachkommen und Freunden. Die Begegnung mit Betroffenen zeigt, dass sie ihre Lebensgeschichten, Lebenserfahrungen, Gefühle und Bedürfnisse meist verborgen in sich tragen. Ihre Erinnerungen sind nicht einfach verloren gegangen, sie sind lediglich verschüttet. Dies zeigt sich beispielsweise dann, wenn ein Gegenstand, ein Bild oder ein Musikstück aus früheren Zeiten spontan Gefühle weckt und sie emotional in Erinnerungen an frühere Zeiten versetzt.

7.2.3 Menschenbild und Konstruktivismus

In der Begegnung und Kommunikation mit Menschen mit Demenz kommt es nicht selten vor, dass unser Verständnis von dem, was gemeinhin als Wirklichkeit oder Realität gilt, vom Realitätsbezug der Betroffenen stark abweicht. So kann es vorkommen, dass die Therapeutin als Tochter begrüßt wird oder dass die hochaltrige Patientin/der Patient vorgibt, keine Zeit für die Therapie zu haben, da sie/er demnächst den Besuch der bereits verstorbenen Mutter erwartet.

Die Kernthese aller konstruktivistischen Denker lautet: Wir alle konstruieren unsere eigene Wirklichkeit, unsere besondere Sicht der Dinge.

Watzlawick (1999) führt zum konstruktivistischen Gedanken an, dass „wir lediglich eine Meinung über die „wirkliche" Wirklichkeit haben können, ein subjektives Bild, eine willkürliche Interpretation".

Maturana und Varela (2012) untersuchten das Erkennen beim Menschen. Sie schildern folgendes: „Jedes Tun ist Erkennen und jedes Erkennen ist Tun." Diese Zirkularität, d. h. die Verkettung von Handlung und Erfahrung, zeigt, dass die Welt konstruiert wird (konstruktivistische Sichtweise, Anm. d. A). „Jede Reflexion über das Erkennen findet dabei in der Sprache statt" (Maturana und Varela 2012): Dabei wird „alles Gesagte von jemanden gesagt". Es gibt somit keine allumfassende, „objektive" („medizinische") Position, sondern nur verschiedene subjektive Positionen, die nebeneinander ihre Berechtigung haben.

Mück (1996) fordert im Hinblick auf die konstruktivistische Sichtweise, die Innenwelt der Menschen mit Demenz zu achten und sie nicht länger zu pathologisieren. Er beschreibt die Welt der Menschen mit Demenz „nicht weniger krankhaft oder unwirklich" als diejenige sogenannter Gesunder. Aus konstruktivistischer Sicht leben auch alle Gesunden in ihren eigenen Welten, nur sind sie sich dieser Unterschiede meist nicht bewusst, da sie nicht so ausgeprägt sind wie die Unterschiede zur Welt Demenz-Kranker. Er vergleicht den Demenz-Erkrankten mit einem Schiff auf hoher See, das seine Navigationsgeräte und seinen Anker verloren hat. Sein Kurs wird vor allem durch die Bauweise des Schiffes und alte Seekarten bestimmt. Es fehlt die Möglichkeit, an anderen Welten anzulegen, um sich über gemeinsame Koordinaten und die Position in einer alle verbindenden Welt auszutauschen (Mück 1996).

Die Autorinnen bevorzugen in der Begegnung mit Menschen mit Demenz eine *konstruktivistische und subjektivistische Sichtweise.* Subjektivistisch bedeutet dabei, dass die Sicht der betroffenen Person in die Forschung einbezogen wird. Die individuelle Wahrnehmung und die individuellen Interessen des Menschen mit Demenz (= Subjekt) bestimmen seine Realität. Es wird akzeptiert, dass Menschen mit Demenz in ihrer eigenen Realität leben, die sie vor einem individuellen Hintergrund interpretieren und verarbeiten. Die Realitätsauffassung der Menschen mit Demenz wird nicht in Frage gestellt, sondern gleichwertig neben dem eigenen Realitätsbezug behandelt. Durch das Annehmen der Welt der Betroffenen und den Verzicht auf korrigierende Hinweise wird der Mensch mit Demenz in seiner Welt begleitet.

Diese Haltung und Umgangsweise beschreibt Arno Geiger (2011) in seinem Buch „Der alte König in seinem Exil" mit den Worten: „Da mein Vater nicht mehr über die Brücke in meine Welt gelangen kann, muss ich hinüber zu ihm. Dort drüben, innerhalb der Grenzen seiner geistigen Verfassung, jenseits unserer auf Sachlichkeit und Zielstrebigkeit ausgelegten Gesellschaft, ist er noch immer ein beachtlicher Mensch, und wenn auch nach allgemeinen Maßstäben nicht immer ganz vernünftig, so doch irgendwie brillant" (Geiger 2011).

MERKE

Menschen mit Demenz in ihrer Welt begegnen

Das Menschenbild und der Blickwinkel beeinflussen in hohem Maße die therapeutische Interaktion. Es macht einen deutlichen Unterschied in der Begegnung, ob die Therapeutin/der Therapeut den Menschen mit Demenz mit seinen Unfähigkeiten, Defiziten und Verlusten sieht und seine Wirklichkeit und Wahrnehmung als pathologischen, krankhaften Prozess einordnet oder ob der Menschen mit Demenz in seinen Bedürfnissen und Kompetenzen erkannt und als vollwertiger Mensch in „seiner Realität" angenommen wird.

7.2.4 Menschenbild, Krankheit und Sinn

Dieses Kapitel beschäftigt sich mit der **Sinnfrage** im Hinblick auf einen unheilbaren Krankheitsprozess, wie er sich in der Demenzerkrankung darstellt. Es wird ein Blick auf die Therapeutensicht und auf die Sicht der Betroffenen und Angehörigen geworfen.

Die Behandlung und Betreuung von Menschen mit Demenz berührt die eigene Existenz, die eigene Verletzlichkeit und die eigene Vergänglichkeit. Insofern ist in der Begegnung mit schwer beeinträchtigten Menschen die Auseinandersetzung mit dem eigenen Menschenbild elementar für eine professionelle Zusammenarbeit. Nur so kann die Begegnung mit betroffenen Menschen authentisch bleiben.

Das Menschenbild der Autorinnen ist davon geprägt, dass jede Lebensform, sei sie aktiv wie bei gesunden Menschen oder auch passiv, aber trotzdem erlebend wie bei Menschen im schwerstgradigen Stadium einer Demenz, ihre Berechtigung, ja ihren Sinn haben kann. Hier knüpft der Zugang zum Menschen an die sinngebenden Vorstellungen, z. B. der Logotherapie und Existenzanalyse, an.

Zum Sinn meint Viktor Frankl (2005), dass „aber im Leben es nicht um **Sinngebung** geht, sondern um **Sinnfindung,** nicht um Gebung eines, sondern Findung des Sinns, Findung, sagen wir, und nicht Erfindung; denn der Sinn des Lebens kann nicht erfunden, sondern muss entdeckt werden" (Frankl 2005, S. 88).

Therapeutensicht

Dass etwas Sinn hat, zeigt sich nicht immer auf den ersten Blick. Situationen mit Betroffenen können die Therapeutin/den Therapeuten emotional sehr bewegen. Das Vertrauen darauf, dass auch diese bewegenden Situationen Sinn haben, kann eine Hilfe sein. Hierbei ist an die selbstkritische Auseinandersetzung mit den eigenen Grenzen zu appellieren (➤ Kap. 23).

Zu dieser Thematik stellt Böschemeyer (2013) wichtige Fragen: „Kennt sich der Therapeut gut genug, um zu wissen, welchen Gefährdungen er unter Umständen in der Arbeit mit einem tief verletzten Menschen ausgesetzt ist?" „Glaubt er selbst daran, dass menschliches Leben sinnvoll sein kann, auch unter Umständen, die kein Mensch will?" Er führt weiter aus: „Vielleicht ist der Therapeut der Einzige, der in dem Leidenden das Gefühl entbinden kann, dass er „mehr" ist als sein Leiden. Die Möglichkeit dazu hat er, doch hat er sie nur in dem Maße, in dem er selbst seinen „Mut zum Sein" fühlt" (Böschemeyer 2013, S. 354).

⚠ BEACHTE

Belastende Situationen und Sinn

Wichtig ist, sich bei emotional sehr belastenden Situationen Unterstützung in Form einer Supervision zu holen. Teambesprechungen, Fallbesprechungen, Austausch mit Berufskollegen oder Pflegepersonen sind ebenfalls hilfreich. Eingleisigem Denken wie etwa „es hat keinen Sinn" wird so vorgebeugt. Belastende Situationen werden entschärft. Durch den Austausch werden andere, neue Perspektiven angeregt (➤ Kap. 22, ➤ Kap. 23).

Sicht der Betroffenen und der Angehörigen

Betroffenen kann der Sinn abhandenkommen, wenn sie Fähigkeiten verlieren. Sie empfinden Trauer und Schmerz und vermeiden gerade aus diesem Grund eine Tätigkeit völlig. Andererseits kann das Annehmen einer Erkrankung für den Betroffenen mit Sinn erfüllt sein. Dabei kann diese Haltung nicht „verlangt" oder eingefordert werden (Frankl 2002).

Fallbeispiel

Sinnfindung trotz Verlusterlebnissen

Herr O., 87 Jahre, hat eine schwergradige Alzheimer-Demenz. Er wird von seiner Lebensgefährtin, die ihn liebevoll betreut, zum neuropsychologischen Training gebracht. Herr O. war früher Brückenkonstrukteur und hochintelligent. In einer der Therapieeinheiten beklagt sich Herr O., er könne nun aus den Gebeten nicht mehr jenes Verständnis, jenen Trost finden wie früher. Trotzdem hat sich Herr O. selbst nicht aufgegeben. So forderte er das intensive Arbeiten in der Therapie stets von Neuem ein.

Schmerz und Trauer über den Verlust von Fähigkeiten sind sehr individuell und treten auch dann auf, wenn noch viele Fähigkeiten intakt sind. Selbst wenn die Person vom völligen Verlust der Mobilität oder der Kommunikationsfähigkeit entfernt ist, kann sie der Verlust anderer Fähigkeiten schmerzen.

Eine Wertung, welche Fähigkeit wohl für diese Person die „wichtigste" sei, ist dabei nicht zielführend. Wesentlich ist, das Gefühl des betroffenen Menschen anzunehmen und so die schmerzhafte Situation zu akzeptieren.

Der Sinn kann sich sowohl für Betroffene als auch für betreuende Angehörige auf unterschiedliche Weise eröffnen:

Betroffene äußern, dass sie das Beste aus der Situation machen wollen, das Leben *trotzdem* – trotz Demenz – genießen möchten. Andere Betroffene sagen, wie wertvoll sie die Beziehung zu ihren Angehörigen erleben, dass sich die Beziehung sogar noch vertieft hat. Jeder Betroffene bringt nicht nur seine Sicht der Erkrankung mit, sondern auch seine Sicht auf sein Leben. Jeder Einzelne unterscheidet sich dadurch, wie es ihm gelingt, sein Leben in allen Facetten anzunehmen.

Angehörige schildern, wie intensiv sie die Zeit mit ihrem geliebten Menschen nun erleben, wie wertvoll die kleinen Gesten geworden sind, wenn der Betroffene sie ansieht oder einmal umarmt. Das gemeinsame Erleben bekommt einen neuen Stellenwert. Es kann vorkommen, dass die Familie als Ganzes „zusammenrückt" und durch die Hilfsbedürftigkeit des Betroffenen einerseits und die Unterstützung der Pflegenden andererseits mehr Nähe entsteht.

Pflegende Angehörige entdecken oftmals, dass in der Erkrankung die Hilfe nicht selbstverständlich ist oder dass sich Verwandte oder Bekannte aus der Betreuung zurückziehen. In dieser Auseinandersetzung kann ebenso Sinn stecken, da gerade die Abwesenheit von Hilfe die Konfrontation mit Werten fördert. Durch dieses Herauskristallisieren vom Wesentlichen im Leben kann der Sinn besonders klar zum Vorschein kommen.

Über das Aushalten belastender Situationen, in der Beständigkeit der Betreuung und im emotionalen „Dableiben" in der Beziehung kann eine Versöhnung mit dem Betroffenen oder den eigenen Verletzungen eintreten, indem die Würde des Menschen trotz allem bewahrt bleibt. Dieses bewusste Eintreten für Werte und Wertschätzung gibt nicht nur der/dem Betroffenen, sondern auch den betreuenden Menschen im weiteren Leben Kraft.

Die erlebte Hilfsbereitschaft von Verwandten, Nachbarn, Freunden oder von „professionellen Diensten" – ob mobile Dienste, ein Tageszentrum, eine Ärztin/ein Arzt, eine Therapeutin/ein Therapeut oder eine stationäre Einrichtung wie etwa ein Pflegeheim – kann ebenfalls eine emotionale Verbundenheit schaffen, die Menschen letztlich Stabilität und Sinn geben kann.

Viele Angehörige können diese Erfahrungen erst nach dem Tod des Betroffenen in ihrer Tiefe ausloten und für sich sinngebend verarbeiten. Dies bedeutet, dass die Entdeckung des Sinns nicht an eine bestimmte Zeit gebunden ist, in der dies „erarbeitet" wird. Vielmehr handelt es sich um einen lebenslangen Prozess, der mehr oder weniger gut gelingen kann.

PRAXISTIPP

Sinnfindung fördern

Wie können Sie in der Therapiesituation Menschen bei der Sinnfindung unterstützend begleiten? Gehen Sie mit ihnen gemeinsam auf „Entdeckungsreise". Fragen Sie sie nach Erfahrungen aus der Vergangenheit und darüber, was für sie früher Sinn gemacht hat. Fragen Sie sie über die Gegenwart, z. B. was für sie in der aktuellen Situation Sinn macht, oder auch über die Zukunft, z. B. was sie brauchen, um Sinn zu erleben. Legen Sie Ihr Augenmerk auf die Bedürfnisse und Ressourcen. Sinn ist verbunden mit Fähigkeiten und Aktivitäten, die Freude machen und zu denen Menschen mit Demenz noch Zugang haben.

7.3 Therapeutische Grundhaltung

Ausgehend von **ethischen Prinzipien** berührt die physiotherapeutische Behandlung von Menschen mit Demenz wichtige Aspekte eines **person-zentrierten Menschenbildes.** Empathie (einfühlendes Verstehen), Akzeptanz (Wertschätzung) und Kongruenz (Echtheit) bilden die Elemente der **therapeutischen Grundhaltung**. Die konkrete Umsetzung wird im folgenden Kapitel näher erläutert.

Ein wichtiger Vertreter der **person-zentrierten Psychotherapie** ist Carl R. Rogers (2009). Er geht von der Würde der Person aus, die nicht erarbeitet oder verdient werden muss. **Bedingungslose Wertschätzung** betrachtet Rogers als ein menschliches Grundbedürfnis, dessen Erfüllung man sich nicht verdienen müsse. Rogers ist der Ansicht, dass der Wert des Einzelnen aus seiner alleinigen Existenz begründet ist. Für ihn ist die bedingungslose Wertschätzung der Schlüssel zu einem „guten Leben" (Kollar-Plasser 2014, Rogers 2009).

Carl R. Rogers (2012) entwickelte im Rahmen der klientenzentrierten Psychotherapie die drei Merkmale Empathie, Akzeptanz und Kongruenz, die eine person-zentrierte Haltung kennzeichnen.

- **Empathisches Verstehen:** Der Therapeut hat ein genaues, empathisches Verständnis für die innere Welt des Klienten. Er verspürt den Ärger, die Angst oder die Verwirrung, also die private Welt des Klienten, als wäre sie die eigene, ohne dass dabei die eigene Welt hineingezogen wird.
- **Akzeptanz:** Akzeptieren beinhaltet Anteilnahme gegenüber dem Klienten als einem besonderen und selbstständigen Menschen, dem es erlaubt ist, eigene Empfindungen und Erlebnisse zu haben und darin eigene Bedeutungen zu finden.
- **Kongruenz:** Der Therapeut ist sich dessen bewusst, was er im Augenblick der Beziehung erlebt. Der Therapeut ist in der Beziehung nicht eine Fassade oder eine Rolle oder eine Vorstellung, sondern er ist frei, tief und akzeptierungsbereit er selbst (Rogers 2012, S. 66–68).

In der Physiotherapie können die wesentlichen Merkmale von Rogers Schule Anwendung finden (➤ Tab. 7.1).

Der wertschätzende und empathische Umgang mit Menschen mit Demenz ist auch vor dem Hintergrund vielfältiger Verluste wie dem Tod von Bezugspersonen, Verlust von Fähigkeiten und Fertigkeiten und gesellschaftlichem Ansehen zu sehen. Diese Verluste, Gefühle und Lebenseinstellungen sind für die Umwelt wenig ersichtlich, wirken jedoch in das aktuelle Verhalten hinein und können sich in einem für die Therapeutin/den Therapeuten wenig erklärbaren Verhalten zeigen. Die wertschätzende Grundhaltung ist deshalb auch bei Patientinnen/Patienten hilfreich, die ein situativ nicht nachvollziehbares oder nicht den „allgemeinen" Normen angepasstes Verhalten zeigen.

Ein einfühlendes Verhalten, die Akzeptanz des Menschen mit Demenz und die Bereitschaft, authentisch zu sein, hilft oft über schwierige Situationen hinweg. Diese therapeutische Grundhaltung führt vom defizitorientierten hin zu einem ressourcenorientierten Blick. Dieser bewirkt nicht nur beim Menschen mit Demenz, sondern auch bei der Therapeutin/beim Therapeuten Motivation und sinnerfülltes Tun.

Tab. 7.1 Umsetzung der Schule Rogers in der Physiotherapie [M1208, M1209]

Wesentliche Merkmale nach der Schule Rogers (Morton 2002, S.28)	Umsetzung in der Physiotherapie
Tiefer Respekt für das subjektive Erleben, die Wahrnehmungen und die innere Welt des Einzelnen	**Fallbeispiel:** Herr F., 90 Jahre alt, mittelschwere Demenz, wird nach einer Hüftoperation mobilisiert. Er hat es bei der Gangschulung sehr eilig und begründet dies damit, dass „wir schneller marschieren müssen, damit uns der Feind nicht zu nahekommt." **Kommunikation:** Sich auf die Erlebniswelt der erkrankten Person einzulassen bedeutet, Interesse zu zeigen und nicht zu versuchen, das Verhalten des Betroffenen zu verändern. Durch Zuhören und über seine Erlebniswelt zu kommunizieren ermöglicht es, ihn ein Stück weit in seiner Welt zu begleiten. **Therapeutische Intervention:** Das Bedürfnis zu „marschieren" als Bedürfnis „sich zu bewegen" erkennen und in die Gangschulung und in weitere aktive Mobilisationsmaßnahmen integrieren.
Vorbehaltlose Akzeptanz der einzigartigen Eigenschaft jedes Menschen	Die Person mit vorhandenen Fähigkeiten, Ressourcen, aber auch Defiziten wertschätzen. **Fallbeispiel:** Frau F., 76 Jahre alt, mit leichtgradiger Parkinson-Demenz, wird aufgrund von Rückenschmerzen und Gangunsicherheit zur Physiotherapie überwiesen. Sich zu bewegen war nie ihre Vorliebe, jedoch ist sie eine begeisterte Musikliebhaberin. **Therapeutische Interventionen:** Musik als unterstützendes Element in die Bewegungstherapie einzusetzen hilft Frau F., sich zur Bewegung zu motivieren und sogar Freude daran zu finden.
Ganzheitlicher Blick	Den Menschen als Ganzes in seiner aktuellen und vergangenen Lebensgeschichte wahrnehmen. Seine Stärken *und* Schwächen annehmen.
Positive Sichtweise der menschlichen Natur und die Entfaltung ihrer Potenziale	Ausschau nach Ressourcen halten
Gefühle und Emotionen werden stärker betont als kognitive Merkmale	**Fallbeispiel:** Frau R., 79 Jahre alt, schwergradige Alzheimer-Demenz, wird im Krankenhaus nach einem Sturz mit Beckenfraktur zur Physiotherapie überwiesen. Bei der Kontaktaufnahme durch die Therapeutin liegt Frau R. im Bett und schreit: „Hilfe, Hilfe, lassen Sie mich in Ruhe!" Beim Versuch, sie in das Querbett zu mobilisieren, reagiert sie mit Abwehrverhalten. **Therapeutische Intervention:** Genaues Hinhören und Einfühlen in die aktuelle Situation hilft auszuloten, welche Gefühle und Emotionen für die Patientin im Moment vorrangig sind. Sie auf kognitiver Ebene durch Erklärungen beruhigen zu versuchen, zeigt keine Wirkung. Sich für die Begrüßung und Überleitung zur Mobilisation Zeit zu nehmen, die Patientin und ihre Stimmung wahrzunehmen, sich auf das Tempo der Person einzustellen und selbst ruhig zu bleiben sind hilfreiche Aspekte des einfühlenden Umgangs. Zeigt sich die Person eher ängstlich-zögerlich, ist davon auszugehen, dass das momentane Bedürfnis nach Sicherheit im Vordergrund steht. Ein zu rascher Situationswechsel (z. B. Wechsel vom Liegen zum Sitzen) fördert das Rückzugsverhalten. Ist die Person eher agitiert-aktiv, ist es sinnvoll, ihr Tempo aufzugreifen. Zeigt sie motorische Unruhe, kann ihr Bedürfnis nach Bewegung aufgegriffen werden. Gefühle und Emotionen werden als wichtige Botschaften der Person mit Demenz angenommen.

Tab. 7.1 Umsetzung der Schule Rogers in der Physiotherapie [M1208, M1209] *(Forts.)*

Wesentliche Merkmale nach der Schule Rogers (Morton 2002, S.28)	Umsetzung in der Physiotherapie
Zwischenmenschliche Beziehungen und die Fähigkeit des Einzelnen, sein Potenzial zu entfalten, werden hervorgehoben	Sowohl in der Einzeltherapie als auch in der Gruppentherapie können zwischenmenschliche Beziehungen erlebt werden. Dies wirkt dem Rückzug und der Isolation von Menschen mit Demenz entgegen. **Fallbeispiel:** Frau M., 85 Jahre alt, mit mittelgradiger Alzheimer-Demenz ist Bewohnerin eines Alten- und Pflegeheims. Sie war Gastwirtin in einem Landgasthaus und ist Mutter von vier Kindern. **Therapeutische Intervention:** Frau M. ist Teilnehmerin einer Gruppentherapie mit dem Schwerpunkt „Erinnerungsinseln von früher wecken." Die Anforderungen in der Gruppentherapie ähneln denen ihrer beruflichen Tätigkeit. Dadurch ist es ihr in der Therapiestunde möglich, eine Beziehung zu den anderen Personen aufzubauen, um ihr noch vorhandenes Potenzial an Fähigkeiten erleben zu können.
Macht, Kontrolle und Verantwortung bleiben bei der Patientin/beim Patienten. Die Fachkraft hat eine helfende und unterstützende Rolle	Im gesamten therapeutischen Prozess bestehen zahlreiche Möglichkeiten zur Interaktion mit Menschen mit Demenz. Abhängig vom Schweregrad der Demenz und der Kommunikationsfähigkeit wird die Selbstbestimmung der Betroffenen integriert und gefördert. Der Selbstbestimmung wird Raum gegeben, indem die Therapeutin/der Therapeut das Einverständnis der Person einholt. Durch genaues Beobachten können sowohl verbale als auch nonverbale Signale Auskunft darüber geben, ob die Person einverstanden ist oder nicht. Zudem ist wichtig, genau zu beobachten und wahrzunehmen, wie die Person auf Interventionen reagiert. Dies wiederum dient als Grundlage für therapeutische Maßnahmen.

KAPITEL

8 Kommunikation bei Demenz

Menschen mit und ohne Demenz sind soziale Wesen und wollen miteinander in Kontakt kommen. Durch **Kommunikation** teilen wir unsere Gedanken, Gefühle, Bedürfnisse, Wünsche und vieles mehr anderen Menschen mit und tauschen Informationen, Meinungen und Beziehungsaspekte untereinander aus.

Watzlawick (2011) beschreibt die Kommunikation als einen wechselseitigen Ablauf von Mitteilungen, der zwischen zwei oder mehreren Personen stattfindet. Er bezeichnet diesen Ablauf als **Interaktion.** Kommunikation besteht nicht nur aus Worten, sondern beinhaltet auch paralinguistische Phänomene (z. B. Tonfall, Geschwindigkeit der Sprache, Pausen, Lachen und Seufzer) sowie die Körpersprache. Alles Verhalten in einer zwischenmenschlichen Situation hat somit Mitteilungscharakter (Watzlawick et al. 2011).

8.1 Veränderungen in der Kommunikation bei Demenz

In den verschiedenen Stadien der Demenzerkrankung kommt es im Kommunikationsprozess zu Veränderungen sowohl in der Empfänger- als auch in der Senderfunktion.

Haberstroh et al. (2011) beschreiben die Kommunikation anhand eines **Sender- und Empfängermodells**. Ein Sender gibt gezielte Informationen an einen Empfänger weiter, Sender und Empfänger wechseln laufend ihre Rollen: Der Sender wird zum Empfänger und der Empfänger zum Sender. Dieser Prozess der Kommunikation läuft dabei in vier Schritten ab (Haberstroh, Neumeyer und Pantel 2011):

- **Darbietung:** Der Sender bietet eine Information dar.
- **Aufmerksamkeit:** Ein Empfänger richtet seine Aufmerksamkeit auf den Sender und seine Information.
- **Verstehen:** Ein Empfänger versteht die Information.
- **Behalten:** Der Empfänger behält die Information (➤ Abb. 8.1).

Diese vier Schritte der Kommunikation, die für gesunde Menschen selbstverständlich scheinen, fallen den Betroffenen bei fortschreitender Demenz zunehmend schwerer. Bei Haberstroh et al. (2011) findet sich eine ausführliche Analyse der kommunikativen Veränderungen je nach Schweregrad der Demenz. Untersucht werden die Aspekte Darbietung, Aufmerksamkeit, Verstehen und Behalten. Nachfolgend gehen wir näher auf diese Analyse ein.

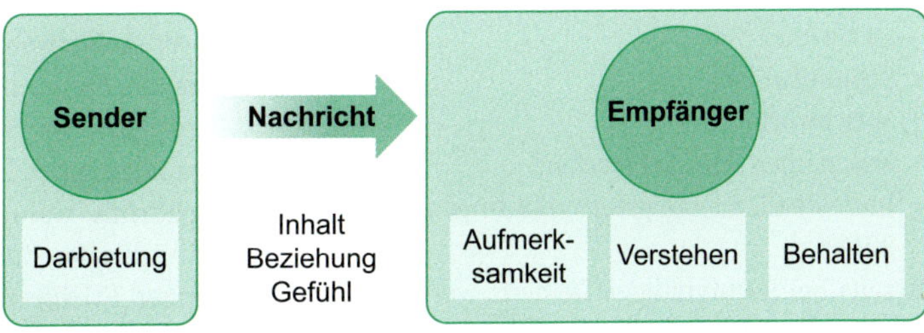

Abb. 8.1 Tandem Modell [G1232, L231]

8.1.1 Die Person mit Demenz als Sender

Darbietung einer Information

Die **Darbietung einer Information** beinhaltet laut Haberstroh et al. (2011) einen Inhaltsaspekt und einen Beziehungsaspekt. Der Inhaltsaspekt, das „Was", bezieht sich rein auf die Worte der Information. Der Beziehungsaspekt beschreibt das „Wie" einer Information: Wie sieht der Empfänger seine Beziehung zum Sender? Diese Darbietung kann sowohl verbal als auch nonverbal erfolgen. Bei schwersterkrankten Personen kann sich die verbale Äußerung auf schablonenartige Sätze bis hin zum völligen Verlust der Sprache reduzieren. Nonverbale Ausdrucksmöglichkeiten und paralinguistische Phänomene bleiben jedoch lange erhalten, um Stimmung oder Bedürfnisse auszudrücken (Rousseaux et al. 2010, S. 3884; Haberstroh et al. 2011).

Im Laufe der Demenzerkrankung kommt es häufig zu einer Wortfindungsstörung (Haberstroh et al. 2011). Mitten im Sprechen fehlen plötzlich Worte für das, was gesagt werden möchte. Das Suchen nach Personennamen, nach Worten für Gegenstände aber auch nach ganz alltäglichen Worten misslingt trotz angestrengten Überlegens.

Automatisierte Formulierungen und Ausdrucksweisen können auch im fortgeschrittenen Stadium der Erkrankung erhalten bleiben:

- Die in der jeweiligen Muttersprache und Kultur üblichen Glückwunsch-, Gruß- und Abschiedsworte: „guten Tag", „grüß Gott", „hallo" „gute Nacht", „guten Appetit" etc.
- Redewendungen und Floskeln wie etwa „ach du liebe Zeit" oder „Gott sei Dank"
- Sprachliche Mittel zur Erlangung der Aufmerksamkeit anderer wie „Hallo!", „Hilfe" oder „Schwester"
- Schimpfwörter
- Sprichwörter
- Kosenamen wie „Schätzchen"
- Individuelle Lieblingsformulierungen (Sachweh 2019)

Bereits bei leichtgradiger Demenz werden Berichte von neuen Erlebnissen stetig weniger. Dem gegenüber stehen jedoch einzelne ausführliche Erzählungen von Kindheits- und Jugenderlebnissen. Diese Geschichten werden meist mit immer denselben Worten präsentiert, und auch dieselbe Geschichte wird manchmal an einem Tag mehrfach erzählt.

Fallbeispiel

Lebensthemen bleiben lange erhalten

Herr F., 86 Jahre alt, weist eine mittelgradige Parkinson-Demenz auf. Bei Herrn F. wird die Physiotherapie im Zuge eines Hausbesuches durchgeführt. Das aktive Bewegungstraining mit der oberen Extremität erinnert Herrn F. an eine Schwimmbewegung. Er erzählt von seiner sportlichen Jugendzeit: „Ich habe das Schwimmen ohne Hilfe eines Erwachsenen gelernt. Mein Bruder hat mich, als ich 5 Jahre alt war, in den Bach gestoßen! Ich bin „ganz von alleine" geschwommen." Diese Geschichte erzählt Herr F. regelmäßig und wiederkehrend in jeder Therapieeinheit.

Lebensthemen bleiben bei Menschen mit Demenz lange erhalten. In der Kommunikation können wir an solche Erinnerungen anknüpfen. In Ruhe zuhören und immer wieder Interesse zeigen, stärkt das Selbstwertgefühl der Betroffenen. Dies wirkt sich wiederum positiv auf die Therapiemotivation aus. Werden die noch vorhanden Stärken, in diesem Fall die Erinnerung an früher Erlebtes, erkannt und genutzt, bleibt die Beziehung zur Therapeutin/zum Therapeuten und somit zur Außenwelt noch weiterhin lebendig.

Werden Menschen mit Demenz stetig in der Kommunikation überfordert und mit ihren Schwächen konfrontiert, ziehen sie sich nach und nach von ihrer Außenwelt zurück. Sie gleiten in eine Isolation ab. Hinter herausfordernden Situationen, wozu beispielsweise auch das immer wiederkehrende Erzählen einer Erinnerung gehört, steht häufig das Bedürfnis, wahrgenommen oder gehört zu werden. Die gezeigten Emotionen können sich dabei auch auf früher Erlebtes beziehen und eine Aktualisierung erfahren haben (Stuhlmann 2011).

PRAXISTIPP

Die Aufgabe der Therapeutin/des Therapeuten als Empfänger

- Verbinden Sie bei Kommunikationsschwierigkeiten physiotherapeutische Angebote mit Gesprächen über Erinnerungen an Lebensthemen der Betroffenen. Verknüpfen Sie den Bericht solcher Erlebnisse mit aktuellen Therapieinhalten und ermöglichen Sie so Erfolgserlebnisse trotz vorhandener Kommunikationsschwierigkeiten. So kann z. B. die Erzählung und Erinnerung an eine Wanderung in der Natur bei der Durchführung eines Gangtrainings die Schrittlänge, die Schritthöhe oder die Verlängerung der Gehstrecke unterstützen und fördern. Die Erinnerung an Haushaltstätigkeiten und die Verwendung eines Alltagsmaterials kann Bewegungsabläufe mit den Händen und Armen initiieren (➤ Kap. 20).
- Oft sind bei fortgeschrittener Demenz noch kurze Sätze, Floskeln oder Sprichwörter möglich. Über diese Floskeln gibt die erkrankte Person durch Tonfall oder Ausdruck wichtige Informationen zum eigenen Befinden und zur Beziehung zu anwesenden Personen. Nutzen Sie Lieder und Liedtexte als Ausdrucksmittel und als Kommunikationsangebot an die erkrankte Person. Der Einsatz von Musik und Liedtexten eignet sich wiederum für therapeutische Interventionen (➤ Kap. 20.1.3).
- Nehmen Sie verbale und nonverbale Kontaktangebote der Betroffenen bewusst wahr. Kommuniziert ein Mensch mit Demenz mit Sprichwörtern oder Liedtexten, kommt es vor, dass diesen Äußerungen kein kommunikativer Charakter im Sinne eines Kontaktangebots zuerkannt wird. Bei der Analyse von Behandlungsvideos durch die Autorinnen zeigte sich jedoch, dass ein Ignorieren dieser Kommunikationsformen ein Rückzugsverhalten (Abnahme von Äußerungen), ein regressives Verhalten (Nachlassen der Körperspannung, Husten, Verstärkung der Gangunsicherheit) und Autoaggressionen (Selbstbeschimpfung: „Ich bin ein Esel.") fördern kann. Alle verbalen und nonverbalen Aspekte der Kommunikation sind daher als Teil eines Beziehungsangebotes von Seiten der erkrankten Person zu werten.
- Ein permanentes Korrigieren, Ablehnen oder Kritisieren der Äußerungen von Menschen mit Demenz kann zu Aggressionen oder Rückzugsverhalten bis hin zum Verstummen führen.
- Bei schwergradiger Demenz werden Fragen oft wiederholt gestellt. Diese Verhaltensweisen sind für Therapeutinnen/Therapeuten oft belastend. Halten Sie inne und nehmen Sie die eigenen Gefühle wahr. Dies fördert die Reflexion in herausfordernden Situationen. Diese Reflexion wirkt sich in der Regel meist positiv auf das kommunikative Verhalten der eigenen Person aus und wirkt dadurch zirkulär auf das Verhalten der Person mit Demenz. Wiederkehrende Fragen lösen möglicherweise Ungeduld und Ratlosigkeit aus. Ungeduld bewirkt Unruhe und ein innerer Stress wird spürbar, der sich auf die betroffene Person überträgt. Reflexion bedeutet an dieser Stelle, die eigene Ungeduld und Unruhe wahrzunehmen und anzunehmen, um sie dadurch in Gelassenheit umwandeln zu können. Atmen Sie einige Male bewusst tief durch, reduzieren Sie das Tempo und entwickeln Sie eine Gelassenheit durch Humor (➤ Kap. 23).
- Wiederholte Fragen spiegeln nicht nur Bedürfnisse oder die Gedächtnisstörung wider, sondern sind auch ein Versuch, ein Gespräch zu beginnen. Nutzen Sie diese Kommunikationsangebote durch das Beantworten der Frage und durch das Eingehen auf das dahinterliegende Thema als Vertrauensaufbau.
- Gehen Sie bei herausfordernden Verhaltenssymptomen nicht sofort in eine Bewertung des Verhaltens. In schwierigen Situationen ist es hilfreich, zunächst innezuhalten und alle verbalen und nonverbalen Signale zu beobachten, aufzunehmen und zu verarbeiten. In der Kommunikation mit Menschen mit Demenz muss diese Reflexion in einen größeren Kontext gesetzt werden, der das eigene Verhalten und das Verhalten der Menschen mit Demenz verständlicher vor Augen führt (➤ Kap. 12).

Goldsmith (1996) fasst seine Ergebnisse zur Kommunikation wie folgt zusammen: „Es ist möglich, mit den meisten Menschen mit Demenz zu kommunizieren. Aber wir müssen lernen, ihre Welt zu betreten, ihr Gefühl für Geschwindigkeit und Zeit zu verstehen, mögliche Probleme von Ablenkung wahrzunehmen und zu erkennen, dass es viele Wege gibt, wie sich Menschen ausdrücken können. Es ist unsere Aufgabe zu lernen und zu verstehen, wie sie es tun" (Goldsmith 1996).

8.1.2 Die Person mit Demenz als Empfänger

Beim **Empfänger von Informationen** können bei Demenz verschiedene Störungen hinsichtlich der Aufmerksamkeit auftreten.

Aufmerksamkeit

Bei der **Aufmerksamkeit** unterscheidet man gemäß Haberstroh (2011) drei Hauptaspekte:

- Die **selektive Aufmerksamkeit** beschreibt die Fähigkeit, sich nicht durch irrelevante Reize ablenken zu lassen, sondern sich auf eine wichtige Information zu konzentrieren.

- Von **Daueraufmerksamkeit** spricht man, wenn die Aufmerksamkeit bewusst und willentlich über längere Zeit auf eine bestimmte Aufgabe gerichtet wird.
- Unter **geteilter Aufmerksamkeit** versteht man die Fähigkeit, die Aufmerksamkeit auf mehrere Dinge gleichzeitig zu richten.

Die selektive Aufmerksamkeit, die Daueraufmerksamkeit und die geteilte Aufmerksamkeit sind Leistungen, die bewirken, dass einer Reizüberflutung vorgebeugt wird. Im Verlauf der Demenzerkrankung treten Schwierigkeiten mit dem Empfang inhaltlicher Informationen auf. Die Aufmerksamkeit kann zwar noch auf einen bestimmten Reiz fokussiert werden, jedoch bereitet die Verlagerung der Aufmerksamkeit auf einen anderen Reiz Schwierigkeiten. Die Aufmerksamkeit kann nicht mehr auf mehrere Aufgaben gleichzeitig verteilt werden. Im schweren Stadium der Demenz kommt es durch die Anforderungen von mehreren Reizen und Aufgaben zu einer Überforderung (Haberstroh et al. 2011).

Fallbeispiel

Geteilte Aufmerksamkeit

Herr A., 75 Jahre alt, mit der Diagnose mittelgradige Parkinson-Demenz sitzt im Wohnzimmer und sieht fern. Die Ehefrau ruft ihm aus der Küche zu: „Die Therapeutin ist da, komm bitte in die Küche!" Herr A. reagiert nicht. Er merkt gar nicht, dass seine Frau mit ihm redet. Es gelingt ihr nicht, über diese Entfernung hinweg die Aufmerksamkeit ihres Mannes zu erlangen. Seine ganze Aufmerksamkeit gilt dem Fernseher. Herr A. ist zwar in der Lage seine Aufmerksamkeit auf den Fernseher zu richten, er ist in der Lage zu „fokussieren", hat jedoch Schwierigkeiten, zwei Aufgaben gleichzeitig auszuführen: fernzusehen und die rufende Ehefrau wahrzunehmen. Er ist nicht mehr in der Lage, seine Aufmerksamkeit auf mehrere Aufgaben gleichzeitig zu verteilen.

Mit fortschreitender demenzieller Erkrankung kommt es zu einer Störung der verschiedenen Aufmerksamkeitsfunktionen. Bei Bewegungsaufgaben, z. B. beim Gehtraining, ist es der betroffenen Person oft nicht möglich, die Bewegung auszuführen und gleichzeitig mit der Therapeutin/dem Therapeuten zu sprechen. Bleibt man stehen, hat man eine Chance, ein Gespräch zu führen. Im schwergradigen Stadium kann es schon eine Überforderung sein, einen Schritt nach dem anderen zu setzen und gleichzeitig ein Hindernis, z. B. einen Teppich, wahrzunehmen. Dies hat häufig einen Sturz zur Folge.

PRAXISTIPP

Das Empfangen von Informationen erleichtern

- Gewinnen Sie die Aufmerksamkeit des Menschen mit Demenz bereits bei der Kontaktaufnahme, bevor Sie eine physiotherapeutische Intervention in die Wege leiten.
- Finden Sie heraus, worauf im Augenblick der Kontaktaufnahme die Aufmerksamkeit der erkrankten Person gerichtet ist.
- Geräusche, Gespräche anderer Menschen im Therapieraum, ein im Hintergrund laufender Fernseher oder ein Bild können die Aufmerksamkeit der/des Betroffenen fesseln.
- Sprechen Sie die Person mit ihrem Namen an. Nehmen Sie Blickkontakt auf. Berühren Sie nach erfolgtem Blickkontakt die Person und sprechen Sie mit ihr auf Augenhöhe. Dadurch gelingt es, die Person dort abzuholen, wo sie gerade steht.
- Stellen Sie möglichst wenige Aufgaben gleichzeitig.
- Geht die Aufmerksamkeit dennoch immer wieder verloren, halten Sie inne. Machen Sie eine Pause und stellen Sie eine vereinfachte Aufgabe, ohne den Menschen mit Demenz zu überfordern und seine Selbstbestimmung zu verletzen.

Verstehen

Das **Verstehen** der dargebotenen Information setzt voraus, dass der Empfänger sowohl akustisch als auch sprachlich in der Lage ist, die Information zu verstehen. Zudem muss er den Sinninhalt kognitiv begreifen. Die übermittelte Information wird vom Empfänger je nach Erfahrungen, Einstellungen, Motiven und Interessen sowie Intelligenz ergänzt und strukturiert. Die Information kann aus diesem Grund sowohl vom Sender als auch vom Empfänger völlig unterschiedlich interpretiert und verstanden werden (Haberstroh et al. 2011).

Fallbeispiel

Verstehen

Frau M., 83 Jahre alt, weist eine schwergradige Alzheimer-Demenz auf. Sie befindet sich nach einem Sturz auf der Remobilisationsstation im Krankenhaus. Sie liegt in einem Zweibettzimmer und hält sich tagsüber die meiste Zeit im Bett auf. Bei der ersten Kontaktaufnahme stellt sich der Therapeut mit folgenden Worten vor: „Ich bin der Physiotherapeut N. und werde mit Ihnen die vom Arzt verordnete Physiotherapie dreimal wöchentlich mit je 45 Minuten durchführen. Sie sind nach einem Sturz wegen einer Schenkelhalsfraktur operiert worden. Bevor wir mit der Therapie beginnen, hätte ich einige wichtige Fragen zum Sturzgeschehen und wie es Ihnen zurzeit mit den Schmerzen ergeht. Dazu würde ich Sie bitten, sich aus der Rückenlage aufzusetzen. Gerne helfe ich Ihnen dabei." Die Patientin blickt den Therapeuten ratlos an und beginnt von ihrer Mutter und von zu Hause zu erzählen. Obwohl die Aufmerksamkeit der Patientin auf die Informationen des Therapeuten gerichtet ist, ist Frau M. nicht in der Lage, diese Mitteilung zu verstehen.

Obwohl die Aufmerksamkeit auf die dargebotene Information gerichtet wird, haben Menschen mit fortgeschrittener Demenz zunehmend Schwierigkeiten, die Mitteilungen zu verstehen. Schon im frühen Krankheitsstadium zeigen sich beim Verständnis vor allem von langen, komplexen Sätzen Schwierigkeiten. Das Verständnis für einfache, kurze und eindeutige Sätzen kann lange erhalten bleiben. Die Betroffenen haben Schwierigkeiten, die Bedeutung von seltenen Wörtern und mehrdeutigen Inhalten zu verstehen. Im späten Stadium werden auch geläufigere Worte nicht mehr verstanden. Auch logische Schlüsse können nicht mehr gezogen werden. Daher sind Warum-, Weshalb-, Wieso- und Wozu-Fragen zu vermeiden. Bei Schwerhörigkeit oder einer Sprachverständnisstörung können Inhalte ebenfalls nicht aufgenommen werden (Haberstroh et al. 2011).

PRAXISTIPP

Vorgehensweise, um Überforderung zu vermeiden

Im Fallbeispiel wird gezeigt, wie die Patientin reagiert, nachdem sie vom Inhalt und der Fülle der Informationen überfordert ist. Führen Sie die einzelnen Schritte langsam durch und beginnen Sie bei der Kontaktaufnahme vorerst nur mit einer Begrüßung. Danach folgt eine einfache Frage wie z. B. „Wie geht es Ihnen heute?" Erst wenn die Patientin zu Wort gekommen ist, können Sie sich ein erstes Bild davon machen, ob Sie verstanden wurden. Antworten, Reaktionen und Handlungen geben Auskunft darüber, wie Sie die weiteren Schritte gestalten.

Betroffene äußern:

„Wenn ich einige Worte nicht mitbekomme, habe ich Schwierigkeiten zu verstehen, was gesagt wird und kann dem Gespräch nicht mehr folgen. Ein Wort, das ich nicht mitbekomme, verwandelt den Satz in unverständliche bedeutungslose Laute. Und selbst wenn ich alles höre was gesagt wird, verstehe ich manchmal den Sinn nicht" (Bryden 2011).

MERKE

Die Aufgabe der Therapeutin/des Therapeuten als Sender

Goldsmith (1996) vergleicht unsere Aufgabe beim Kommunizieren mit Menschen mit Demenz mit der eines Tennislehrers, der die Bälle so spielt, dass der Spielpartner sie erreichen kann und das Spiel bzw. die Kommunikation in Gang bleibt (Goldsmith 1996).

Menschen mit Demenz reagieren auf unterschiedlichste Weise, wenn sie unsere Äußerungen nicht verstehen. Verhaltenssymptome wie Aggression, Rückzugsverhalten oder Angst können darauf hinweisen (➤ Kap. 12). Haben Betroffene Schwierigkeiten uns zu verstehen, müssen wir versuchen, ihre „Sprache" zu verstehen, uns in ihre „Welt" zu versetzen. Ein wichtiger Teil der Verantwortung für das Verstehen und die Verständigung liegt damit in der Hand der Therapeutin/des Therapeuten.

PRAXISTIPP

Das Verstehen erleichtern

- Sprechen Sie in einfachen, kurzen Sätzen. Packen Sie nur *eine* Idee oder *eine* Aussage in einen Satz.

- Wiederholen Sie Ihren Satz mit denselben Worten und geben Sie der Person Zeit, wenn diese Ihren Satz nicht versteht.
- Betonen Sie wichtige Wörter.
- Vermeiden Sie sehr lautes Sprechen.
- Verwenden Sie Wörter, die die/der Betroffene selbst benutzt.
- Vermeiden Sie fachspezifische Ausdrücke.
- Reden Sie nicht zu viel.
- Mäßigen Sie Ihr Tempo oder passen Sie es an das Sprechtempo der betroffenen Person an.
- Vermeiden Sie in Gruppensituationen, dass mehrere Leute gleichzeitig sprechen.
- Sprechen Sie erwachsenengemäß.
- Fragen Sie explizit nach, ob Ihr Gegenüber die Botschaft verstanden hat.
- Probieren Sie kreative Wege aus, z. B. durch sprachbegleitende Gesten oder durch Singen der Botschaft.
- Seien Sie nicht entmutigt, wenn es mit der Verständigung nicht immer klappt. Denken Sie über die Ursachen für das Missverständnis nach, reden oder lachen Sie sogar darüber oder entschuldigen Sie sich und machen Sie einen neuen Versuch.

(Sachweh 2019, Haberstroh et al. 2011)

Behalten

Im Verlauf der demenziellen Erkrankung wird die Kommunikation oft beeinträchtigt, weil die Fähigkeit, Informationen zu behalten, verloren geht. Das **Behalten der Information** ist die Voraussetzung dafür, dass der Empfänger zum Sender werden kann. Es wird zwischen einem kurzfristigen und einem langfristigen Behalten der Information unterschieden. Komplexe Sätze werden nicht mehr verstanden und das kurzzeitige Behalten der Informationen bereitet Schwierigkeiten. Neue Informationen werden nicht mehr richtig abgespeichert, dadurch haben Menschen mit Demenz Schwierigkeiten, sich an aktuelle oder kurz zurückliegende Ereignisse zu erinnern. Es kommt zu wiederkehrenden Fragen und der Kommunikationsfaden geht verloren (Haberstroh et al. 2011).

Fallbeispiel

Behalten von Informationen

Frau L., 83 Jahre alt, weist die Diagnose einer vaskulären Demenz auf. Sie ist Bewohnerin eines Alten- und Pflegeheims und selbstständig gehfähig. Frau L. nimmt regelmäßig an einem Outdoortraining zur Erhaltung und Förderung der Gehfähigkeit teil. Beim Eintritt der Therapeutin in ihr Zimmer sitzt sie auf ihrem Liegesessel: „Guten Tag, Frau L., in einer viertel Stunde beginnt die Bewegungsgruppe. Vorige Woche haben Sie als einzige die große Waldrunde geschafft. Darf ich Sie dazu wieder herzlich eingeladen?“ Frau L., lehnt die Einladung mit den Worten ab: „Ach nein, dazu habe ich mich aber nicht angemeldet, es hat ja sowieso nie jemand Zeit für mich.“ Obwohl sie bisher regelmäßig mit großer Freude an der Gruppe teilgenommen hat, kann sie sich nicht mehr daran erinnern. „Sie waren ja eine begeisterte Wanderin, sogar auf die Schobersteinhütte haben Sie es geschafft, das ist ja eine anstrengende Tour.“ Frau L. strahlt und berichtet, wie gerne sie in den Bergen unterwegs war. Nach einem kurzen Gespräch über diese Zeit fragt sie: „Und wann starten wir beide?“

Kontextwissen, z. B. ein Termin bei der Physiotherapie, geht bei mittel- bis schwergradiger Demenz oft verloren. Erlebnisse von früher, die sehr gefühlsintensiv erlebt wurden, können Menschen mit Demenz oft erstaunlich gut behalten. Diese Erinnerungen ermöglichen es, in Beziehung zu treten, Vertrauen aufzubauen und Menschen mit Demenz zur Teilnahme an der Therapie zu motivieren.

PRAXISTIPP

Die Aufgabe der Therapeutin/des Therapeuten als Sender

- Vereinbaren Sie Termine mit Betreuungspersonen, wenn die erkrankte Person nicht mehr in der Lage ist, sich Termine zu merken. Dadurch überfordern Sie Betroffene nicht bzw. geben ihnen nicht das Gefühl, sie hätten etwas vergessen.
- Vermeiden Sie Hinweise auf „vereinbarte" und „vergessene" Termine. Vermeiden Sie Kommentare wie etwa „Das habe ich Ihnen bereits 3 x gesagt". Wird kürzlich Gesagtes wieder vergessen, akzeptieren Sie dies als Teil der Erkrankung.
- Informationen können bei schwergradiger Demenz innerhalb von Minuten bis Sekunden vergessen werden. Eine Einladung im aktuellen Moment gibt das Gefühl, mitentscheiden zu dürfen und ermöglicht eine bessere Orientierung über das unmittelbar bevorstehende Ereignis.
- Ein vorschnell auf „Funktionalität" abzielendes Fragen fördert Abwehrverhalten. Ablehnung und Rückzug

8

sind häufig ein Zeichen von Überforderung. Zerlegen Sie eine komplexe Handlung in kleine Schritte, leiten Sie den nächsten erst an, wenn der vorangegangene Schritt durchgeführt wurde.

- Sind Gedächtnisinhalte nicht über eine längere Zeit verfügbar, geht auch der Gesprächskontext verloren. Dies äußert sich bei Menschen mit Demenzerkrankungen so, dass die Antwort nicht zur Frage passt. Auch das Abfragen von Erinnerungen wie etwa die Sturzhäufigkeit ist fehleranfällig und sollte durch eine Fremdanamnese überprüft werden.
- Ein Mensch mit Demenz braucht für Handlungen mehr Zeit als eine gesunde Person. Diese Zeit muss in der Therapie- und Maßnahmenplanung berücksichtigt werden. „Beeilen Sie sich!" baut Frustration auf und bringt keine Zeitersparnis, da sich bei demenzkranken Menschen die Symptomatik durch eine Überforderung nur noch verschlimmert (➤ Abb. 8.2).

MERKE

„Wenn du es eilig hast, mache einen Umweg."
(Japanisches Sprichwort) ➤ Abb. 8.2

8.2 Kommunikation als Interaktion im physiotherapeutischen Prozess

Kommunikation ist ein wesentlicher Bestandteil in der physiotherapeutischen Interaktion und Begegnung mit Menschen mit Demenz. Therapeutische Interventionen werden in der Regel sprachlich begleitet. Die Veränderung der Kommunikationsfähigkeit bei Demenz erfordert spezifische Kommunikationstechniken, da sich diese Menschen nicht so mitteilen können, wie wir es von orientierten Menschen gewohnt sind. Der Einfluss von Kommunikation auf das Erleben, die Motivation und die Kooperationsbereitschaft der Betroffenen gestaltet den Therapieprozess förderlich oder hinderlich.

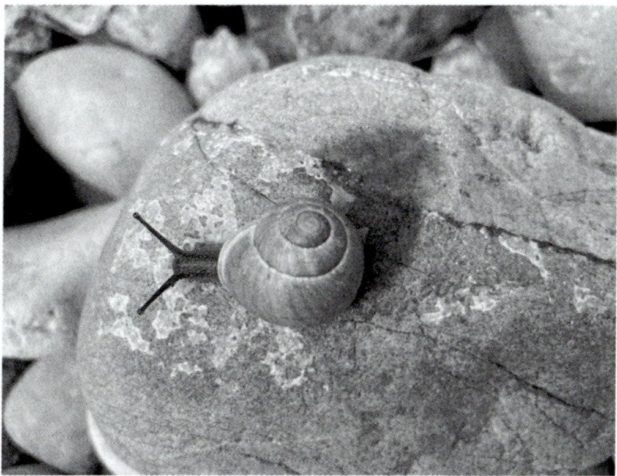

Abb. 8.2 Durch Langsamkeit kommt man schneller ans Ziel [M1209]

Wie kann Kommunikation mit Menschen mit Demenz gelingen?

Die Erfahrung der Autorinnen stützen sich auf drei wesentliche **Aspekte der Kommunikation:**

- Die Beziehung zu den Patientinnen/Patienten, die im Sinne einer empathischen Haltung definiert wird.
- Die Vermittlung von Informationen durch verbale und nonverbale Kommunikationstechniken (= Senderrolle).
- Das Verstehen der verbalen und nonverbalen Signale von Menschen mit Demenz (= Empfängerrolle).

Beziehung als Kommunikationsaspekt

Watzlawick et al. unterscheiden neben dem Inhalt von Mitteilungen auch den Beziehungsaspekt. Dieser entscheidet, „wie der Sender die Information der Mitteilung verstanden haben möchte". Der wechselseitige Ablauf der Interaktionen ist dabei zirkulär, das bedeutet, dass jedes Verhalten der einen Person zugleich Reiz, Reaktion und Verstärker der anderen Person ist. Keiner der Personen kann aus der Kommunikation „aussteigen" oder nicht kommunizieren: *„Man kann nicht nicht kommunizieren."* (Watzlawick, Beavin und Jackson 2011, S. 58).

„Handeln oder Nichthandeln, Worte oder Schweigen haben alle Mitteilungscharakter: Sie beeinflussen andere, und diese anderen können ihrerseits nicht nicht auf diese Kommunikation reagieren und kommunizieren damit selbst" (Watzlawick,Beavin und Jackson 2011, S. 59).

Gelingende Kommunikation berücksichtigt eine person-zentrierte, empathische Grundhaltung. Die therapeutische Grundhaltung wurde bereits in ➤ Kapitel 7 ausführlich beschrieben. An dieser Stelle wird das empathische Verständnis noch einmal aufgegriffen, da es besonders dann hilfreich ist, wenn das Verhalten von Menschen mit Demenz unerklärlich ist.

8

MERKE

Verhaltensauffälligkeiten drücken Botschaften aus

Das Verhalten von Menschen mit Demenz beinhaltet eine Botschaft, es ist eine Möglichkeit, Bedürfnisse und Gefühle auszudrücken, es ist als Sprache eines Menschen mit Demenz zu verstehen.

Empathie ermöglicht ein einfühlendes Verstehen und ist ein Versuch, sich in die Erlebniswelt des anderen hineinzuversetzen.

Rogers beschreibt empathisches Verständnis als „die innere, private Welt des Klienten, den Ärger, die Angst oder die Verwirrung zu spüren, ohne dass dabei der eigene Ärger, die eigene Angst oder Verwirrung hineingezogen werden" (Rogers 2016).

MERKE

Empathie als Brücke in die Welt von Menschen mit Demenz

Empathisches Verständnis als Basishaltung in der Kommunikation dient uns als Brücke, um ein Verständnis und einen Zugang in die verschlüsselten, oft unerklärlichen Botschaften der Menschen mit Demenz zu finden.

Um sich in Menschen mit Demenz einzufühlen, benötigt man bestimmte Fertigkeiten. Hoos-Leistner (2019, S. 42) hat die **Elemente der Empathie** bezogen auf die Kommunikation in fünf Säulen dargestellt (> Abb. 8.3):

- **Säule 1:** Das **Interesse am Menschen** zeigt sich im Zuhören und in der aktiven Gesprächsführung.
- **Säule 2:** Die **absichtsfreie Zuwendung** bedeutet, dass der Gesprächspartner im Fokus steht, wir begegnen ihm mit Offenheit. Eigene Absichten und emotionale Befindlichkeiten werden erspürt. Diese bleiben jedoch im Hintergrund.
- **Säule 3: Subjektive Erlebniswelten zu trennen** bedeutet, dass wir die Erlebniswelt des Gesprächspartners wahrnehmen und sie von der eigenen Erlebniswelt trennen. Empathie bedeutet Klärung und Deutung der eigenen Erlebnisse sowie ein Akzeptieren der Erlebnisse anderer, auch wenn diese stark voneinander abweichen. Fühlt sich ein Mensch mit Demenz aus verschiedenen Gründen traurig, z. B. weil er sich einsam fühlt oder weil er viele Fähigkeiten verloren hat, so sollte sich diese Traurigkeit nicht unreflektiert auf die eigene Erlebniswelt im Sinne eines „Mitleidens" übertragen.
- **Säule 4: Offenheit für Emotionen** beinhaltet Respekt für die Gefühle des anderen. Diese Offenheit setzt voraus, dass den Gefühlen ein Platz während der gemeinsamen Begegnung eingeräumt wird. Offenheit für Gefühle entsteht durch die Einladung, diese auszudrücken, aber auch durch das Aushalten von belastenden Emotionen wie Traurigkeit oder Wut. Dieser Zugang ermög-

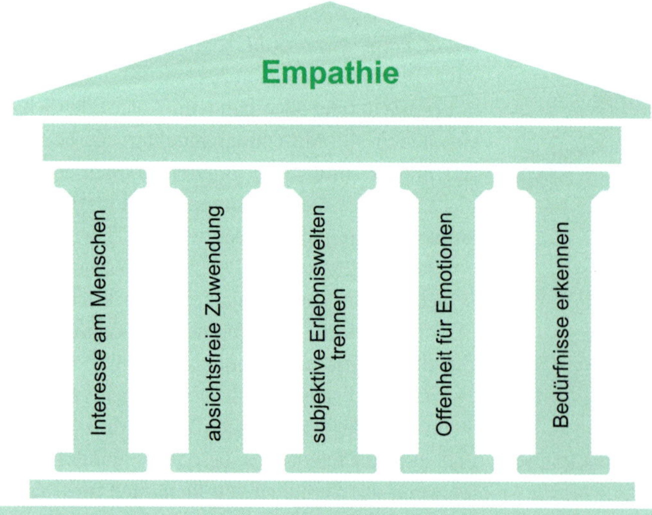

Abb. 8.3 Säulen der Empathie [G1229, L231]

licht der betroffenen Person, sich verstanden zu fühlen.

- **Säule 5: Bedürfnisse zu erkennen** wird dadurch möglich, dass wir durch Wortwahl, Tonfall und nonverbale Signale erkennen, was das Anliegen des Gesprächspartners ist (Hoos-Lesitner 2019).

Psychologische und soziale Aspekte wie Stress, Bedürfnisse, Coping der Betroffenen und ihrer sozialen Umwelt sind Faktoren, die die Kommunikation bei Menschen mit Demenz in hohem Maße beeinflussen (➤ Kap. 5).

PRAXISTIPP

Beziehungsaufbau durch empathische Gesprächsführung

- **Begrüßung:** Höflich, respektvoll und freundlich.
- **Anrede:** Menschen mit Demenz mit ihrem Namen anzusprechen gibt ihnen das Gefühl, als Individuum wahrgenommen zu werden. Es wird die Anrede verwendet, die sie verstehen und die sie selbst ausdrücklich bevorzugen.
- **Wertschätzung:** Menschen mit Demenz als Expertinnen/Experten bzgl. ihres Berufs, ihrer Hobbys und ihrer Lebensleistungen ansprechen, ihnen für ein Gespräch danken.
- **Selbstwertgefühl stärken:** Die erkrankte Person um ihre Meinung oder ihren Rat fragen. Die Person nicht nur als hilfsbedürftig sehen, sondern ihr auch das Gefühl geben, dass sie eigene Kompetenzen hat.
- **Zuhören:** Offen sein für verbale und nonverbale Botschaften, geduldig und präsent sein, Schweigen aushalten und Verwirrung tolerieren (Sachweh 2019).

Verbale und nonverbale Kommunikation

Kommunikation und **Verhalten** von Menschen mit Demenz erscheinen oft unerklärlich. Watzlawick et al. weisen darauf hin, dass Kommunikation unerklärt bleiben kann, solange sie nicht in einem weiten Kontext gesehen wird (Watzlawick, Beavin und Jackson 1969).

Bei zunehmender Demenz geht die Fähigkeit verloren, sich verbal auszudrücken, weil die Worte für das fehlen, was mitgeteilt werden möchte. Trotzdem behalten Menschen mit Demenz weiterhin verbale und nonverbale Ausdrucksmöglichkeiten, um ihre Stimmungen oder Bedürfnisse zu äußern (Rousseaux et al. 2010).

Um eine Orientierung zu erhalten, auf welche Aspekte der Kommunikation bei Demenz geachtet werden kann, wird im Folgenden auf Besonderheiten der **verbalen und nonverbalen Kommunikation** eingegangen (➤ Abb. 8.4).

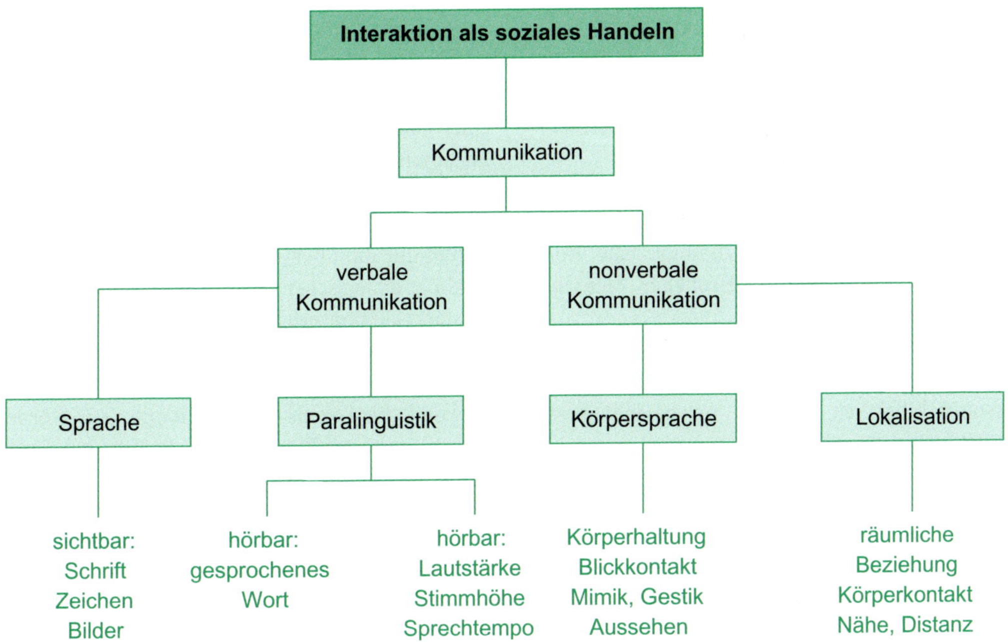

Abb. 8.4 Verbale und nonverbale Kommunikation (modifiziert nach Lächler/Hornung 2006) [L231]

8.3 Nonverbale Kommunikation

Die Aussage von Watzlawick et al. (2011): „Man kann nicht nicht kommunizieren" bestätigt sich bei Menschen mit schwerer Demenz insofern, als diese Menschen trotz verlorengegangener verbaler Sprachfähigkeit durch nonverbale Sprache kommunizieren.

Nonverbale Fähigkeiten bleiben bei Menschen mit Demenz länger erhalten als die verbalen. Dies ist vor allem auf die wachsende Bedeutung von Emotionalität und Beziehung zurückzuführen (Hubbard 2002, Romero et al. 1989).

Laut Haberstroh et al. (2011) behalten Menschen mit Demenz bis ins späte Stadium die Fähigkeit zum nonverbalen Senden und Empfangen von Informationen. Im fortgeschrittenen Stadium der Erkrankung zeigen Menschen besondere Stärken im emotionalen Ausdruck, im Darbieten von Gefühlen und in der Körpersprache (Haberstroh et al. 2011).

Menschen mit Demenz nutzen nach Hubbard (2002) nonverbale Signale für kommunikative Zwecke, um

- die Bedeutung verbaler Äußerungen zu unterstreichen,
- den Verlust der Sprachfähigkeit zu kompensieren,
- Gefühle und Gedanken mithilfe des Körpers zum Ausdruck zu bringen,
- mit anderen Menschen zu interagieren,
- schwerhörigkeitsbedingte Verständigkeitsprobleme zu umgehen (Hubbard 2002).

8

Sicht der Betroffenen

Eine Sensibilisierung hinsichtlich nonverbaler Kommunikation wird auch von betroffenen Menschen mit Demenz beschrieben.

So schildert Helga Rohra (2012, S.80), dass man „mit der Zeit einen Blick dafür entwickelt, welche Personen hilfsbereit sind und welche man besser meidet."

Auch der Psychologe Richard Taylor (2011) beschreibt, welche Veränderungen er bei sich selbst im Zuge seiner demenziellen Entwicklung beobachtet. Unter anderem schildert er eine Veränderung in der nonverbalen Kommunikation insofern, als er nun genauer wahrnimmt, wie die Menschen sich mit ihm unterhalten und wie ihre Körperhaltung und ihr Blick ist (Taylor 2011, S. 176).

Menschen mit Demenz verfügen über ein vielseitiges Repertoire, um sich nonverbal auszudrücken sowie nonverbale Signale aufzunehmen. So kann eine zugewandte Körperhaltung Aufmerksamkeit und Interesse zum Ausdruck bringen. Gesichtsausdrücke zeigen Stimmungen und Gefühle wie etwa Angst, Freude oder Traurigkeit. Die Gestik kann ein Hinweis auf ein Bedürfnis sein, z. B. das Zeigen auf einen Gegenstand.

Menschen mit Demenz sind hochsensibel für Atmosphäre und Stimmungen. Sie können Informationen aus dem Verhalten anderer erkennen, z. B. bei der Frage nach der zeitlichen Orientierung, ob eine Antwort richtig oder falsch ist, auch wenn die Information selbst nicht erinnert werden kann. Dadurch erreichen Menschen auch mit fortgeschrittener Demenz ein gewisses Maß an Anpassung in sozialen Situationen. Dies kommt dem Bedürfnis nach sozialer Akzeptanz entgegen. Die nonverbale Sprache als wichtiges Kommunikationsmittel kann als Ressource von Menschen mit Demenz eingestuft werden.

Physiotherapie als Dialog

Die verschiedenen Veränderungen in der Kommunikation im Verlauf einer Demenzerkrankung machen eine **Umgestaltung der Kommunikationsweise** im physiotherapeutischen Prozess erforderlich. Als besondere Ressource im schwergradigen Demenzstadium stechen dabei nonverbale Fähigkeiten zur Kommunikation hervor. Bei zunehmender Demenz wird ein dialogischer Zugang in der Physiotherapie verstärkt auf nonverbaler Ebene wichtig.

In der Physiotherapie nutzen wir die **nonverbale Kommunikation** im Hinblick auf die Körpersprache und die Lokalisation im Raum. Zur Körpersprache gehören Blickkontakt, Mimik und Gestik sowie Aspekte des Aussehens wie Alter, Körperbau, Kleidung etc. Unter dem Begriff der Lokalisation betrachten wir Aspekte der räumlichen Beziehung, des Körperkontaktes sowie von Nähe und Distanz.

MERKE

Nonverbale Sprachsignale verstehen

Die Interpretation der nonverbalen Sprachsignale muss im Kontext der Situation und des Umfeldes gesehen werden. Man braucht eine gewisse Beobachtungsgabe und Erfahrung, um diese Ressourcen zu erkennen, die Signale richtig zu deuten und nach Möglichkeit zu fördern (Fröhlich 2014).

Aktives Zuhören und Erkennen von Emotionen und Bedürfnissen

Durch das Beachten der nonverbalen Kommunikation wird ein Weg eröffnet, sich in die Gefühls- und Bedürfniswelt der erkrankten Person einzufühlen. Beim **aktiven Zuhören** versucht die Therapeutin/der Therapeut, offen für die verbalen und nonverbalen Botschaften der erkrankten Person zu sein. Die innere Haltung ist geprägt vom *Zuhören wollen.* Die nonverbale zugewandte Körperhaltung folgt der inneren Haltung in natürlicher Weise (➤ Kap. 7.3). Verständnis und Wertschätzung führen zu einem Vertrauensaufbau, stärken das Selbstwertgefühl und motivieren die erkrankte Person, an der Therapie teilzunehmen.

Im Folgenden wird untersucht, wie sich die Wahrnehmung und der Einsatz nonverbaler Elemente bei Menschen mit Demenz ändern und wie diese Ressourcen in der physiotherapeutischen Kommunikation ihre Anwendung finden.

8.3.1 Mimik und Emotionssignale

Mittels **Mimik** kommunizieren Menschen ihr aktuelles Befinden und ihre Intentionen. Der Gesichtsausdruck ist sichtbarer Bestandteil der Persönlichkeit. Das Gesicht ist der wichtigste Kanal für die Kommunikation von Emotionen. Menschen mit Demenz sind in der Lage, emotionale Gesichtsausdrücke „zu empfangen und zu senden".

Die Fähigkeit, traurige, glückliche, wütende, angeekelte und überraschte Gesichtsausdrücke zu erkennen und korrekt zu benennen, ist abhängig von der Art der Demenz, vom Krankheitsstadium und vom Ort der Hirnatrophie. Dabei variiert die Bandbreite dieser Leistungen individuell erheblich. So können selbst schwer erkrankte Menschen genauso empfänglich für **emotionale Signale** sein wie kognitiv Gesunde. Emotionen, die intensiv ausgedrückt werden, können sie jedoch besser einordnen als die, die dezenter und weniger deutlich gezeigt werden (Shimokawa et al. 2003; Phillips et al. 2010).

Die nonverbalen Ausdrucksformen des Gesichtes können gemäß Ekmann (2010) große individuelle Unterschiede aufweisen. Neben Bewegungen der Gesichtsmuskeln werden auch Augenbrauen und Mund sowie die Hautfarbe meist unbewusst verarbeitet. Die Gesichtshaut reflektiert physiologische Zustände und reagiert etwa bei Wut durch Rot- oder bei Furcht durch Weißfärbung. Die Mimik beruht auf vererbten Mechanismen. Die Mimik ist universell, Emotionen können entschlüsselt werden, auch wenn die Personen aus unterschiedlichen Kulturkreisen kommen (Ekmann 2010).

Ekman (2010) beschreibt sieben **Basisemotionen,** die über einen jeweils charakteristischen, universalen Gesichtsausdruck verfügen (Ekman 2010):

- Trauer
- Zorn
- Überraschung
- Angst
- Ekel
- Verachtung
- Freude (➤ Abb. 8.5)

Mimische Aktivitäten ermöglichen in der Regel das Erkennen von Emotionen. Bei Menschen mit Demenz können Ausdrucksfähigkeit und Intensität der Mimik durch verschiedene Faktoren, z. B. Demenzform oder Medikamente, erheblich beeinträchtigt sein. Muskelbewegungen können maskenhaft und rigide erscheinen, es kann zu einer Abnahme der Intensität, zu stereotypen Bewegungen der Mimik, aber auch zu einem deutlich lebhaften Ausdruck der Gesichtsmuskulatur kommen (Asplund et al. 1995).

⚠ **BEACHTE**

Multimodale Kommunikation

Je unklarer und geringer das Mienenspiel der Betroffenen ausgeprägt ist, desto größer ist die Gefahr von Fehlinterpretationen. Um emotionale Botschaften besser zu verstehen, dürfen wir nicht alleine auf die Mimik vertrauen. Wir müssen lernen, mit Menschen mit Demenz multimodal zu kommunizieren.

8

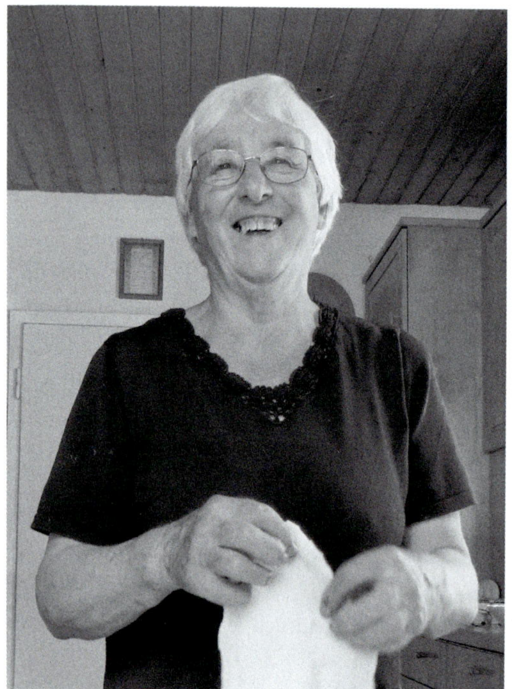

Abb. 8.5 Gesichtsausdruck: Freude [M1208, M1209]

Fröhlich (2014) betont, dass bei der Entschlüsselung von Gefühlen stets die individuelle Kommunikationsfähigkeit betrachtet und die nonverbalen Signale im Kontext der jeweiligen Situation gesehen werden müssen. Es gibt keine Garantie für eine eindeutige Interpretation (Fröhlich 2014).

8

Neben mimischen und stimmlichen **Emotionssignalen** gibt es laut Ekman (2010) auch körperliche Bewegungen und Reaktionen auf physiologischer Ebene, die Emotionen erkennen lassen (Ekman 2010):

Emotionssignale durch körperliche Bewegung, Zu- oder Abwendung:

- Bei *Zorn* und *Freude* empfindet die Person den Impuls, sich dem Emotionsauslöser zu nähern.
- *Angst* löst den Impuls aus, zu flüchten oder zu erstarren.
- *Ekel* löst den Impuls aus, sich abzuwenden, wenn das störende Objekt zu sehen ist. Kann man es riechen oder schmecken, dann kann es zum Würgen oder Erbrechen kommen.
- *Traurigkeit* führt zu einem Absinken des Gesamtmuskeltonus, der Mensch „sinkt in sich zusammen."
- Bei *Verachtung* besteht der Impuls darin, auf das Objekt der Verachtung herabzusehen.
- Bei *Überraschung* richtet sich die Aufmerksamkeit fest auf das Objekt.

Emotionssignale, die durch die Stimme ausgedrückt werden, können unsere Aufmerksamkeit erregen, auch wenn wir die Person selbst ignorieren. Wenn sich ein Gefühl überraschend regt, besteht häufig der Impuls, einen Laut von sich zu geben (Ekman 2010).

Emotionssignale auf physiologischer Ebene und Reaktionen des autonomen Nervensystems:

- Bei *Zorn* kommt es zu einer Erhöhung der Herzfrequenz, zur Erhöhung des Blutzustromes in den Händen und zur Erhöhung der Hauttemperatur.
- Bei *Angst* nimmt der Blutzustrom in den Beinen zu, die Beinmuskeln sind bereit zur Flucht, die Hände werden kälter.
- Bei *Angst* und *Zorn* nimmt die Transpiration zu und es kommt zu einer Beschleunigung der Atmung.

Emotionale Reaktionen von Menschen mit Demenz verstehen und begleiten

Menschen mit Demenz reagieren in vielen therapeutischen Situationen mit Emotionen, die häufig unvermittelt entstehen können und oft plötzlich ohne sichtbaren Auslöser hervorgerufen werden.

Laut Ekman (2010) kommen Emotionen am häufigsten zum Ausdruck, „wenn etwas geschieht oder geschehen wird, das für unser Wohlergehen von massiver Bedeutung ist" (Ekman 2010).

PRAXISTIPP

Umgang mit Emotionen

Wenn wir im Augenblick des Auftretens einer emotionalen Reaktion die Ursache dafür noch nicht erkennen, hilft es, sich folgende Fragen zu stellen:

- Was löst diese Emotionen aus?
- Wie fühlt sie sich an?
- Zu welcher Äußerung veranlasst uns diese Emotion?
- Zu welchem Handeln veranlasst sie uns?

Es empfiehlt sich, **Emotionen** nicht schubladenhaft als positive oder negative Emotionen zu bewerten, sondern die speziellen Umstände jeder einzelnen Person zu beleuchten.

Eine emotionale Reaktion gibt immer eine Information über das Befinden eines Menschen (➤ Kap. 12).

Ein empathischer Zugang ermöglicht es, die emotionalen Reaktionen der Menschen mit Demenz anzunehmen, zu akzeptieren und für gültig zu erklären.

8.3.2 Gestik

Gesten sind bei Menschen mit Demenz meist schlicht und subtil. Sie senden mit Gesten inhaltliche Botschaften, drücken Gefühle aus und ersetzen fehlende Worte (Nyström und Lauritzen 2005; Hubbard 2002).

Hinsichtlich der Gestik bestehen große kulturelle Unterschiede. Die Bewegungen werden meist unbewusst wahrgenommen und verarbeitet. Es gibt verschiedene **Arten von Gesten** (Argyle 2013):

- **Taktgebende Bewegungen:** Körperbewegungen werden eingesetzt, um dem Gesprochenen eine besondere Betonung zu geben.
- **Bewegungen, die der Illustration des Gesagten dienen.**
- **Selbstberührungen und körperbetonte Bewegungen:** Selbstberührungen können viele unterschiedliche Gründe haben: um sich zu pflegen, Schmerzen zu lindern, sich zu stimulieren, sich zurechtzumachen oder emotionale Befindlichkeiten zu zeigen (Argyle 2013).
- **Emotionale Gesten.**
- **Embleme:** Gesten, für die es eine verbale Übersetzung gibt (➤ Tab. 8.1).

Gesten unterliegen meist kulturellen Einflüssen. Es gibt jedoch auch kulturell übergreifende emotionale Gesten (➤ Tab. 8.2).

Bei Menschen mit Demenz bleibt die Fähigkeit, **Zeigegesten** zu verwenden, am längsten erhalten. Rein kommunikative, symbolische Gesten wie das verabschiedende Winken oder das Händeschütteln bleiben länger erhalten als der Gebrauch von Gegenständen. Es zeigt sich auch, dass biografisch verankerte Gesten häufig durch immer wiederkehrende Wiederholungen ausgedrückt werden: das Klopfen auf den Tisch, das Zerknüllen und Glattstreichen von Servietten, das Zupfen und Nesteln an der Kleidung oder eine unaufhörliche Berührung eigener Körperteile (Kitwood 2013; Sachweh 2019, S.130).

Tab. 8.1 Weit verbreitete Gesten mit verbaler Übersetzung (Embleme) (nach Argyle 2013)

• Zeigen • Kopfnicken/Kopfschütteln • Klatschen • Winken	• Heranwinken • „Halt"-Zeichen • Schulterklopfen • Achselzucken

Tab. 8.2 Kulturell übergreifende emotionale Gesten (nach Argyle 2013)

• mit der Faust drohen (Wut) • Händeringen (Anspannung) • Bedecken des Gesichts mit den Händen (Scham)	• Zeigen der Hände und Senken des Kopfes (Unterordnung, Beschwichtigung) • Gähnen (Langeweile, Müdigkeit)

PRAXISTIPP

Einsatz von Gestik

- Zeigegesten durch eine offene Hand unterstützen eine Bewegung in eine bestimmte Richtung.
- Das Herbeiwinken mit einer ausgestreckten Hand lädt zum Mitmachen bei einer Aktivität ein.
- Kontaktgesten dienen dem Herstellen und Festigen einer Beziehung.
- Winken bei der Annäherung und Handkontakt bei der Begrüßung ermöglichen eine vertrauensvolle Kontaktaufnahme.
- Das Verdeutlichen und Untermalen von verbalen Informationen durch sprachbegleitende Gestik hilft, die dargebotene Information besser zu verstehen.

Körperhaltung und -bewegung

Verkörperte Kommunikation (Embodied Communication)

Kommunikation „passiert" nicht unabhängig vom Körper. Die Theorie der **verkörperten Kommunikation** (embodied communication) besagt, dass „die Psyche in Körper und Umwelt eingebettet ist" (Storch und Tschacher 2014, S.9). „Denken und Planen ist immer in einem Körper eingebettet. Der Körper ist jedoch nicht nur durch neuronale Prozesse beteiligt, sondern zusätzlich auch durch Muskelspannung, Körperhaltung, Herzklopfen, Bauchgefühle und hundert andere körperliche Abläufe und Zustände" (Storch und Tschacher 2014, S.21). Kommunikation und Kognition sind eng mit dem Körper verknüpft, sodass Körperhaltungen und Bewegungen auf unser Empfinden rückwirken (Storch und Tschacher 2014).

Körperhaltungen und **Bewegungen** liefern zugleich wichtige Informationen über die Intensität bzw. die innere Anspannung einer Person. Bestehen Widersprüche zwischen verbalen und nonverbalen Signalen, wird meist stärker auf das nonverbale Verhalten geachtet (Argyle 2013).

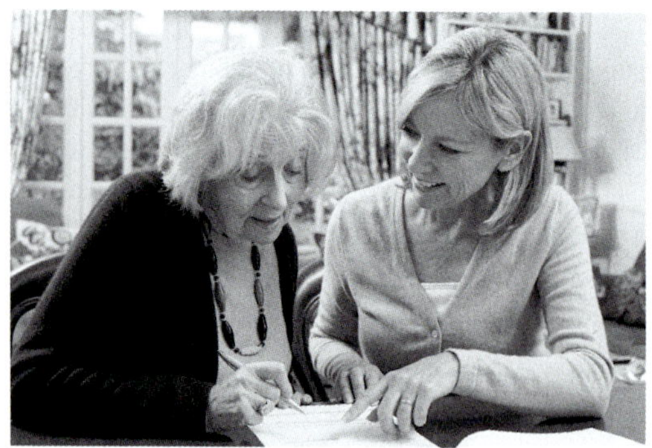

Abb. 8.6 Zuwendung [J787]

Die Forschung zur verkörperten Kommunikation hebt die Effekte der Synchronisation der Kommunikation hervor. Dabei werden Bewegungen des Anderen in Teilaspekte des eigenen Verhaltens übernommen.

Die **Zuwendung** von Kopf, Armen, Beinen und des Rumpfes zu einer Person signalisiert eine Fokussierung auf das Gegenüber. Ist die Zuwendung entspannt, bedeutet dies eine Bejahung. Das Spiegeln von Körperhaltungen oder Aspekten von Bewegungen des Gegenübers (Synchronisieren) signalisiert in der Regel Zuwendung und soziale Bestärkung (Argyle 2013) (➤ Abb. 8.6).

Ist eine Zuwendung mit einer sichtbaren Anspannung der Körperhaltung, Mimik oder Gestik verknüpft, bedeutet dies eine Ablehnung. Eine Abwendung des Körpers von einer Person signalisiert eine Ablehnung.

⚠ **BEACHTE**

Körpersprache als Botschaft

Menschen mit Demenz reagieren sehr sensibel auf unsere Körperhaltung. Drücken wir unseren Stress und Ärger beispielsweise durch hochgezogene Schultern und zusammengebissene Zähne aus, fühlen sich Betroffene in unserer Nähe nicht wohl und können durch ihre Spiegelneuronen von uns „angesteckt" werden.

Durch eine entspannte, aber klare Zuwendung reagieren Betroffene mit gesteigerter Aufmerksamkeit (Sachweh 2019).

Die nonverbale Kommunikation ereignet sich laut Storch und Tschacher (2014) ohne unsere Kontrolle, sie organisiert sich selbst. „Für die Musterbildung im sozialen Zusammenspiel wird die Synchronisation genutzt. Zwei Menschen sind synchron, wenn sie sich gleichzeitig und in gleicher Weise bewegen" (Storch und Tschacher 2014, S. 57–58). Dies hat zur Folge, dass diese nonverbale Kommunikation der einen Person in die der anderen Person übergreift und umgekehrt. Es gibt so keinen „Anfang" und kein „Ende" einer einzelnen Botschaft (zirkulärer Aspekt der Kommunikation) (Watzlawick et al. 2011) (➤ Abb. 8.7).

Das Spektrum an Körperhaltungen und Bewegungsabfolgen ist sehr groß. Körperhaltungen und -bewegungen können strikten sozialen Regeln folgen. Bei der Begrüßung werden unterschiedliche Aspekte einbezogen (➤ Tab. 8.3).

Körperhaltung und **Muskelspannung** geben nicht nur Auskunft über das Alter, sie drücken auch Gefühle, Befindlichkeiten und Bedürfnisse aus. Die Anspannung der Körperhaltung variiert je nach Position im Stehen, Sitzen oder Liegen. Eine aufrechte Körperhaltung kann bedeuten, dass eine Person mit Demenz fit und wach ist. Drückt die aufrechte Körperhaltung Starre aus, kann das auf Aufregung,

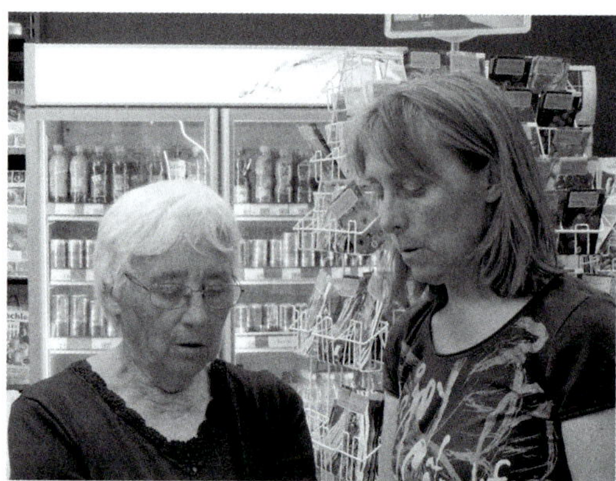

Abb. 8.7 Gleiche Mundstellung als Aspekt der Synchronisation bei einem Gespräch im Geschäft [M1208, M1209]

Tab. 8.3 Häufige Komponenten bei der Begrüßung (nach Argyle 2013)

• große räumliche Nähe • frontale Orientierung zueinander • Zucken mit den Augenbrauen • Lächeln	• Blickkontakt • Körperkontakt • Präsentieren der Handflächen • Kopfnicken oder Zurückwerfen des Kopfes

Angst und gehemmte Agitiertheit hinweisen. Für diese Starre können aber auch Neuroleptika verantwortlich sein. Angespannte Muskulatur, eine gekrümmte Haltung und unruhige Bewegungen weisen häufig auf Schmerzen hin (➤ Kap. 17), entspannte Muskulatur hingegen auf Wohlbefinden.

8.3.3 Blickkontakt und Wahl des Abstandes: Nähe und Distanz

Im Rahmen der Kommunikation wird der **Blickkontakt** eingesetzt, um die Aufmerksamkeit des Gegenübers zu gewinnen. Ein direkter Blick in die Augen signalisiert, dass man in Kontakt treten möchte. Beim Reden wird dabei weniger Blickkontakt gesucht als beim Zuhören.

Funktionen des Blickkontaktes (Argyle 2013):

- Den Gesichtsausdruck ablesen
- Äußerung betonen
- Begegnungen einleiten und beenden
- Synchronisation des Verhaltens des anderen
- Einstellungen zum Gegenüber äußern
- Sozialer Verstärker
- Gegenseitiger Blickkontakt schafft ein Gefühl von Vertrautheit und wirkt aktivierend

Während des Gespräches sendet die Zuhörerin/der Zuhörer **Feedbacksignale** aus. Das Verhalten der zuhörenden Person signalisiert Einverständnis, Zustimmung oder Ablehnung. Häufige Feedbacksignale sind Kopfnicken, kurze Vokalisierung, Blicke und Gesichtsausdrücke. Das Nachahmen einzelner Bewegungen der sprechenden Person hinsichtlich Mimik, Gestik oder Körperhaltung wird zur Synchronisierung eingesetzt und dient meist der Zustimmung.

Blickkontakt und Demenz

Bei einer Demenz verändert sich das Blickverhalten insofern, als eine soziale Szene nicht mehr systematisch nach relevanten Details abgesucht wird. Wichtige Informationen werden dadurch nicht aufgenommen. Befindet sich die Gesprächspartnerin/der Gesprächspartner nicht auf Augenhöhe, dann ist es möglich, dass die Absichten nicht erkannt werden. Daraus kann eine Abwehrhaltung resultieren.

Beobachtungsstudien von Kontos und Naglie (2007) zeigen, dass der Blickkontakt für Menschen mit Demenz auf verschiedenen Ebenen von Bedeutung ist:

- Die Augen verraten bei Menschen mit Demenz Stimmung und Bedürfnisse.
- Betroffene schätzen es, wenn man ihnen einen freundlichen Blickkontakt anbietet.
- Wird einer erkrankten Person der Blickkontakt verweigert, reagiert sie zum Teil verunsichert und unruhig.
- Schauen uns Menschen mit Demenz an, zeigen sie Wachheit und Kontaktbereitschaft.
- Fehlt der Blickkontakt, dann kann oder will die erkrankte Person nicht kommunizieren (Kontos und Naglie 2007).

Dauer und Art des Blickes bestimmen, ob der Kontakt als angenehm oder unangenehm empfunden wird. Wie jemand den Blickkontakt aufnimmt, lässt sich an Mimik und Rückzugsverhalten ablesen.

PRAXISTIPP

Blickkontakt

Sehen Sie Menschen mit Demenz während des Gespräches an, auch wenn diese von sich aus den Blickkontakt nicht mehr halten können. Ein einladender Blickkontakt auf gleicher Augenhöhe dient als Orientierungshilfe und ist ein Zeichen von Interesse. Ein intensiver Blickkontakt kann als bedrohlich empfunden, ein mangelnder Blickkontakt wiederum als Desinteresse und Unsicherheit ausgelegt werden. Grundsätzlich gilt: Wer Sie ansieht, ist kontaktbereit, wer wegsieht, kann abgelenkt, gelangweilt, verärgert oder ratlos sein (Bartol 1979; Sachweh 2019).

Wahl des Abstandes – Nähe und Distanz

Bei der Wahl der Entfernung zu einer Gesprächspartnerin/einem Gesprächspartner zeigt sich: Je besser die Beziehung zwischen Personen ist, umso näher kommen sie sich. Menschen, die weit entfernt stehen oder sitzen, werden als kühl, herablassend oder reserviert betrachtet. Personen, die zu dicht heranrücken, werden als unangenehm aufdringlich eingestuft (Argyle 2013). Anhand der Abstände, die wir zu anderen Menschen einhalten, wird ein Raum als **öffentlicher** oder **privater Raum** definiert. Der

Anthropologe Edward T. Hall unterscheidet vier **Distanzzonen:** die **intime,** die **persönliche,** die **soziale** und die **öffentliche Distanzzone.** Diese Zonen sind Richtwerte und werden von vielen Faktoren beeinflusst. Sie können sich etwa mit steigender Vertrautheit zwischen Personen verändern. Je nach Kultur sind diese Zonen unterschiedlich definiert (➤ Tab. 8.4).

Das Eindringen in den persönlichen Raum, jene Zone, die eine Person um sich herum beansprucht, erzeugt Unbehagen. Menschen mit Demenz reagieren auf zu dicht sitzende Banknachbarn deutlich später mit Aufstehen und Weggehen als Gesunde. Sie sind jedoch sehr empfindlich, wenn man ihnen zu nahekommt. Nehmen Sie daher auch kleine Anzeichen für Unbehagen der erkrankten Person ernst.

⚠ **BEACHTE**

Persönlicher Nahraum

Dringt man unvorbereitet und zu schnell in den persönlichen Nahraum eines Menschen mit Demenz ein, kann es zu heftigen Reaktionen wie lautem Schreien oder Schlagen kommen. Um dies zu vermeiden, bedarf es einer sorgsamen Beobachtung während der Annäherung (➤ Kap. 12).

Tab. 8.4 Distanzzonen nach Hall (1971) (vgl. Elzer 2009)

Distanzzonen	Situationsbeispiel	
Intimdistanz	somatische Behandlung, körperlicher Kampf, Sexualität	0 bis 60 cm (1 Armlänge)
persönliche Distanz	Schutzsphäre, sich aufrichten, intensiver Blickkontakt, einseitige Vermeidung von Körperkontakt	60 bis 130 cm (1–2 Armlängen)
soziale Distanz	Ausschluss einer körperlichen Berührung, nach Möglichkeit den ganzen Körper im Blickfeld	130 bis 230 cm (mehr als 2 Armlängen)
öffentliche Distanz	visuell und akustisch ist Kontakt möglich, die Intensität nimmt mit der Entfernung ab	ab ca. 400 cm

Anzeichen für das Ausgleichen eines unangemessenen Raumverhaltens sind (Argyle 2013, Fröhlich 2014):

- Abwenden des Kopfes, Vermeiden des Blickkontaktes
- Zurückweichen, Abstand durch Schritte vergrößern
- Zurückbeugen des Oberkörpers
- Wegdrehen des Körpers oder des Oberkörpers
- Aufstehen oder weggehen

Nähe und Distanz in der Physiotherapie

Physiotherapeutische Aktivitäten spielen sich häufig im körpernahen Feld der Patientinnen/Patienten ab. Körpernah bedeutet, dass die Therapeutin/der Therapeut die erkrankte Person berühren könnte, wenn das geplant ist. Bei der Behandlung von Menschen mit Demenz ist besonders auf deren Sensibilität bzgl. der persönlichen Distanzzone zu achten.

PRAXISTIPP

Distanz und Nähe anpassen

- Passen Sie den Abstand in der therapeutischen Behandlung zum Menschen mit Demenz unter Berücksichtigung der Bedürfnisse beider Betroffenen an.
- Nähern Sie sich aus etwas größerer Entfernung dem persönlichen Interaktionsraum der erkrankten Person. Die „optimale" Entfernung zwischen Personen ist von Person und Situation abhängig.
- „Betroffene können durch Kopf- und Blickbewegungen, Zu- und Abwenden des Körpers wichtige Signale bzgl. ihrer Bedürfnisse und Absichten ausdrücken" (Fröhlich 2014, S. 61).
- Halten Sie den Blickkontakt, bringen Sie mit einer freundlichen Ausstrahlung und warmer Stimme Ihre offene und zugewandte Haltung, Ihr Interesse und Ihre Wertschätzung zum Ausdruck. Respektieren Sie die persönliche Interaktionszone (Hoos-Leistner und Balk 2008, S. 86 zit. n. Fröhlich 2014).
- Holen Sie sich das Einverständnis für den Kontakt in verbaler oder nonverbaler Weise, wenn Sie sich der Intimdistanz nähern. Erklären Sie, was Sie vorhaben. Andernfalls ist es möglich, dass die erkrankte Person die Annäherung als Respektlosigkeit oder Übergriff in die Privatsphäre interpretiert.
- Je näher Sie einer erkrankten Person kommen, umso wichtiger ist die Erlaubnis dafür.
- Kündigen Sie zunächst verbal an, wenn Sie sich Menschen mit schwerer Demenz zuwenden, die sich stark in

8

sich zurückgezogen haben. Das langsame Sich-Nähern bedeutet ein Sich-Einstimmen auf die spezielle Atmosphäre, die einen Menschen umgibt, der einen Großteil des Tages inaktiv verbringt. Es kann nach Beobachtungen der Autorinnen bis zu fünf Minuten dauern, bis die Person auf die Kontaktaufnahme reagiert. Für diese Personen sind ein angemessener Körperkontakt und Berührung sehr nährend.

Um für die geplante Interaktion in Kontakt zu bleiben, spielen der Blickkontakt und die räumliche Entfernung zwischen Ihnen und der erkrankten Person eine besondere Rolle. Über Blickkontakt prüfen Sie, ob der aktuell gewählte Abstand eine Wirkung hat:

- Nimmt die Person Sie überhaupt als anwesend wahr?
- Nimmt die Person eine gegensätzliche, abwehrende Position ein? Anzeichen dafür sind:
  - Sich zurückziehen
  - Abstand vergrößern
  - Körper oder den Kopf abwenden
  - Blickkontakt vermeiden
  - Erhöhte Atemfrequenz oder andere vegetative Zeichen
- Nimmt die Person Ihren Kontakt positiv auf? Anzeichen dafür sind:
  - Der Blickkontakt zu Ihnen wird aufgenommen.
  - Die Mimik und Gestik zeigen eine einladende Sprache.
  - Die Körperhaltung ist zugewandt.
  - Der Atemrhythmus ist ruhig.

Diese nonverbalen Signale bedeuten, dass die Entfernung in diesem Moment für die erkrankte Person „stimmig“ bzw. angenehm oder „nicht passend“ ist.

8.3.4 Berührung

Berührung spielt bei Menschen mit Demenz einerseits als nonverbale Kommunikationsmöglichkeit und andererseits als körperliche Wahrnehmung eine besonders wichtige Rolle.

Dies liegt vor allem daran, dass eine kognitive Beeinträchtigung die taktile Wahrnehmung nicht zwangsläufig ändert, auch dann nicht, wenn alle anderen Sinne durch Alter oder Krankheit bereits erheblich eingeschränkt sind. Menschen mit Demenz können eine liebevolle Berührung von einer unpersönlichen Berührung unterscheiden, eine klare Berührung fühlt sich sicher an. Viele Betroffene suchen die körperliche Nähe anderer umso mehr, je weiter die Erkrankung fortschreitet. Jedoch gibt es auch Menschen, die Berührungen aufgrund ihrer Biografie ablehnen. Zudem kann eine Berührung zu Ablehnung und Ärger führen, wenn die individuellen Abneigungen und Vorlieben sowie kulturelle Tabus ignoriert werden. Berührungen können auch Katastrophenreaktionen auslösen, wenn man Betroffene

- am falschen Körperteil, z. B. am Kopf oder im Gesicht,
- zum falschen Zeitpunkt, z. B. wenn sie ängstlich oder verärgert sind,
- aus der falschen Richtung, z. B. wenn man nicht gesehen werden kann,
- auf die falsche Art und Weise berührt (Hoffman und Platt 2001; Tanner 2018; Bowlby Sifton 2004).

⚠ **BEACHTE**

Ablehnung einer Berührung

Bei Personen, die situativ nicht orientiert sind und Informationen rasch wieder vergessen, ist während einer körpernahen Therapie eine laufende Überprüfung der Körpersprache auf Zu- und Ablehnung erforderlich.

Untersuchungen zeigen, dass Menschen mit Demenz Berührungen in kommunikativer Absicht einsetzen (Hubbard 2002; Clarke 2004):

- Sie leiten eine verbale Kommunikation ein und halten diese durch Berührung aufrecht.
- Sie setzen Berührung ein, um Gefühle wie Zuneigung, Dank, Vertrauen oder auch sexuelles Verlangen auszudrücken.
- Sie signalisieren das Bedürfnis nach Sicherheit und Nähe.

Menschen mit Demenz verändern durch die kognitiven Beeinträchtigungen jedoch die Bedeutung von Berührung, also die Art und Weise, wie die Körpersprache, Situationen und Beziehungen wahrgenommen werden. Im fortgeschrittenen Stadium der Demenz verlieren beispielsweise viele Menschen die Fähigkeit, andere Menschen zu erkennen oder sich an sie zu erinnern. Sind sie auf der Suche nach körperlicher Nähe, spielt es keine Rolle, wer die

Menschen sind, die sie berühren, umarmen oder bei denen sie Halt in den Händen suchen (Tanner 2018).

Berührung als nonverbale Kommunikation in der Physiotherapie

Die physiotherapeutische Interaktion ist in der Regel durch eine außergewöhnliche Nähe zu den und durch **Berührung** der Patientinnen/Patienten gekennzeichnet. Laut Höppner und Richter (2018) „berührt ein intensiver Körperkontakt vielschichtig und kann zu intensiven seelischen Reaktionen führen, die wiederum tief in der individuellen Entwicklungsgeschichte der Patientinnen/Patienten wurzeln". Zudem heißt es, dass Berührung die ursprünglichste Form der Interaktion ist und daher der Bedachtsamkeit bedarf (Höppner und Richter 2018, ➤ Abb. 8.8).

Werden Berührungen in der Physiotherapie nicht aufgabenorientiert durchgeführt, sondern als nonverbale Kommunikationsmöglichkeiten genutzt, dienen sie der **empathischen Beziehungsgestaltung** während der therapeutischen Interaktion.

Respektvolle und an die Verlangsamung und den individuellen Rhythmus der Betroffenen angepasste Berührungen führen zu positiven emotionalen Effekten. Sie können Zuneigung vermitteln, Trost und Sicherheit geben sowie beruhigen (Bowlby Sifton 2004; Tanner 2018).

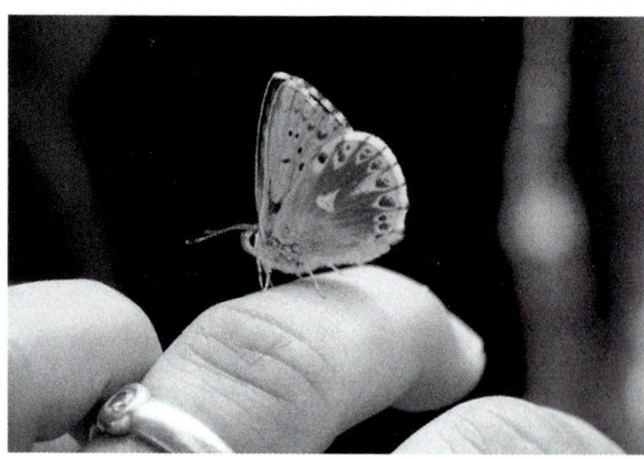

Abb. 8.8 Berührung braucht Vertrauen [O718]

Berührungen als Unterstützungshilfe für physiotherapeutische Aktivitäten

Berührungen machen Menschen mit Demenz bei der Durchführung von Interaktionen aufmerksamer und kommunikativer, sie bewirken verbale und nonverbale Reaktionen. Mit Berührungsimpulsen kann die Aufmerksamkeit auf bestimmte Aspekte der Bewegung oder eines komplexen Handlungsablaufes gelenkt werden (Hoffman und Platt 2001; Bowlby Sifton 2004).

KAPITEL

9 Motivation: Was bewegt uns Menschen?

Die **Motivation** eines Menschen mit Demenz, an einer physiotherapeutischen Behandlung teilzunehmen, ist die Basis für einen gelungenen therapeutischen Prozess. Demotivierendes Verhalten von Patientinnen/Patienten erzeugt ein Spannungsfeld, das sich durch die Erwartungshaltung der Therapeutin/des Therapeuten und weiterer beteiligter Personen wie Ärztinnen/Ärzte, Pflegepersonen und Angehörige verstärkt.

„Das freut mich nicht!", „Ich kann das nicht!" oder „Ich bin müde!"

Solche und ähnliche Aussagen begegnen uns in der physiotherapeutischen Arbeit bei Menschen mit Demenz häufig. Erklärungen und Rechtfertigungen zur Notwendigkeit und Sinnhaftigkeit der Therapie bewirken in diesen Situationen nur selten eine Therapiemotivation. Die Veränderung der logischen Denkprozesse, Fremdbestimmung, Überforderung und viele weitere Hintergründe beeinflussen die **Therapiemotivation** von Menschen mit Demenz.

Ist eine Person nicht orientiert oder reagiert sie bereits bei der ersten Kontaktaufnahme vorsichtig bis ablehnend, ist ein Aufbau der Therapiemotivation von Nöten. Doch, was genau ist Motivation eigentlich?

9.1 Was ist Motivation?

Der Begriff *Motivation* ist abgeleitet vom Lateinischen „movere", was „bewegen", „in Bewegung setzen" und „beginnen" bedeutet (Stowasser et al. 1991). Als Motivation wird die Gesamtheit subjektiver Beweggründe für ein bestimmtes Verhalten bezeichnet (Pschyrembel 2022).

Die Motivation wird durch **Anreize** (gefühlsmäßige Betonung, z. B. Vorlieben oder positiv besetzte biografische Elemente), durch **kognitive Prozesse** zur Durchführung einer gewünschten Zielhandlung (Entscheidung, Erwartung und Plan) sowie durch einen **Beweggrund** bedingt. Erfolgserwartung, Ursachenzuschreibung und Anstrengungsbereitschaft wirken bei der Umsetzung in eine Handlung mit.

- Ein *motivationaler Anreiz* enthält neben Charakteristika des Zielobjektes oder der Zielhandlung auch erlernte Anreizwerte wie etwa zu erwartende Belohnungseffekte oder positive Konsequenzen (Rudolph 2013, S. 52). War ein Mensch früher ein leidenschaftlicher Tennisspieler, so war die Zielhandlung das Tennisspielen selbst. Als Belohnung kann das Gewinnen eines Matches gesehen werden. Die Aussicht auf Erfolg, ein weiteres Match zu gewinnen, ist als Anreiz zu verstehen. Diese Anreizwerte werden im Laufe des Lebens latent erlernt. Im Verlauf einer Demenzerkrankung können sich diese erlernten Anreizwerte verändern und in ihrer aktivierenden Antriebsqualität oder Intensität zu- oder abnehmen.
- *Kognitive Prozesse* werden bei einer schwergradigen Demenz nicht mehr gut umgesetzt. Das Defizit im Altgedächtnis stört den Informationsabruf über eine eigene Beeinträchtigung. Auch das Wissen um Ziele, Sinnhaftigkeit und Nutzen einer Aktivität oder beispielsweise einer physiotherapeutischen Behandlung geht verloren. Je weiter die Demenz fortschreitet, desto mehr treten kognitive Prozesse in den Hintergrund, momentane Anreize nehmen an Bedeutung zu.
- Motive sind *Beweggründe,* die in einer Person ruhend vorhanden sind und durch äußere Situationsfaktoren beeinflusst werden. Meist entspringen Motive körperlichen und psychischen Grundbedürfnissen (➤ Kap. 5.1). Für ein Verhalten gibt es interne Beweggründe (**intrinsische Motivation**) und externe Beweggründe (**extrinsische Motivation**) (➤ Abb. 9.1).

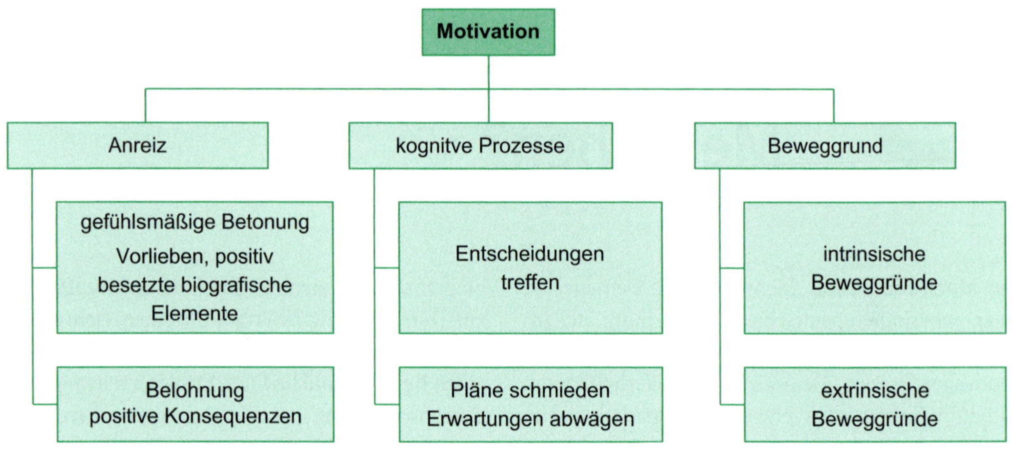

Abb. 9.1 Faktoren der Motivation [M1208, M1209, L231]

9.1.1 Intrinsische Motivation

Intrinsische Motivation fokussiert sich auf persönliche Interessen, Werte und Entwicklungsmöglichkeiten einer Person. Die Verfolgung dieser Ziele befriedigt bereits für sich genommen und ist mit Wohlbefinden und Freude verknüpft (Sebire et al. 2009, S. 189). Die intrinsische Motivation ist ein wichtiger Ankerpunkt für die Umsetzung therapeutischer Maßnahmen.

Beispiele für die intrinsische Motivation sind:

- Persönliche Werte und Interessen
- Wohlbefinden, Möglichkeit zur Weiterentwicklung und Selbstakzeptanz
- Beiträge für die Gemeinschaft und soziale Zugehörigkeit
- Gesundheit und Fitness

Für die Therapie mit Menschen mit Demenz können verschiedene intrinsische Motivationsfaktoren genutzt werden. Je weiter die Demenz fortschreitet, desto wichtiger werden interne Antriebe. In der Anamnese werden Fragen gestellt, welche Anliegen für die Person eine besondere Bedeutung haben. Personen mit Demenz äußern im Gespräch zum Beispiel „Ich möchte ins Café gehen“, „Man darf nicht nachlassen“ oder „Ich tue mir etwas Gutes“. Diese Aussagen werden in der Therapie immer wieder aufgegriffen. Das intrinsisch motivierte Verhalten wird zum Zugpferd der Therapie.

PRAXISTIPP

Intrinsische Motivationsfaktoren gezielt einsetzen:

- Am Alltagsgeschehen teilnehmen
- Gehen als Möglichkeit, um mit anderen Menschen in Kontakt zu treten oder um unangenehme Kontakte zu vermeiden
- An gesellschaftlichen oder persönlich wichtigen Ereignissen teilnehmen, z. B. an Treffen mit Bezugspersonen, an Festen, Frisör- oder Arztbesuchen
- Vermeidung von Langeweile
- Hobbys pflegen oder sich in der Natur bewegen
- Erhaltung der Selbstständigkeit
- Wertschätzung sich selbst gegenüber
- Flow-Erlebnis: Interesse, Freude, Lust und Spaß an der Tätigkeit selbst und am gemeinsamen Tun

In der Therapie ist es hilfreich, eine Verknüpfung der Übungen mit intrinsischen Motivationsfaktoren herzustellen. Eine genauere Betrachtung der Aussagen und des Verhaltens der erkrankten Person geben darüber Auskunft, ob sie im aktuellen Moment motiviert oder demotiviert ist.

⚠ BEACHTE

Einflüsse auf die intrinsische Motivation

- Positive Feedbacks sind für die Stärkung einer intrinsischen Motivation zielführend.
- Es ist es besser, kein Feedback zu geben als ein negatives Feedback.
- Drohungen, Aufsicht, Bewertung und Fristsetzung schwächen die intrinsische Motivation und sollen vermieden werden (Deci und Ryan 2000).

Eine intrinsische Motivation geht mit einem vermehrten Einsatz beim körperlichen Training, mit höherem physischen Selbstwert und psychischen Wohlbefinden einher. Ziele dieser Motivation beinhalten die Verbesserung der eigenen Gesundheit, das Steigern eigener Fertigkeiten oder das Pflegen wichtiger Beziehungen (Sebire et al. 2009).

⚠ BEACHTE

Intrinsische Motivation als Zugpferd in der Therapie

Je weiter die Demenz fortschreitet, desto wichtiger werden innere Beweggründe. Das intrinsisch motivierte Verhalten wird zum Zugpferd der Therapie.

Intrinsisch motiviertes Verhalten erfordert keine zusätzlichen Belohnungen. Intrinsisch motiviertes Verhalten ist jenes Verhalten, das Menschen spontan umsetzen, wenn sie sich frei fühlen und ihre eigenen Interessen verfolgen (Deci und Ryan 2000). Wie kann nun die intrinsische Motivation gefördert werden?

Was stärkt die intrinsische Motivation?

Vier Aspekte fördern die intrinsische Motivation (Lepper & Hodell 1989, zit. n. Rudolph 2013): Herausforderung, Neugier, Eigenkontrolle und Fantasie.

PRAXISTIPP

Intrinsische Motivation fördern

Herausforderungen gestalten:
In der physiotherapeutischen Behandlung von Menschen mit Demenz führt eine Überforderung zu einem Motivationsverlust. Bei der Auswahl der Aufgaben ist es wesentlich, sowohl die körperlichen als auch die kognitiven Fähigkeiten der Person genau zu bestimmen. Die Aufgaben müssen mit Erfolg bewältigbar sein. Stellen Sie zum Einstieg leichte Aufgaben, die die betroffene Person ohne Schwierigkeiten durchführen kann. Erschweren Sie diese Aufgaben entsprechend der Kompetenz schrittweise, sodass Sie mit mittelschweren Übungen fortfahren können.

Neugierde wecken:
Wecken Sie bei Menschen mit Demenz die Neugierde durch Angebote, die mit bereits bekannten oder vertrauten Themen verknüpft sind. Überforderung tritt meist auf, wenn etwas völlig Neues, Unbekanntes eingesetzt wird. Trainingsgeräte aus Alltagsmaterialien, z.B. eine Wasserflasche als Hantelersatz, sowie biografiebezogene Geräte wie etwa ein Tennis- oder Golfschläger hingegen wecken die Neugierde und vermeiden Überforderung (➤ Kap. 20).

Eigenkontrolle fördern:
Bei Menschen mit Demenz kommt es aufgrund der kognitiven Beeinträchtigung sehr häufig zu Überforderung oder Fremdbestimmung. Die Gefahr der Fremdbestimmung ist dann gegeben, wenn die individuellen Bedürfnisse und Fähigkeiten nicht erkannt werden. Greifen Sie Aspekte auf, die von der behandelten Person initiiert oder angestoßen werden. Ermöglichen Sie eine Mitsprache bei der Auswahl oder der Gestaltung der Übungen. Beobachten und fragen Sie, ob der Mensch mit Demenz mit den therapeutischen Maßnahmen einverstanden ist.
Nehmen Sie verbale und nonverbale Reaktionen ernst, dies bewirkt bei der erkrankten Person eine Stärkung der Eigenkontrolle.

Die Fantasie anregen:
Bei Menschen mit Demenz regen sinnesstimulierende und spielerische Aktivitäten die Fantasie an. Verwenden Sie Musik, Bilder oder Alltagsmaterialien, um unterschiedliche Sinnesaktivitäten anzuregen. Wecken Sie beim Gehtraining die Erinnerung an frühere Wandererlebnisse. So wird diese Tätigkeit interessant, fördert Freude und stärkt somit die intrinsische Motivation (➤ Kap. 20, ➤ Kap. 11).

9.1.2 Extrinsische Motivation oder externe Beweggründe

Extrinsische Antriebe sind außenorientiert (Sebire et al. 2009). Das Verhalten wird von äußeren Faktoren beeinflusst und motiviert.

Beispiele für extrinsische Motivation sind:

- Wohlstand, finanzieller Erfolg, Status
- Berühmtheit, Popularität, soziale Erwünschtheit
- Aussehen
- Handlungen, um Gefühle von Schuld, Scham oder Angst zu reduzieren
- Sich an Forderungen von anderen anpassen

Bei Menschen mit Demenz verändern sich die extrinsischen Faktoren enorm. Die erkrankte Person verliert häufig im Laufe der Erkrankung an Ansehen und positiven Rückmeldungen.

PRAXISTIPP

Extrinsische Motivationsfaktoren gezielt einsetzen

- Pflichtbewusstsein und Selbstdisziplin
- Ehrgeiz
- Erwartungshaltung Anderer erfüllen, z. B. des Therapeuten/der Therapeutin oder der Bezugsperson
- Gemeinsam an einem Gruppengeschehen, z. B. an der Gruppentherapie, teilnehmen
- Zuwendung und Anerkennung von außen erleben
- Positive Rückmeldungen über Fortschritte, über das Bemühen oder über die Bereitschaft zur körperlichen Anstrengung erhalten
- In eine Beziehung positiv eingebunden sein
- Einen Gesprächspartner haben

In einer physiotherapeutischen Studie wurden Personen entweder in ihren intrinsischen oder in ihren extrinsischen Motivationen gestärkt. Versuchspersonen, bei denen intrinsische Ziele betont wurden, zeigten ein längeres Durchhaltevermögen und einen besseren Erfolg beim physiotherapeutischen Training als Personen, bei denen extrinsische Ziele betont wurden. Bei Personen mit extrinsischer Motivation war das Training nicht mit Freude und Wertschätzung der Aktivität verknüpft (Vansteenkiste, Simons, Soenens und Lens zit. n. Sebire et al. 2009).

9

9.1.3 Anreiz, kognitive Prozesse und Beweggrund für die Therapiemotivation

Zum Aufbau der **Therapiemotivation** ist es hilfreich, positive Anreize im Hier und Jetzt zu setzen. Um die kognitiven Prozesse zu aktivieren und Ressourcen auf dieser Ebene wiederzubeleben, werden Erinnerungen von früher in den Therapieprozess integriert. Intrinsische und extrinsische Beweggründe wie Interesse und die Anerkennung von außen fördern die Therapiemotivation.

Fallbeispiel

Anreiz, kognitive Prozesse und Beweggrund als Therapiemotivation

Frau D., 79 Jahre alt, weist eine mittelgradige Mischdemenz und Diabetes mellitus Typ II auf. Sie wird wegen eines Sturzes mit Prellungen und Schmerzen zur Physiotherapie überwiesen. Die ärztliche Anweisung lautet „Gangsicherheitstraining". Frau D. ist ohne Hilfsmittel mobil und wird von ihrem Sohn in die Praxis begleitet. Im Anamnesegespräch lässt sich aus der Bewegungsbiografie erheben, dass Frau D. früher gerne in den Bergen gewandert ist. Ihre Vorliebe galt den Blumen und Pflanzen. Dieses Interesse ist auch auf ihren Beruf als Biologielehrerin zurückzuführen.

Frau D. ist bei der Kontaktaufnahme durch die Therapeutin freundlich, äußert aber wiederholt, dass sie keine Therapie benötige. Sie habe keine Lust mitzumachen, das sei nichts mehr für sie. Durch gutes Zureden und nach Aufforderung des Sohnes, es doch zu probieren, gelingt es, die Bereitschaft für eine gemeinsame Aktivität mit der Therapeutin zu wecken. Im Einstiegsgespräch erinnert die Physiotherapeutin an die Wandererlebnisse von früher. In diesem Zusammenhang stimmt sie ein bekanntes Wanderlied an. Frau D. beginnt spontan mitzusingen. Die Physiotherapeutin berührt dabei die Hände von Frau D. und bewegt die Arme und den Oberkörper zum Rhythmus mit. In dieser Situation baut sich eine Beziehung zur Therapeutin auf und der Vorbehalt gegen eine Therapie nimmt ab. Frau D. ist motiviert und bereit, mitzumachen (➤ Abb. 9.2).

Um das Gangtraining alltagsnah zu gestalten, bietet die Therapeutin einen „Spaziergang" zur Blumenwiese unweit der Praxis an. An der Blumenwiese angelangt, lässt Frau D. ihren Blick umherschweifen. Sie zeigt auf eine rosa Blume. „Eine Kartäusernelke!", merkt sie stolz an (➤ Abb. 9.3).

Angeregt durch das Interesse der Therapeutin fallen ihr viele Details zu den einzelnen Blumen ein: Wo sie wachsen, wann sie zu blühen beginnen, ob die Pflanze giftig oder ein Heilkraut ist. Sie bückt

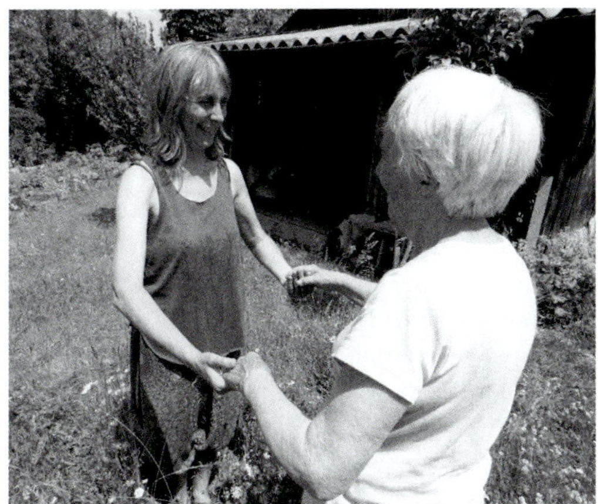

Abb. 9.2 Sich gemeinsam im Takt bewegen [M1208, M1209]

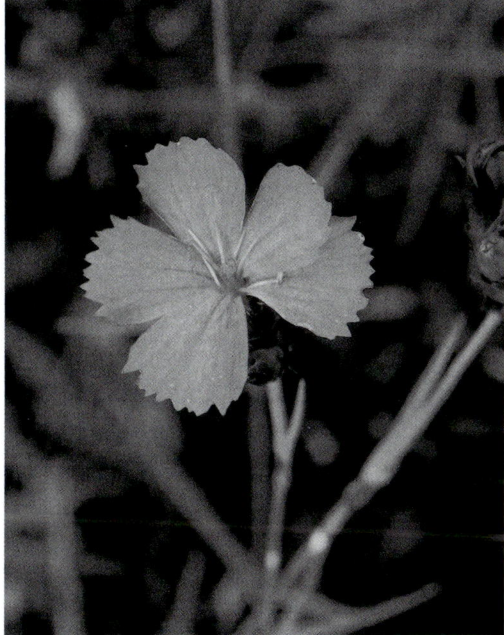

Abb. 9.3 Die Kartäusernelke als Motivator [M1208, M1209]

sich spontan und pflückt die Blume. Das Gehen über die unebene Wiese und das Pflücken der Blumen beinhaltet wichtige Bewegungsabläufe, die der Sturzprävention und dem Gangsicherheitstraining dienen. Gleichzeitig werden der visuelle Sinn und der Geruchssinn angeregt.

Durch das Interesse der Therapeutin erlebt sich Frau D. wieder in der Rolle einer Lehrenden. Das stärkt ihre Identität und ihre Körperkraft, was bei der Ausführung der Bewegungsabläufe sichtbar wird. Am Ende der Therapie beschreibt die Therapeutin ihre positiven Beobachtungen im Hinblick auf die Ausdauer und die körperliche Kraft von Frau D. Auf die Frage, ob sie wiederkommen darf, antwortet Frau D. zustimmend: „Ja, bitte! Unbedingt. Das war heute schön!"

Was zeigt uns dieses Fallbeispiel?

Zu Beginn der Therapiesituation spielen **kognitive Prozesse** eine wichtige Rolle: Frau D. erkennt die Sinnhaftigkeit und den Nutzen der Therapie aufgrund fehlender kognitiver Fähigkeiten nicht mehr. Der Wunsch und die Aufforderung des Sohnes seiner Mutter gegenüber, bei der Physiotherapie mitzumachen, unterstützt die fehlende Orientierung zur Situation. Kognitive Fähigkeiten und Prozesse treten im Zuge der Erinnerungen an Wanderlieder und beim Pflücken bekannter Blumen wieder in den Vordergrund.

Als **Anreiz** dient der Blick auf eine Blumenwiese. Dadurch gelingt es der Therapeutin, Frau D. zum Gangtraining im Outdoorbereich zu aktivieren. Weitere Anreize übernehmen die verschiedenen Blumen, die Frau D. spontan pflückt. Therapeutische Interventionen, z. B. Gleichgewichtstraining und koordinative Übungen, werden in diese Tätigkeit eingebaut (➤ Abb. 9.4).

Beweggründe sind im Fallbeispiel auf zwei Ebenen erkennbar:

Intrinsische Beweggründe:

- Durch das Interesse und die Neugierde der Therapeutin an dem, was Frau D. über Blumen erzählt, knüpft Frau D. an ihre Rolle als Lehrende an. Dies stärkt ihr Selbstbewusstsein und fördert die Bereitschaft, sich zu bewegen.
- Zuwendung und Anerkennung im Sinne eines positiven Feedbacks stärken persönliche Werte und die Selbstakzeptanz.

Extrinsische Beweggründe:

- Das gute Zureden durch den Sohn vermittelt Frau D. Sicherheit und wirkt der Angst vor einer ungewissen Situation entgegen. Die Anpassung an die Aufforderung von außen öffnet die Bereitschaft von Frau D. zur Therapie.
- Das Einstiegsgespräch und das gemeinsame Singen bauen Ängste und Vorbehalte ab, Vertrauen entsteht. Frau D. fühlt sich im Kontakt mit der Therapeutin wohl.

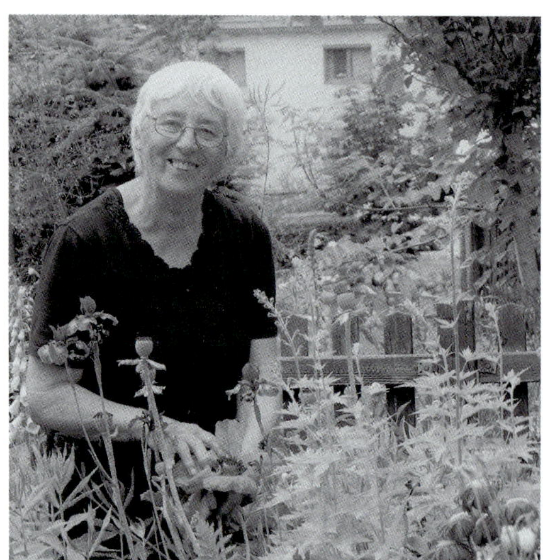

Abb. 9.4 Blumen und Natur als Anreiz [M1208, M1209]

⚠ **BEACHTE**

Angenehme Anreize setzen

Die Gestaltung von therapeutischen Anreizen wird umso wichtiger, je weiter die Demenz fortschreitet. Je angenehmer die Person die Situation zu Beginn und im Laufe der Therapie erlebt, desto eher wird sie sich darauf einlassen.

9.2 Was führt zu Motivationsverlust bei Menschen mit Demenz

9

Bei Menschen mit Demenz kommt es häufig zu Abwehrverhalten. Die Hintergründe für ablehnendes Verhalten als Zeichen des **Motivationsverlustes** sind vielfältig:

- Bei einem Menschen mit einer beginnenden Demenz kann es sein, dass sich die Person durch das Organisieren der Therapie durch Angehörige bevormundet fühlt: „Ich habe Sie nicht bestellt", „Ich schaffe das ohne Sie" oder „Ich brauche Sie nicht." So lauten ablehnende Worte bei der Kontaktaufnahme zur Therapie.
- Bei einem Menschen mit einer mittel- oder schwergradigen Demenz können der Termin und die vorbereitenden Gespräche bereits wieder in Vergessenheit geraten sein. Die Einladung zur Therapie trifft die erkrankte Person damit „unvorbereitet". Dies wiederum löst Abwehrverhalten, Ärgernis oder Ängste aus.
- Die Person erlebt sich durch Vorgaben hinsichtlich der Teilnahme an einer Therapieeinheit fremdbestimmt. Dies bewirkt beispielweise die von einer Ärztin/einem Arzt angeordnete Teilnahme an einer Gruppentherapie im stationären Bereich oder die Durchführung der Therapie zu einem fixen Zeitpunkt. Die betroffene Person bringt ihre Selbstbestimmtheit durch Ablehnung zum Ausdruck.

Ablehnende Äußerungen können unter anderem auf einen Motivationsverlust hinweisen. Bei Menschen mit Demenz kann es zu einem **völligen Motivationsverlust** (**Amotivation**) kommen. Dieser Zustand der Amotivation (Ryan und Deci 2000, S. 72) ist mit Minderwertigkeitsgefühlen und einer mangelnden Vitalität verknüpft. Im Zustand der Amotivation nimmt man weder sich selbst noch andere als aktiv Handelnde wahr. Wesentlicher Hintergrund der Amotivation ist, dass vielfältige Grundbedürfnisse permanent unterdrückt werden (Ryan und Deci 2000, S. 72).

Kontrolle von Ereignissen und Motivationsverlust

Bei gesunden Menschen treten situationsabhängig **internale und externale Kontrollüberzeugungen** auf. Wird die Kontrolle einer Handlung im Inneren, also zur eigenen Person zugehörig, wahrgenommen, bezeichnet man dies als internale Kontrollüberzeugung. External kontrollierte Ereignisse können von der Person und ihrem Verhalten nicht kontrolliert werden (Deci und Ryan 2000, S. 234; Rudolph 2013).

Im Laufe einer Demenzerkrankung erlebt die erkrankte Person vielfältige Frustrationserlebnisse und häufige Fremdbestimmung. Misserfolge und Bedürfnisse, die nicht erkannt und anerkannt werden, verändern Kontrollüberzeugungen bzgl. der eigenen Leistungsfähigkeit. Die erkrankte Person kann über Aktivitäten und Entscheidungen nicht mehr selbst bestimmen oder diese beeinflussen. Sie kommt dadurch gehäuft zu einer externen Kontrollüberzeugung: Andere Personen bestimmen über sie. Dies wiederum schwächt die Motivation, selbst aktiv zu werden. **Antriebslosigkeit** und **Amotivation** werden forciert.

MERKE

Veränderung der Kontrollüberzeugung

Im Verlauf der Demenzerkrankung kommt es zu einer Veränderung hinsichtlich der Kontrollüberzeugungen. Erfolge oder Misserfolge werden nicht mehr zur Situation passend zugeordnet. Es entwickeln sich demotivierende und eingefahrene Einstellungen.

Erfolge können bei Menschen mit Demenz stabil (unveränderlich) dem eigenen Können zugeschrieben (attribuiert) oder auf das Wirken des Therapeuten/der Therapeutin zurückgeführt werden.

- Wenn Erfolge dem eigenen Können attribuiert werden, fördert dies die Motivation: „Ja, das ist *mir* gut gelungen!"
- Werden allerdings Erfolge anderen Personen attribuiert, schwächt dies die Therapiemotivation: „Ohne *Ihre* Hilfe wäre ich die Stufen nicht hinaufgekommen!"

Misserfolge können bei Menschen mit Demenz auf das eigene Unvermögen oder auf eine zu geringe Unterstützung durch andere Personen geschoben werden:

- Werden Misserfolge auf das eigene Unvermögen zurückgeführt, ist das ungünstig. Es kommt zu einem Motivationsverlust: „Das schaffe ich nicht, dazu bin ich zu schwach!"
- Werden andere Personen für die Misserfolge verantwortlich gemacht, bleibt in der Regel die Motivation erhalten: „Ich will aus dem Bett, aber Sie helfen mir nicht!!"

Werden Aufgaben als „zu schwierig" eingestuft, schwächt dies die Motivation. Um den Selbstwert zu erhalten, werden häufig variable Ursachenzuschreibungen bevorzugt. Menschen mit Demenz äußern dies mit folgenden Worten: „Ich könnte es, wenn ich es wollte" oder „Ich habe jetzt keine Lust, aber vielleicht das nächste Mal."

Wird eine Demenzerkrankung früh im Verlauf diagnostiziert, hat der Betroffene aufgrund kognitiver Fähigkeiten noch die Möglichkeit, die Erkrankung besser zu verarbeiten. Dadurch ist es möglich, dass die *Erkrankung* als Ursache für Misserfolge eingestuft wird. Dies eröffnet Betroffenen die Möglichkeit, ihren Selbstwert trotz Misserfolgen zu erhalten.

Erhält die erkrankte Person keine frühzeitige und geeignete Unterstützung bei der Verarbeitung der Erkrankung, kann es zu ungünstigen Kontrollüberzeugungen kommen. Dies äußert sich häufig dadurch, dass therapeutische Angebote abgelehnt werden (➤ Tab. 9.1).

Erlernte Hilflosigkeit

Eine ablehnende Haltung gegenüber einer Situation mit subjektiv ungewissem Ausgang kann auch im Sinne der **erlernten Hilflosigkeit** (Seligman 1979) interpretiert werden. Mit der Aussage „Ich schaffe es ohnehin nicht!", lehnen Menschen die Einladung zu einer Physiotherapie ab. Die dahinterliegende Einstellung beruht darauf, dass die Person meint, die Situation sei unkontrollierbar – die Aufgabe sei zu schwierig, das eigene Vermögen sei nicht ausreichend und unveränderlich.

Die **erlernte Hilflosigkeit** geht mit motivationalen, kognitiven und emotionalen Defiziten einher (Rudolph 2013, S. 135):

- **Motivationale Defizite:** Im Zuge der Erwartung von Unkontrollierbarkeit tritt eine Schwächung der Motivation ein. Das Verhalten gegenüber

Tab. 9.1 Beispiele für die Ursachenwirkung und Kontrollierbarkeit bei Misserfolgen (nach Rudolph 2013)

Kontrollüberzeugung zum Misserfolg	Kontrollierbare Ursachen		Unkontrollierbare Ursachen	
	stabil	variabel	stabil	variabel
internale (innere) Kontrollüberzeugungen	Faulheit als Persönlichkeitsmerkmal	Mangel an Anstrengung, keine Lust	Krankheit	Müdigkeit oder Erschöpfung
externale (äußere) Kontrollüberzeugungen	der Therapeut/die Therapeutin ist streng	zu wenig Unterstützung vom Therapeuten/von der Therapeutin	Aufgabenschwierigkeit	Zufall, Pech, widrige Umstände

9

neuartigen Situationen ist passiv bis ablehnend. Das zeigt sich in Äußerungen wie etwa „Das ist nichts mehr für mich!"

- **Kognitive Defizite:** Es kann nicht mehr unterschieden werden, ob ein Ereignis kontrollierbar ist oder nicht. Es kommt zu einer Verallgemeinerung der Erwartung, nichts mehr kontrollieren, nichts mehr schaffen zu können. Es folgen Äußerungen wie etwa „Das schaffe ich nicht!" oder „Das kann ich nicht!"
- **Emotionale Defizite:** Hat eine Person die Erwartung, zukünftige Ereignisse nicht kontrollieren zu können, tritt meist eine depressive Reaktion auf. Diese kann sich als traurige Stimmung oder als aggressiv abwehrende Reaktion äußern. Es folgen Äußerungen wie etwa „Lassen Sie mich in Ruhe!", „Gehen Sie weg!" oder „Ich will alleine sein!"

Aus der Psychologie der Motivation lassen sich wichtige Grundsätze für die physiotherapeutische Behandlung bei **Motivationsproblemen** ableiten. Das Wissen um verschiedene Einflussfaktoren auf die Motivation stellt im therapeutischen Setting eine Hilfe und Unterstützung für die Förderung der Motivation dar.

9.3 Förderung der Motivation

Die Erwartung eines Erfolges fördert die **Anstrengungsbereitschaft** und die **Therapiemotivation**.

Wird ein Erfolg auf sich selbst, das eigene Können oder die eigene Anstrengung (interne Ursachen) zurückgeführt, wird dies als motivierend erlebt. Dies fördert die Anstrengungsbereitschaft, da ein positiver Erfolg erwartet wird (➤ Abb. 9.5).

Wird ein Misserfolg auf äußere Ursachen (wie etwa Zufall, Schicksal, Krankheit, Strenge des Therapeuten etc.) zurückgeführt, verändert dies die Erfolgserwartung wenig. Da die Ursache als außerhalb der eigenen Person wahrgenommen wird, entsteht kein positiver Impuls für die Anstrengungsbereitschaft, die Motivation wird nicht gefördert (➤ Abb. 9.6).

Nicht nur die **Ursache** eines Verhaltens, sondern auch die **Stabilität der Ursache** wirkt auf die Erfolgserwartung ein. Je höher die Erfolgserwartung ist, desto größer ist auch die Bereitschaft, sich für das Erreichen eines Zieles einzusetzen.

Aussagen von Menschen über ein Ziel oder eine Handlung geben wichtige Hinweise auf die Attribution (Zuschreibung) von Ursachen. Die Stabilität von Ursachen und die Wirkung auf die Erfolgserwartung können beim Gespräch ebenfalls abgelesen werden (➤ Tab. 9.2).

Die Therapiemotivation wird gefördert, wenn die Ursachen für Erfolg auf Können, Ressourcen und geringe Aufgabenschwierigkeit zurückgeführt werden. Dadurch steigt die Erfolgserwartung an, die Anstrengungsbereitschaft nimmt zu.

Demotivierende Effekte auf die Erfolgserwartungen und damit auf die Motivation entstehen, wenn die Ursachen von Erfolgen variabel auf Zufall, Schicksal oder Anstrengung gesetzt werden. Zudem

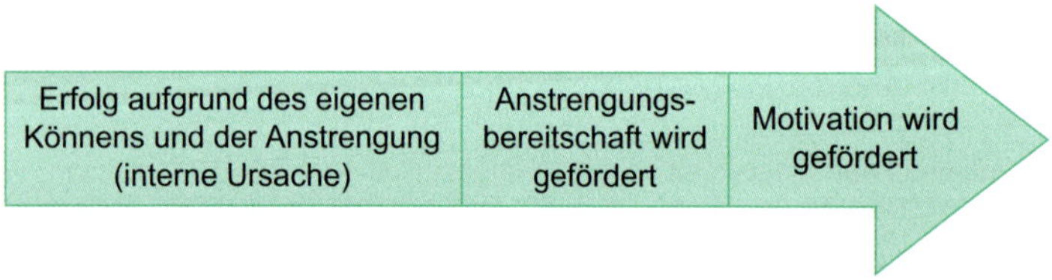

Abb. 9.5 Erfolg als interne Ursache fördert Motivation [M1208, M1209, L231]

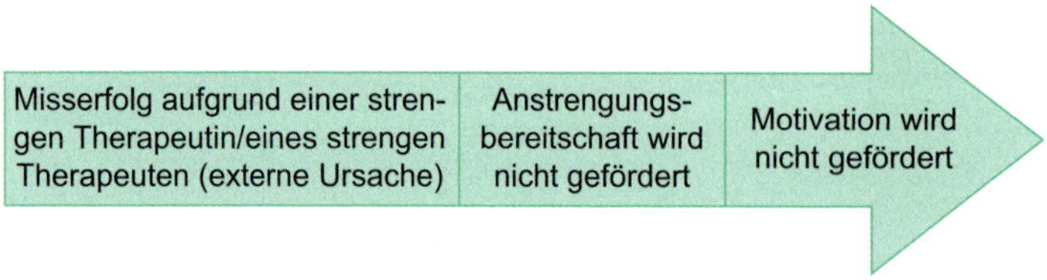

Abb. 9.6 Misserfolg durch externe Ursache wirkt demotivierend [M1208, M1209, L231]

9

Tab. 9.2 Stabilität von Ursachen und Erfolgserwartung (nach Rudolph 2013)

	Stabilität der Ursache	Beispiele für Ursachen	Wirkung auf die Erfolgserwartung
Erfolg	stabil	• Fähigkeit und Können: „Ich kann es!" • Ressource: „Ich kann es lernen." • Aufgabenschwierigkeit: „Die Aufgabe ist leicht! Das schaffe ich."	Erfolgserwartung steigt an
	variabel	• Zufall: „Es hängt vom Zufall ab, ob es gelingt." • Schicksal: „Ich hatte Glück." • Anstrengung: „Wenn ich mich sehr anstrenge, schaffe ich es vielleicht."	Erfolgserwartung steigt wenig oder gar nicht an
Misserfolg	stabil	• **Unfähigkeit:** „Mir gelingt nie etwas." • **Aufgabenschwierigkeit:** „Das ist zu schwierig!"	Erfolgserwartung sinkt ab
	variabel	• **Zufall:** „Der Zufall bestimmt, ob ich es schaffe!" • **Schicksal:** „Meine Erkrankung ist Schicksal, ich kann nichts dagegen tun." • **Anstrengung:** „Ich hätte mich noch mehr anstrengen müssen, damit ich es kann!"	Erfolgserwartung sinkt wenig oder gar nicht ab

wirkt es demotivierend, wenn Misserfolge auf Unfähigkeit, Aufgabenschwierigkeit, Zufall, Schicksal oder mangelnde Anstrengung zurückgeführt werden (➢ Abb. 9.7).

Bei den Ursachen für Misserfolg sind Unfähigkeit, fehlende Ressourcen, hohe Aufgabenschwierigkeit, Zufall und Schicksal ungünstig für die Motivation, da Erfolgserwartung und Anstrengungsbereitschaft absinken oder unverändert bleiben. Nur bei der variablen Ursache für Misserfolg können Erfolgserwartung und Anstrengungsbereitschaft ein wenig steigen und so die Motivation zumindest nicht behindern (➢ Abb. 9.8).

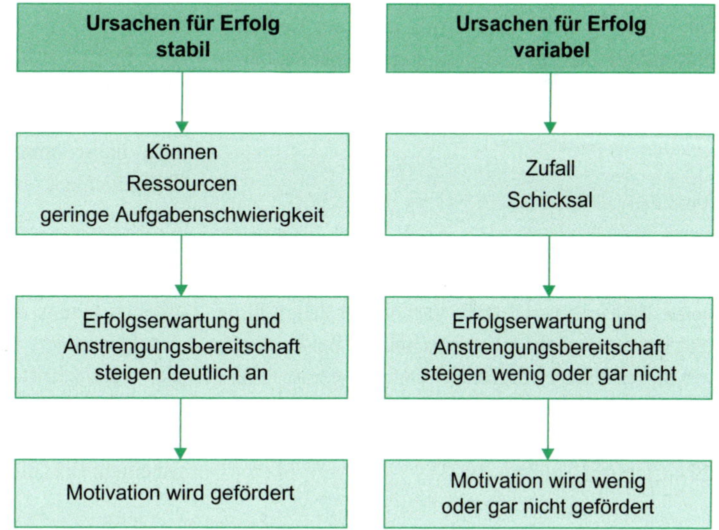

Abb. 9.7 Ursachen für Erfolg [M1208, M1209, L231]

9

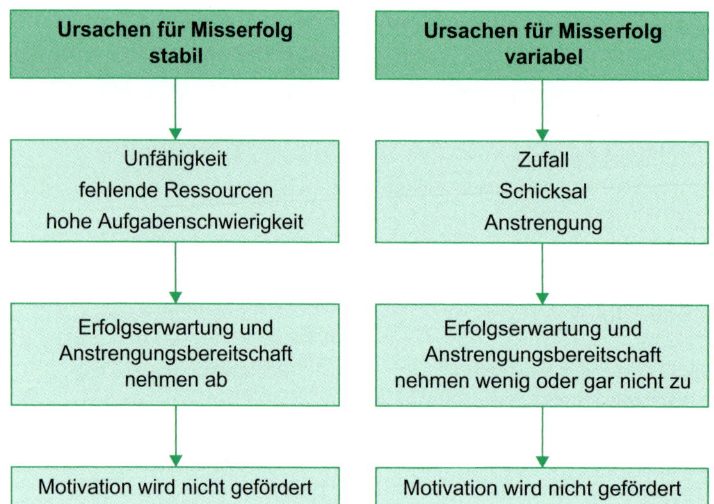

Abb. 9.8 Ursachen für Misserfolg [M1208, M1209, L231]

MERKE

Erfolg zu Beginn der Therapie

Je eher man im Verlauf der Therapie einen Erfolg verbuchen kann, umso motivierender ist dies für einen Menschen mit Demenz. Das bedeutet, dass die Therapiemotivation in kleinsten Schritten aufgebaut werden muss.

9.4 Motivation als Prozess

Ob und wie gut sich ein Mensch mit einer Demenzerkrankung auf eine Physiotherapie einlässt, hängt davon ab, ob sich eine Motivation dafür aufbauen lässt.

Motivation als Prozess

Bei situativ gut orientierten Personen wird die Therapiemotivation in der Anamnese und im Befund erarbeitet, die Person erfährt die Vorteile der Behandlung und kann sich aktiv dafür entscheiden. Bei Personen mit mittel- bis schwergradiger Demenz geraten diese Informationen immer wieder in Vergessenheit. Die Person ist bei weiteren Terminen oft nicht mehr situativ orientiert (➤ Kap. 19.2).

⚠ BEACHTE

Therapiemotivation als Prozess

Besteht eine situative Desorientierung, ist es wichtig, die Therapiemotivation nicht als gegeben zu verstehen, sondern als Prozess, der im Laufe jeder Therapieeinheit aufgebaut und erhalten werden muss.
Nimmt eine Person mit zunehmender Demenz wahr, dass die Aktivität mit Wohlbefinden, persönlicher Integrität oder Wachstum verknüpft ist, steigt die Wahrscheinlichkeit, dass sie mitmacht. Stehen Anstrengung und Ängste vor Ungewissheit oder Versagen im Vordergrund, wird die erkrankte Person viele Ausreden parat haben.

Die Kontaktaufnahme und die gemeinsame entspannte Vorbereitung auf eine gemeinsame Aktivität spielen eine große Rolle, ob ein Mensch mit Demenz sich dafür öffnet (➤ Kap. 7). Die momentane Befindlichkeit sowie Bedürfnisse und Gefühlsregungen stehen zu Beginn im Vordergrund. In dieser Situation ist es wichtig, den Einstieg in die Therapie niederschwellig zu beginnen. Menschen mit Demenz erleben häufig, dass sie durch ihr Bemühen keinen Erfolg erzielen können. Dies demotiviert sie. Ist der erste Schritt in Richtung Therapie sehr niederschwellig, gelingt es ihnen leichter, eine Aufgabe zu erfüllen. Dies führt bereits zu Beginn der Therapie zu einem Erfolgserlebnis und fördert die Motivation, danach weitere Aufgaben zu wagen. Das Anknüpfen an Bekanntes oder besondere Vorlieben, z. B. das Singen eines Wanderliedes (wie im Fallbeispiel in ➤ Kap. 9.1.3 beschrieben), wird spielerisch in die Therapie eingebaut. Stress oder Versagensängste der Person werden dadurch wirksam reduziert. Es ist von wesentlicher Bedeutung, Hemmschwellen und Ängste abzubauen. Wachsendes Vertrauen und Erfolgserlebnisse sind die Basis dafür, dass die Motivation während des gesamten Therapieprozesses erhalten bleibt (➤ Kap. 11, ➤ Kap. 18, ➤ Kap. 19).

Fallbeispiel

Aufbau der Therapiemotivation

Frau F., 75 Jahre alt, weist eine leichtgradige Mischdemenz auf. Der physiotherapeutische Behandlungsgrund ist ein Gangsicherheitstraining nach einem Sturz. Frau F. ist früher gerne spazieren gegangen. Seit ihrem schweren Sturz traut sie sich nicht mehr aus dem Haus. Sie hat Angst, wieder zu stürzen und sitzt meist in ihrem Sessel im Wohnzimmer. Im Erstgespräch mit dem Physiotherapeuten zeigt sich, dass Frau F. den Sturz als Folge der eigenen Unfähigkeit, sicher zu gehen, einordnet. Sie äußert dies mit den Worten: „Mir gelingt nie etwas, ich bin so ungeschickt, immer falle ich hin." In den darauffolgenden Therapieeinheiten verwendet der Therapeut viel Aufmerksamkeit darauf, Frau F. ihre Erfolge als ihr eigenes Können zurückzumelden. Zu Beginn werden die physiotherapeutischen Interventionen in einem leichten Schwierigkeitsgrad gestellt. Diese Aufgaben schafft Frau F. ohne Probleme. Das positive Erleben des eigenen Könnens kehrt zurück. Die therapeutischen Aufgaben werden hinsichtlich des Schwierigkeitsgrades schrittweise gesteigert, sodass Frau F. diese weiterhin gut bewältigen kann. So lässt sich Frau F. letztendlich zu einem Outdoortraining motivieren. Das Gelingen des Gehtrainings im Außenbereich stabilisiert das Selbstbewusstsein und ihre Erfolgserwartung enorm. Nach Abschluss der Therapie ist Frau F. wieder in der Lage, auch ohne Hilfe des Therapeuten das Haus zu verlassen.

Wird in der Therapiesituation durch eine angepasste Aufgabenschwierigkeit der eigene Erfolg eigenen Fähigkeiten, eigenem Können und eigenen Ressourcen zugeschrieben, steigen Erfolgserwartung und Anstrengungsbereitschaft an und die Therapiemotivation wird gefördert. Die extrinsische Motivation erfolgt durch das positive Feedback durch die Therapeutin/den Therapeuten.

PRAXISTIPP

Die Aufgabenschwierigkeit für die Therapiemotivation nutzen

Schritt 1: Erkennen der vorhandenen Fähigkeiten und Ressourcen.
Schritt 2: Geringe Aufgabenschwierigkeiten zu Beginn. Aussagen von Betroffenen sind: „Die Aufgabe ist leicht" oder „Das schaffe ich."
Schritt 3: Aufgabenvariationen einführen und langsame Steigerung der Aufgabenschwierigkeiten. Dies fördert die Ressource: „Ich kann es lernen."
Schritt 4: Positives Feedback: Fähigkeit und Können rückmelden „Sie können das gut." „Das gelingt Ihnen problemlos."

9.5 Bedürfnis- und ressourcenorientierter Zugang als Motivationsfaktoren

Bedürfnisse und **Ressourcen** stehen in enger Verbindung mit Motivation. Der von den Autorinnen entwickelte und praktizierte methodische Weg in der Physiotherapie bei Menschen mit Demenz folgt einem bedürfnis- und ressourcenorientierten Zugang. Dieser Zugang wird von den Autorinnen auch aus ethischer Sicht und im Sinne einer empathischen Grundhaltung praktiziert.

Ein **bedürfnis- und ressourcenorientierter Zugang** bedeutet, den Menschen mit Demenz nicht nur aus der pathologischen Sicht im Hinblick auf seine Diagnose und den Schweregrad der Erkrankung zu betrachten. Bei diesem Zugang steht der Mensch mit seinen Bedürfnissen und noch vorhandenen Ressourcen im Mittelpunkt.

Bedürfnisse und Motivation

Die Berücksichtigung aktueller, individueller **Bedürfnisse** nährt nicht nur den Selbstwert des Menschen mit Demenz. Werden körperliche Bedürfnisse erfüllt, trägt dies zur Teilhabe, zur Gesundheit und zum Wohlbefinden bei und fördert somit die Motivation. Das Erkennen, Anerkennen und Erfüllen von psychischen Bedürfnissen ermöglicht und stärkt die soziale Zugehörigkeit und somit auch die Therapiemotivation von Menschen mit Demenz.

Bedürfnisse motivieren einerseits zum Handeln, sie lösen aber auch Handlungen aus (Rudolph 2013). Beide Aspekte sind individuell. Dies bedingt, dass sich kein einfaches „Rezept" für die Förderung einer bestimmten Motivation und eines erwünschten Verhaltens finden lässt. In ➤ Kapitel 5.1 wurde bereits auf die *Vielfalt von Bedürfnissen* von Menschen näher eingegangen. Wie es gelingen kann, einen bedürfnisorientierten Blick zu entwickeln und diesen in den physiotherapeutischen Prozess zu integrieren, wird in ➤ Kapitel 19 und ➤ Kapitel 18 genauer erläutert.

Ressourcen und Motivation

Eine Demenzerkrankung ist durch eine chronisch fortschreitende Veränderung der kognitiven Fähigkeiten, der damit einhergehenden Beeinträchtigung der Alltagsfähigkeiten und des Sozialverhaltens gekennzeichnet. Diese Beeinträchtigungen und Verluste führen dazu, dass der Blick auf die noch vorhandenen Ressourcen verloren geht. Eine damit einhergehende Stigmatisierung hat einen bedeutenden Einfluss auf den Verlust der Motivation.

Die Entwicklung eines **ressourcenorientierten Blickes** wirkt nicht nur der Stigmatisierung entgegen, sondern ist auch ein motivierender Faktor.

Was sagen Betroffene dazu?

- „Freut euch mit uns über das, was wir noch können, und klagt nicht über das, was wir verloren haben, denn ändern könnt Ihr es in der Regel nicht" (Helga Rohra 2012, S. 96).
- „Positive Rückmeldungen geben mir richtig Auftrieb! Da geht dann vieles besser."
- „Wenn mir etwas gelingt, freue ich mich."
- „Es tut mir gut, mich beim Singen im Chor zu erleben. Ich sehe, dass es mir da gut gelingt, mir neue Texte und Melodien zu merken. Das baut mich auf!"
- „Ich freue mich, wenn ich noch etwas arbeiten kann!"
- Vor zwei Jahren war ich im Gehen deutlich unsicherer. Das Bergwandern tut mir gut!"

(Zitate von Patientinnen und Patienten der Autorinnen in der Therapiesituation)

MERKE

Perspektivenänderung

Die Integration der Sicht der erkrankten Person und die Beachtung und Wertschätzung ihrer vorhandenen Fähigkeiten und Bedürfnisse fördern den ganzheitlichen Blick auf die Person. Dies wiederum weckt die Therapiemotivation. Ein wichtiges Ziel ist eine „individuell aktivierte Lebensgestaltung" (Fröhlich und Völk, 2018).

KAPITEL

10 Das Gedächtnis verstehen und fördern

Es kommt bei Menschen mit Demenz immer wieder vor, dass Instruktionen ins Leere gehen. Die Person mit Demenz kann dann den Anweisungen des Physiotherapeuten oder der Physiotherapeutin nicht folgen oder diese nicht umsetzen. Neben Veränderungen und dem Verlust der Kommunikationsfähigkeit spielen Gedächtnisstörungen bei diesen Schwierigkeiten eine große Rolle (➢ Kap. 8). Auch eine gestörte Aufmerksamkeit hat Einfluss auf das Aufnehmen und Abrufen von Informationen.

Der Terminus „**Gedächtnis**" ist als ein vielschichtiger dynamischer Prozess zu verstehen. Gedächtnis ist die Fähigkeit eines Organismus, Informationen aufzunehmen, eine gewisse Zeit zu speichern und auf spezifische Schlüsselreize hin wiederzugeben (Oswald et al. 2008).

Die verschiedenen Demenzformen wirken sich unterschiedlich auf die Gedächtnisfunktionen aus. Während zum Beispiel bei der leichtgradigen Alzheimer-Demenz die Speicherung und der Abruf neuer Informationen beeinträchtigt sind, ist bei der leichtgradigen Lewy-Body-Demenz der Abruf von Inhalten erschwert, die Speicherung hingegen weitgehend erhalten (➢ Kap. 4).

10.1 Gedächtnisformen

Das Gedächtnis kann gemäß Markowitsch (2002) nach der Dauer der Speicherung von Informationen eingeteilt werden.

- Das **Ultrakurzzeitgedächtnis** (sensorisches Register) speichert Informationen für Millisekunden bis Sekunden.
- Das **Kurzzeitgedächtnis** hält Informationen ca. 20–45 Sekunden bereit. Das Nachsprechen von Zahlen ist eine Aufgabe, mit der das Kurzzeitgedächtnis überprüft wird.
  Ein Aspekt des Kurzzeitgedächtnisses ist das **Arbeitsgedächtnis,** das jene Informationen bereithält, die für die Durchführung einer Handlung oder eines Denkprozesses erforderlich sind. Eine Aufgabe des Arbeitsgedächtnisses ist z. B. das Rückwärtssprechen einer Zahlenfolge.
- Das **Langzeitgedächtnis** speichert Informationen von Minuten bis Jahre. Geht das Speichern von Informationen über eine Minute hinaus, wird das Langzeitgedächtnis aktiviert.
  Das Langzeitgedächtnis lässt sich wiederum in zwei Formen unterteilen: in das **explizite Gedächtnis** und in das **implizite Gedächtnis** (Kandel et al. 2013, Markowitsch 2002, ➢ Abb. 10.1):
  - Das **explizite Gedächtnis (deklaratives Gedächtnis)** beinhaltet das episodische Wissen (Erinnerung von Ereignissen) und das semantische Wissen (Faktenwissen). Die Lernprozesse *Informationsaufnahme – Speichern – Abruf* treten vorwiegend beim expliziten Gedächtnis auf.
  - Das **implizite Gedächtnis (nondeklaratives Gedächtnis)** ist jener Teil des Gedächtnisses, der sich auf das Erleben und Verhalten des Menschen auswirkt, ohne dabei ins Bewusstsein zu treten.
  Es beinhaltet vier weitere Gedächtnisformen: **Priming, prozedurales Gedächtnis, assoziatives Lernen** und **nichtassoziatives Lernen.** Bei diesen Gedächtnisformen geht es vor allem um eine Intensivierung des Zusammenhangs zwischen einem Reiz und seiner Reaktion (Kandel et al. 2013, ➢ Tab. 10.1).

Das Leibgedächtnis als implizite Gedächtnisform

Erfahrungen und Beobachtungen der Autorinnen zeigten, dass Menschen mit Demenz oft nicht mehr in der Lage sind, in ganzen Sätzen zu sprechen, beim Singen eines Liedes aber plötzlich alle Strophen aus-

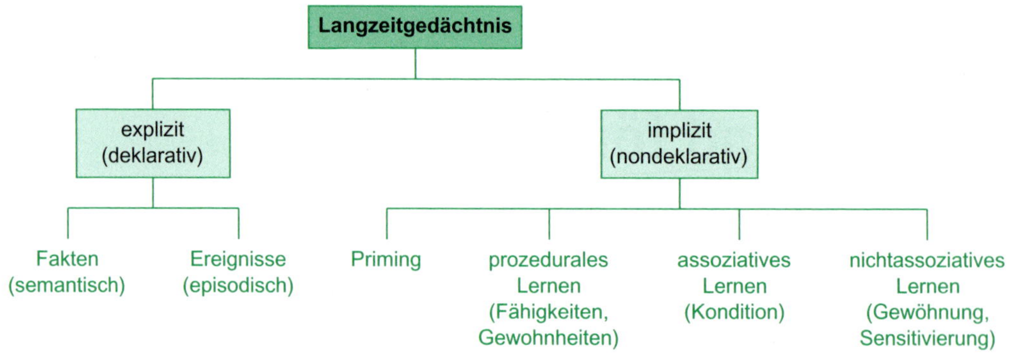

Abb. 10.1 Formen des Langzeitgedächtnisses (nach Kandel et al. 2013) [M1208, M1209, L231]

Tab. 10.1 Formen des impliziten Gedächtnisses (nondeklaratives Gedächtnis) [M1208, M1209]

Gedächtnisform	Zusammenhang zwischen Reiz und Reaktion
Priming	• **Bahnung eines Reizes:** rascheres Wiedererkennen bei wiederholter Präsentation eines Reizes. So werden Details eines Bildes, das schon einmal gezeigt wurde, rascher erkannt als Details eines völlig neuen Bildes.
prozedurales Gedächtnis	• Durch häufig wiederholtes Einüben entstehen Fertigkeiten. Fertigkeiten sind verschiedene komplexe und automatisierte Abläufe, z. B. Radfahren, Skifahren, Laufen, Gehen, Stehen oder Musizieren. • Gewohnheiten
assoziatives Lernen (Konditionierung)	• **klassische Konditionierung:** Koppelung einer Reaktion mit einem Reiz. Beispiel: Der Hund von Iwan Pawlow erhielt stets Futter, nachdem eine Glocke geläutet hatte. Nach einigen Wiederholungen fing der Hund bereits zu speicheln an, wenn er diese Glocke wahrnahm. • **operante Konditionierung:** Ein Verhalten wird in Abhängigkeit einer Belohnung oder Bestrafung gefördert oder reduziert. Als „Belohnung" im sozialen Kontext wird etwa Zuwendung, Anlächeln oder Wertschätzung eingesetzt. Als „Bestrafung" kann das Sich-Abwenden, Kritik oder herabwürdigendes Verhalten gelten.
nichtassoziatives Lernen	• **Gewöhnung:** Die Wiederholung eines Reizes führt zu einer Abnahme der Reaktion. So nimmt eine Schreckreaktion, die z. B. durch das Bellen eines Hundes ausgelöst wird, mit der Häufigkeit des Bellens ab. Man „gewöhnt" sich daran, dass ein Hund bellt. • **Sensitivierung:** Die Wiederholung eines unangenehmen Reizes führt zu einer Zunahme der Reaktionsintensität. Wird von einer Person etwas Unangenehmes, z. B. das Aufstehen unter Schmerzen, verlangt, kann das wiederholte Auffordern zu einer verstärkten Abwehr führen.

wendig kennen. Oftmals kennen die Betroffenen die Namen ihrer Angehörigen nicht mehr, aber beim Walzertanzen wird die Erinnerung an die erste Liebe wieder wach.

Diese Gedächtnisinhalte sind Ausdruck des impliziten Gedächtnisses, dem Gedächtnis der Sinne, der Klänge, der Beziehungen. Mit anderen Worten: Sie sind ein Ausdruck des erlebenden Menschen. In der Psychologie wird dieses Gedächtnis des Erlebens als **Leibgedächtnis** bezeichnet.

Das von den Autorinnen beschriebene Menschenbild (➤ Kap. 7) betrachtet den Menschen mit Demenz aus einer ganzheitlichen, nicht pathologisierenden Sicht. Ein ganzheitlicher Zugang bedeutet in diesem Zusammenhang, dass der Körper nicht alleine als Träger des Gehirns und der kognitiven Gehirnfunktionen (z. B. das Gedächtnis) gesehen wird. Vielmehr wird der Körper auch als Informationsträger für Gefühle, Erlebnisse und Erfahrungen einbezogen. Der Blick auf das Leibgedächtnis eröffnet dieser ganzheitlichen Sichtweise neue Wege und Zugänge.

Laut Fuchs (2018) ist Leibsein „etwas anderes als einen Körper zu haben. Der Leib, das sind wir selbst. Nur als Leib kann der Mensch sich spüren, sich ausdrücken, anderen Menschen und der Welt begegnen. Alles Wahrnehmen, Denken, Tun vollzieht sich durch dieses Medium des Leibes: Die Augen sehen, die Ohren hören, die Hände greifen und die Zunge spricht, ohne dass wir sie beachten" (Fuchs 2018).

Damasio (2013) drückt das mit folgenden Worten aus: „Ich fühle, also bin ich."

Das Leibgedächtnis entwickelt sich im Laufe eines individuellen Lebens durch erlebte Situationen und Handlungen. Aus Wiederholen und Überlagern von Erlebnissen bildet sich eine Gewohnheitsstruktur: Eingespielte Bewegungsabläufe, wiederkehrende Handlungs- und Interaktionsformen werden so zu einem impliziten leiblichen Kennen oder Können (Fuchs 2008).

Die Identität ist laut Fuchs (2018) nicht ausschließlich vom Gedächtnis und vom Wissen abhängig. Ein Mensch muss nicht ständig nachdenken und sein autobiografisches Wissen in Erinnerung rufen, um sich selbst bewusst zu sein. „Wir sind immer schon mit uns selbst vertraut, und dieses Selbstvertrauen ist etwas leiblich Gespürtes, nicht Gewusstes. … Dieses basale Selbstsein bleibt bis in späte Stadien der Demenz erhalten" (Fuchs 2018).

Formen des Leibgedächtnisses

Als leibliches Gedächtnis beschreibt Fuchs (2018) die Gesamtheit aller gespeicherten Erfahrungen, die über das Medium des Leibes aktualisiert werden, ohne dass wir uns dazu an frühere Situationen erinnern müssen. Das implizite Leibgedächtnis tritt unter anderem in folgenden Erscheinungsformen auf (Fuchs 2018):

- Das *prozedurale Gedächtnis* beschreibt die automatisierten sensomotorischen Fähigkeiten des Leibes. Dazu zählen Gewohnheiten und eingeübte Fertigkeiten (z. B. das Spielen eines Instrumentes, Fahrrad fahren) sowie die Vertrautheit von Wahrnehmungsmustern. Unsere Aufmerksamkeit wird dadurch von einer Überfülle von Details entlastet. Dadurch wird ein unreflektierter Lebensvollzug ermöglicht und das Handeln erleichtert. Statt uns auf einzelne Bewegungen konzentrieren zu müssen, können wir uns den Handlungszielen zuwenden, etwa der Melodie, die wir spielen möchten, und nicht den einzelnen Bewegungen der Finger.
- Als *situatives Gedächtnis* ermöglicht das Leibgedächtnis, räumliche Situationen wiederzuerkennen und sich in ihnen zurechtzufinden, z. B. in der eigenen Wohnung, in der Nachbarschaft oder der Heimat. Leibliche Erfahrungen verbinden sich in besonderer Weise mit den Gegebenheiten von Innenräumen. Je öfter dies geschieht, desto mehr wird dieser Raum von einer vertrauten Atmosphäre erfüllt.
- Die intuitive, nonverbale Kommunikation mit Anderen sowie das empathische Ausdrucksverstehen beruht auf leiblichen Fähigkeiten, dem *zwischenleiblichen Gedächtnis.* Dieses Leibgedächtnis reicht bis in die frühe Kindheit zurück. Es beinhaltet unter anderem das Wissen, wie man mit anderen Menschen umgeht, wie man mit ihnen Vergnügen hat, Freude ausdrückt oder Ablehnung vermeidet.
- Haltungen, Ausdrucks- und Verhaltensweisen, die einem Menschen in Fleisch und Blut übergegangen sind, werden als *inkorporatives Gedächtnis* bezeichnet. Eine unterwürfige Haltung eines selbstunsicheren Menschen, seine Ängstlichkeit und Nachgiebigkeit sind zu seiner leiblichen Persönlichkeitsstruktur geworden (Fuchs 2018).

Leibgedächtnis und Demenz

Im Umgang mit Menschen mit Demenz ist der Blick auf das Leibgedächtnis eine große Chance. Gelingt die Erinnerung durch verlorengegangene Gedächtnisfunktionen nicht mehr, können Gedächtniselemente des **Leibgedächtnisses** genutzt werden. Durch das Anknüpfen an das Leibgedächtnis lassen sich wertvolle Ressourcen erschließen. Das Leibgedächtnis ist dabei kraftvoller als das Gedächtnis des Denkens.

Ist die Fähigkeit, sich selbstständig fortzubewegen, nur noch eingeschränkt möglich, kann es sein, dass Menschen mit Demenz sich trotzdem noch ohne Unterstützung zur Musik bewegen können. So können sie beispielsweise noch tanzen und Schrittfolgen eines Walzers ausführen.

Ein Tanz kann als intensiver Auslöser gelebte Situationen und Beziehungen reaktivieren. Erinnerungen an die Vergangenheit werden wach. Baer und Schotte-Lange (2021) führen aus, dass „das situative Gedächtnis aktiv wird, wenn Situationen im Heute früheren Situationen ähneln. Das Gedächtnis des Denkens stützt sich auf die Selbstverständlichkeiten des Leibgedächtnisses, sodass eine intensive Aktivierung des Leibgedächtnisses auch das Gedächtnis des Denkens anregen kann. Das Leibgedächtnis wird vor allem dann aktiv, wenn es die betreffenden Menschen innerlich bewegt" (Baer und Schotte-Lange 2021).

MERKE

Aktivierung des Leibgedächtnisses

„Mag das Gedächtnis des Denkens noch so sehr zurückgehen und zerrüttet werden, das Gedächtnis des Körpers, das Gedächtnis der Sinne, das situative Gedächtnis, kurz das Gedächtnis des Herzens bleibt bestehen und damit lange zugänglich" (Baer und Schotte-Lange 2021).

10.2 Gedächtnisstörungen erkennen und im therapeutischen Prozess nutzen

Das Gedächtnis ist ein aktiver, dynamischer Prozess, in dem verschiedene Verarbeitungsschritte aufeinander folgen: die Informationsaufnahme, die Informationsbearbeitung, die Speicherung und der Abruf (Oswald et al. 2008).

In allen Teilschritten des komplexen Prozesses können Störungen auftreten.

Das sensorische Gedächtnis oder Ultrakurzzeitgedächtnis

In das **sensorische oder Ultrakurzzeitgedächtnis** treffen laufend große Mengen an Informationen ein, die nur für den Bruchteil einer Sekunde gespeichert werden. Ziel ist es, über Abrufprozesse in den Langzeitgedächtnissen zu entscheiden, ob diese Informationen von Bedeutung sind. Trifft dies zu, erfolgt eine weitere Bearbeitung in den Arbeitsgedächtnissen. Aufgrund der unterschiedlichen Sinneswahrnehmungen (visuell, auditiv, taktil, olfaktorisch und gustatorisch) spricht man von jeweils spezifischen Ultra-Kurzzeitgedächtnissen. Bei zunehmender Demenz ist neben der altersbedingten Veränderung der Sinnesfunktionen die Aufmerksamkeit deutlich störbarer. Es folgen keine weiteren Bearbeitungsprozesse der Informationen, um diese ins Dauergedächtnisfunktionen zu verankern (Oswald et al. 2008).

PRAXISTIPP

Ultrakurzzeitgedächtnis

- Ist bei einer schwergradigen Demenz das Ultrakurzzeitgedächtnis betroffen, fällt es der Person schwer, die körpereigene Wahrnehmung wie etwa Schmerzen zu lokalisieren oder die Örtlichkeit zu beschreiben. Hierbei ist das Verhalten der erkrankten Person genau zu beobachten, ein „Schmerzgesicht", eine Schonhaltung oder das Reiben eines Körperteiles kann auf Schmerzen hinweisen.
- Eine Mehrfachstimulierung durch Einbezug der unterschiedlichen Sinneskanäle kann noch vorhandene individuelle Ressourcen aktivieren.

Das Kurzzeitgedächtnis

Laut Oswald (2008) gelangen nur Informationen, auf die sich die Aufmerksamkeit richtet, ins Kurzzeit- oder Arbeitsgedächtnis (Oswald et al. 2008).

Kurzzeit- und Arbeitsgedächtnis sind speziell bei der Instruktion und Durchführung von physiotherapeutischen Maßnahmen gefordert. Die Information, was zu tun ist, muss aufgenommen (Kurzzeitgedächtnis) und für den Zeitraum der Umsetzung bereitgestellt werden (Arbeitsgedächtnis). Eine schwergradige Demenz geht in der Regel mit einer Störung des Kurzzeit- und des Arbeitsgedächtnisses einher. Informationen werden zwar aufgenommen, aber nicht mehr lange genug gespeichert, um in die Tat umgesetzt zu werden. Die Person ist von irrelevanten Reizen leichter ablenkbar, was die Umsetzung zusätzlich behindert.

PRAXISTIPP

Kurzzeitgedächtnis

Die Entlastung des Kurzzeit- bzw. Arbeitsgedächtnisses bewirkt eine erleichterte Umsetzung von Maßnahmen. Unterstützt wird dies durch methodische Vorgehensweisen:

- Langsames Sprechen
- Merkverse

- Verbales und nonverbales Wiederholen der Instruktion
- Bildhafte Verknüpfungen, z. B. Gangschulung mit einer Wanderung in der Natur
- Gliederung von komplexen Anweisungen und Aufgaben in kleinere Teilportionen
- Reduktion der Informationsmenge
- Verknüpfung aktiver Übungen mit Bekanntem, z. B. eine Bewegung mit der oberen Extremität mit Schwimmbewegungen verbinden

Das Langzeitgedächtnis

Besonders bei der Anamnese werden hohe Anforderungen an das **Langzeitgedächtnis** gestellt. Bei Störungen im expliziten Gedächtnis sind sowohl die Erinnerung von Ereignissen als auch das Faktenwissen beeinträchtigt. Das Wissen um passagere Symptome oder Sturzereignisse bedarf eines intakten Langzeitgedächtnisses. Das Langzeitgedächtnis ist bereits bei einer mittelgradigen Demenz beeinträchtigt. Wird dieses als nicht gegeben angesehen, ist eine Fremdanamnese der Bezugspersonen vonnöten.

Betrifft die Störung das **implizite (prozedurale) Gedächtnis,** äußert sich dies z. B. als Apraxie. Komplexe Abläufe, z. B. der Werkzeuggebrauch oder ADLs wie Kochen, Ankleiden, Körperpflege etc., können nicht mehr selbstständig durchgeführt werden. Diese Beeinträchtigung ist meist ab einer mittelgradigen Demenz zu beobachten.

Gedächtnisformen, die dem impliziten Gedächtnis zugerechnet werden wie Priming, prozedurales Gedächtnis, assoziatives Lernen, nichtassoziatives Lernen (➤ Tab. 10.1), sind bei Menschen mit Demenz auch im späteren Krankheitsverlauf noch nutzbar.

Assoziatives Lernen

In der Behandlung von Menschen mit schwergradiger Demenz ist besonders das **assoziative Lernen** von großem Nutzen. Dabei knüpft die Therapeutin/der Therapeut an positive Erfahrungen des Menschen mit Demenz an. Die Begegnung erfolgt in einer wertschätzenden Grundhaltung (➤ Kap. 7). Diese Form des operanten Konditionierens führt dazu, dass das Verhalten durch positive Konsequenzen wie etwa Zuwendung verstärkt wird. Dadurch wird die aktive Mitarbeit der erkrankten Person bei der Durchführung der Übungen gefördert. Die entsprechenden Maßnahmen dienen als positiver Verstärker.

Wie aber erkennt man, dass das assoziative Lernen funktioniert? Positives Verstärkerlernen wird etwa an den wiederholten Reaktionen oder Äußerungen der erkrankten Person ersichtlich:

- Sobald Herr B. den Therapieraum betritt, sagt er motiviert zur Therapeutin: „Auf geht´s, jetzt wird geturnt!“
- Immer wenn Herr B. den Ball erblickt, nimmt er ihn ohne Aufforderung und beginnt damit verschiedene Bewegungsaktivitäten. Der Ball ist bereits aufgrund der Biografie positiv besetzt und dient als Verstärker.
- Beim Begrüßungsritual (Berührung der Hände) reagiert Frau M. stets mit einem festen Händedruck und mit den Worten: „Endlich sind Sie wieder da!“
- Beim mühevollen Aufsetzen und Aufstehen wirkt der Blick aus dem Fenster, der Herrn V. stets erfreut, als zusätzlicher positiver Verstärker.

Nichtassoziatives Lernen: Konditionierung und Sensitivierung

In der physiotherapeutischen Behandlung spielen **Priming, Konditionierung** und **Sensitivierung** bei Menschen mit schwergradiger Demenz eine große Rolle.

Das Priming-Gedächtnis ermöglicht laut Markowitsch (2002), dass frühere Wahrnehmungen, welche in dieselbe Bedeutungskategorie fallen wie der auslösende Reiz, leichter wiedererkannt werden, ohne dass es dabei jedoch zu einer bewussten Erinnerung an diese Reize kommt.

Fallbeispiel

Implizites Gedächtnis: Zusammenhang von Reiz und Reaktion

Herr M. ist 84 Jahre alt. Die Diagnose lautet schwergradige Alzheimer-Demenz. Er ist seit drei Monate bettlägerig und wird von einer 24-Stunden-Betreuung versorgt. Der Überweisungsgrund zur Physiotherapie lautet: Mobilisation erbeten. Bei der Kontaktaufnahme und dem erstmaligen Mobilisationsversuch der Therapeutin zeigt Herr M. ein nonverbales Abwehrverhalten, das sich durch angstvolle Mimik, angespannte Gestik und Körperhaltung sowie eine erhöhte Atemfrequenz äußert. Sobald die Therapeutin die Bettdecke entfernt und Herrn M. berührt, gibt er folgende abweisende Laute von sich: „Nein, nein, au, au!“

10

Situationen wie z. B. ein zu schnell durchgeführtes Transfertraining lösen durch einfache Reize wie Berührung oder die Aufforderung sich aufzusetzen negative Reaktionen aus. Spezielle Reize, z. B. das Entfernen der Bettdecke, können dabei mit der Zeit rascher wahrgenommen werden. Dadurch erfolgt die Abwehrhaltung der erkrankten Person unbewusst und unmittelbar. Wird der Zyklus nicht durch positive Erlebnisse unterbrochen, manifestiert sich die negative Reaktion (Konditionierung). Durch das wiederholte Erleben einer unangenehmen Prozedur kommt es zu einer zusätzlichen Intensivierung der Abwehrreaktion (Sensitivierung). Wesentlich bei diesem Lernprozess ist, dass die negativen Erlebnisse überwiegen oder nur selten durch positive Erlebnisse neutralisiert werden. Die negativen Effekte wirken meist über die Situation hinaus und können so auch andere therapeutische und pflegerische Tätigkeiten betreffen. Jeder Schritt in Richtung Zwang löst negative Emotionen und damit eine Negativspirale bei der erkrankten Person aus.

Sowohl für die Pflege als auch für die Physiotherapie gilt daher, dass bei der Behandlung positive und neutrale Erlebnisse überwiegen sollen. Im Fallbeispiel reagiert Herr M. auf die durchgeführte Mobilisation mit einem Abwehrverhalten. Die nonverbalen Signale zeigen dem Therapeuten, dass sich der Patient in einer Angstsituation befindet. Eine bedachtsame Kontaktaufnahme und ein vertrauenerweckendes „Guten Morgen, Herr M." ermöglichen eine stressfreie Annäherung. Dies wirkt der Angst entgegen. Eine Erstberührung der Hände bei der Begrüßung ist ein bekanntes und vertrautes Ritual und gibt Sicherheit. Ein Blickkontakt auf Augenhöhe und eine ruhige Stimme vermitteln Sicherheit. Die weiteren Schritte zur Mobilisation erfordern eine behutsame Vorgehensweise, die durch Langsamkeit, Berührung und erklärendes und vertrauenserweckendes Zureden angebahnt wird. So wird die Mobilisation zu einem positiven Erlebnis.

PRAXISTIPP

Langzeitgedächtnis: Das implizite Gedächtnis positiv nutzen

- Positiv verankerte Erlebnisse, Ereignisse, Erfahrungen, Begebenheiten aus der individuellen Lebensgeschichte werden länger behalten und können leichter abgerufen werden (➤ Kap. 11).
- Beobachten Sie, ob noch Bewegungsabläufe vorhanden sind, greifen Sie diese auf und bauen Sie sie in therapeutische Maßnahmen ein.
- Wählen Sie Therapiematerialien aus, die mit positiven Erinnerungen verknüpft sind, z. B. einen Fußball (➤ Kap. 20).
- Setzen Sie therapeutische „Reize" wie eine Berührung so, dass sie eine wohltuende, positive Wahrnehmung auslösen. Dies bewirkt bei weiteren Behandlungen einen positiven Wiedererkennungswert. Durch diese Gewöhnung reduziert sich bei der Person mit Demenz die Angst vor Neuem.
- Achten Sie auf Anzeichen für Abwehr, die als Reaktion auf unbewusste Erinnerungen an negative Reize auftreten. Knüpfen Sie an positive und neutrale Erlebnisse an.

10.3 Das „Zeitfenster des Gedächtnisses" als Ressource nutzen

Eine Gedächtnisstörung kann aus der defizitären Sicht heraus als Verlust des Erinnerungsvermögens wahrgenommen werden. Bei genauerer und ressourcenorientierter Betrachtung lässt sich jedoch eine Art „Zeitfenster" entdecken. Diesen Begriff „**Zeitfenster des Gedächtnisses**" entwickelten die Autorinnen aufgrund ihrer Erfahrungen und Beobachtungen in der Begegnung von Menschen mit Demenz. Das Zeitfenster des Gedächtnisses ist jene *Zeitspanne,* in der die erkrankte Person die Instruktionen oder *Informationen im Gedächtnis behalten kann und Informationen noch unmittelbar zur Verfügung stehen.* Werden wichtige Gesprächsinhalte oder Anleitungen innerhalb dieses Zeitfensters gegeben, fällt es Betroffenen deutlich leichter, adäquat zu reagieren und zu kommunizieren.

Diese Modellvorstellung eines „Zeitfenster des Gedächtnisses" ist dabei nicht als starres Konstrukt zu sehen, sondern unterliegt diversen Einflussfaktoren, so z. B. Schwankungen in der Aufmerksamkeit, Ermüdungseffekten, Tagesverfassung, Motivation, Intensität von aktuellen Emotionen und Umgebungsfaktoren („setting") (➤ Abb. 10.2).

Paul Watzlawick, der selbst in seinen letzten Lebensjahren eine Demenzerkrankung erlebte, weist im Titel seines letzten, unvollendeten Buches auf die

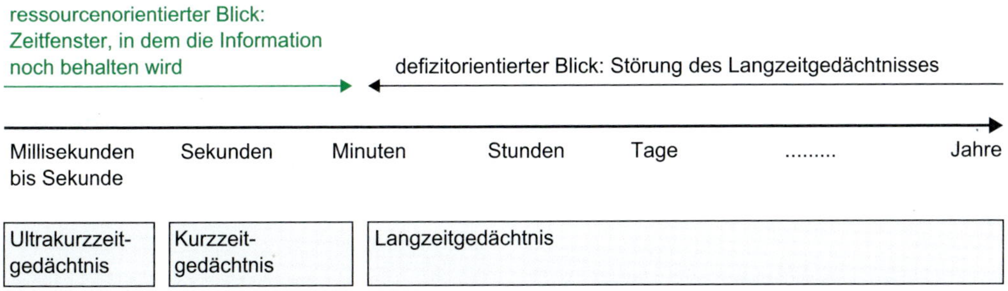

ressourcenorientierter Blick:
Zeitfenster, in dem die Information
noch behalten wird

defizitorientierter Blick: Störung des Langzeitgedächtnisses

Millisekunden bis Sekunde	Sekunden	Minuten	Stunden	Tage	....	Jahre
Ultrakurzzeitgedächtnis	Kurzzeitgedächtnis	Langzeitgedächtnis				

Abb. 10.2 Das Zeitfenster des Gedächtnisses [M1208, M1209, L231]

besondere Bedeutung der „Entdeckung des gegenwärtigen Augenblicks" hin (Köhler-Ludescher 2014).

Wie erkenne ich das Zeitfenster des Gedächtnisses?

Das Behalten neuer Informationen ist vor allem im fortgeschrittenen Krankheitsverlauf so stark eingeschränkt, dass sich dies bei der Umsetzung von Anweisungen schwierig gestaltet. Informationen und Instruktionen können im schwergradigen Stadium der Demenz **innerhalb von einer Minute oder sogar nach einigen Sekunden** in Vergessenheit geraten.

Durch genaues Beobachten kann man erkennen, ob sich der Mensch mit Demenz innerhalb oder außerhalb des Zeitfensters befindet (➤ Tab. 10.2).

Das Zeitfenster des Gedächtnisses nutzen: Physiotherapie im Hier und Jetzt

Das **Zeitfenster des Gedächtnisses** ist für die Behandlung wesentlich. Therapeutische Informationen und Instruktionen, die auf eine Tätigkeit oder ein Ereignis zurückgreifen, die außerhalb des Zeitfensters des Gedächtnisses liegen, sind für die erkrankte Person unbekannt. Die Therapeutin/der Therapeut wird nicht verstanden. Die erkrankte Person reagiert mit Verwirrung oder führt die Instruktion nicht oder falsch aus.

Die Therapeutin/der Therapeut versucht daher, *innerhalb* des Zeitfensters des Gedächtnisses **nur** jene Informationen zu geben, die für die Person mit Demenz *im aktuellen Moment* relevant sind. So können diese von der erkrankten Person aufgenommen, verarbeitet und umgesetzt werden:

- Informationen zeitnah geben
- Einfache und kurze Anleitungen geben
- Der zentrale Angelpunkt ist der aktuelle Moment
- Mehrere Bewegungsaufträge nicht in komplexer Abfolge auf einmal anleiten, sondern schrittweise instruieren
- Das richtige Timing der Instruktionen in Form des Schritt-Haltens ist wichtig

⚠ **BEACHTE**

Zeitfenster des Gedächtnisses

Bei Störungen des Gedächtnisses bleibt als eine Art „Zeitfenster des Gedächtnisses" eine Zeitspanne für Interventionen erhalten. Je weiter die Demenz fortgeschritten ist, desto kürzer ist das verfügbare Zeitfenster des Gedächtnisses (Fröhlich und Völk 2015).

10.4 Gedächtnisstörungen gut begleiten

Eine bedeutende Aufgabe der physiotherapeutischen Behandlung von Menschen mit Demenz besteht darin, sie fördernd und unterstützend zu begleiten. Dabei gilt es, ihre Fähigkeiten zu reaktivieren, zu erhalten und zu trainieren, wo immer dies möglich ist. Im Hinblick auf das Gedächtnis spielt das implizite Gedächtnis, also das Gedächtnis des Erlebens, z. B. das Leibgedächtnis, eine besondere Rolle. Implizite Gedächtnisfunktionen bleiben auch bei schwergradiger Demenz erhalten. Um Gedächtnisprozesse zu erwecken und zu stimulieren, ist das Anknüpfen an die Erlebniswelt, an die Welt der Emotionen und der Sinne von großer Bedeutung (➤ Kap. 20).

Tab. 10.2 Signale, die dafürsprechen, dass die Therapeutin/der Therapeut innerhalb des Zeitfensters des Gedächtnisses agiert [M1208, M1209]

Therapeutin/Therapeut agiert außerhalb des Zeitfensters	Therapeutin/Therapeut agiert innerhalb des Zeitfensters
Verlust des Blickkontaktes zur Therapeutin/zum Therapeuten.	Blickkontakt zur Therapeutin/zum Therapeuten bleibt bestehen.
Abwenden des Blickes der erkrankten Person vom Ort des Geschehens.	Der Blick der erkrankten Person bleibt auf den Ort der Handlung gerichtet.
Die erkrankte Person beendet aus eigenem Impuls die aktive Bewegungsausführung.	Die aktive Teilnahme an den therapeutischen Maßnahmen bleibt erhalten.
Verbales Abschweifen vom aktuellen Thema, die Person lenkt das Gespräch auf therapiefremde Themen.	Die verbale Kommunikation bezieht sich auf die therapeutischen Handlungen.
Die Instruktion wird nicht oder falsch ausgeführt.	Die Handlung wird gemäß der Instruktion durchgeführt.
Es zeigt sich eine verwirrte Reaktion mit Unruhe und Angstsymptomen.	Freude, Spaß, Neugierde und Interesse sind sichtbar.

Mehrfachstimulierung und Verstärkungsstrategien

Menschen mit Demenz verfügen je nach Schweregrad der Demenz über eine begrenzte Aufnahme- und Verarbeitungskapazität der Reize ihrer Umwelt. Möchte man bei zunehmender Demenz eine Botschaft vermitteln, ist der Einsatz der Mehrfachstimulierung hilfreich (Lind 2011).

Eine Aussage wie „Ich möchte, dass Sie vom Sessel aufstehen und einige Schritte gehen", wird im fortgeschrittenen Stadium der Demenz kaum noch verstanden. Reicht man der Person hingegen die Hand, setzt einen Berührungsimpuls und macht zusätzlich die gewünschte Bewegung vor, dann realisiert sie das bevorstehende Geschehen.

Mehrere gleichzeitige Reize ermöglichen nicht nur, dass die Botschaft besser weitergeleitet und von der betroffenen Person besser verstanden wird. Sie werden zudem dazu genutzt, die Gefahrlosigkeit der augenblicklichen Situation zu signalisieren. Das Herstellen des persönlichen Bezuges ist daher hilfreich.

Lind (2011) beschreibt die **Methode der Mehrfachstimulation**. Dabei wird auf der sensorischen und sozialen Ebene versucht, positive Reaktionen bei der Person mit Demenz zu wecken:

- Lächeln und Augenkontakt (visueller Reiz)
- Berührung oder Körperkontakt (taktiler Reiz)
- Beruhigendes Reden mit einfachen Botschaften (auditiver Reiz)
- Darbieten von bedeutsamen Gegenständen: Therapieutensilien
- Nachahmungseffekt anregen (therapeutisches Vormachen)

Im physiotherapeutischen Prozess erfolgt die Mehrfachstimulierung auf der sozialen Ebene durch demenzspezifische Kommunikationsmethoden (➤ Kap. 8) und durch die therapeutische Grundhaltung (➤ Kap. 7). Die sensorische Stimulation wird mittels demenzspezifischem Therapieansatz und durch den Einsatz entsprechender Therapiematerialien gefördert (➤ Kap. 20).

Auf die praktische Vorgehensweise zur Aktivierung von Erinnerungen, körperlichen Aktivitäten und Funktionen wird im folgenden Kapitel näher eingegangen.

KAPITEL

11 Biografie – die besondere Ressource

Der Terminus „**Biografie**" stammt aus dem Altgriechischen (bios = das Leben und graphos = Schreiber) und bezieht sich auf die Lebensgeschichte einer Person. Die Beschäftigung mit der Biografie ermöglicht ein tieferes Verständnis für das Verhalten, die Bedürfnisse und Interessen von Menschen mit Demenz. Menschen mit Demenz aus einem ressourcen- und bedürfnisorientierten Blickwinkel heraus zu begleiten legt nahe, dass das biografische Wissen ein fester Bestandteil des Therapieprozesses ist.

MERKE

Die Lebensgeschichte hinterlässt Spuren

Die Lebensgeschichte hinterlässt im Leben eines Menschen Spuren, die ihn in seiner Einzigartigkeit ausmachen. Menschen mit Demenz sind oft nicht mehr in der Lage, sich an Ereignisse aus ihrer vergangenen Lebensgeschichte zu erinnern. Vieles ist in Vergessenheit geraten. Dennoch sind ihre Erfahrungen, die sie im Laufe ihres Lebens gesammelt haben, nicht verlorengegangen.

Wie bereits in ➤ Kapitel 10 beschrieben, bleiben vor allem Erinnerungen aus dem impliziten Gedächtnis erhalten. Das bedeutet, dass es auch bei Menschen im fortgeschrittenen Stadium der Demenz möglich ist, Erinnerungen aus dem Erleben und Verhalten wieder ins Leben zu rufen. Gelingt es uns, bei Menschen mit Demenz positive Erinnerungsinseln zu wecken, können wir diese gezielt als positive Verstärker in den physiotherapeutischen Prozess integrieren. Die Orientierung an biografischen Elementen hilft beim Vertrauensaufbau zu Beginn der Therapie, um herausforderndes Verhalten besser zu verstehen, Ressourcen und Bedürfnisse zu erkennen und die Therapiemotivation zu stärken.

Was bedeutet Biografie?

Laut Höwler (2011) versteht sich **Biografie** als „rückschauende Vergegenwärtigung von subjektiv bedeutsamen Erlebnisabfolgen." Neben diesen bedeutsamen Ereignissen beinhaltet die Biografie auch „vertraute Erfahrungen, Sinnperspektiven, Motivsysteme, sensorische Empfindungen, kritische Lebensereignisse, Traumatisierungen und historisch-gesellschaftliche Wandlungen" (Höwler 2011).

Die **Lebensgeschichte** ist ein Prozess, der unbewusste, bewusste und verdrängte Anteile enthält. Biografische Erfahrungen beinhalten sowohl gute als auch schlechte Erfahrungen. Sie hinterlassen lebenslange Spuren und bilden einen Grundpfeiler der Identität (Blonski 2020).

Was bedeutet Erinnerungsarbeit?

Sich zu erinnern ist eine Möglichkeit, auf das Leben zurückzublicken, an vergangene Erfahrungen und Erlebnisse anzuknüpfen und dadurch die Identität aufrechtzuerhalten. In der **Erinnerungsarbeit** werden Themen aus der Biografie, aus der Zeit-, Sozial- und Alltagsgeschichte von Menschen mit Demenz in das Interaktionsgeschehen im „Hier und Jetzt" integriert. Die Erinnerungsarbeit dient der Förderung der sozialen Teilhabe, der Unterstützung kommunikativer Fähigkeiten, der Erhaltung der Identität und dem Erwecken von positiven Emotionen und Freude. Erinnerungsarbeit stellt dann eine wertvolle Ressource dar, wenn sich ein Bezug zum momentanen Bedürfnis und zur augenblicklichen Befindlichkeit der Person im „Hier und Jetzt" herstellen lässt (Radzey et al. 2016).

11.1 Formen von Erinnerungen bei Menschen mit Demenz

Vergangene *Lebensthemen,* die in der Gegenwart aktualisiert werden, wirken als *„Daseinsthemen"* in das Verhalten der Person mit Demenz hinein. Solche Daseinsthemen sind laut Höwler (2011):

- Suche nach Heimat und Sicherheit
- Sinnfindung, Selbstbestätigung und Anerkennung im Tun
- Vertrauen und Bindung, in Interaktion treten und sich vermitteln können
- Partnerschaft, Elternschaft
- Lebenszufriedenheit durch ein erfülltes Leben
- Verantwortungsbewusstsein und Erinnerungen an Verpflichtungen, z. B. die Verpflichtung, die Familie zu versorgen, zur Arbeit zu gehen, Verpflichtung zum Kochen

Die Daseinsthemen können dabei als „Leben als Suche", „Leben als Unordnung" oder „Leben als Kampf" wahrgenommen werden und sich im aktuellen Verhalten widerspiegeln (Höwler 2011).

Im Zuge einer schwergradigen Demenz vermischen sich Vergangenheit und Gegenwart, wodurch es zur Verkennung von Personen oder Situationen kommt. Ein Mann, der einen Bauernhof führte, sucht dann in der Gegenwart seine Kühe, die er noch füttern muss. Eine Frau kann die Erinnerungen an Verpflichtungen aus der Vergangenheit nicht mehr einordnen und möchte nach Hause, um die Kinder zu versorgen.

Folgende von Lind (2011) beschriebene Formen der Erinnerung werden bei Menschen mit Demenz häufig beobachtet:

Positive und negative Erinnerungen: Positive Erinnerungen unterstützen vor allem in Situationen, die für die Betroffenen mit Unsicherheit verbunden sind und als Belastung empfunden werden. Werden positiv gefärbte Erinnerungen durch Gespräche geweckt, hilft dies zur Ablenkung und Beruhigung. Negative und belastende Erinnerungen werden häufig durch äußere Impulse ausgelöst. Dies kann beispielsweise das Heulen einer Sirene sein, die an den Fliegeralarm im 2. Weltkrieg erinnert.

11

Erinnerungen mit Verpflichtungs- und Aufgabencharakter: Diese Erinnerungen sind mit einer vertrauten Tätigkeit verbunden. Kochen, Einkaufen, die Hühner füttern oder den Hund ausführen sind Handlungsmuster, die Menschen mit Demenz auszuführen versuchen.

Erinnerungen an Personen: Häufig treten bei Menschen mit Demenz Erinnerungen an Eltern, Ehepartner oder Kinder auf, die sie sehen und kontaktieren wollen.

Erinnerungen an Handlungsweisen: Menschen mit Demenz zeigen bestimmte Handlungsweisen, die sie durch abgespeicherte Bewegungsabläufe in Erinnerung rufen, z. B. Putzbewegungen mit der Hand auf dem Tisch, Hobelbewegungen ohne Hobel, ständiges Ein- und Ausräumen des Kleiderschrankes (Lind 2011).

Bei Menschen mit Demenz zeigt sich immer wieder, dass sie Erinnerungen an Ereignisse nicht präzise in das kalendarische Zeitsystem einordnen können. In der Erinnerungsarbeit ist dies auch nicht ausschlaggebend. Wichtig ist vielmehr die persönliche Bedeutsamkeit, die diese Erinnerungen im „Hier und Jetzt" haben.

11.2 Biografie und Erinnerungsarbeit in der Praxis

Die zentrale Frage in diesem Zusammenhang lautet: Warum brauche ich welche Themen und was mache ich damit? Bei der Beantwortung dieser Frage stützen sich die Autorinnen auf eigene Erfahrungen aus der Praxis. Hier hat sich gezeigt, dass viele Themen und Details aus der Lebensgeschichte zwar interessant und durchaus spannend sein können, diese jedoch in keinster Weise einen sinnvollen Beitrag zur physiotherapeutischen Behandlung leisten. An dieser Stelle sei besonders darauf hingewiesen, dass persönliche Informationen aus dem Leben eines Menschen immer auch aus Sicht der ethischen Grundprinzipien betrachtet werden müssen (➤ Kap. 7). Menschen mit Demenz haben ein Recht auf Vertrauen und Schutz ihrer Privatsphäre, dies setzt einen sensiblen Umgang mit den Informationen voraus.

⚠ **BEACHTE**

Was sagen Betroffene dazu?

„Meine Bitte lautet: Bitte verwenden Sie Erinnerungsarbeit nur sparsam. Nutzen Sie sie als eine Möglichkeit, mit mir in Verbindung zu treten, mich zu beruhigen – und gehen Sie dann mit mir ins Heute. Im Heute brauche ich die meiste Beruhigung, die meiste Hilfe, um mich hinsichtlich meiner selbst und dessen, was um mich herum vorgeht, in Ordnung zu fühlen." (Taylor 2013, S. 235 zit. n. Werner 2015).

Im physiotherapeutischen Prozess ist die biografische Orientierung auf zwei Ebenen dienlich

In der **Beziehungsgestaltung** ist die Erinnerungsarbeit bei den Themen Vertrauensaufbau, Identitätsstärkung, Kommunikation und in der Begleitung bei herausfordernden Verhaltenssymptomen hilfreich.

Bei der Durchführung aktiver und passiver **therapeutischer Maßnahmen** ist die Erinnerungsarbeit mit den Themen „positive körperliche Erfahrungen, körperliche Ressourcen, Bewegung, Berührung und allgemeine körperliche Aktivitäten" einsetzbar.

Die Therapeutin/der Therapeut knüpft an jene körperlichen Erfahrungen an, bei denen die Person bereits zu früheren Zeiten Wohlbehagen, Freude oder Befriedigung gefunden hat. Dabei ist besonders zu beachten, dass nicht nur danach Ausschau gehalten wird, was die Person früher gerne getan hat und was für sie wichtig war. Vielmehr geht es darum, sich auf die momentane Situation, auf das momentane Sein der Person einzustellen. Dies ist nur dann möglich, wenn sich die Therapeutin/der Therapeut auf gutes und genaues Beobachten der verbalen und nonverbalen Signale und des Verhaltens der Patientin/des Patienten konzentriert. So können Informationen darüber gewonnen werden, ob die Erinnerung an frühere Zeiten auch im Hier und Jetzt noch positiv besetzt und von Bedeutung ist.

MERKE

Die Lebensgeschichte ist nicht abgeschlossen

Auch im Falle einer fortgeschrittenen Demenz ist das Leben noch nicht abgeschlossen, nach vorne offen und weiterhin veränderbar. Menschen entwickeln sich trotz Beeinträchtigung noch weiter. Das, was früher einmal wichtig war, muss im Heute nicht mehr automatisch wichtig sein.

Welche Themen der Biografie sind für die Physiotherapie relevant?

Ausgehend vom Ziel der biografischen Orientierung als Unterstützung im Beziehungsaufbau und zur gelingenden Durchführung therapeutischer Maßnahmen wird das Augenmerk der Erhebung nicht so sehr auf Daten und Fakten geworfen. Vielmehr geht es darum, einen Zusammenhang zur Erlebniswelt der Betroffenen herzustellen. Im Zentrum steht die Frage: Welche emotionalen Bedeutungen haben diese biografischen Themen zum aktuellen Zeitpunkt, welchen Einfluss üben sie auf das momentane Geschehen aus?

Folgende Themeninhalte eignen sich dazu:

- Soziale Aspekte wie Familie, Herkunftsfamilie, Freundes- und Bekanntenkreis
- Zeitgeschichtliche und kulturelle Aspekte wie Kriegserlebnisse, Religion und Nationalität
- Persönlichkeitsbiografie wie Vorlieben, Gewohnheiten, Hobbys, Coping-Strategien
- Bewegungsbiografie wie Freizeitaktivitäten, Alltagsaktivitäten, Sportaktivitäten allgemeine Bewegungsvorlieben oder Abneigungen, Interesse an Sportarten
- Bildungsbiografie wie Interessengebiete, Schule und Beruf (> Abb. 11.1).

Das Erheben der **Bewegungsbiografie** ist das Kernelement der physiotherapeutischen Behandlung. Dabei werden beispielsweise frühere Vorlieben und Abneigungen zum Thema Bewegung mit dem aktuellen Bedürfnis in Verbindung gebracht. Drei wesentliche Bereiche spielen hier eine bedeutsame Rolle: der Alltag, der Beruf und die Freizeit.

- **Alltag:** Bei welchen Tätigkeiten hat sich die Person mit Demenz früher im Alltag bewegt? Wurde diese Tätigkeit mit Freude, aus einer Verpflichtung heraus oder mit Abneigung ausgeführt?
- **Beruf:** Welche körperliche Aktivität hat bei der beruflichen Tätigkeit eine Rolle gespielt? Gemeint sind z. B. Tätigkeiten in der Landwirtschaft oder im Rahmen der Ausübung eines Handwerksberufs. Auch die Führung des Haushaltes zählt dazu.
- **Freizeit:** Welche Freizeitaktivitäten und welche Hobbys waren mit Bewegung verknüpft? Welche Bewegungselemente sind in den ausgeübten Hobbys verborgen?

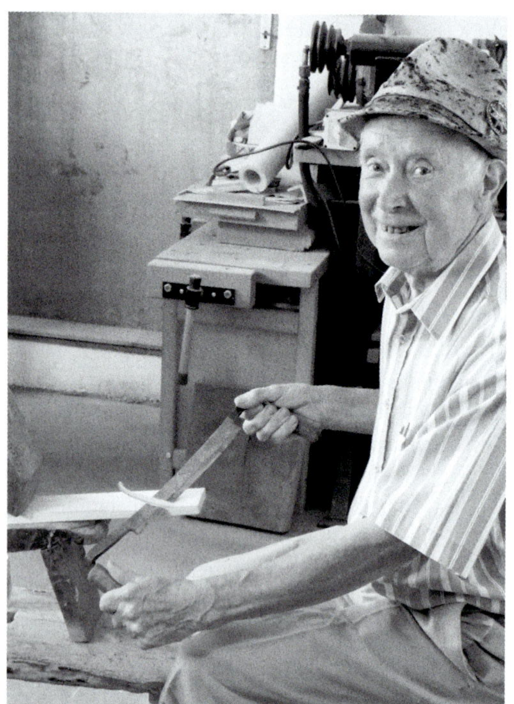

Abb. 11.1 Bewegung im Beruf [M1208, M1209]

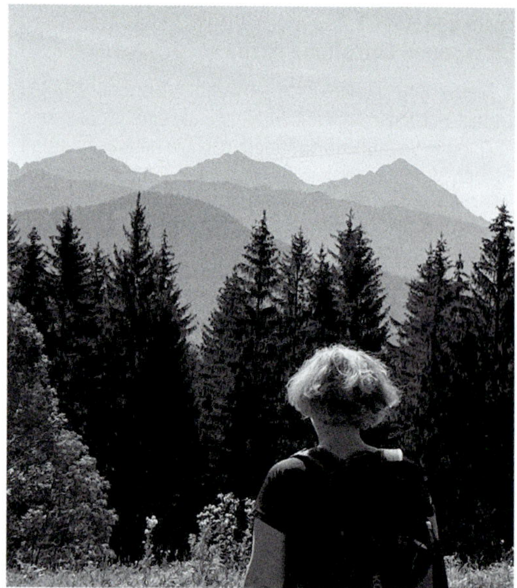

Abb. 11.2 Bewegungsbiografie: Wandern in der Freizeit [M1208, M1209]

So ist z. B. die Pflege eines Gartens als Bewegung zu werten und kann eine besondere Ressource sein. Ein häufiges Hobby, das in der Freizeit ausgeübt wird, ist das Wandern. Auch die Frage, wo die Bewegung durchgeführt wurde, spielt eine Rolle. Je nachdem, ob die bevorzugte Bewegung drinnen oder in der freien Natur durchgeführt wurde, kann die Physiotherapie in Innenräumen oder als Outdooraktivität stattfinden (➤ Abb. 11.2).

Wie erhebe ich biografische Informationen?

Eigenanamnese:
Die Erhebung der biografischen Informationen sollte bereits mit der Anamnese beginnen, da diese eine motivierende Eintrittspforte für weitere therapeutische Maßnahmen darstellt (➤ Kap. 19.2). Diese Erhebungen können durch Befragung, durch Beobachtung sowie durch zufällige Ereignisse erfolgen. Die Befragung ist abhängig vom Schweregrad der Demenz. Wird die Biografie mit Betroffenen im fortgeschrittenen Stadium erhoben, können diese Informationen lückenhaft sein, weil die Personen sich nicht mehr genau erinnern können. Hier kommt die Fremdbefragung von pflegenden Angehörigen und Bezugspersonen ins Spiel.

Fremdanamnese:
Wird die Biografie mit Angehörigen erhoben, ist zu beachten, dass diese meist nur Aussagen zur Vergangenheit beinhalten. So meint eine Tochter, dass die Mutter immer gerne spazieren gegangen ist und aktiv war. Tatsächlich ist es jetzt aber so, dass die Mutter sich nun nicht mehr bewegen möchte. Die Mutter äußert, dass sie sich in ihrem Leben genug bewegt hat. Dies bedeutet, dass die in der Fremdanamnese erhobenen Vorlieben nochmals mit der betroffenen Person abgestimmt werden müssen. Es kann vorkommen, dass eine Bewegung in der Vergangenheit Spaß gemacht hat, dies nun aber nicht mehr zutrifft.

Die Erfahrungen der Autorinnen haben gezeigt, dass die Informationssammlung immer ein Mix aus verschiedenen Quellen ist. Während des gesamten Therapieprozesses fließt kontinuierlich die Suche und Beobachtung nach weiteren biografischen Aspekten ein. So können beispielsweise bestimmte Therapiematerialien als Schlüsselreize dienen, um Erinnerungen aus der Vergangenheit wachzurufen (➤ Kap. 20.1).

Gezielter Einsatz von biografischem Wissen und Erinnerungsarbeit im Therapieprozess

Das Wissen um die Lebensgeschichte einer Person mit Demenz hilft in vielerlei Hinsicht: Es unterstützt dabei, eine vertrauensvolle, empathische Beziehung aufzubauen, das Verhalten der betroffenen Person besser zu verstehen, ihre Identität und ihren Selbstwert zu stützen. Zudem hilft es, das Erinnerungsvermögen und die Kommunikation zu fördern und therapeutische Maßnahmen individuell, bedürfnis- und ressourcenorientiert einzusetzen (➤ Kap. 18) (Sachweh 2019; Lind 2011; Radzey et al. 2016; Blonski 2020).

Zugang zur Patientin/zum Patienten, Verständnis und Vertrautheit aufbauen

Das Wissen um biografische Aspekte erleichtert das Einfühlen in die erkrankte Person. Bedeutsame Ereignisse kommen oft bei der Anamnese und im Laufe der Behandlung zum Vorschein. Dies kann z. B. der Verlust von nahestehenden Menschen sein. Die Wertschätzung schwieriger, durchgestandener Ereignisse ist sehr nährend für die Person mit Demenz. Ein sorgsamer Umgang mit erfahrenen oder erhobenen Informationen ist dabei wichtig. Die Intimität der erkrankten Person soll erhalten bleiben.

Stärkung der Identität und des Selbstwertes

Demenzielle Veränderungen wirken sich beeinträchtigend auf die Identität einer Person aus. Auf Basis des aktuellen Wissensstandes und der Erfahrungen der Autorinnen kann behauptet werden, dass es bei Menschen mit Demenz jedoch nicht zu einem Verlust der Identität kommt. Die eigene Lebensgeschichte wird mit fortschreitender Demenz oft brüchig und unvollständig. Menschen mit Demenz stehen aufgrund bereits beschriebener Ursachen häufig unter Stress. Sie benötigen zur Aufrechterhaltung ihrer Lebensgeschichte die Unterstützung anderer Personen. Positive und persönlich bedeutsame Erinnerungen fördern die Resilienz, die Widerstandsfähigkeit und das Kompetenzgefühl. Das Wissen um die Biografie ermöglicht dem Umfeld, die Lebensgeschichte der betroffenen Person lebendig zu halten. Dies stärkt einerseits ihre Identität und stabilisiert sie andererseits in schwierigen Situationen.

Förderung von Kommunikation und Erinnerungen

Die Lebensgeschichte bietet immer einen geeigneten Gesprächsstoff. Dabei sollten stets Themen gewählt werden, die die Betroffenen interessieren. Hier hilft es der Therapeutin/dem Therapeuten, die „Lieblingsthemen" bereits zu kennen. So kann die Person durch Stichworte dazu angeregt werden, sich zu erinnern. Werden individuell bedeutsame Erinnerungen aufgespürt und über sie gesprochen, so schafft dies „kraftvolle Momente."

Herausfordernde Verhaltenssymptome gut begleiten

Werden negative Erinnerungen aus der Lebensgeschichte geweckt, so drückt sich das häufig durch ein herausforderndes Verhalten aus (➤ Kap. 12). Menschen mit Demenz sind oft nicht mehr in der Lage, Vergangenes in einen Realbezug zum Gegenwärtigen zu setzen. Hier gilt es herauszufinden, welches Bedürfnis und welche Emotion damit verbunden sind (Sachweh 2019; Lind 2011; Radzey et al. 2016; Blonski 2020).

Fallbeispiel

Fußballspiel als Identitätsstärkung

Herr H. ist 76 Jahre alt und wird mit der Diagnose einer schwergradigen Alzheimer-Demenz zur Physiotherapie überwiesen. Er benötigt rund um die Uhr Aufsicht und Unterstützung bei sämtlichen ADLs. Die Kommunikation ist nur noch nonverbal möglich, da das Sprachverständnis verlorengegangen ist. Herr H. zeigt zunehmend herausforderndes Verhalten, indem er immer wieder versucht wegzulaufen. Herr H. war bereits als Jugendlicher ein begeisterter Fußballspieler und im Erwachsenenalter bis zu seiner Pensionierung aktives Mitglied in einem Fußballverein. Außerdem war er ein begeisterter Ski- und Radfahrer. Obwohl er noch selbstständig gehfähig ist und einen starken Bewegungsdrang hat, darf er aufgrund seiner örtlichen Desorientierung die Wohnung nicht mehr ohne Aufsicht verlassen. Die Therapeutin greift das Thema „Fußballspiel" auf und baut dies in die Behandlung ein. Sie leitet aus dem Spiel mit dem Ball Übungen für das Gehen, Stehen, die Koordination und das Gleichgewicht ab. Die Anleitungen werden nonverbal über Vorzeigen durchgeführt. Herr H. greift die Anregungen der Therapeutin gerne auf und lässt sich auf verschiedene Variationen im Spiel mit dem Ball ein. Er wirkt dabei sichtlich motiviert, zeigt Freude und Ausdauer in der Aktivität und freut sich darüber, wenn sein Können von der Therapeutin beachtet und wertgeschätzt wird. Bei dieser Aktivität erlebt Herr H. seine Kompetenz als Fußballspieler. Dies stärkt seine Identität und verringert sein herausforderndes Verhalten.

Bei der **biografischen Orientierung** im Rahmen der Physiotherapie wird an **Motivsysteme** angeknüpft. Dazu gehören „Personen aus der Vergangenheit, Schlüsselereignisse, Wertungen durch die berufliche Tätigkeit, Emotionen, Wissens- und Verhaltensfertigkeiten, Erinnerungsobjekte und spezifische Stimmungen“ (Höwler 2011, S. 33 ff). Der Fußball dient z. B. als Erinnerungsobjekt und aktiviert bei Herrn H. besondere Fertigkeiten, die sonst nicht zum Vorschein kommen.

Positive Erinnerungen als Ressourcen nutzen

Positive Erinnerungen können durch verschiedene Zugangswege geweckt werden. Durch eine demenzspezifische Kommunikationsmethode (➤ Kap. 8) gelingt es, Emotionen und Bedürfnisse, die einen Bezug zur Lebensgeschichte haben, zu erkennen. Fragen wie „Sind Sie gerne gewandert?“ oder „Wie haben Sie sich dabei gefühlt, als Sie Ihr erstes Fahrrad bekommen haben?“ können positive Erinnerungen wecken. Bei Menschen im fortgeschrittenen Demenzstadium ist es hilfreich über die Sinneswahrnehmung Reize zu setzen, die den Betroffenen einen Zugang zu positiven Erinnerungen ermöglichen. So kann z. B. das Berühren von Materialien und Gegenständen, das Betrachten eines Bildes oder das Singen eines Liedes als Erinnerungshilfe genutzt werden. Je stärker der Bezug dieser Reize zur Lebensgeschichte der Betroffenen ist, desto wertvoller ist der Kontakt mit ihnen (➤ Abb. 11.3).

11

Aktivierung von Erinnerungen und Assoziationen

Menschliche Erfahrungen können in **Erfahrungskomponenten** zerlegt werden. Zur Aktivierung von

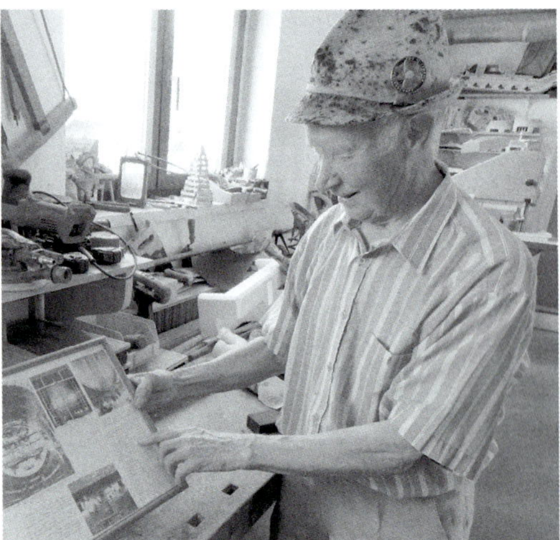

Abb. 11.3 Erinnerung an bedeutsame Ereignisse [M1208, M1209]

Erinnerungen oder Assoziationen gelangt man auf unterschiedlichen Wegen. Nach Levine (1997, zit. n. Tanner 2018, S. 200) beruhen **Erinnerungen** auf fünf Elementen (SIBAM-Modell):

- **S**ensation (Sinnesempfindung)
- **I**mage (Bild)
- **B**ehaviour (Verhalten)
- **A**ffect (Gefühle)
- **M**eaning (Bedeutung)

Über jeden der Aspekte kann eine Erinnerung aktiviert werden, da Erinnerungen als Netzwerk gespeichert sind.

In einem anderen Ansatz zur Aktivierung von Erinnerungen von Levine (1997, zit. n. Tanner 2018) werden Erinnerungen in einem Netzwerk von Sinneswahrnehmung, Gefühlen, Bildern, Gedanken und Handlungen aktiviert. Jeder der Aspekte kann die Erinnerung auslösen, je mehr Aspekte durch Reize aus der Umgebung aktiviert werden, umso wahrscheinlicher ist es, dass die Erinnerung geweckt wird (Tanner 2018) (➤ Abb. 11.4).

Je mehr Aspekte aus diesem Modell aktiviert werden, desto wahrscheinlicher ist es, dass auch bei Menschen im fortgeschrittenen Stadium der Demenz Erinnerungen von früher geweckt werden.

Gerade die Sinneswahrnehmung beinhaltet eine Fülle von Möglichkeiten, um den Abruf aus dem Langzeitgedächtnis zu erleichtern. Die Erleichterung im Abruf der Erinnerung folgt jenen Wegen, die

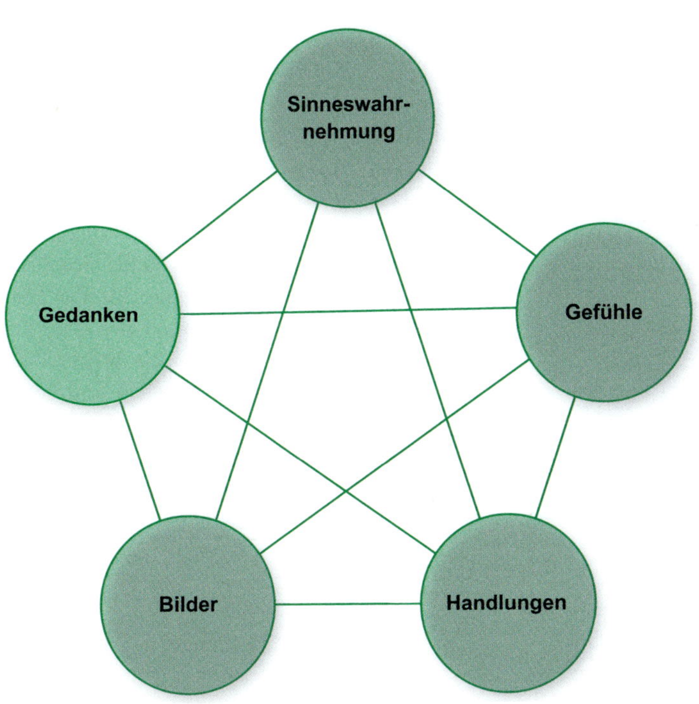

Abb. 11.4 Aktivierung von Erinnerungen (adaptiert nach Tanner 2018) [E1190, L231]

beim Prozess des Einspeicherns aktiviert wurden: Sinneskanäle (Hören, Sehen, Fühlen, Schmecken, Riechen, Tastsinn, Gleichgewichtssinn, propriozeptive Wahrnehmung), Handlung (Motorik) und jene situativen Aspekte, die mit dem Prozess gemeinsam aktiviert wurden.

Fallbeispiel

Aktivierung von Erinnerungen

Frau K. ist 83 Jahre alt. Die Diagnose lautet leichtgradige Parkinson-Demenz. Sie wird aufgrund von starken Rückenschmerzen zur Physiotherapie zugewiesen. Frau K. ist selbstständig gehfähig, ab und zu benutzt sie einen Stock. Sie wohnt in einem Haus mit eigenem Garten und wird von ihrem ältesten Sohn und der Schwiegertochter betreut. In der Anamnese und im Gespräch mit den Angehörigen erhält die Therapeutin folgende Informationen über die Lebensgeschichte von Frau M.: Sie ist Mutter von zwei Kindern und Hausfrau. Sie ging gerne in der Natur wandern und liebt ihren wunderschönen Garten. Bei der Kontaktaufnahme stellt die Therapeutin folgende Fragen: „Wohin sind Sie gerne gewandert? Hat Ihnen das Wandern Freude gemacht?" „War es anstrengend?" „Was war das Schönste in der Natur?" „Welche Blumen im Garten haben Sie am liebsten?"
In Anknüpfung an ihre Vorlieben findet bei schönem Wetter die Therapiestunde im Garten statt. Hier wird die Aufmerksamkeit auf die Blumen, Pflanzen und deren Düfte gelenkt. Frau M. erkennt viele Blumenarten und pflückt einige für die Vase. Vom Interesse der Therapeutin angeregt, nimmt Frau M. die Rolle der Gärtnerin ein. Durch diese Interaktion kehren auch Erinnerungen an frühere Kompetenzen zurück. Dieses Lebendigmachen von Erinnerungen und körperlichen Aktivitäten hat einen positiven Einfluss auf die Ausdauer. Durch die Bewegung im Garten werden viele Bewegungsabläufe angeregt. Das Gehen auf unebenen Boden dient als Gleichgewichtstraining, das Betrachten, Stehenbleiben und Pflücken der Blumen als allgemeines Mobilisationstraining mit Aktivierung der Sinneswahrnehmung, der Kommunikation und des Gedächtnisses (➤ Abb. 11.5).

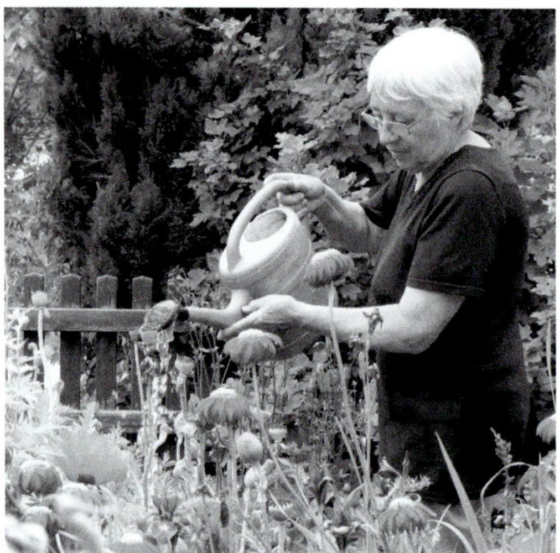

Abb. 11.5 Bewegung im Garten [M1208, M1209]

Im Fallbeispiel wird gezeigt, wie durch biografische Elemente eine Aktivierung der Erinnerungsfähigkeit und gleichzeitig der motorischen Funktionen und Aktivitäten stattfindet. Die Vielfalt der Aktivierungsmöglichkeiten wird durch die individuelle biografische Lebensgeschichte erforscht und umgesetzt. Durch dieses Netzwerk von Sinneswahrnehmung, Gefühlen, Handlungen, Bildern und Gedanken entstehen viele Anknüpfungspunkte für die Physiotherapie. Dieses Modell kann entsprechend der individuellen Lebensgeschichte viele unterschiedliche Gesichter und Variationen haben und bereichert die konkrete Umsetzung der Therapieinhalte (➤ Abb. 11.6).

Durch das Wiederaufnehmen und Verbinden von wichtigen Aspekten der Biografie kann sich gemäß Stuhlmann (2004) die erkrankte Person wieder

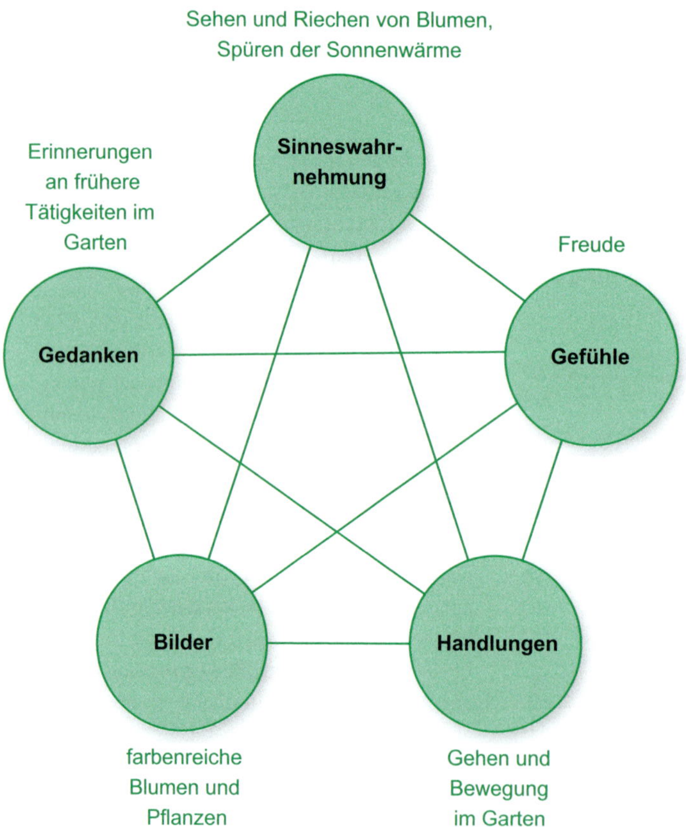

Abb. 11.6 Fallbeispiel: Aktivierung von Erinnerungen (adaptiert nach Tanner 2018) [E1190, L231]

als kompetent wahrnehmen: „Ich bin die gleiche Person in ganz verschiedenen Situationen und zu verschiedenen Zeiten meines Lebens“ (Stuhlmann 2004).

Werden bei Menschen mit Demenz positive Erinnerungen aus der Vergangenheit geweckt, so wirkt dies dem Brüchigwerden des Selbstbildes entgegen. Eine Einbindung positiv besetzter biografischer Elemente in den physiotherapeutischen Prozess stärkt die Identität, fördert die Motivation und ermöglicht den Zugang zu verborgenen Ressourcen und Kompetenzen von Menschen mit Demenz.

KAPITEL

12 Verhaltensstörungen gut begleiten

Bei Menschen mit Demenz kommt es aufgrund vielfältiger Ursachen zu **Verhaltensveränderungen** (➤ Kap. 5.2). Obwohl der Fokus in der physiotherapeutischen Behandlung auf den Bewegungsapparat gerichtet ist, bestimmt bei einem Menschen mit Demenz die Verhaltenssymptomatik und somit die psychische Verfassung die Behandlung mit.

Verhaltensstörungen bereiten nicht nur Angehörigen und betreuenden Personen Schwierigkeiten, sie sind auch für Therapeutinnen/Therapeuten große Herausforderungen. So kann eine physiotherapeutische Intervention bei einer Person mit Demenz in einem Einzel- oder Gruppensetting Angst, Ablehnung, Aggression oder Vermeiden auslösen, weil sie als Stresssituation wahrgenommen wird.

In der Therapie stellt sich die Frage, wie es gelingen kann, herausforderndes Verhalten und belastende Situationen zu vermeiden oder zu entschärfen. Im folgenden Kapitel werden ein systematisches Vorgehen zur Vermeidung von Stresssituationen sowie Interventionsmöglichkeiten in schwierigen Situationen vorgestellt.

12.1 Schritt 1: Auslöser und deren zugrunde liegende Ursachen erkennen

Um die vielfältigen Faktoren für das Verhalten einer Person mit Demenz zu erforschen, bedarf es einer eingehenden Beschäftigung mit dieser Person. So kann die dahinterliegende Ursache für die Verhaltensstörung Angst vor Neuem sein. Ein situativer Auslöser für das Verhalten ist z. B. die Aufforderung der Therapeutin/des Therapeuten, bei der Therapie mitzumachen.

Da jedes herausfordernde Verhalten Ursachen hat (Feil und Klerk-Rubin 2017; Stoudemire 1998), stellt die Suche nach diesen Gründen einen wichtigen Schritt im therapeutischen Behandlungsprozess dar. Neben der Befragung und der Verhaltensbeobachtung ist auch der Austausch im interdisziplinären Team (z. B. durch Fallbesprechungen oder Angehörigengespräche) hilfreich, um die für den Therapieprozess nötigen Informationen zu sammeln (➤ Kap. 21 und ➤ Kap. 22).

Auslöser erkennen

Herausforderndes Verhalten und die daraus resultierenden Krisen kündigen sich häufig an. **Vorzeichen** für eine krisenhafte Entwicklung präsentieren sich meist als Stresszeichen (➤ Kap. 5.3). Auch im nonverbalen Verhalten werden begleitend Abwehrreaktionen ausgedrückt, auf die es zu achten gilt (➤ Kap. 8). Krisen werden durch Stressoren begünstigt. Eine rechtzeitige Intervention im Sinne des Erkennens von Auslösern für Verhaltensstörungen und Reduktion von Stress bei der Person mit Demenz sind daher wichtige Ziele im therapeutischen Handeln.

Fallbeispiel

Auslösende Faktoren erkennen und Stressquellen vermeiden

Frau F., 83 Jahre, weist die Symptomatik einer schwergradigen Alzheimer-Demenz auf. Frau F. ist zeitlich, örtlich und zur Situation desorientiert. Zur Person ist sie orientiert. Bei alltagsnahen Gesprächen fallen sprachliche Defizite in der Wortfindung auf. Es gelingt Frau F. jedoch, in ganzen Sätzen zu sprechen und sprachliche Inhalte zu verstehen. Frau F. vergisst Informationen rasch wieder. Aufgrund eines Sturzes beim nächtlichen Toilettengang erlitt sie eine Schambeinastfraktur.

Vor dem Sturz wurde Frau F. von ihrem Gatten und der Schwiegertochter betreut. Sie war mit dem Rollator mit Hilfestellung gehfähig. Während des Krankenhausaufenthaltes wurde ein Heimplatz organisiert, da sich die Angehörigen mit der häuslichen Pflege nach dem Sturzgeschehen überfordert fühlten. Gemäß Entlassungsbericht des Krankenhauses war im stationären Setting eine Mobilisation vom Bett in den Rollstuhl nur mit Hilfestellung von zwei Therapeutinnen möglich. Gehversuche wurden nicht durchgeführt.

Schon während der Eingewöhnungsphase in das Heimleben findet der erste physiotherapeutische Kontakt statt. Aufgabe der Physiotherapie ist die Erfassung des Mobilitätsstatus und die Einschätzung des Therapiebedarfs im Rahmen eines interdisziplinären Settings zwischen Physiotherapie, Allgemeinmedizin und Pflege.

Bei der Kontaktaufnahme und Begrüßung durch die Physiotherapeutinnen zieht sich Frau F. die Bettdecke über das Gesicht. Sie gibt Äußerungen wie „Au weh! Au weh!" von sich. Gemäß Pflegebericht wurde bereits eine Schmerzmedikation angepasst. Die Therapeutinnen schlussfolgern, dass dieses „Au weh" kein Hinweis auf Schmerzen ist und deshalb keine Kontraindikation zur Mobilisation besteht. Man legt die Bettdecke zur Seite. Durch gutes Zureden und Trösten wird die bevorstehende Mobilisation angebahnt. Mit geübtem Griff erfolgt ein rascher Transfer in den Querbettsitz. Frau F. reagiert mit einem pressenden Atemrhythmus. Die Mimik im Mundbereich ist angespannt. Sie kneift die Augen zusammen und krallt ihre Finger in das Bettlaken. Im Sitzen kommt es zu einer Abwehrhaltung: Frau F. drückt den Oberkörper stark in die Liegeposition zurück, sodass die Gefahr des Herausrutschens aus dem Bett besteht.

Ein optimaler, längerfristiger Querbettsitz ist nicht möglich. Eine intensive Haltesicherung durch beide Physiotherapeutinnen ist erforderlich. Frau F. wird deshalb rasch wieder ins Bett zurücktransferiert. Sie schreit dabei: „Nein, nein, nein!" Im Bett liegend sieht man, dass Frau F. an der Stirn und im Schläfenbereich schwitzt. Der Blick ist angstvoll.

Analyse des Fallbeispiels

Ängstliches und abwehrendes Verhalten (z. B. wiederkehrendes Schreien) drücken das Stresserleben der Patientin aus. Das Verhalten wird im Fallbeispiel durch die Überforderungssituation des Querbettsitzes ausgelöst. Die Botschaften der Patientin sind über Beobachtung von Mimik, Gestik, Atmung und Abwehrspannung ablesbar (➤ Abb. 12.1).

Verhaltensstörungen auslösende Faktoren sind für Frau F. zu Therapiebeginn sehr komplex:

- Auf körperlicher Ebene ging der Sturz mit einer schmerzhaften Verletzung voraus.
- Auf sozialer Ebene besteht eine völlig neuartige Situation mit dem Einzug ins Heim. Zur Verunsicherung trägt nicht nur der vorangegangene Krankenhausaufenthalt, sondern auch der Verlust des Gatten und der Schwiegertochter als Betreuungspersonen bei. Frau F. wurde aus ihrem bisherigen Leben herausgerissen.
- Auf der psychischen Ebene ist vor allem Angst beobachtbar. Das Bett stellt einen geschützten Zufluchtsort dar. Um diesen geschützten Ort zu verlassen, ist seitens Frau F. viel Mut und Vertrauen in die behandelnden Personen nötig.

Reflexion des Fallbeispiels

Die physiotherapeutische Behandlung beginnt oft früh nach einem Akutereignis (Sturz, Operation). In der Akutsituation ist die psychische und körperliche Verfassung von Patientinnen/Patienten oft erheblich beeinträchtigt. Therapeutische Maßnahmen sind auf das Erreichen eines Therapiezieles ausgerichtet und verlangen ein gutes Zeitmanagement. Zusätzlicher Druck kann durch institutionelle Vorgaben entstehen, sodass Bedürfnisse von Personen mit Demenz in den Hintergrund rücken. Die Auswahl von Behandlungsmaßnahmen ist durch die kognitive und kommunikative Beeinträchtigung der Personen mit Demenz erschwert und verlangt nach einer spezifischen Vorgehensweise.

PRAXISTIPP

Was wäre, wenn …

- … die Therapeutinnen die nonverbalen Signale der Patientin beachtet hätten?
  Das Beobachten von nonverbalen Signalen hilft, das Abwehrverhalten rechtzeitig zu erkennen und angepasst darauf zu reagieren. Mimik, Gestik, Körperhaltung und Bewegungen geben Hinweise darauf, ob die Person ent-

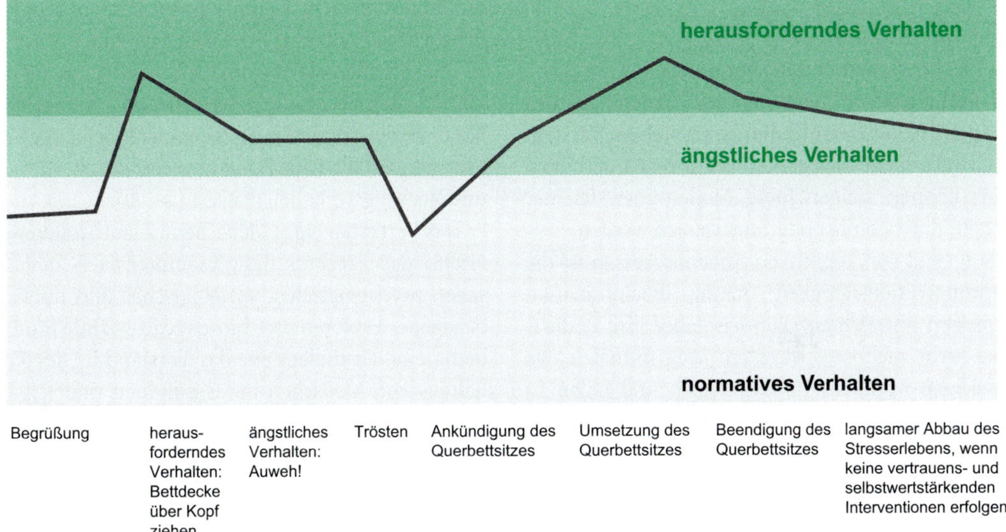

Abb. 12.1 Fallbeispiel: Stresserleben im Verlauf der Therapie [M1208, M1209, L231]

spannt und aufnahmebereit ist oder sich in einem Stresszustand befindet.

- … die Therapeutinnen den Therapieauftrag nicht standardmäßig abarbeiten würden?
  Löst eine physiotherapeutische Intervention Stress aus, muss die Belastbarkeitsgrenze der Patientin auf physischer und psychischer Ebene genau beachtet werden. Hilfreich ist es, die eigene Leistungsorientierung zu hinterfragen und die aktuellen Bedürfnisse der Patientin zu berücksichtigen. Werden Anforderungen gestellt, bevor das Vertrauen aufgebaut ist, löst dies ein Stresserleben aus. Durch achtsames Berühren wird der Körperkontakt angebahnt und das Vertrauen aufgebaut, bevor weitere Schritte zur Mobilisation durchgeführt werden. Fühlt sich die Patientin in ihrem Verhalten verstanden, gewinnt sie Vertrauen. Dies schafft eine optimale Voraussetzung für den weiteren Therapieverlauf.
- …die Therapeutinnen nicht unter Zeitdruck arbeiten würden?
  Ein zu rasches Tempo verstärkt die Stressreaktion. Die Beobachtung von Stressreaktionen während der Therapie ist wichtig, um zeitgerecht Maßnahmen zur Stressreduktion einsetzen zu können. „Was wollen Sie von mir?", fragt die erkrankte Person. Tonfall, Körperhaltung, und Abwehrspannung geben Orientierung, wie schnell geplante therapeutische Vorhaben umgesetzt werden können. Bestehen Anzeichen für eine Stressreaktion, wird mit beruhigenden Maßnahmen, z. B durch eine sanfte Berührung, auf die Person eingegangen.
- … sich die Therapeutinnen mehr Zeit für die Kontaktaufnahme nehmen würden?
  Die Kontaktaufnahme dient dem Beziehungsaufbau. Durch ein Begrüßungsritual wird Vertrauen gewonnen und Angst abgebaut. Dafür ist ausreichend Zeit einzuplanen. Auch bei wiederkehrenden Therapieeinheiten steht zu Beginn jeder Einheit der erneute Vertrauensaufbau. Aufgrund der Gedächtnisbeeinträchtigung ist die Therapiesituation für die erkrankte Person jedes Mal neu.

⚠ **BEACHTE**

Weniger ist mehr!

Bei der Wahl der Übungen werden jene Aufgaben eingesetzt, die für die betroffene Person sowohl körperlich als auch psychisch „schaffbar" sind. Je kleiner die Schritte zu Beginn gewählt werden, umso leichter kann an die ersten Erfolge angeknüpft werden. Für die Physiotherapeutin/den Physiotherapeuten ist es hilfreich, Erwartungen an sich selbst und an Therapieziele realistisch zu halten (➤ Kap. 19.3).

Therapieziele für weite Zeiträume zu stellen, ist bei Menschen mit Demenz schwer möglich. Es ist sinnvoll, kleine Veränderungen als therapeutische Ziele anzupeilen. Soziale Faktoren, Unterstützung bei der Aktivierung durch nahestehende Personen, Multimorbidität, Verlauf und Schweregrad der Demenz sowie Compliance gestalten den Therapieprozess mit.

Verstehende Diagnostik

Das Ziel der **verstehenden Diagnostik** besteht darin, **das Verhalten** von Menschen mit Demenz **aus der Perspektive des Betroffenen zu verstehen.** Versteht man, warum ein Mensch ein bestimmtes Verhalten zeigt, können zielgerichtete Maßnahmen leichter geplant, durchgeführt oder unterlassen werden.

Aufgrund von kognitiven Abbauprozessen ist die Kommunikationsfähigkeit häufig beeinträchtigt. Menschen mit Demenz können daher ihre Bedürfnisse nicht mehr auf direktem Weg mitteilen. Sie entwickeln Kompensationsstrategien und teilen so ihre Bedürfnisse durch herausforderndes Verhalten mit. Da es eine Vielzahl von Ursachen und Auslösern für diese Verhaltensweisen gibt, empfiehlt es sich Strukturmodelle zu nutzen, um diese systematisch zu ergründen und zu verstehen.

Analyse anhand des bio-psycho-sozialen Modells

Die Analyse von Verhaltensstörungen bietet der Therapeutin/dem Therapeuten die Möglichkeit, die erkrankten Personen besser zu verstehen. Verhaltensauffälligkeiten sind die Art und Weise, wie die Person versucht, Gefühle und Bedürfnisse auszudrücken und mit einer Stresssituation umzugehen.

Die Verhaltensstörung im Fallbeispiel kann auf der körperlichen Ebene, der psychischen und der sozialen Ebene analysiert werden. Es fallen dabei vielfältige Verluste auf, auf die Frau F. mit massiver Angst, Abwehr und Rückzugsverhalten reagiert (➤ Abb. 12.2).

Das Verhalten eines Menschen ist laut Stoudemire (1998) das Ergebnis des Zusammenspiels biologischer, psychologischer, soziologischer und umweltbezogener Faktoren. Das **bio-psycho-soziale Modell** bietet eine Grundlage für das Verständnis des Verhaltens von Menschen bei Gesundheit und Krankheit (Stoudemire 1998).

Verstehende Diagnostik anhand des „need driven model" (bedürfnisorientiertes Verhaltensmodell bei Demenz)

Das **need driven model** ermöglicht die Darstellung der Zusammenhänge von Hintergrundfaktoren, Umweltfaktoren sowie sozialen, psychischen und physiologischen Faktoren von Verhaltensstörungen (➤ Kap. 5.2).

Bei der verstehenden Diagnostik werden Gefühle, die eine Verhaltensstörung verursachen oder

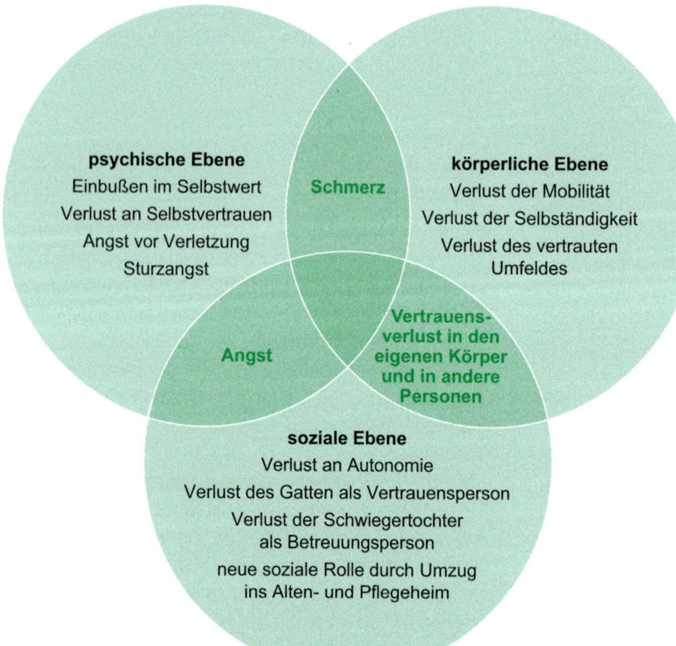

Abb. 12.2 Fallbeispiel: Auslösende Faktoren für Verhaltensstörungen – Verluste auf körperlicher, psychischer und sozialer Ebene [M1208, M1209, L231]

auslösen können, genau beachtet. In die Analyse fließen Faktoren der Erkrankung und der kognitiven Beeinträchtigung (Hintergrundfaktoren), aber auch aktuelle Bedürfnisse, biografische Faktoren oder die Gestaltung der Beziehungen mit ein. In der genauen Beobachtung, in welcher Situation eine Verhaltensstörung auftritt, liegt zugleich der Schlüssel für den Umgang mit dem herausfordernden Verhalten. Das sichtbare Verhalten weist so den Weg zu den verborgenen Gefühlen und Bedürfnissen, Hintergrundfaktoren und nahen Faktoren (➤ Abb. 12.3).

12.2 Schritt 2: Zugangswege finden

Aufbauend auf das Erkennen von auslösenden Faktoren und deren mögliche Ursachen für herausfordernde Verhaltensweisen rückt nun der nächste Schritt ins Blickfeld. **Zugangswege finden** bedeutet, durch eine Beziehungsgestaltung Vertrauen zum Menschen mit Demenz aufzubauen. Gelingt es, eine wohltuende, vertrauenswürdige und stressfreie Atmosphäre zu schaffen, ist der Weg zur Durchführung von therapeutischen Interventionen frei.

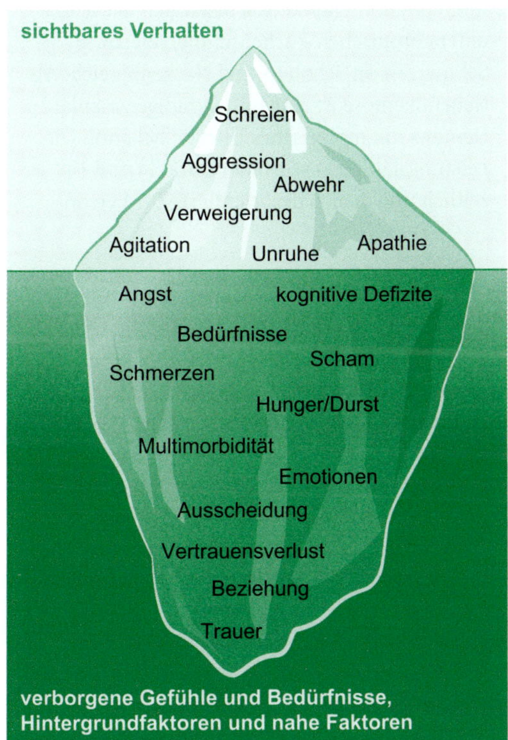

Abb. 12.3 Eisbergmodell: Verhaltensstörungen und verstärkende Faktoren [M1208, M1209, L231]

Person-zentrierte Modelle (Feil und Klerk-Rubin 2017; Müller-Hergl et al. 2013) begehen zur Entlastung von Krisensituationen Zugangswege auf der emotionalen Ebene. Modelle für die nachfolgend beschriebenen Handlungsweisen sind Validation und der person-zentrierte Ansatz nach Kitwood. Diese Modelle sind in ➤ Kapitel 6 beschrieben.

Gefühle beeinflussen laut Baer und Schotte-Lange (2021) das Erleben von Menschen mit Demenz. Obwohl Erinnerungen an das Leben verblassen, bleibt das Gedächtnis des Körpers, der Sinne und des Erlebens lange zugänglich. Der Mensch ist ein fühlender Mensch, ganz gleich, ob er an Demenz erkrankt ist oder nicht (Baer und Schotte-Lange 2021).

Umgang mit Gefühlen

Eine wichtige Rolle für das Verständnis von Verhaltensstörungen spielen Gefühle (Affekte). Hilfreich ist es, durch den Blick auf die Gefühlswelt der Betroffenen im Verhalten eine neue Bedeutung zu sehen und die Hintergründe besser zu verstehen (Baer und Schotte-Lange 2021):

- **Scham:** Scham tritt auf, wenn ein Mensch einem anderen gegenüber etwas nicht zeigen möchte. Baer und Schotte-Lange betonen dabei, dass Menschen, die sich ihrer Demenz schämen, Respekt vor ihrem Recht auf Intimität benötigen. Nicht jede Schwäche muss öffentlich mitgeteilt werden.
- **Beschämung:** Bei der Beschämung werden Menschen ausgelacht, vorgeführt oder ihnen ihre Fehler vorgeworfen. Das Reduzieren eines Menschen auf die Demenzerkrankung kann Beschämung auslösen und Stigmatisierung fördern. Menschen können auf solche Situationen mit Scham, Rückzug aber auch mit Aggression reagieren.
- **Schuldgefühle:** Es kann vorkommen, dass Menschen mit Demenz unter Schuldgefühlen leiden. Diese können auf konkreten Situationen in der Vergangenheit oder auf einem mangelnden Selbstwertgefühl beruhen. Auch das Gefühl, einem Anderen zur Last zu fallen, kann

Schuldgefühle auslösen. Hilfe anzunehmen fällt dann besonders schwer. Für Menschen mit Demenz ist die Stärkung in ihrem Selbstwert bei Schuldgefühlen hilfreich.
- **Trauer:** Trauer ist ein intensives Gefühl, das auftritt, wenn Menschen Wünsche, Vorstellungen oder Personen verlieren. Werden Verlusterlebnisse angenommen, werden sie meist von Trauer begleitet. Menschen, die traurig sind, benötigen Solidarität, Mitgefühl und zwischenmenschlich einen Raum, in dem die Trauer Platz hat. Rituale oder Symbole können bei der Überwindung der Trauer helfen.
- **Einsamkeit:** Gefühle von Einsamkeit können durch verlorene Kontakte auftreten. Rückzugsverhalten oder der Verlust, sich mitteilen zu können, kann das Gefühl von Einsamkeit fördern. Nähe und Zuwendung lindern dieses Gefühl.
- **Geborgenheit:** Das Gefühl von Geborgenheit lässt Menschen mit Demenz in sich ruhen. Menschen mit Demenz, die häufig Wandern oder Weglaufen, suchen einen Ort oder eine Person, die Geborgenheit vermittelt.
- **Freude, Humor, Stolz, Selbstwertgefühl:** Der Mangel an diesen positiven Gefühlen kann kurzfristig meist kompensiert werden. Im Rahmen einer lang andauernden Situation wie einer Demenzerkrankung kann dies jedoch zu einer massiven Frustration und damit auch zu Verhaltensstörungen führen. Kleine Erfolgserlebnisse, die im Rahmen einer Physiotherapie noch möglich sind, können stimmungsstabilisierend wirken.
- **Anerkennung, Mitgefühl und Liebe:** Der Mangel an sozialer Eingebundenheit spielt eine wichtige Rolle bei Menschen mit Demenz. Zur sozialen Eingebundenheit gehört neben Anerkennung, Mitgefühl und Liebe auch für jemanden Fürsorge tragen zu können (Baer und Schotte-Lange 2021).

Emotionen können Verhaltensstörungen auslösen oder verstärken. Es ist hilfreich, sich im Vorfeld mit den häufigen Gefühlen auseinanderzusetzen, sodass sich rascher ein Zugang zur erkrankten Person finden lässt (➤ Tab. 12.1).

Fallbeispiel

Umgang mit den Gefühlen Scham und Trauer sowie mit dem Mangel an positiven Gefühlen

Frau F., 81 Jahre alt, wird aufgrund eines Zervikalsyndroms und Z. n. Wirbelkörperfrakturen physiotherapeutisch behandelt. Sie leidet unter chronischen Rückenschmerzen sowie Schmerzen im Schulter- und Nackenbereich. Als Nebendiagnose ist eine mittelgradige vaskuläre Demenz mit motorischer Unruhe bekannt. Die Leistungsfähigkeit schwankt stark. Frau F. ist zeitlich und örtlich desorientiert. Zur Person

Tab. 12.1 Häufige Gefühle, die Verhaltensstörungen auslösen oder verstärken [M1208, M1209]

Gefühle	Zugangswege finden
Scham und Beschämung	Ein ressourcenorientierter Blick vermeidet, Schwächen aufzuzeigen. Es werden keine Korrekturen ausgesprochen, wenn Bewegungsausführungen nicht richtig durchgeführt werden. Wichtig ist es, die körperliche Intimsphäre zu beachten.
Schuldgefühle: Notwendige Hilfestellungen bei Mobilisationsmaßnahmen können ein Gefühl der Belastung hervorrufen.	Neben einer wertschätzenden Haltung fördert die Suche nach vorhandenen Ressourcen positive Erlebnisse in der Physiotherapie. Der Selbstwert wird aufgebaut (➤ Kap. 11).
Trauer: Verluste auf der Körperebene können ein Gefühl der Trauer hervorrufen.	Mitgefühl und ressourcenorientiertes Arbeiten stehen im Vordergrund.
Einsamkeit, Mangel an sozialer Eingebundenheit	Die Teilnahme an einer Gruppentherapie ermöglicht das Erleben sozialer Kontakte.
Freude, Humor, Stolz, Selbstwertgefühl	Positive Gefühle können durch humorvolle Elemente und motivierende Therapieinhalte erzielt werden. Biografisch positiv besetzte Bewegungselemente, z. B. Bewegung zur Musik, unterstützen den Selbstwert (➤ Kap. 9, ➤ Kap. 11).

und Situation ist sie nur teilweise orientiert. Sie irrt oft in den Gängen des Altersheimes umher, um Gesprächspartner zu finden. Sie kann sich meist gut über ihre Gefühle äußern.
Frau F. erkennt die Physiotherapeutin in der Regel und nennt diese auch bei ihrem Namen. Heute ist aber alles anders, Frau F. ist sehr verwirrt und verzweifelt. Sie möchte eine Zahnbürste kaufen, findet ihr Geld nicht und behauptet: „Drei Geldtaschen sind mir gestohlen worden. Alles ist weg. Keiner glaubt mir. Ich habe zu niemandem mehr Vertrauen." Frau F. weist ein Hämatom im Gesicht auf. Es wurden ihr Tage zuvor zwei Zähne gezogen.
Bei der Begrüßung durch die Therapeutin erwidert Frau F. sehr aufgebracht: „Sie brauchen nicht mehr zu mir kommen, das hilft alles nichts. Es kostet alles so viel Geld." Die Therapeutin ist über diese Ankündigung völlig überrascht. *„Ruhe bewahren. Zentriere dich, atme durch"*, spricht die Therapeutin leise zu sich selbst. *„Spüre in dich hinein. Was ist jetzt das Thema bzw. das Gefühl von Frau F.?"* Durch die kurze Pause gelingt es der Therapeutin, innezuhalten. Sie spricht das aktuelle Problem direkt, aber einfühlsam an. Ein Vertrauensverlust steht im Raum: „Bisher hat Ihnen die Therapie sehr geholfen. Jetzt haben Sie das Vertrauen zu mir verloren. Was brauchen Sie, um das Vertrauen wiederzugewinnen?" Mit diesen einfühlsamen Fragen wird Frau F. ruhiger. Sie lenkt ein: „Ja, schon, das hilft, ja das stimmt." Die Therapeutin bestätigt die Worte von Frau F.: „Manchmal hat die Schmerzfreiheit länger angehalten, manchmal kürzer, oft hat Ihnen die Behandlung sehr gutgetan." Frau F. hört der Therapeutin zu, während diese sie am Nacken berührt. Die Therapeutin fragt: „Spüren Sie meine Hand? Wie fühlt sich die Berührung für Sie an?" „Ja, gut.", sagt Frau F.
In weiterer Folge behandelt die Therapeutin den Schultergürtel und die Brustwirbelsäule. Während der Berührung wird Frau F. ruhiger. Bei der Durchführung von aktiven Übungen nimmt sich Frau F. in ihrer Körperlichkeit wahr. Die aufgewühlte Gefühlswelt tritt jedoch nach kurzer Zeit wieder in den Vordergrund. Frau F. äußert im Hinblick auf den vermuteten Diebstahl ihre Selbstzweifel und ihr Misstrauen. Sie beginnt zu weinen: „Niemanden kann man in diesem Haus vertrauen, ich bin nichts mehr wert."
Die Therapeutin hört einfühlsam zu und fragt Frau F., ob sie das von früher kennt, dass sie keinen Menschen vertrauen kann: „Hat es in Ihrem Leben Menschen gegeben, denen Sie vertraut haben?" Frau F. erinnert sich: „Ja, der Mutter sehr, dem Vater gar nicht." Frau F. führt angeregt durch das Interesse der Therapeutin weiter aus: „Ich habe ganz viele Tanten gehabt, denen habe ich vertraut. Meine Lieblingstante war die Goli (Patin)." Die Erinnerung an diese positiven Beziehungen löst bei Frau F. ein sichtbares Gefühl von Freude aus.
Bei der Verabschiedung kommt die Therapeutin nochmals auf die Ablehnung der Therapie zu Beginn der Stunde zurück. Sie fragt, ob Frau F. weiterhin eine therapeutische Behandlung möchte oder ob die Behandlung abgesetzt werden sollte: „Ihre Entscheidung hat Gültigkeit. Wenn Sie sagen, Sie möchten nicht mehr, dass ich komme, akzeptiere ich das." Frau F. erwidert: „Ja unbedingt. Ja, kommen Sie wieder! Es geht mir jetzt viel besser. Die Therapie hilft mir sehr."

Reflexion des Fallbeispiels

Zunächst nimmt die Therapeutin ihre eigenen Gefühle wahr, sammelt und zentriert sich. Dann spricht sie den Vertrauensverlust an und nimmt damit die Gefühle von Frau F. ernst. Erst als Frau F. für die Behandlung bereit ist, geht die Therapeutin auf die Körperebene ein. Sie aktiviert durch Berührung die Körperwahrnehmung und fragt dabei immer wieder, wie sich diese Berührung für Frau F. anfühlt. Dies ist eine wichtige vertrauensbildende Maßnahme. Erst als Frau F. ruhiger wird, aktiviert die Therapeutin die Erfahrung von vertrauensvollen früheren Beziehungen. Die Therapeutin geht nicht auf Abwehrmechanismen ein. Sie deckt die dahinterliegende innerpsychische Dynamik nicht auf, sondern geht im Gespräch auf stärkende Erfahrungen aus der Vergangenheit von Frau F. ein. Dadurch stärkt sie die Resilienz der Patientin. Durch die Wertschätzung und das Ernstnehmen der Gefühle und Sorgen von Frau F. wird das Vertrauen zur Therapeutin wiederhergestellt.

PRAXISTIPP

Was wäre, wenn…

- … die Therapeutin die Ankündigung der Patientin „Sie brauchen nicht mehr zu mir kommen, das hilft alles nichts!" unmittelbar befolgt hätte?

Es wäre zu einer Beendigung der Therapiesitzung gekommen, die Patientin hätte keine Ansprechperson in ihrer momentanen Verzweiflungssituation gehabt. Die Verzweiflung und die Unruhesymptomatik hätten sich verstärkt.

- … die Therapeutin die Ablehnung zur Therapie als „persönliches Versagen" interpretiert hätte?

Bei Menschen mit Demenz kommt es häufig zur Ablehnung einer Therapie. Hinter dem ablehnenden Verhalten stecken oftmals Bedürfnisse und Gefühle, die nicht ausgedrückt werden können. Ein persönliches „Versagen" wäre eine Fehlinterpretation und würde zu einem Frustrationserlebnis der Therapeutin führen, das in der Folge die Motivation, mit Menschen mit Demenz zu arbeiten, enorm schwächen würde.

- … die Therapeutin die Behandlung auf der Körperebene in den Mittelpunkt gestellt und die Gefühle der Patientin ignoriert hätte?
  - Ein „nicht ernst nehmen" der Gefühlswelt der Betroffenen würde zu einer Verstärkung der Problematik führen.
- Schmerzhafte Gefühle, die unterdrückt und ignoriert werden, werden stärker. Schmerzhafte Gefühle, ausgedrückt, validiert und akzeptiert durch einen vertrauensvollen Zuhörer, werden schwächer (Feil und Klerk-Rubin 2017).

Person-zentrierte Modelle (Feil und Klerk-Rubin 2017; Müller-Hergl et al. 2013) begehen zur Entlastung von Krisensituationen Zugangswege auf der emotionalen Ebene. Die Autorinnen stützen sich unter anderem bei den nachfolgend beschriebenen Handlungsweisen auf person-zentrierte Ansätze nach Kitwood und Feil. Diese Modelle sind in ➤ Kap. 6 beschrieben.

Allgemeine Aspekte, um Zugangswege zu finden

- Eine wertschätzende und empathische Grundhaltung ermöglicht einen vertrauensvollen Zugang und einen stressfreien Umgang mit Menschen mit Demenz (➤ Kap. 7).
- Ein ressourcenorientierter Blick auf noch vorhandene Fähigkeiten und Fertigkeiten erleichtert eine realistische Zielformulierung. Dies vermindert die Gefahr einer Über- oder Unterforderung (➤ Kap. 18, ➤ Kap. 19.3). Legt man den Fokus auf Defizite und macht die Betroffenen immer wieder darauf aufmerksam, was sie nicht können, ist das verletzend und kränkend.
- Ein bedürfnisorientierter Blick verringert Angst und Abwehrhaltung und stärkt die Motivation (➤ Kap. 9, ➤ Kap. 5).
- Eine demenzgerechte Kommunikation ermöglicht einen Beziehungs- und Vertrauensaufbau: Je besser die Beziehung, desto motivierter und kooperativer wird sich der Mensch mit Demenz zeigen. (➤ Kap. 8)
- Die Eigenreflexion der Therapeutin/des Therapeuten fördert das Erkennen von Grenzen und das Beachten eigener Kompetenzbereiche. Im Zuge der Reflexion wird aber auch ersichtlich, wann weitere Expertinnen/Experten herangezogen werden sollen (➤ Kap. 23).
- Ein interdisziplinärer Austausch in Form von Teamgesprächen, Fallbesprechungen oder Supervisionen mit allen Beteiligten (Angehörige, Pflegepersonen, Ärztinnen/Ärzte) ermöglicht ein ganzheitliches Verständnis der Verhaltensstörungen und eine optimale Auswahl therapeutischer Maßnahmen (➤ Kap. 21, ➤ Kap. 22).
- Welche Verhaltensstörungen „dürfen sein"? Was stört, was nicht? Muss jede Verhaltensstörung verändert werden? Gibt es Verhaltensstörungen, die im Miteinander zwar als störend von der Umwelt wahrgenommen werden, diese aber trotzdem als Eigenheiten der Person akzeptiert werden?

PRAXISTIPP

Grundregel im Umgang mit Verhaltensstörungen

Eine Grundregel dazu lautet: Kommt es weder zu einer Selbstgefährdung noch zu einer Fremdgefährdung, sind keine Interventionen erforderlich, um das Verhalten zu verändern.

12.3 Schritt 3: Interventionsmöglichkeiten planen und durchführen

Aufbauend auf dem Erkennen von Auslösern für herausfordernde Verhaltenssituationen und dem Finden von Zugangswegen erfolgt in einem weiteren Schritt die Planung und Durchführung von Interventionen. Da für verschiedene Problemsituationen unterschiedliche Maßnahmen sinnvoll sind, empfiehlt es sich, einerseits symptomorientierte Interventionen und andererseits ursachenspezifische Interventionen anzudenken. Die nachfolgenden Vorschläge sind beispielhaft und bedürfen der Anpassung an die jeweilige Situation.

12.3.1 Ursachenorientierte Interventionsmöglichkeiten

Durch genaues Beobachten, wann und in welcher Situation Verhaltensauffälligkeiten auftreten, kann eine **ursachenorientierte Intervention** gesetzt werden (➤ Tab. 12.2).

Tab. 12.2 Ursachenorientierte Interventionsmöglichkeiten [M1208, M1209]

Ursache/Auslöser	Interventionsmöglichkeiten
Störungen durch die Umgebung, Lärm, Kälte, Hitze	Schaffen Sie eine ungestörte, ruhige Behandlungsatmosphäre, z. B. mit einem Schild „Bitte nicht stören" oder durch eine angenehme Raumtemperatur.
Das Nähe- und Distanzproblem	Wählen Sie eine optimale Nähe bzw. Distanz zur Patientin/zum Patienten. Dadurch kann eine positive Atmosphäre geschaffen werden. Die Beobachtung der betroffenen Person bei körpernahen Behandlungen ermöglicht eine Einschätzung des passenden Abstands. Bei körpernahen Behandlungen ist besonders auf den Schutz der Intimsphäre zu achten.
Anwesenheit anderer Personen im Raum	Platzieren Sie sich selbst oder die betroffene Person so, dass die im Raum vorhandene Ablenkung reduziert wird.
Trennung von wichtigen Bezugspersonen	Gibt die Bezugsperson Sicherheit und Schutz, ist deren Anwesenheit empfehlenswert. Ist dies nicht möglich, muss ganz besonders darauf geachtet werden, Sicherheit und Vertrauen aufzubauen.
Zeitdruck	Gestalten Sie, wenn möglich, die Therapie flexibel indem Sie die Dauer und den Zeitpunkt der Therapie individuell anpassen, z. B. mehrmalige kürzere Therapieeinheiten über den Tag verteilen. Reduzieren Sie das Tempo: Passen Sie Sprechtempo, Dauer und Geschwindigkeit von aktiven und passiven Maßnahmen an die Belastungsfähigkeit der Patientin/des Patienten an.
Überforderung, geringer Handlungsspielraum	Wertschätzen Sie die Bereitschaft zur Therapie, den geleisteten Einsatz und das Gelingen von Übungen (➤ Kap. 7).
Schmerzen	Beachten Sie, dass Schmerzen bei Menschen mit Demenz sehr häufig unerkannt bleiben bzw. nicht ernst genommen werden. Nichtmedikamentöse Schmerzbehandlung inklusive interdisziplinärem Schmerzmanagement ist eine verantwortungsvolle Aufgabe der Physiotherapie (➤ Kap. 17).
Überhöhte Erwartung der Therapeutin/des Therapeuten	Stellen Sie realistische Erwartungen an die Handlungsmöglichkeiten und vorhandenen Ressourcen, vermeiden Sie Überforderungen.
Rasche kognitive Ermüdbarkeit oder körperliche Schwäche/Konzentrationsschwäche	Passen Sie Therapieziele laufend an die Belastungsfähigkeit der betroffenen Person an und formulieren Sie realistische Therapieziele (➤ Kap. 19.3). Vermeiden Sie körperliche und psychische Überforderung z. B. durch die Reduzierung der Zeitdauer einer Therapieeinheit, durch Pausen und entspannende Techniken.
Überhöhte Erwartungen von anderen Disziplinen	Organisieren Sie regelmäßige und aufklärende Gespräche in der interdisziplinären Zusammenarbeit (➤ Kap. 22).
Überhöhte Erwartungen von Angehörigen	Integrieren Sie aufklärende Gespräche mit Angehörigen in den Therapieprozess. Planen Sie Zeit für den Vertrauensaufbau mit den Angehörigen ein und nehmen Sie die Bedürfnisse und Sorgen der Angehörigen ernst (➤ Kap. 21).

12.3.2 Symptomorientierte Interventionsmöglichkeiten

Symptome wie Abwehrverhalten, aggressives Verhalten, Wahnvorstellungen etc. stellen sowohl für die erkrankte Person als auch für die Therapeutin/den Therapeuten eine enorme Belastung dar.

Entsteht durch das Verhalten von Menschen mit Demenz eine Gefährdung der Person selbst oder einer anderen Person, so spricht man von **akuten psychiatrischen Krisen** (Bartholomeyczik, Halek und Riesner 2006).

Auch während einer physiotherapeutischen Behandlung kann eine psychische Krise auftreten. Will z. B. eine betroffene Person aus dem Therapieraum weglaufen, weil sie der Meinung ist, sie müsste jetzt zur Arbeit gehen, so verlangt dies eine rasche Intervention. Wichtig ist, den Stress zu reduzieren und das Bedürfnis, wegzugehen, anzusprechen. Fragen sind z. B.: „Was ist zu Hause wichtig, was gibt es zu Hause zu tun?" Über das Nachfragen erfährt die Therapeutin/der Therapeut Wichtiges zum Bedürfnis. In der Regel beruhigt sich die Person, wenn ihr Bedürfnis Anerkennung findet.

Es gibt eine Vielzahl von **Krisensituationen.** Nachfolgend werden die Symptome Abwehrverhalten, Aggression, Halluzinationen, Wahnvorstellungen und Wandern näher beleuchtet und angepasste Interventionsmöglichkeiten vorgestellt.

Symptom: Abwehrverhalten (Problemsituation „NEIN!")

Für **Abwehrverhalten** lassen sich oft Auslöser finden, auf die mit konkreten Interventionen eingewirkt werden kann (➤ Tab. 12.3).

Symptom: Aggression

Aggression kann laut Sauter et al. (2011) in unterschiedlichen Facetten und Ausprägungsformen zum Ausdruck kommen und steht meist am Ende einer vorangegangenen ungünstigen Entwicklung. Ein verantwortlicher Umgang mit Aggression beinhaltet, dass subtilere Formen der Aggression, z. B. Abwehrhaltung oder verbale Aggression, genauso wahrgenommen werden wie akute Eskalationen (Sauter et al. 2011).

Aggressionen können durch eine Vielzahl von Situationen ausgelöst werden (Baer und Schotte-Lange

Tab. 12.3 Häufige Auslöser, die das Abwehrverhalten „NEIN" bewirken oder verstärken [M1208, M1209]

Abwehrverhalten durch	Interventionsmöglichkeiten
Angst bei fehlendem Vertrauen in den eigenen Körper im Rahmen von Mobilisationsmaßnahmen	Setzen Sie vertrauensfördernde verbale und nonverbale Kommunikationstechniken ein, verwenden Sie Hilfsmittel, passen Sie das Tempo und die nötige Hilfestellung bei Mobilisationsmaßnahmen an die Ressourcen der betroffenen Menschen an, vermeiden Sie dadurch Überforderungen. Passive Entspannungsmethoden ermöglichen es, Ängste abzubauen.
Unklare, unter- oder überfordernde Zielformulierung	Stimmen Sie das Therapieziel mit den individuellen Bedürfnissen des Menschen mit Demenz ab. Beachten Sie besonders die vorhandenen Ressourcen. Oberstes Ziel ist das Teilhabeziel (➤ Kap. 19.3).
Depression	Setzen Sie aktive und passive Mobilisationsmaßnahmen ein, um die Motivation zu fördern und der Depression entgegenzuwirken. Stimmen Sie die Inhalte auf die Bedürfnisse der betroffenen Person ab (➤ Kap. 9).
Schwierigkeiten in der Kommunikation, Streit oder Argumentieren mit der Patientin/dem Patienten	Entwickeln Sie eine empathische Grundhaltung und praktizieren Sie eine demenzgerechte Kommunikation (➤ Kap. 8, ➤ Kap. 7).
Schmerzen	Führen Sie eine spezifische Schmerzbehandlung für Menschen mit Demenz durch (➤ Kap. 17).

2021). Die individuelle Analyse der Situation ist daher hilfreich (Algase et al. 1996):

- Die Erkrankung selbst mit ihren vielen Verlusten löst Gereiztheit und Aggressionen aus.
- Werden längere Zeit Bedürfnisse oder Ziele nicht erfüllt, können Menschen mit Demenz mit Aggressionen reagieren.
- Auch prämorbide Persönlichkeitszüge, auf Situationen impulsiv und aggressiv zu reagieren, sind möglich.
- Menschen mit Demenz sind oft nicht mehr in der Lage, sich selbst zu beruhigen. Sie leben ständig auf einem hohen Erregungsniveau. Kleinste Auslöser können das Fass zum Überlaufen bringen.
- Hilflosigkeit und Gefühle der Überforderung lösen Aggressionen gegen sich selbst oder andere aus.

Aggressionen entstehen häufig im Zusammenhang mit Wahnvorstellungen und Halluzinationen. Aggressives Verhalten kann sich verbal und körperlich darstellen (Bartholomeyczik et al. 2006).

Aggressives Verhalten wird nicht immer durch Prävention verhindert. Es sollte als Signal verstanden werden, das ein noch nicht erkanntes Leid des betroffenen Menschen zum Ausdruck bringt (Ruthemann 1993).

Sauter et al. (2011) empfehlen bei entstehender Spannung und bei Gefahr folgende Aspekte im **Umgang mit aggressivem Verhalten:**

PRAXISTIPP

Umgang mit aggressivem Verhalten

- Gewaltdrohungen sind ernst zu nehmen, eine sofortige Intervention ist wichtig, um eine Steigerung der Spannung zu vermeiden.
- Die Person nicht in die Enge treiben, Raum lassen, einen Schritt zurückgehen.
- Grenzen des tolerierbaren Verhaltens deutlich machen.
- Verhandlungsbereitschaft zeigen, Rückzug anbieten.
- Nur das Allerwichtigste thematisieren, wenige Worte verwenden, da das Aufnahmevermögen reduziert ist.
- Emotionale Botschaften werden besser verstanden als verbale.
- Mit Einfühlungsvermögen und zugleich sicherer Autorität auftreten.
- Machtdemonstration vermeiden, kein provozierendes Verhalten vermitteln.
- Kontaktpause ermöglichen („Ich kann Sie gerne in Ruhe lassen, wir können ein andermal weiterreden" (Sauter et al. 2011).

Konfliktgespräche mit Menschen mit Demenz können laut Ruthemann (1993) ähnlich ablaufen wie bei nicht-demenzkranken Personen. Die Kommunikation erfolgt je nach Sprachfähigkeit auf verbaler und nonverbaler Ebene (Ruthemann 1993).

Symptome: Halluzination und Wahnvorstellung

Halluzinationen und **Wahnvorstellungen** können sich in verschiedenen Situationen darstellen: Eine 80-jährige Patientin im Krankenhaus gibt an, keine Zeit für die Therapie zu haben, da sie demnächst den Besuch ihre Mutter erwartet. Ein 75-jähriger Bewohner eines Altenheims will den Therapieraum verlassen, weil er pünktlich zur Arbeit gehen muss. Eine weitere Person ist davon überzeugt, dass ihr dauernd etwas gestohlen wird.

Die am häufigsten gestellten Fragen beim Auftreten von Halluzinationen und Wahnvorstellungen sind: „Wie soll man in dieses Verhalten eingreifen? Soll man bei der wahnhaften Vorstellung „mitmachen"? Soll man korrigierend eingreifen?"

Nicht alle Halluzinationen und Wahnvorstellungen lösen eine Krise aus. Dennoch kann es in der Therapiestunde zu schwierigen Situationen kommen.

Fallbeispiel

„Mitmachen und korrigieren"

Herr M. ist Teilnehmer einer Demenzgruppe. Plötzlich steht er auf, verabschiedet sich von der Therapeutin mit den Worten: „ich muss jetzt gehen, damit ich pünktlich zur Arbeit komme. Mein Chef ist sehr streng."

„Mitmachen" bedeutet, ich erkläre dem Betroffenen, dass er sich nicht zu beeilen braucht, da der Chef heute auch später zur Arbeit kommt und der Bus erst in einer Stunde fährt."

„Korrigierend eingreifen" bedeutet, ich erkläre Herrn M., dass er bereits Rentner ist und deshalb nicht mehr zur Arbeit gehen muss.

Aus Sicht der Autorinnen sind beide Vorgehensweisen kritisch zu betrachten. Wenn ich bei der Wahnvorstellung „mitgehe" oder „mitmache", indem ich der betroffenen Person sage, dass der Bus erst in einer Stunde fährt, dann produziere ich in Wirklichkeit eine „therapeutische Lüge". Es wird ein Versprechen gegeben, das nicht eingelöst wird.

Laut Ruthemann (1993) kann dieses Verhalten zwar kurzfristig eine Hilfe sein, diese Art des Umgangs erachtet sie jedoch als gefährlich. Viele Menschen mit Demenz sind trotz Verwirrtheit in der Lage, nachträglich eine Lüge zu erkennen. Es besteht die Gefahr des Vertrauensbruchs, der sich später als beziehungsschädigend auswirkt. Durch immer wiederkehrende „therapeutische Lügen" besteht die Gefahr, dass das Voranschreiten der Desorientierung gefördert wird. Wird dieser Umgang regelmäßig praktiziert, kann dies zur Entwicklung eines mangelnden Respektes gegenüber Menschen mit Demenz führen (Ruthemann 1993).

„Korrigierendes Eingreifen" in zuvor beschriebene Verhaltenssituationen bewirkt bei Menschen mit Demenz weder Verständnis noch Einsicht. Aufgrund nicht mehr vorhandener kognitiver Fähigkeiten, z. B. Gedächtnisverlust, zeitliche Desorientierung etc., ist keine Verbesserung des wahnhaften Verhaltens zu erwarten. Argumentieren über das Nichtvorhandensein von halluzinierten Gegenständen oder Personen ist ebenso nicht zielführend.

Ein von den Autorinnen empfohlener Umgang mit wahnhaften Verhaltenssymptomen basiert auf den person-zentrierten Konzepten von Kitwood und Feil (Feil und Klerk-Rubin 2017; Müller-Hergl et al. 2013). Auch in der medizinischen Notfallpsychiatrie wird dieser Weg bevorzugt (Bartholomeyczik, Halek und Riesner 2006).

Ein person-zentrierter und validierender Umgang bedeutet, dass in die Wahnwelt des betroffenen Menschen weder realitätsorientierend noch korrigierend eingegriffen wird. Es wird auch nicht in das wahnhafte Erleben eingestiegen und mitgegangen. Stattdessen wird der Zugang zu Wahnvorstellungen auf der Gefühls- und Bedürfnisebene gestaltet. Durch das gemeinsame Gespräch wird versucht, auf der Gefühlsebene Kontakt herzustellen, um das der Handlung zugrunde liegende Bedürfnis zu ergründen. Mit einer Person, die zur Arbeit gehen will, wird die Wichtigkeit der Arbeit thematisiert und über Arbeitserlebnisse gesprochen. In einer wertschätzenden, empathischen Haltung wird das Erleben und Verhalten des Menschen mit Demenz akzeptiert und ernst genommen. Auf diese Weise kommt es zu einer Linderung des Stresses (➤ Kap. 7 und ➤ Kap. 8).

PRAXISTIPP

Halluzination und Wahnvorstellung

- Im Umgang mit Menschen mit psychotischen Symptomen ist es wichtig, Ruhe zu bewahren.
- Temporeduktion und einfühlsames Eingehen auf die aktuelle Situation bilden Vertrauen und fördern die Beziehung zur verängstigten Person.
- Eine Person mit wahnhaften Zuständen von „der" Realität zu überzeugen und zu korrigieren, ist wenig fruchtbar.
- Argumentieren über das Nichtvorhandensein von halluzinierten Gegenständen oder Personen ist ebenso nicht zielführend.
- Verschiedene Zugänge, z. B. die Validation, können bei psychotischen Symptomen Ängste reduzieren.
- Das wertschätzende und einfühlende Benennen der mit der Situation einhergehenden Gefühle wie Angst, Sorge oder Unsicherheit kann die erkrankte Person erleichtern oder eine Entspannung herbeiführen.
- Neben diesen Sofortmaßnahmen ist bei psychotischen Symptomen eine fachärztliche Vorstellung erforderlich.

MERKE

Verhaltensstörungen als Teil der Sprache verstehen

Je weiter fortgeschritten die Demenz ist, umso wichtiger ist es, dass psychische Symptome und Verhaltensstörungen als Sprache der Menschen mit Demenz verstanden werden. Durch diese Sprache werden Bedürfnisse, Gefühle, Unbehagen oder Schmerzen ausgedrückt.

Ein wichtiger Schritt ist zu ergründen, welches Grundthema oder Bedürfnis hinter dem Verhalten steckt. Emotionen spielen dabei eine wichtige Rolle. Kann eine Physiotherapeutin/ein Physiotherapeut diese Frage nicht lösen, sind zusätzliche Informationen über die Situation der betroffenen Person erforderlich. Neben dem Einholen von biografischen Informationen ist es sinnvoll, eine interdisziplinäre Zusammenarbeit anzudenken (➤ Kap. 22).

Symptom: Wandern

Der Begriff „**Wandern**" wird laut Kwak et al. (2015) als scheinbar zielloses oder desorientiertes Gehverhalten von Menschen mit Demenz definiert.

Darüber hinaus umfasst der Begriff „Wandern" eine Reihe unterschiedlicher Verhaltensweisen, die häufig als agitiertes Verhalten angesehen werden. Aggression, Enthemmung, Depression und Verfolgungsideen stehen in engem Zusammenhang mit vermehrtem Gehen. Zudem kann das „Wandern" eine Strategie sein, um Angstzustände und unruhige Zustände zu lindern. Frustrierende physische und psychische Bedürfnisse, z. B. die Notwendigkeit eines Toilettenganges oder das Bedürfnis einen vertrauten, sicheren Ort zu finden, können Ursachen für das „Wandern" sein. Persönlichkeitsaspekte und frühere Verhaltensmuster im Umgang mit Stress, frühere Arbeitsrollen oder die Notwendigkeit, eine vertraute Person zu suchen, sind ebenfalls mit „Wandern" verbunden (Kwak et al. 2015).

MERKE

Wandern

Wanderndes Verhalten verursacht laut Kwak et al. (2015) Unfälle, Unterernährung, Gewichtsverlust, Müdigkeit, Schlafstörungen und soziale Isolation. Das Sturzrisiko ist bei Wanderern dreimal höher als bei Nichtwanderern (Kwak et al. 2015).

Interventionsmöglichkeiten durch physiotherapeutisches Training

Der Umgang mit dem Wandern stellt Betreuungskräfte und Angehörige vor eine schwierige Aufgabe, da dieses Symptom mit vielen Gefahren verbunden ist.

Für gesunde Menschen ist das Gehen eine häufige und angenehme Betätigung. Gehen hat sowohl physische als auch soziale Zwecke. Gehen übt auf der Körperebene einen positiven Einfluss auf das Herz-Kreislaufsystem, die Verdauung und den Bewegungsapparat aus. Diese Elemente treffen auch für Menschen mit Demenz zu und spielen in der physiotherapeutischen Behandlung bei der Wandersymptomatik eine besondere Rolle.

Physiotherapeutische Interventionen werden sowohl auf der physischen als auch auf der psychosozialen Ebene eingesetzt. Die Beurteilung des funktionellen, körperlichen Zustandes ist ebenso wichtig wie die Beurteilung der psychiatrischen Symptome wie Depression, Angst oder Stress.

PRAXISTIPP

Wandern

- Legen Sie ein besonderes Augenmerk auf die erhöhte Sturzgefahr bei der Wandersymptomatik
- Trainingsinhalte zur Sturzprävention sind ebenso gefragt wie Gehtraining mit unterschiedlichen Schwierigkeitsanforderungen, z. B. Stufentraining, Outdoortraining etc. (➤ Kap. 16).
- Zur Risikominimierung von Stürzen trägt eine Hilfsmittelversorgung z. B. Rollator, Stock etc. sowie die Beratung zur Beseitigung von Sturzquellen bei (➤ Kap. 16).
- Tritt die Wandersymptomatik im Zuge von Stress, Angst oder anderen psychischen Symptomen auf, ist der Einsatz von entspannungsfördernden Maßnahmen wie z. B. Berührung oder Musik empfehlenswert.
- Erstellen Sie für Angehörige und betreuende Personen ein gezieltes „Wanderprogramm" mit Inhalten von sturzpräventiven Maßnahmen.
- Erstellen Sie als Therapiemaßnahme ein individuell angepasstes „Wanderprogramm", in dem Sie auf die Balance zwischen dem Bedürfnis nach Bewegung und Autonomie und der bestmöglichen Risikominimierung für Stürze achten.

Verhaltensstörungen sind als Mitteilung und Antwort eines Menschen mit Demenz unter den gegebenen erkrankungsbedingten Einschränkungen zu verstehen. Sie sind die Sprache eines Menschen mit Demenz. Sie drücken Gefühle, unangenehme Reize oder unerfüllte Bedürfnisse aus.

Betrachtet man die vielfältigen Gründe für Verhaltensweisen von Menschen mit Demenz, so geht es nicht ausschließlich um die Abschaffung oder Minderung dieses Verhaltens. Ist möglicherweise das Wandern eine biografisch begründete Form der Beschäftigung oder der Stressbewältigung, dann wäre es kontraproduktiv, dieses Verhalten unterdrücken zu wollen (Haberstroh und Pantel 2011).

Aufbauend auf der Analyse der Verhaltensursachen werden geeignete Interventionen gesucht. Die Integration der vielfältigen psychischen Facetten eines Menschen mit Demenz in den physiotherapeutischen Prozess öffnet einer gelingenden Therapie die Tür.

KAPITEL

13 Mobilität

Bei Menschen mit Demenz führen altersassoziierte Leistungseinbußen, Multimorbidität und demenzspezifische Störungen zu einer Beeinträchtigung der **Mobilität.** Durch ein geringes körperliches Aktivitätsniveau und dem damit im Zusammenhang stehenden chronischen Bewegungsmangel wird der Leistungsabbau zusätzlich gefördert. Verglichen mit kognitiven Leistungseinbußen werden motorische Leistungsverluste als stärkere Prädikatoren für Einschränkungen bei Aktivitäten des täglichen Lebens identifiziert (Perrig-Chiello et al. 2006; Schwenk 2011).

Unter Mobilität versteht man die Fähigkeit einer Person, sich in unterschiedlichen Umgebungen fortbewegen zu können. Diese Fortbewegung kann mit und ohne Hilfsmittel durchgeführt werden. Auf der physischen Ebene setzt dies intakte, mit der Bewegung in Zusammenhang stehende Körperstrukturen voraus. Zudem müssen bestimmte Körperfunktionen auf der neuromuskuloskelettalen und bewegungsbezogenen Ebene intakt sein. Die Fähigkeit, sich mit und ohne Hilfsmittel fortzubewegen, ist zusätzlich zu diesen physischen Faktoren auch von kognitiven und psychischen Faktoren abhängig (Kisner und Colby 2010; Rentsch und Bucher 2005; Tinetti 1986).

Die Fähigkeit, sich selbstständig zu bewegen bzw. sich mit Hilfsmitteln oder mit Hilfestellung anderer Personen fortzubewegen, ist eng mit Aspekten der Teilhabe am sozialen Geschehen verknüpft. Mobil zu sein bedeutet für Menschen mit Demenz, mit der Umwelt und mit anderen Menschen in Kontakt zu kommen. Der Verlust der selbstständigen Mobilität bedeutet auch den Verlust der Autonomie. Dies führt dazu, dass die Betroffenen nur mit erheblichem Betreuungsaufwand am sozialen Leben teilnehmen können.

Menschen mit Demenz laufen in vielfacher Hinsicht Gefahr, ihre Mobilität zu verlieren (➤ Abb. 13.1).

13.1 Mobilität und Alter

Alterungsprozesse finden auf der physiologischen Ebene im gesamten Körper statt. Reduzierte Aktivität und Bewegungsmangel beeinflussen altersassoziierte Veränderungen am Bewegungsapparat negativ. Es kommt zu einer erhöhten Verletzungsgefahr. Alterung wird in diesem Zusammenhang von einer Degeneration der Körperstrukturen und Körperfunktionen des Bewegungsapparates begleitet (Berg 2008).

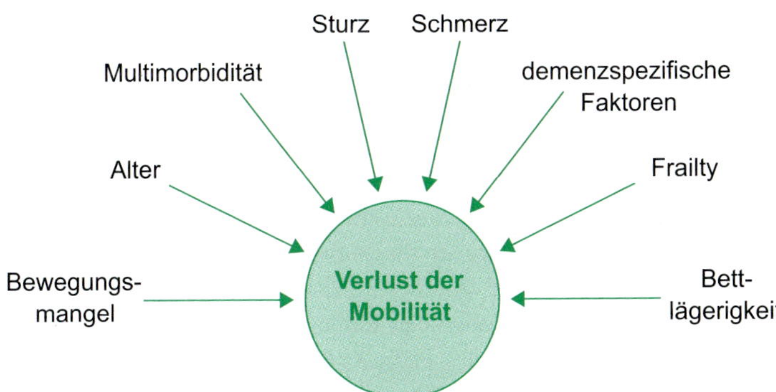

Abb. 13.1 Faktoren für den Verlust der Mobilität [M1208, M1209, L231]

Altersspezifische Veränderungen am Bewegungsapparat und deren Einflüsse auf die Mobilität und die motorischen Leistungen spielen in der physiotherapeutischen Behandlung von Menschen mit Demenz eine bedeutende Rolle.

Altersspezifische motorische Veränderungen

Während in emotionalen und kognitiven Bereichen bei gesunden Menschen Wachstum und Reifung bis ins hohe Alter möglich sind, nimmt die **motorische Leistungsfähigkeit** abhängig vom Training bereits ab dem 30. Lebensjahr ab. Die Grundeigenschaften für die körperliche, motorische Leistungsfähigkeit bilden Kraft, Ausdauer, Schnelligkeit, Koordination und Beweglichkeit. Die motorische Leistungsfähigkeit nimmt jenseits dieses Alters in einzelnen Bereichen unterschiedlich stark ab. Für Kraft und Ausdauer wird ein jährlicher Verlust von 1 bis 2 % nach dem 30. Lebensjahr angenommen. Koordinative Aufgaben können auf höchstem Niveau bis zum 50. oder 60. Lebensjahr vollzogen werden (Haas 2008).

Die Veränderung der motorischen Leistungsfähigkeit im Alter lässt sich laut Haas (2008) durch zwei Merkmale beschreiben:

- Die Leistungsfähigkeit nimmt ab und die Adaptionsmöglichkeiten werden schlechter.
- Körperliche Aktivitäten werden geringer. Die abnehmende Aktivität im Alter steht in unmittelbaren Zusammenhang mit degenerativen Erkrankungen (Haas 2008).

Altersbedingte Veränderungen des Bewegungsapparates ziehen komplexe Folgen nach sich (➤ Tab. 13.1).

Tab. 13.1 Die wichtigsten altersbedingten Veränderungen am Stütz- und Bewegungsapparat und deren Folgen (nach van den Berg, Wulf 2008)

Altersbedingte Veränderungen	Mögliche Folgen
Reduktion der Muskelfaseranzahl und Muskelfasergröße, Abnahme der Muskelmasse, Zunahme der Muskelverkürzung	Allgemeiner Kraftverlust, Verlust von koordinativen Fähigkeiten, Reduktion der Körperstabilität, verstärkte Muskelermüdung während der Belastung, erhöhte Verletzungsgefahr
Abnahme des Mineralstoffgehaltes des kollagenen Netzwerkes im Knochen, Abnahme der Knochendichte und der Knochenmasse	Osteomalazie, Osteoporose, erhöhtes Risiko für Frakturen, Schmerzen
Geringe Zellaktivität und Zellverlust im Bindegewebe, Veränderungen des Kapsel- und Bandapparates	Erhöhte Anfälligkeit für Sehnen- und Bänderrisse, Verknöcherungen, Verminderung der Heilungs- und Regenerationsfähigkeit, Verlust der Elastizität und Beweglichkeit

Neben altersbedingten Veränderungen am Stütz- und Bewegungsapparat beeinflussen laut Berg (2008) Alterungsprozesse des peripheren und zentralen Nervensystems, des Herz- Kreislaufsystems sowie des Blut- und Immunsystems ebenfalls die motorische Leistungsfähigkeit. Kommt es zu **Funktionsveränderungen des motorischen Systems,** zeigt sich das unter als:

- Gangstörungen
- Psychomotorische Dysfunktionen, z. B. gesteigerter Bewegungsdrang oder repetitives Durchführen gleicher Bewegungsabläufe
- Motorische Verlangsamung
- Verluste von feinmotorischen Fähigkeiten
- Verringerung der Körperkraft (Berg 2008)

Konditionelle und koordinative Fähigkeiten wie etwa Kraft, Ausdauer und Beweglichkeit bilden den Schlüssel für Aktivitäten wie Gehen, Treppensteigen und Transferleistungen. Beim Verlust dieser Fähigkeiten können alltagsrelevante Tätigkeiten nicht mehr selbstständig und sicher durchgeführt werden. Das Risiko einer Verletzung und der Bedarf an Hilfestellung erhöhen sich enorm.

Im Hinblick auf den natürlichen Alterungsprozess sowie auf die physiologischen Veränderungen des Bewegungsapparates im Alter gibt es zahlreiche komplexe Wechselwirkungen, deren Schilderungen den Rahmen dieses Buches sprengen würden. Ohne Zweifel sind der Prozess des Alterns und die damit einhergehenden Einbußen der Mobilität ein multifaktorieller Prozess. Bewegungsmangel und Multimorbidität üben in diesem Zusammenhang einen bedeutenden Einfluss auf diesen Prozess aus.

13.2 Mobilität und Bewegungsmangel

Mit zunehmendem Alter verändert sich das **Aktivitätsverhalten** von Menschen. Während junge, gesunde Erwachsene komplexe, lange andauernde und hochintensive Aktivitätsphasen aufweisen, kommt es sowohl bei Männern als auch bei Frauen häufig mit Beendigung der Berufstätigkeit zu einer Reduktion der körperlichen Aktivität. Obwohl es auch Menschen gibt, die mit dem Eintritt in den Ruhestand wieder vermehrt körperlich aktiv sind, überwiegen mit zunehmendem Alter einfachere Basisaktivitäten im Kontext der Aktivitäten des täglichen Lebens. Die Altersgruppe der Hochbetagten übt größtenteils nur noch einfache und kurz andauernde Alltagsaktivitäten aus. Treten mit zunehmendem Alter vermehrt gesundheitliche Probleme auf oder kommt es zu einem akuten belastenden Ereignis wie etwa einem Sturz, führt dies zu einer weiteren Einschränkung der körperlichen Aktivitäten. Das kann so weit gehen, dass diese Aktivitäten kaum mehr über die Alltagsaktivitäten innerhalb der Wohnung hinausgehen (Berg 2008; Knuchel-Schnyder et al. 2020).

Laut Haas (2008) führt das Nachlassen der körperlichen Aktivitäten zu einem **Bewegungsmangel.** Bewegungsmangel bewirkt, dass die muskuläre Beanspruchung chronisch unter einer gewissen Reizschwelle liegt. Um Strukturen und Funktionen zu erhalten, ist das Überschreiten dieser Reizschwelle jedoch notwendig. Bei einer gesunden Person mit einer durchschnittlichen Leistungsfähigkeit spricht man von Bewegungsmangel, wenn eine körperliche Beanspruchung von mehr als etwa 30 % der maximalen statischen Kraft bzw. etwa 50 % der maximalen Kreislaufbelastbarkeit dauerhaft nicht erbracht wird (Haas 2008).

Alterungsprozesse und die Folgen von chronischem Bewegungsmangel haben laut Berg (2008) folgende Gemeinsamkeiten:

- Die Leistungsfähigkeit des Herz-Kreislauf- und Atmungssystems reduziert sich.
- Mineralien im Knochen und in der Muskelmasse gehen zurück.
- Die Kapillarisierung im Skelettmuskel und im Gehirn geht zurück.
- Die Fließeigenschaft des Blutes verschlechtert sich.
- Die Rezeptorsensitivität der Muskulatur ist vermindert.
- Im zentralen und peripheren Nervensystem nehmen Nervenzellen, Dendriten und Synapsen an Größe und Anzahl ab (Berg 2008).

Durch den Mangel an physiologischer Belastung sowie durch fehlende Belastungsreize auf das Bindegewebe ändert sich der Aufbau des Gewebes. Mobilität und Elastizität des Gewebes sind beeinträchtigt. Die Belastbarkeit der Strukturen nimmt ab und die Heilungs- und Regenerationsfähigkeit verlängert sich. Fehlende bzw. zu geringe körperliche Aktivität hat einen wesentlichen Einfluss auf physiologische Abbauprozesse und führt zu einem Rückgang motorischer Leistungen (Haas 2008).

Bewegungsmangel bei Demenz

Bei älteren Menschen mit Demenz ist das **Aktivitätsniveau** insgesamt noch geringer als bei kognitiv intakten Menschen. Eine Ausnahme bilden jene Personen, die im Zuge einer inneren Unruhe ständig wandern. Viele Menschen mit Demenz bewegen sich nahezu ausschließlich in der eigenen Wohnung bzw. im eigenen Haus oder verlassen nur selten das direkte Wohnumfeld.

In einer Vergleichsstudie zwischen 71- bis 77-Jährigen konnte gezeigt werden, dass sich kognitiv gesunde Menschen 86 Minuten am Tag bewegten. Kognitiv beeinträchtigte Personen hingegen führten nur etwa 40 Minuten am Tag alltägliche Aktivitäten durch (Erickson, Barr, Weinstein et al. 2013).

Ursachen von Bewegungsmangel

Bewegungsmangel von Menschen mit Demenz wird im häuslichen Bereich und in institutionellen Einrichtungen wie etwa Krankenhäusern oder Alten- und Pflegeheimen durch folgende Faktoren begünstigt: unzureichende Unterstützung und Förderung der Bewegung durch Personalmangel, Expertenmangel, vorgegebene Strukturen, die nicht an die Bedürfnisse von Menschen mit Demenz angepasst sind sowie Unwissenheit bzgl. der Folgen von Bewegungsmangel.

13

Im **häuslichen Bereich** erfolgen die Betreuung und Pflege oftmals nur durch eine 24-h-Betreuung oder durch einzelne Angehörige. Als alleinige Betreuungsperson ist diese damit überfordert, das gesamte Spektrum an bewegungsfördernden Maßnahmen abzudecken. Erschwerende Faktoren sind unzureichende Hilfsmittelversorgung, fehlender Lift und bauliche Hindernisse wie etwa Treppen. Bei mobilitätseinschränkender körperlicher Beeinträchtigung und schwierigen Transfersituationen sowie einem Schmerzgeschehen fehlt oft die Expertise für bewegungsfördernde Maßnahmen.

In Institutionen wie Krankenhäusern sowie Alten- und Pflegeheimen fördern Personalmangel und fehlende Expertinnen/Experten den Bewegungsmangel bei Menschen mit Demenz enorm. Hochbetagte Menschen mit Demenz im Altenheim benötigen Unterstützung und Hilfe, um sich ausreichend zu bewegen. Sowohl im Krankenhaus als auch im Heim stellt oftmals die räumliche Umgebung ein Hindernis dar. Endlos lange Gänge und ähnliche Zimmer fördern die räumliche Desorientierung und schränken dadurch den Bewegungsraum ein. Aus der Verunsicherung heraus verbleiben erkrankte Personen in jenem engen Umfeld, das ihnen noch vertraut erscheint. Der Krankenhausaufenthalt ist häufig aufgrund eines Krankheitsgeschehens mit Fieber, Schmerzen oder Verletzungen mit einer zeitlich begrenzten Ruhigstellung verbunden. Diese wiederum führt in der Folge nicht selten zu Bettlägerigkeit (➤ Kap. 15). Bei Demenz-Erkrankten mit Unruhezuständen und Schlafstörungen wirken Medikamente dem Bewegungsbedürfnis oftmals entgegen. Das Bett als sicherer Rückzugsort hemmt das Bedürfnis nach Bewegung zusätzlich.

Weitere Ursachen für den Bewegungsmangel bei Demenz liegen auf der physischen, kognitiven und psychischen Ebene und werden zusätzlich durch unspezifische Faktoren begünstigt (➤ Tab. 13.2).

Tab. 13.2 Ursachen von Bewegungsmangel bei Menschen mit Demenz [M1208, M1209]

Motorische und körperliche Faktoren	Kognitive und psychische Faktoren	Andere Faktoren
Schmerzen	fehlende Krankheitseinsicht	keine oder unzureichende Mobilisations- und Bewegungsangebote
Verletzungen und Erkrankungen des Bewegungsapparates	Antriebsstörung, Apathie und Depression	ungünstige Wohnsituation, Treppen, kein Lift
chronische und akute Erkrankungen	Motivationsverlust	keine oder unzureichende Unterstützung durch Hilfspersonen sowie durch Expertinnen und Experten
altersassoziierte motorische Defizite	Beeinträchtigung der räumlichen Orientierung und des Gedächtnisses	Medikamente
beeinträchtigte Mobilität	Angst vor Stürzen	eingeschränkter Bewegungsradius
Schwindel	Durch beeinträchtigte Kommunikation und Sprachverlust kann das Bedürfnis nach Bewegung nicht mitgeteilt werden.	keine adaptierte Hilfsmittelversorgung

Auswirkungen von Bewegungsmangel

Eine Reduktion der körperlichen Aktivität beeinflusst neuromuskuloskelettale und bewegungsbezogene Faktoren sowie bestimmte Körperstrukturen negativ. Kraft, Ausdauer, Schnelligkeit, Koordination und Beweglichkeit nehmen ab. Die Fähigkeit, eine Körperposition zu verändern, geht zunehmend verloren. So kann sich eine betroffene Person nicht mehr selbstständig aus dem Bett oder von einem Ort zu einem anderen bewegen. Die Anfälligkeit für Stürze und Verletzungen wird größer, die Heilungs- und Regenerationszeit verlängert sich. Kommt zu physiologisch bedingten Alterungsprozessen noch Bewegungsmangel hinzu, entwickelt sich eine Abwärtsspirale.

Fallbeispiel

Bewegungsmangel durch unzureichende Unterstützung

Herr M., 75 Jahre alt, wird mit der Diagnose einer mittelgradigen Alzheimer-Demenz aufgrund eines Sturzes mit Prellungen und einer Rippenfraktur zur Physiotherapie überwiesen. Herr M. ist selbstständig mobil. Vor dem Sturzereignis ging er täglich ohne Begleitung in der näheren Wohnumgebung spazieren. Die Umgebung ist ihm von Kindheit an vertraut und er ist in der Lage, wieder nach Hause zu finden. Der Sturz ereignete sich bei einem seiner Spaziergänge, die Sturzursache ist unbekannt. Herr M. wurde von der Nachbarin auf dem Bürgersteig sitzend vorgefunden. Herr M. lebt mit seiner 79-jährigen Gattin im gemeinsamen Haushalt im 2. Stock. Seit dem Sturzereignis erlaubt Frau M. ihrem Mann nicht mehr, das Haus alleine zu verlassen. Sie hat Angst, es könnte ihm wieder etwas zustoßen. Herr M. sitzt seither die meiste Zeit des Tages vor dem Fernseher. Sein Bedürfnis nach Bewegung wird nicht erfüllt, er zeigt häufig ein agitiertes Verhalten, oftmals wirkt er depressiv. Seine Frau leidet nach mehrfachen Hüft- und Knieoperationen unter chronischen Schmerzen und kann nur noch kurze Strecken mit einer Gehhilfe gehen. Sie ist nicht in der Lage, ihren Mann bei Spaziergängen zu begleiten. Die Tochter wohnt mit ihrer Familie zehn Kilometer entfernt, ist berufstätig und unterstützt die Eltern am Wochenende. Nur an den Tagen, an denen die Tochter zu Besuch kommt, besteht für Herrn M. die Möglichkeit, das Haus mit ihr zu verlassen und wie bisher spazieren zu gehen.

Herr M. erleidet eine deutliche Einschränkung in seiner Mobilität. Trotz vorhandener körperlicher Ressourcen wird durch die mangelnde Aktivierung der motorische und funktionelle Abbauprozess in hohem Maße gefördert. Betreuende und pflegende Personen sind häufig mit der Situation überfordert und kennen oft die Auswirkungen des Bewegungsmangels nicht. Aufklärung ist daher eine wichtige Aufgabe der Physiotherapie.

⚠ **BEACHTE**

Bewegungsmangel hat schwerwiegende Folgen

Physische, kognitive und psychische Faktoren verbunden mit unzureichender Hilfestellung von außen führen zu einem Rückgang körperlicher Aktivitäten. Die körperliche Leistungsfähigkeit wird dadurch vermindert, Alltagstätigkeiten können nur noch mit Schwierigkeiten bewältigt werden. Es kommt zu einem Verlust der mobilitätsabhängigen Lebensqualität.

Der Bewegungsmangel entsteht aus einer Kombination verschiedener Ursachen. Dieses multifaktorielle Geschehen kann durch Analyse der Ursachen und durch gezielte physiotherapeutische Maßnahmen positiv beeinflusst werden.

13.3 Mobilität und demenzspezifische Faktoren

In den verschiedenen Stadien der Demenz und bei den unterschiedlichen Demenzformen zeigen sich spezifische Veränderungen der motorischen Fähigkeiten. Bei Menschen mit Demenz ist die **Mobilität** neben altersspezifischen Veränderungen des Bewegungsapparates, Bewegungsmangel und Multimorbidität zusätzlich durch demenzspezifische Faktoren gefährdet. Diese demenzspezifischen Faktoren betreffen kognitive, behaviorale und psychosoziale Fähigkeiten (Lotzgeselle 2008).

Zusammenhang zwischen motorischen und kognitiven Leistungen

Motorische Leistungen werden von komplexen multifaktoriellen, kognitiven und motorischen Prozessen gesteuert. Für die Planung, Kontrolle, Ausführung und Abfolge von komplexen und zielgerichteten Handlungen sind spezifische kognitive Fähigkeiten wie z. B. Orientierung, Sprache, Gedächtnis und Aufmerksamkeit erforderlich. Neuropsychologische Untersuchungen zeigten, dass eine Verminderung von komplexen Alltagsleistungen wie Einkaufen, Bankgeschäfte erledigen und Mahlzeiten zubereiten bei Menschen mit Demenz insbesondere auf den

Verlust kognitiver Leistungen zurückzuführen ist (Boyle et al. 2004).

Im Verlauf einer Demenzerkrankung geht der Verlust kognitiver Fähigkeiten mit einem Rückgang funktioneller Alltagsleistungen einher. In der Folge führt dies zu einem progredienten Verlust von motorisch-funktionellen Leistungen wie etwa Kraft, Gleichgewicht und Ausdauer. Es kommt zu rezidivierenden Stürzen und einer Zunahme der Immobilität bis hin zur Bettlägerigkeit. Die sich verändernde Mobilität im Zusammenhang mit kognitiven Beeinträchtigungen wird besonders sichtbar durch folgende Faktoren (Jamour 2012; Auyeung et al. 2008; Manckoundia 2006; Schwenk, Oster & Hauer 2008; Schwenk 2011; Fuchs 2008; Zegelin 2013):

- Zeitliche und räumliche Störung in Bewegungsablauf und Bewegungskontrolle, z. B. bei Transfersituationen
- Fehlleistungen bei der Planung und Kontrolle von motorischen Handlungen und Bewegungsabläufen, z. B. beim Gehen oder Treppensteigen, bei der Gewichtsverlagerung oder bei Drehbewegungen

Diese Störungen stehen in engem Zusammenhang mit dem Schweregrad der Demenz und weisen bei den unterschiedlichen Demenzformen spezifische Eigenheiten auf. Funktionelle Alltagsleistungen gehen früher verloren als basismotorische Leistungen wie Kraft, Ausdauer und Koordinationsfähigkeit. Die Störungen der motorischen und funktionellen Leistungsfähigkeit manifestieren sich u. a. durch:

- Gangstörungen
- Veränderungen bei komplexen Bewegungsabläufen wie Transfersituationen, z. B. vom Liegen zum Sitzen zum Stehen
- Aufmerksamkeitsabhängige motorische und kognitive Anforderungen wie etwa Dual-Task–Aufgaben

Demenzassoziierte Mobilitätsveränderungen beim Gehen

Demenzassoziierte Gangstörungen sind ein wesentliches Kennzeichen der Demenzerkrankung. Es zeigt sich eine Veränderung des Gangbildes, welches im weiteren Verlauf zu Unsicherheit und Instabilität führt. Rezidivierende Stürze und in der Folge der Verlust der Mobilität bis hin zur völligen Immobilität kennzeichnen den Verlauf einer Demenzerkrankung. Alle Demenzformen sind durch Gangstörungen gekennzeichnet, diese treten im Verlauf der Demenzerkrankung zu unterschiedlichen Zeitpunkten auf (Schlicht 2008; Jamour 2012; Van Iersel et al. 2004).

Das Gehen stellt eine komplexe Aktivität dar, die hohe Anforderungen an kognitive und sensorische Systeme stellt. Kognitive Leistungen umfassen in diesem Zusammenhang vor allem geteilte Aufmerksamkeit, Wachheit, Urteilsvermögen, Navigation, Risikoeinschätzung und strategische Bewegungsplanung (Herman et al. 2010, Giladi 2007).

Das Ausführen des Gehens muss sich unter Alltagsbedingungen im täglichen Leben den Umgebungs- und Umwelteinflüssen adäquat und schnell anpassen. Diese dynamischen kognitiven und motorischen Anpassungsprozesse ermöglichen es, bei veränderten Bedingungen und unerwarteten Ereignissen sicher und adäquat zu reagieren und Stürze zu vermeiden. Um ein Ziel einer Bewegungsaktion sicher und zeitlich in angemessener Weise zu erreichen, sind intakte kognitive Funktionen erforderlich.

Kommt es zu einer Störung in der zerebralen Integration und Verarbeitung sensorischer Informationen, so zeigt sich dies in typischen Veränderungen und Fehlleistungen beim Gehen. Bei den verschiedenen Demenzformen und -stadien kommt es zu unterschiedlichen Gangstörungen (Van Iersel et al. 2004, Jamour et al. 2012, ➤ Tab. 13.3).

Gangstörungen bei Alzheimer-Demenz

Bei Menschen mit Alzheimer-Demenz konnte gezeigt werden, dass bei erhöhter Aufmerksamkeitsanforderung während des Gehens die verfügbare Aufmerksamkeitskapazität ausgelastet ist. Diese Überforderung führt zu einer **quantitativen Gangveränderung** mit einer signifikanten Reduktion der Gehgeschwindigkeit und einer Zunahme der Schrittzeitvariabilität. Es zeigt sich ein protektiver Gangtyp mit folgenden Gangveränderungen: signifikant ver-

Tab. 13.3 Demenzformen und sturzrelevante Gangstörung [M1208, M1209]

Im Frühstadium bei	Im Mittel- und Spätstadium bei
• Lewy-Body-Demenz • Parkinson-Demenz • vaskulärer Demenz	• Alzheimer-Demenz

kürzte Schrittlänge, langsamere Gehgeschwindigkeit, niedrigere Kadenz, längere Doppelstandphase und erhöhte Schrittlängenvariabilität. Im fortgeschrittenen Stadium zeigt sich zunehmend das Bild einer frontalen Gangstörung mit Zunahme der Spurbreite, kleinschrittig-schlurfendem Gangbild sowie der Unfähigkeit zur Tempobeschleunigung, einer statischen und dynamischen Instabilität, Verzögerung der Ganginitialisierung bis hin zur Gangapraxie. Extrapyramidale Symptome wie etwa Bradykinese, Rigor, Tremor und posturale Instabilität nehmen im späten Verlauf der Erkrankung zu (Jamour et al. 2012; Van Iersel et al. 2004).

Gangstörung bei vaskulärer Demenz

Bei der vaskulären Demenzerkrankung zeigt sich bereits im Frühstadium klinisch eine **frontale Gangstörung** mit breitbasigen und verkürzten Schritten. Es kann zu Störungen der Ganginitiierung kommen. Häufig treten posturale Probleme auf. Personen mit vaskulärer Demenz zeigen im Vergleich zu Menschen mit Alzheimer-Demenz einen signifikanten Abfall der Gehgeschwindigkeit (Tanaka et al. 1995; Van Iersel et al. 2004).

Gangstörung bei Lewy-Body-Demenz und Parkinson-Demenz

Die Gangdysfunktion bei Lewy-Body-Demenz und Parkinson-Demenz wird durch die zugrunde liegende Pathologie der Parkinson-Krankheit bestimmt, die durch extrapyramidale Symptome geprägt ist. Es zeigt sich ein **hypokinetisch-rigides Gangbild.** Oberkörper, Hüfte und Knie sind während des gesamten Gangzyklus leicht flektiert. Der Armschwung und die Schritthöhe sind reduziert, die Schrittlänge ist variabel. Zudem kommt es zur Verzögerung der Ganginitialisierung (Starthemmung und freezing), zur plötzlichen Beschleunigung (Festination) der Schritte und zu Gangunterbrechungen (Stolze, Vieregge und Deuschl 2008; Allan et al. 2005).

⚠ **BEACHTE**

Gangstörungen bei Demenz

Gangstörungen sind ein wesentlicher Faktor der Demenzerkrankung, der zum völligen Verlust der Mobilität führen kann. Die Ursachen der Gangstörungen bei Menschen mit Demenz sind vielfältig und selten auf eine einzige Ursache beschränkt. Neben den demenzassoziierten Veränderungen des Gangbildes beeinflussen Schmerzen und altersassoziierte, orthopädische, traumatologische, internistische, rheumatologische sowie zahlreiche weitere Faktoren das Gangbild von Menschen mit Demenz. Diese Faktoren müssen im physiotherapeutischen Prozess berücksichtigt werden.

Demenzassoziierte Veränderungen bei Transfersituationen

Bei der Demenzerkrankung üben pathologische Prozesse des Zentralnervensystems einen Einfluss auf die motorischen Vorgänge aus. Demenzassoziierte Störungen in der Motorik sind dadurch gekennzeichnet, dass einzelne Bewegungskomponenten zwar ausgeführt werden können, die Integration und Verarbeitung von sensorischen Informationen findet jedoch nicht statt. Diese Störung zeigt sich bei der Durchführung eines komplexen Bewegungsablaufes wie beispielsweise beim Transfer vom Sitz in den Stand bzw. vom Stand in den Sitz. Personen mit Demenz können zwar beim Aufstehen und Hinsetzen von einem bzw. auf einen Stuhl einzelne Bewegungskomponenten durchführen. Sie sind jedoch nicht in der Lage, die motorischen Planungs- und Kontrollprozesse in den Bewegungsablauf zu integrieren. Die zeitliche und räumliche Störung der Bewegungskontrolle äußert sich dadurch, dass die Rumpfvorneige vermindert und die vertikale Bewegungskomponente zu früh eingeleitet wird. Der Körperschwerpunkt wird dadurch unzureichend auf die Unterstützungsfläche verlagert, wodurch das Drehmoment am Kniegelenk beim Aufstehen erhöht und die Bewegungsökonomie herabgesetzt ist (Manckoundia 2006).

In der physiotherapeutischen Befundung kann diese Störung durch Beobachtung festgestellt werden (➤ Kap. 19.2). Der Versuch, spontan aufzustehen gelingt ohne Unterstützung nicht oder die betroffene Person benötigt mehrere Versuche, die meist scheitern. Um aus einem Stuhl in den Stand zu gelangen suchen Betroffene Unterstützung von außen durch Hilfspersonen oder Hilfsmittel, an denen sie sich durch Anhalten hochziehen können. Bei entsprechender verbaler und nonverbaler Anleitung der einzelnen Bewegungskomponenten sind Betroffene durchaus in der Lage diesen Bewegungsablauf korrekt und ohne Hilfsmittel durchzuführen.

Die Unfähigkeit, ohne Hilfsmittel oder Hilfsperson aufstehen zu können, birgt die Gefahr der Ortsfixierung (➤ Kap. 15). Menschen mit Demenz bleiben die meiste Zeit im Stuhl oder Rollstuhl sitzen, obwohl sie noch in der Lage wären zu stehen oder zu gehen. Die vorhandene Ressource der körperlichen Leistungsfähigkeit wird nicht mehr aktiviert und trainiert, es kommt zu Bewegungsmangel und zu den damit verbundenen negativen Auswirkungen.

Demenzassoziierte Veränderungen bei Dual Task-Aufgaben

Menschen mit Demenz zeigen im Vergleich zu kognitiv orientierten Menschen einen überdurchschnittlichen **Leistungsrückgang** bei der simultanen Bewältigung mehrerer aufmerksamkeitsabhängiger Aufgabenstellungen. Der Leistungsverlust zeigt sich besonders bei Dual Task-Aufgaben, z. B. zeitgleiches Gehen und Sprechen, also bei Aufgaben, die eine erhöhte Aufmerksamkeit erfordern.

⚠ **BEACHTE**

Motorische Fehlleistungen und Aufmerksamkeitsressourcen

Sind die Aufmerksamkeitsressourcen aufgrund einer fortgeschrittenen Demenz nicht mehr ausreichend vorhanden, kommt es zum Abbruch der motorischen Aufgabe und häufig zu motorischen Fehlleistungen.

„Stop walking when talking", also der Abbruch der motorischen Aufgabe bei kognitiver Ablenkung, ist die Extremvariante einer kognitiven und motorischen Überlastung.

Der Einfluss kognitiver Faktoren auf motorische Leistungseinbußen stellt im Zusammenhang mit Dual Task-Aufgaben einen erhöhten Risikobereich im Hinblick auf die Sturzgefahr dar (Jamour 2012; Schwenk 2011).

Demenzassoziierte Veränderungen in der Mobilität, Bewegungsmangel und altersspezifische Abbauprozesse fördern nicht nur die Immobilität, sondern auch die Altersgebrechlichkeit (Frailty). Im nachfolgenden Kapitel soll näher auf dieses Beschwerdebild eingegangen werden.

KAPITEL

14 Frailty

Altersgebrechlichkeit, „Frailty", ist ein geriatrisches Syndrom, das jeden alternden Menschen betreffen kann. Laufen lebensnotwendige Prozesse nicht geordnet ab, gerät das Altern außer Kontrolle und die gesunde Lebensspanne ist in Gefahr. Ein beschleunigter Alterungsprozess wiederum fördert chronische Erkrankungen. Frailty repräsentiert eine komplexe, dynamische Interaktion von biologischen, psychologischen, kognitiven und sozialen Faktoren (Kuzuya 2012, Morley et al. 2013).

Menschen mit Frailty haben gegenüber nicht gebrechlichen Menschen ein erhöhtes Risiko, negative Gesundheitsereignisse zu erleiden. Im Zuge dieser erhöhten Empfindsamkeit kann es unter anderem zu Stürzen, Aktivitätseinschränkungen, Infektionen und einer erhöhten Mortalität kommen. Circa 10 % der über 65-Jährigen und 25–50 % der über 85-Jährigen weisen Frailty auf (Gale, Cooper und Sayer 2015).

14.1 Frailty: Entstehung und Verlauf

Definition

Der Begriff **Frailty** beschreibt ein multidimensionales geriatrisches Syndrom. Frailty ist die Folge von altersassoziierten Funktionseinbußen vieler Organe. Durch fehlende Reserven und eine verminderte Abwehrfähigkeit ist der Organismus nicht mehr in der Lage, auf Stressoren durch Kompensation zu reagieren. Diese verminderte Resistenz gegenüber Stressoren ergibt sich aus kumulativen Abbauprozessen sowie funktionellen und strukturellen Veränderungen in physiologischen Systemen wie etwa dem endokrinen, dem immunologischen und dem neurologischen System.

Frailty ist somit gekennzeichnet durch:

- Verlust von individuellen Reserven
- Verminderte Abwehrfähigkeit
- Erhöhte Vulnerabilität gegenüber internen und externen belastenden Einflussfaktoren (Hoogendijk et al. 2019 zit. n. Benzinger, Eidam und Bauer 2021, Schlegl und Berthold 2020)

MERKE

Frailty besteht, wenn mindestens drei der folgenden Merkmale zutreffen:

- Empfinden von Erschöpfung und Energielosigkeit
- Ungewollter Gewichtsverlust
- Kraftlosigkeit
- Langsame Gehgeschwindigkeit
- Niedriger physischer Aktivitätslevel

(Fried et al. 2001, zit. n. Manchot 2017)

Sarkopenie

Sarkopenie wird als Teilaspekt von Frailty angesehen. Frailty ist klinisch und pathophysiologisch mit Sarkopenie verbunden. Als Sarkopenie wird ein altersspezifischer, fortgeschrittener Abbau der Muskelmasse und der Muskelkraft sowie der daraus resultierende Verlust der Muskelfunktion definiert. Ursachen der Sarkopenie umfassen unter anderem chronische Erkrankungen, hormonelle Veränderungen, verminderte und proteinarme Nahrungsaufnahme, altersassoziierte niederschwellige Entzündungen sowie eine verschlechterte Muskelinnervation durch einen degenerativ bedingten Verlust von Motoneuronen im Rückenmark. Eine verminderte körperliche Aktivität, sitzender Lebensstil und Bettruhe verschlechtern ebenfalls den muskulären Zustand. Der Verlust an Muskelmasse und Muskelkraft führt naturgemäß zur Einschränkung der körperlichen Funktion. Der Anteil der Menschen mit Sarkopenie beträgt bei den 60–70-Jährigen ca. 5–13 %, bei den über 80-Jähringen ca. 11–50 % (Buess und Kressig 2013; Knuchel-Schnyder 2020; Manchot 2017).

Frailty und Demenz

Zahlreiche Studie belegen einen engen Zusammenhang zwischen **Frailty** und neurokognitiven Erkrankungen. Frailty kann den kognitiven Abbau fördern oder beschleunigen. Bei als „frail" eingestuften Personen ist das Demenzrisiko signifikant erhöht. Umgekehrt geht eine Demenzerkrankung mit einem erhöhten Risiko für Frailty einher. Bei gleichzeitigem Auftreten von kognitiven Defiziten und Frailty besteht eine schlechtere gesundheitliche Prognose und eine erhöhte Mortalität im Vergleich zu Menschen ohne kognitive Beeinträchtigung (Gray et al. 2013; Godin, Armstrong, Rockwood und Andrew 2017; Matusik et al. 2001 zit. n. Windhaber et al. 2017; Miyamura et al. 2019).

Entstehung und Progression von Frailty

Neben der engen Verbindung zwischen Frailty und kognitiver Beeinträchtigung besteht ein enger Zusammenhang zu kardiovaskulären Risikofaktoren, chronischer Entzündung, Ernährungsproblemen, zerebrovaskulären Ereignissen, Alzheimer-Demenz oder anderen neurodegenerativen Erkrankungen. Sarkopenie, neuromuskuläre Degeneration, Frakturen, Stürze und Immobilisierung sind weitere Einflussfaktoren, die die Entstehung von Frailty begünstigen (Mühlberg und Sieber 2004 zit. n. Albrecht 2019; Miyamura et al. 2019).

Eine Übersicht der Risikofaktoren für die Entstehung und das Fortschreiten von Frailty finden Sie in ➤ Abb. 14.1.

Auf den engen Bezug zwischen Lebensstil, klinischen Aspekten und erhöhter Gebrechlichkeit geht der Frailty Circle näher ein (➤ Abb. 14.2).

Der **Frailty Circle** macht deutlich, wie die einzelnen Faktoren ineinandergreifen. So fördert beispielsweise eine Depression Appetitlosigkeit, die wiederum Mangelernährung begünstigt. Mangelernährung wiederum fördert die biologischen Bedingungen für Sarkopenie. Depressive Antriebslosigkeit, Demenz und Hospitalisierung forcieren eine verminderte Aktivität, die wiederum Sarkopenie fördert.

Verlauf

Frailty entwickelt sich über längere Zeit hinweg. Der Übergang von no frailty zu frailty ist fließend, und auch reversibel. Zwischen „non-frail" („robust") und „frail" steht der Übergangsbereich „pre-frail".

⚠ **BEACHTE**

Die Entwicklung von Frailty kann beeinflusst werden

Die der Entstehung von Frailty innewohnende Dynamik kann zu einer rasanten Verschlechterung oder einer Verbesserung führen (➤ Kap. 14.3).

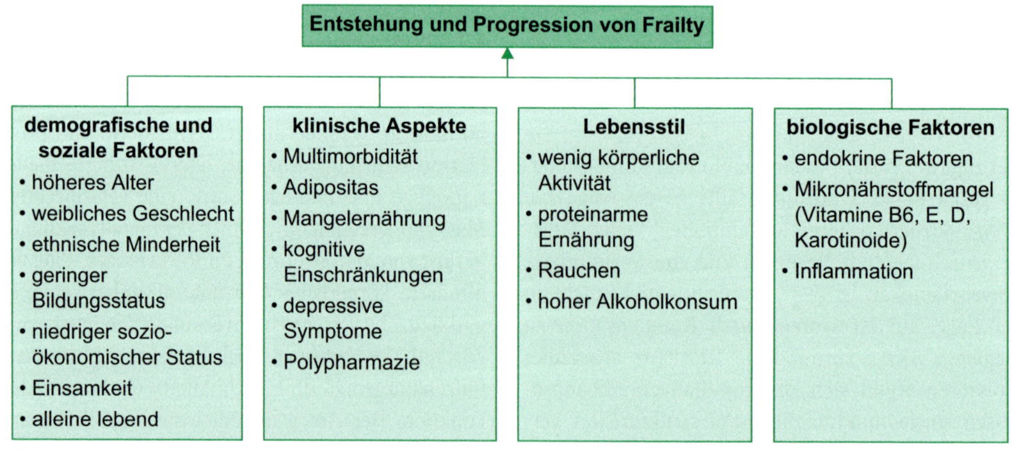

Abb. 14.1 Entstehung und Progression von Frailty (nach Hoogendijk et al. 2019) [F210–038, L231]

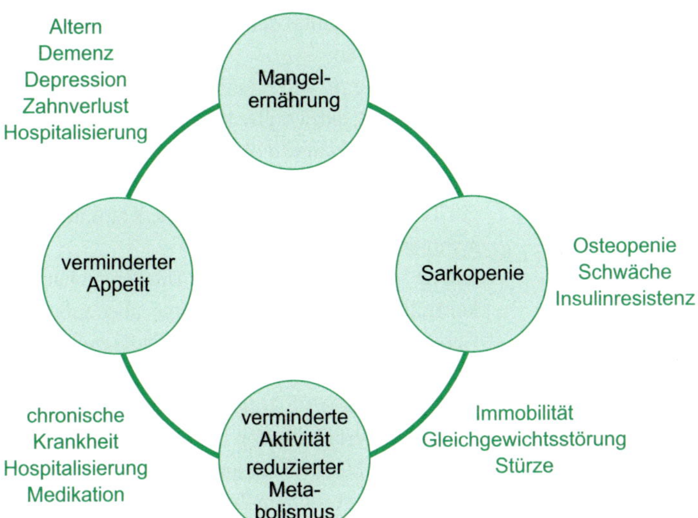

Abb. 14.2 Frailty Circle [H082–002, L231]

Dabei nehmen verschiedene Faktoren Einfluss auf den Verlauf (➤ Abb. 14.1). Im Zuge einer Hospitalisierung treten häufig Verschlechterungen hinsichtlich der funktionellen Fähigkeiten, z. B. der Mobilität und der Körperpflege, auf. Diese funktionellen Einschränkungen können von Menschen mit Frailty deutlich langsamer kompensiert werden als die akute Erkrankung selbst andauert. Krankenhausaufenthalte gehen daher mit einem erhöhten Risiko für eine Verschlechterung der Selbstständigkeit und für zunehmende Funktionsverluste einher. Frailty beeinträchtigt die Selbstständigkeit, die Teilhabe und die Lebensqualität im Alter. Durch die Immobilität wird in weiterer Folge die soziale Isolation begünstigt (Benzinger, Eidam und Bauer 2021, Kuzuya 2012, Nikolaus 2008/2013).

14.2 Instrumente zur Erfassung von Frailty

Die Identifizierung von Patientinnen und Patienten mit Frailty ist für die physiotherapeutische Behandlung von Menschen mit Demenz in vielerlei Hinsicht hilfreich. Frailty beeinflusst den Krankheits- und Behandlungsverlauf in den unterschiedlichsten Settings häufig ungünstig. Der Frailty-Prozess ist potenziell reversibel und kann durch gezielte Maßnahmen verlangsamt werden. Durch das Erkennen von Frailty-Aspekten, z. B. Verlust von Kraft und Ausdauer, können diese durch physiotherapeutische Interventionen gezielt beeinflusst werden.

Die Ermittlung des Frailty-Status erfolgt mittels entsprechender Screening-Instrumente. Im sogenannten „case finding" geht es in erster Linie darum, die Risikogruppe unter älteren Patientinnen und Patienten zu identifizieren. Jene Bereiche, die sich im Screening als auffällig erweisen, werden in der Folge mit geriatrischen Assessments vertieft betrachtet und können so durch entsprechende Interventionen gezielt beeinflusst werden.

Nachfolgend werden **Screening-Instrumente** beschrieben, die sich vor allem für die Erfassung von Frailty bei Menschen mit Demenz eignen.

Die FRAIL Scale wurde von der International Academy of Nutrition and Aging erarbeitet, um Frailty mithilfe von Selbst- und Fremdeinschätzung und ohne klinische Untersuchung identifizieren zu können.
Hier werden fünf Kriterien erfasst:

- Ermüdung: Sind Sie häufig erschöpft?
- Kraftlosigkeit: Können Sie kein Stockwerk mehr steigen?

- Mangelnde Ausdauer: Können Sie nicht mehr um einen ganzen Häuserblock gehen?
- Krankheit: Haben Sie mehr als fünf chronische Erkrankungen?
- Gewichtsverlust: Haben Sie in den letzten sechs Monaten ungewollt mehr als 5 % Ihres Gewichtes verloren?

Auswertung:

Werden ein bis zwei Kriterien mit „ja" beantwortet, entspricht das einer beginnenden Gebrechlichkeit (Pre-Frailty). Drei von fünf phänotypischen Kriterien sichern die Diagnose Frailty.

Die **Klinische Frailty Skala** (Clinical Frailty Scale (CFS)) ist eine neunteilige Skala, um den Schweregrad einer Frailty einzuschätzen. Dabei soll die Einstufung nicht in Akutphasen einer Erkrankung durchgeführt werden. In dieser Skala werden Krankheitssymptome, Funktionsverlust, Alltagskompetenz, kognitive Einschränkungen sowie die Lebenserwartung berücksichtigt (Singler et al. 2020).

Auswertung:

Patientinnen und Patienten werden von sehr fit (1) bis zur terminalen Phase (9) zugeordnet (➤ Abb. 14.3).

Hohe CFS-Werte sind mit negativen Outcomes wie Stürzen, Einweisung ins Pflegeheim und Mortalität assoziiert. Die Zuverlässigkeit der Einstufung hängt von der Qualität der zur Verfügung stehenden Informationen ab:

- GRAD 1 *Sehr fit:* Die Person trainiert regelmäßig, sie ist robust, aktiv, voller Energie.
- GRAD 2 *Durchschnittlich aktiv:* Die Person ist durchschnittlich aktiv oder übt ein unregelmäßiges Training aus, es bestehen keine Krankheitssymptome.
- GRAD 3 *Gut zurechtkommend:* Die Person hat gut kontrollierte Krankheitssymptome, aber außer Gehen im Rahmen von Alltagsaktivitäten bewegt sich diese Person nicht regelmäßig.
- GRAD 4 *Vulnerabel:* Aufgrund von Krankheitssymptomen ist die Person in ihren Aktivitäten eingeschränkt. Sie leidet unter Tagesmüdigkeit und hat einen erhöhten Zeitbedarf bei den ADLs, ist jedoch nicht auf externe Hilfen im Alltag angewiesen.
- GRAD 5 *Geringgradig frail:* Die Person ist in den Aktivitäten verlangsamt und benötigt Hilfe bei anspruchsvollen ADLs, z. B. bei finanziellen Angelegenheiten, Transport, schwerer Hausarbeit, Umgang mit Medikamenten. Einschränkungen bestehen beim Einkauf, Spazierengehen, bei der Essenszubereitung und bei Haushaltstätigkeiten.
- GRAD 6 *Mittelgradig frail:* Hilfe ist nötig bei allen außerhäuslichen Tätigkeiten, bei der Haushalts-

1 Sehr fit
Personen in dieser Kategorie sind robust, aktiv, voller Energie und motiviert. Sie trainieren üblicherweise regelmäßig und sind mit die Fittesten innerhalb ihrer Altersgruppe.

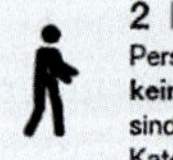

2 Durchschnittlich aktiv
Personen in dieser Kategorie zeigen **keine aktiven Krankheitssymptome,** sind aber nicht so fit wie Personen in Kategorie 1. Sie sind durchschnittlich aktiv oder **zeitweilig sehr aktiv,** z.B. saisonal.

3 Gut zurechtkommend
Die **Krankheitssymptome** dieser Personengruppe sind gut kontrolliert, aber außer Gehen im Rahmen von Alltagsaktivitäten **bewegen sie sich nicht regelmäßig.**

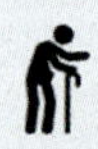

4 Vulnerabel
Auch wenn sie **nicht auf externe Hilfen im Alltag** angewiesen sind, sind Personen in dieser Kategorie **aufgrund ihrer Krankheitssymptome oft in ihren Aktivitäten eingeschränkt.** Häufig klagen sie über Tagesmüdigkeit und/oder berichten, dass Alltagsaktivitäten mehr Zeit benötigen.

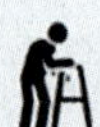

5 Geringgradig frail
Personen in dieser Kategorie sind **offensichtlich in ihren Aktivitäten verlangsamt** und **benötigen Hilfe bei anspruchsvollen Alltagsaktivitäten,** wie finanziellen Angelegenheiten, Transport, schwerer Hausarbeit und im Umgang mit Medikamenten. Geringgradige Frailty beeinträchtigt das selbstständige Einkaufen, Spazierengehen sowie die Essenszubereitung und Haushaltstätigkeiten.

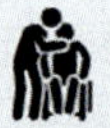

6 Mittelgradig frail
Personen in dieser Kategorie benötigen **Hilfe bei allen außerhäuslichen Tätigkeiten und bei der Haushaltsführung.** Im Haus haben sie oft Schwierigkeiten mit Treppen, **benötigen Hilfe beim Baden/Duschen** und eventuell Anleitung oder minimale Unterstützung beim Ankleiden.

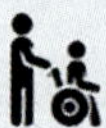

7 Ausgeprägt frail
Personen in dieser Kategorie sind aufgrund körperlicher oder kognitiver Einschränkungen bei der Körperpflege **komplett auf externe Hilfe angewiesen.** Dennoch sind sie **gesundheitlich stabil.** Die Wahrscheinlichkeit, dass sie innerhalb der nächsten 6 Monate sterben, ist gering.

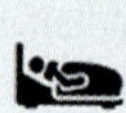

8 Extrem frail
Komplett von Unterstützung abhängig und sich ihrem Lebensende nähernd. Oft erholen sich Personen in dieser Kategorie auch von leichten Erkrankungen nicht.

9 Terminal erkrankt
Personen in dieser Kategorie haben eine **Lebenserwartung <6 Monate.** Die Kategorie bezieht sich auf Personen, die **anderweitig keine Zeichen von Frailty** aufweisen.

Klinische Einstufung von Frailty bei Personen mit Demenz

Der Schweregrad der Frailty entspricht der Schwere der Demenz. Typische Symptome einer **leichten Demenz** sind Vergesslichkeit bezüglich Details jüngster Ereignisse, auch wenn man sich an das Ereignis selbst noch erinnert, sowie das Wiederholen von Fragen und Gesagtem sowie sozialer Rückzug.

Bei **mittelgradiger Demenz** ist das Kurzzeitgedächtnis stark beeinträchtigt, obwohl die Personen sich augenscheinlich noch gut an Ereignisse der Vergangenheit erinnern können. Die Körperpflege erfolgt selbstständig mit verbaler Unterstützung.

Personen mit **schwerer Demenz** sind nicht in der Lage, ihre Körperpflege ohne Hilfestellung auszuführen.

Abb. 14.3 Clinical Frailty Scale (CFS) © 2020 Singler, Katrin/Gosch, Markus/Antwerpen, Leonie [W1125]

führung und bei der Körperpflege, es bestehen Schwierigkeiten beim Treppensteigen.

- GRAD 7 *Ausgeprägt frail:* Aufgrund körperlicher oder kognitiver Einschränkungen bei der Körperpflege ist die Person komplett auf externe Hilfe angewiesen. Dennoch ist sie gesundheitlich stabil. Die Wahrscheinlichkeit, dass sie innerhalb der nächsten sechs Monate stirbt, ist gering.
- GRAD 8 *Extrem frail:* Die Person ist komplett von Unterstützung abhängig und nähert sich ihrem Lebensende.
- GRAD 9 *Terminal erkrankt:* Die Person hat eine reduzierte Lebenserwartung < 6 Monate.

Im Rahmen der Canadian Study of Health and Aging (CSHA) wurde ein aufwendiger Frailty-Index sowie die Frailty Scale weiterentwickelt. Eine deutsche Version der CSHA Frailty Scale (2007–2009) ist unter www.prima-eds.eu; bzw. www.prima-eds.eu/fileadmin/img/downloads/Gebrechlichkeitsskala.pdf als „Gebrechlichkeitsskala" verfügbar.

Das phänotypische Frailty-Modell nach Fried

Das **Frailty-Modell nach Fried** ist das derzeit am weitesten verbreitete Konzept. Es beschreibt den sogenannten physischen Phänotyp („physical phenotype of frailty"). Frailty entsteht demnach als Folge einer Dysregulation in folgenden physiologischen Regelkreisen:

- Endokrines System
- Immunsystem
- Hämatologisches System
- Muskuloskelettales System (Benzinger, Eidam & Bauer 2021)

Das Vorliegen von Frailty wird bei diesem Verfahren anhand von fünf Kriterien erfasst (Benzinger, Eidam, Bauer 2021, ➤ Abb. 14.4).

Auswertung des Screenings der Punkte 1–5 nach Fried:

- 0 Punkte = non-frailty
- 1–2 Punkte = pre-frailty
- ≥ 3 Punkte = frailty

Der Groningen Frailty Indicator GFI

Der **GFI** ist ein aus 15 Fragen bestehender Beurteilungsbogen. Abgedeckt werden vier Domänen der Funktionalität, wobei neben physischen und kognitiven Einschränkungen auch psychosoziale Aspekte berücksichtigt werden (deutsche Übersetzung und Adaptation nach Braun, Grüneberg, Thiel 2018, ➤ Tab. 14.1).

Auswertung:

- 0–3 Punkte: non frail
- ≥ 4 Punkte: frail

14.3 Interventionen bei Frailty

Es ist wichtig, Frailty nicht als unabwendbares Schicksal zu betrachten. Es gibt auch bei diesem komplexen Syndrom Interventionsmöglichkeiten.

Allgemeine Interventionen bei Frailty

Das Therapieziel ist einerseits die Vermeidung, andererseits die Verlangsamung des Frailty-Prozesses. Die Behandlung folgt einem multimodalen Ansatz. Interventionen sind umfassend und betreffen Bereiche wie Ernährungsinterventionen, Medikamente, Hormongabe, Supplemente und Krafttraining (Clegg et al., 2013 zit. n. Albrecht 2019, Schlegl und Berthold 2020).

- **Ernährung**

Der zum Erhalt der Muskelmasse nötige Proteinbedarf liegt bei älteren Menschen bei 0,8 g/kg Körpergewicht pro Tag. Bei Menschen mit Frailty, Sarkopenie und körperlichem Training steigt der Bedarf auf bis zu 1,5 g/kg Körpergewicht (Sieber 2010, Volkert 2010 zit. n. Graul 2014).

- **Vermeidung von Polypharmazie**

Eine exzessive Polypharmazie besteht ab zehn Medikamenten/Tag. Exzessive Polypharmazie ist mit einem erhöhten Risiko für Delir, Stürze, eingeschränkte Funktion des Gastrointestinaltrakts und Urininkontinenz vergesellschaftet (Maher et al. 2014 zit. n. Pendl 2019; Zeyfang et al. 2018 zit. n. Pendl 2019).

- **Adäquate Behandlung der Grundkrankheiten**
- **Optimale Symptomkontrolle, z. B. Schmerzen**

14

(1) Gewichtsverlust: „Innerhalb des letzten Jahres, haben Sie ungewollt mehr als 4,5 kg abgenommen (z. B. nicht durch Diät oder Training)?"

Kriterium erfüllt: □ Ja □ Nein

(2) Erschöpfung: „Während der letzten Woche …

… war alles anstrengend für mich."	□ 0	selten oder nie (an < 1 Tagen)	□ 0	… bin ich überhaupt nicht in Schwung gekommen."
	□ 1	manchmal (an 1–2 Tagen)	□ 1	
	□ 2	öfter (an 3–4 Tagen)	□ 2	
	□ 3	meistens oder immer (an 5–7 Tagen)	□ 3	

Antwortet ein Patient auf eine der beiden Fragen mit „2" oder „3", ist das Kriterium erfüllt

Kriterium erfüllt: □ Ja □ Nein

(3) Körperliche Aktivitäten: „Haben Sie diese Aktivität innerhalb der letzten 2 Wochen ausgeführt?"

Code	Aktivität	Nein	Ja	Minuten	Wertigkeit	TOTAL
010	Spazieren gehen	□	□		× 3,5	
620	Hausarbeiten	□	□		× 3	
560	Rasenmähen	□	□		× 4,5	
600	Harken	□	□		× 4	
590	Gartenarbeiten	□	□		× 5	
040	Wandern	□	□		× 6	
180	Joggen	□	□		× 6	
115	Radfahren	□	□		× 4	
150	Radsport	□	□		× 4,5	
125	Tanzen	□	□		× 5,5	
210	Aerobic	□	□		× 3	
390	Kegeln/Bowling	□	□		× 3	
080	Golf	□	□		× 5	
420	Tennis (Einzeln)	□	□		× 8	
430	Tennis (Doppel)	□	□		× 6	
530	Squash	□	□		× 12	
160	Gymnastik	□	□		× 6	
280	Schwimmen	□	□		× 6	
					Summe	/2
					Score	Kcal/Woche

Männer < 383 kcal/Woche
Frauen < 270 kcal/Woche

Kriterium erfüllt: □ Ja □ Nein

(4) Gehschwindigkeit:
(normales Tempo, 4,57 m)
Sekunden
Liegt die Geschwindigkeit über dem Cut-off, ist das Kriterium erfüllt.

Männer	Cut-off	Frauen	Cut-off
≤ 173 cm	≥ 7 s	≤ 159 cm	≥ 7 s
> 173 cm	≥ 6 s	> 159 cm	≥ 6 s

Kriterium erfüllt: □ Ja □ Nein

(5) Handkraft:
(dominante Hand, Mittelwert 3 Versuche)

1. ____ kg 2. ____ kg 3. ____ kg

Mittelwert: [kg]

Liegt die Handkraft unter dem jeweiligen Cut-off, ist das Kriterium erfüllt.

Männer	Cut-off	Frauen	Cut-off
BMI ≤ 24	≤ 29 kg	BMI ≤ 23	≤ 17 kg
BMI 24,1–26	≤ 30 kg	BMI 23,1–26	≤ 17,3 kg
BMI 26,1–28	≤ 30 kg	BMI 26,1–29	≤ 18 kg
BMI > 28	≤ 32 kg	BMI > 29	≤ 21 kg

Kriterium erfüllt: □ Ja □ Nein

Abb. 14.4 Vorliegen von Frailty anhand von fünf Kriterien (gemäß der Cardiovascular Health Study (CHS) nach Fried) [F1042–008, L231]

Tab. 14.1 Groningen Frailty Indicator [F1042–009]

Die folgenden Fragen befassen sich mit Ihrer Lebenssituation im vergangenen Monat, bevor Sie akut erkrankt sind	Ja	Manchmal	Nein
Sind Sie in der Lage, völlig selbstständig einkaufen zu gehen?	0	-	1
Sind Sie in der Lage, sich völlig selbstständig außerhalb des Hauses zu bewegen (in der näheren Umgebung des Hauses oder zu Nachbarn)?	0	-	1
Sind Sie in der Lage, sich völlig selbstständig an- und auszukleiden?	0	-	1
Sind Sie in der Lage, völlig selbstständig zur Toilette zu gehen?	0	-	1
Wenn Sie Ihre körperliche Fitness mit Punkten von 0 bis 10 bewerten müssten, wobei 0 „sehr schlecht" bedeutet und 10 „ausgezeichnet", welche Punktzahl würden Sie sich geben?	0–6 = 1 7–10 = 0		
Haben Sie aufgrund schlechten Sehens Probleme im Alltag?	1	-	0
Haben Sie aufgrund schlechten Hörens Probleme im Alltag?	1	-	0
Haben Sie in den letzten 6 Monaten unbeabsichtigt viel Gewicht verloren?	1	-	0
Nehmen Sie derzeit 4 oder mehr verschiedene Medikamente ein?	1	-	0
Haben Sie Probleme mit Ihrem Gedächtnis?	1	-	0
Fühlen Sie eine allgemeine Leere?	1	-	0
Vermissen Sie die Gesellschaft anderer Menschen?	1	-	0
Fühlen Sie sich im Stich gelassen?	1	-	0
Haben Sie sich in letzter Zeit trübselig oder niedergeschlagen gefühlt?	1	-	0
Waren Sie in letzter Zeit nervös oder ängstlich?	1	-	0
Anmerkung: Selbstständig bedeutet ohne jegliche Hilfe einer anderen Person. Die Nutzung von Hilfsmitteln wie Gehstock, Rollator, Rollstuhl gilt als selbstständig.			

Tab. 14.2 Empfehlungen der „Asia-Pacific Clinical Practice Guidelines for the Management of Frailty" [F1030–002]

Empfehlungsgrad	Maßnahmen
Starke Empfehlung	• Frailty sollte anhand eines validierten Messinstruments diagnostiziert werden. • Menschen mit Frailty sollten an einem individuell abgestimmten Trainingsprogramm mit progressivem Krafttraining teilnehmen. • Behandlung von Polypharmazie.
Bedingte Empfehlung	• Screening auf die Ursachen eines Fatigue-Syndroms. • Personen mit Frailty mit ungewolltem Gewichtsverlust sollten hinsichtlich umkehrbarer Ursachen untersucht werden. Ernährungstherapeutische Maßnahmen beziehungsweise Protein- und Kalorienzufuhr sollten in Erwägung gezogen werden. • Vitamin-D-Supplementierung bei Personen mit Vitamin-D-Mangel
Keine Empfehlung	Individualisierter Unterstützungs- und Edukationsplan

Physiotherapeutische Interventionen bei Frailty

Die folgenden sieben Handlungsempfehlungen bei Menschen mit Frailty dienen als Orientierungshilfen im physiotherapeutischen Prozess (Dent et al. 2017, ➤ Tab. 14.2).

Die physiotherapeutische Behandlung von Patientinnen und Patienten mit Frailty orientiert sich an den Best-Practice-Leitlinien (Turner und Clegg 2014). Die Durchführung folgender Schritte ist zu empfehlen:

- Bei Verdacht auf Frailty erfolgt eine eingehende Diagnostik mit Hilfe von Instrumenten zur

Erfassung von Frailty. Dabei werden physische, emotionale, psychologisch-kognitive und soziale Ressourcen und Einschränkungen berücksichtigt:

- Das geriatrische Assessment sollte die fünf Parameter des Frailty-Phänotyps nach Fried (Gewichtsverlust, Erschöpfung, körperliche Aktivität, Gehgeschwindigkeit und Handkraft) enthalten.
- Einschränkungen werden gezielt und mit interdisziplinär abgestimmten Maßnahmen behandelt.
- Die Interventionen müssen individuell an die Ziele, Belastbarkeit und Kontextfaktoren der betroffenen Person angepasst werden (➤ Kap.19).
- Angehörige werden so gut wie möglich und intensiv eingebunden.

Therapieziele in der Physiotherapie bei Personen mit Frailty:

- Erhaltung und Förderung der Mobilität
- Verbesserungen von Gang- und Standsicherheit
- Reduktion der Sturzgefährdung und der Sturzfolgen
- Steigerung von Kraft, Koordination und Ausdauer
- Wiederherstellung funktionaler Abläufe
- Verbesserung und Erhaltung der Aktivitäten des täglichen Lebens
- Hinführen zu einem aktiven Lebensstil
- Ermöglichung und Förderung sozialer Teilhabe

⚠ **BEACHTE**

Frailty ist behandelbar

Frailty ist kein klinischer Endpunkt. Dem Fortschreiten des Prozesses der Gebrechlichkeit kann entgegengewirkt werden.

Präventive Ansätze in der Behandlung von Frailty

Die Voraussetzung für eine **effektive Prävention** ist das rechtzeitige Erkennen einer beginnenden Altersgebrechlichkeit. Die Erfassung der individuellen Leistungsfähigkeit und die Einstufung in „no frail" (robust/erhaltene Fitness), „pre-frail" (beginnende Frailty) und „Frailty" sind wichtig, um gezielte Interventionen setzen zu können.

Positive Auswirkungen durch Krafttraining: Evidenz aus der Literatur

Studien zeigen, dass **körperliches Training** im klinischen Bild von „Frailty" eine große Rolle spielt. In einer randomisierten kontrollierten Studie von Theou et al. (2011) konnte unter anderem gezeigt werden, dass 45 bis 60 Minuten Bewegung dreimal pro Woche positive Auswirkungen auf gebrechliche ältere Erwachsene hat. Übung bei gebrechlichen Personen erhöht die funktionelle Leistungsfähigkeit, Gehgeschwindigkeit, Stuhlstand, Treppensteigen und Gleichgewicht und verringert Depressionen und Sturzangst. Übungsprogramme in der Gruppe und zu Hause wiederum reduzieren Stürze (Theou et al. 2011).

Studienergebnisse zeigen zudem, dass durch progressives Krafttraining das Fortschreiten von „Frailty" verlangsamt und die physischen Funktionen verbessert werden können. Das Krafttraining hat Auswirkungen auf unterschiedliche Bereiche, die sich in der Entwicklung auf „Frailty" positiv auswirken können:

- Wirksame Intervention gegen Sarkopenie
- Steigerung der muskulären Ausdauer
- Verbesserung des Blutdruckes und Verminderung der Insulinresistenz
- Verminderung des Verlustes an Knochenmasse und -dichte
- Schmerzreduktion bei Arthrose etc.

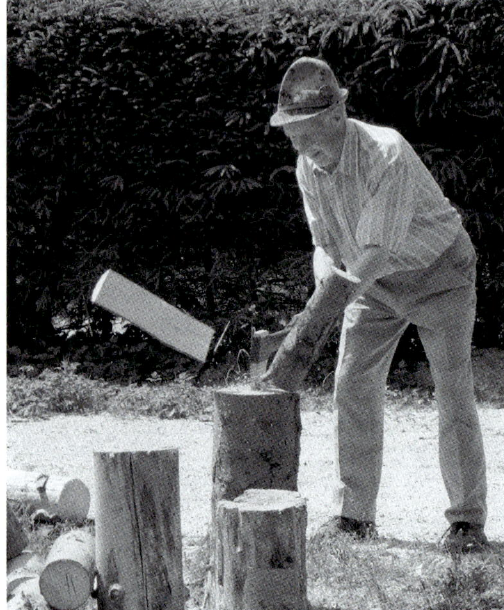

Abb. 14.5 Frühzeitige Prävention von Frailty [M1208, M1209]

Das Trainingsprogramm soll auf die großen Muskelgruppen ausgerichtet werden, da diese bezüglich der Erhaltung der Gehfähigkeit und des Gleichgewichtes eine entscheidende Rolle spielen. Krafttraining ist unter Berücksichtigung der genannten Ziele aus wissenschaftlicher Sicht grundsätzlich zu empfehlen und vor allem notwendig (Kapan et al. 2013).

Aufbauend auf dem funktionellen Training ist der Transfer der Bewegungsinhalte in den Alltag besonders wichtig. Die Einbindung funktioneller Übungen in vertraute Bewegungen macht Freude und stabilisiert die Erfolge der Physiotherapie. Die Integration der Übungen in den Alltag fördert die Motivation, sich wieder mehr zu bewegen und unterstützt in der Folge die Teilhabe am sozialen Leben (➤ Abb. 14.5).

KAPITEL

15 Immobilität durch Bettlägerigkeit

Bei Menschen mit Demenz besteht insbesondere die Gefahr des Mobilitätsverlustes (➤ Kap. 13). Der Verlust der Mobilität ist meist ein schleichender Prozess und führt sehr häufig zur **Bettlägerigkeit.** Bettlägerigkeit steht in einem engen Zusammenhang mit der **Ortsfixierung.** Der Bewegungsradius verringert sich auf einen fixen Ort. Das Bett, eine Sitzgelegenheit wie etwa ein Mobilisationsstuhl oder ein Rollstuhl stellen dabei den hauptsächlichen „Aufenthaltsort“ für die betroffene Person dar. Dieser Ort wird zum Lebensmittelpunkt, in dem viele Tätigkeiten, beispielsweise Essen, Telefonieren, Lesen oder einen Besuch empfangen, stattfinden.

Die Entwicklung einer Bettlägerigkeit ist von verschiedenen Einflussfaktoren abhängig, die in der betroffenen Person selbst und in den Interaktionen mit dem Umfeld liegen. Ein großer Teil dieser einflussnehmenden Faktoren ist veränderbar. Wird der Verlust der Mobilität rechtzeitig erkannt, kann Bettlägerigkeit, die zur völligen Immobilität führt, durch gezielte Interventionen vermieden werden (Zegelin 2013).

Im nachfolgenden Unterkapitel sind die Begriffe „Bettlägerigkeit“ und „Ortsfixierung“ aus der pflegewissenschaftlichen Studie „Der Prozess des Bettlägerigwerdens“ von Angelika Zegelin (2013) entnommen. Die von ihr durchgeführte Untersuchung zeigt einen phasenhaften Verlauf. Bettlägerigkeit wird als Endzustand beschrieben, der zum allmählichen Verlust sozialer Kontakte sowie zu einer Einschränkung der gesundheitsbezogenen und mobilitätsabhängigen Lebensqualität führt.

15.1 Bettlägerigkeit

Definition

Unter **Bettlägerigkeit** wird laut Zegelin (2013) ein Daseinszustand verstanden, bei dem sich der betroffene Mensch die überwiegende Zeit des Tages und der Nacht im Bett aufhält. Abhängig von der Aufenthaltsdauer außerhalb des Bettes unterscheidet man drei Formen:

- *leichte Form:* Der Mensch verbringt 4–5 Stunden am Tag außerhalb des Bettes, meist sitzend in einem Rollstuhl oder Sessel.
- *mittelschwere Form:* Der Mensch verlässt für wenige Handlungen nur kurze Zeit das Bett, etwa zur Körperpflege, zum Toilettengang oder zum Essen.
- *schwere Form:* Der Mensch verlässt das Bett gar nicht mehr, er verbringt 24 Stunden pro Tag im Bett (Zegelin 2013).

Phasenmodell der Bettlägerigkeit

Der Prozess des Bettlägerigwerdens durchläuft laut Zegelin (2013) vier Phasen (➤ Abb. 15.1).

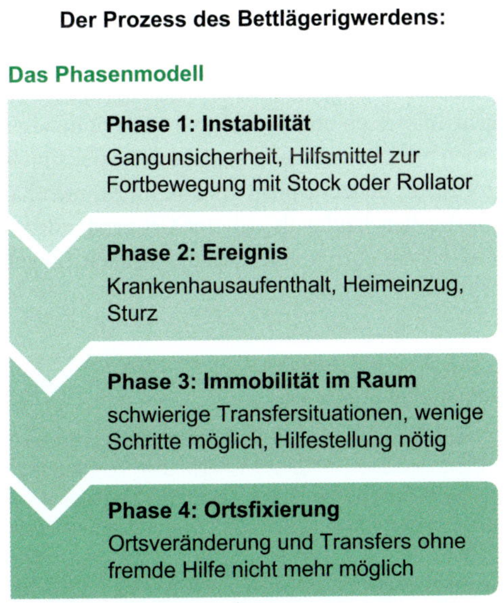

Der Prozess des Bettlägerigwerdens:

Das Phasenmodell

Phase 1: Instabilität
Gangunsicherheit, Hilfsmittel zur Fortbewegung mit Stock oder Rollator

Phase 2: Ereignis
Krankenhausaufenthalt, Heimeinzug, Sturz

Phase 3: Immobilität im Raum
schwierige Transfersituationen, wenige Schritte möglich, Hilfestellung nötig

Phase 4: Ortsfixierung
Ortsveränderung und Transfers ohne fremde Hilfe nicht mehr möglich

Abb. 15.1 Phasenmodell von Zegelin (2013) [G1231, L231]

Um die Abwärtsspirale der Bettlägerigkeit zu vermeiden oder zu unterbrechen, müssen die Hintergründe und Zusammenhänge der unterschiedlichen Phasen genauer beleuchtet werden (Zegelin 2013).

Die erste Phase: Instabilität

Den Beginn der Entwicklung einer Bettlägerigkeit bildet die **instabile Phase.** In dieser Phase verweilen die Betroffenen länger an einem Ort, vorwiegend innerhalb der Wohnung. Die Ortsfixierung beginnt hier bereits schleichend. Für eine selbstständige und sichere Mobilität werden bereits Hilfsmittel, z. B. ein Gehstock, ein Rollator oder Haltegriffe, benötigt. Kreislaufprobleme, Schwindel und Gangunsicherheit verbunden mit Angst oder Vorsicht treten in dieser Phase gehäuft auf. Bewegungsaktivitäten sind oft mit Schmerzen verbunden oder anstrengend.

Die zweite Phase: Ereignis

In dieser Phase tritt ein auslösendes **Ereignis** ein, das zur Verschlechterung der Mobilität führt. Besonders ungünstige Ereignisse sind Stürze sowie Krankenhausaufenthalte. Bei einem Sturz führen die Sturzfolgen und die Sturzangst zu einer weiteren Einschränkung der Mobilität, die Betroffenen reduzieren zunehmend ihren Bewegungsradius.

Während eines Krankenhausaufenthaltes entwickeln Patientinnen und Patienten häufig ein bewegungsarmes Verhalten. Institutionelle Regeln und Rahmenbedingungen fördern Bewegungsmangel, eigene Interessen und Bedürfnisse, sich zu bewegen, werden nicht benannt und eingefordert oder sind bei verordneter Bettruhe nicht erlaubt. Im Krankenhaus wird das Bett häufig als sicherer Ort verstanden, es bietet oft die einzige Rückzugsmöglichkeit (Zegelin 2013).

⚠ **BEACHTE**

Ungünstige Ereignisse

Bettlägerigkeit, die initial durch einen Krankenhausaufenthalt verursacht wird, ist aus fachlicher Sicht meist ein vermeidbares Ereignis. Schon nach einer Liegedauer von einigen Tagen tritt je nach Gesundheitszustand ein Mobilitätsverlust auf. Im weiteren Verlauf kommt es zu einer Liegepathologie mit Kreislaufproblemen und Schwindel (➤ Kap. 13.2). Das Wiederaufstehen wird dadurch besonders bei älteren Menschen enorm erschwert. Eine zunehmende Ortsfixierung nach der Entlassung aus dem Krankenhaus ist häufig die Folge. Die Bewegungsförderung während des Krankenhausaufenthaltes ist ein wichtiger Einflussfaktor, um Bettlägerigkeit vorzubeugen (Zegelin 2013).

Die dritte Phase: Immobilität im Raum

Die **Immobilität im Raum,** die durch fehlende Mobilisierungshilfen oder Ausbleiben von aktivierenden Maßnahmen begünstigt wird, stellt einen weiteren Schritt zur Entstehung der Bettlägerigkeit dar. In dieser Phase spielt die Transfersituation eine bedeutende Rolle. Ein selbstständiger Transfer ist mit kleinen Hilfen wie Abstützmöglichkeit oder Haltegriffen oft noch möglich. Bei Menschen mit Demenz ist das Aktivieren zum Aufstehen bzw. die Unterstützung zur Durchführung eines Ortswechsels besonders wichtig, da sie diese Maßnahmen nicht mehr selbstständig durchführen können oder vergessen und deshalb im Bett liegen bleiben oder am Sitzplatz verharren.

Um die Motivation zur Durchführung eines Ortswechsels zu fördern, muss der Transfer in einer angst- und stressfreien Atmosphäre stattfinden. Gelingt dies nicht, besteht die Gefahr des Rückzuges und der Verweigerung, die meist in einem verbalen und körperlichen Widerstand zum Ausdruck kommt.

Die vierte Phase: Ortsfixierung

Kann die Person nicht mehr selbstständig einen Transfer durchführen, stellt sich eine **Ortsfixierung** ein. Betroffene sind nicht mehr in der Lage, ohne Hilfe das Bett oder den Sessel zu verlassen. Kommt es wegen der Ortsfixierung zu keinen aktivierenden Maßnahmen, dann führt dies häufig zu einer strikten Bettlägerigkeit.

Definition Ortsfixierung

Eine **Ortsfixierung** liegt laut Zegelin (2013) dann vor, wenn ein selbstständiger Wechsel zwischen Orten wie Bett, Rollstuhl und Sessel sowie eine selbstständige Fortbewegung nicht mehr möglich ist. Die Menschen bleiben an einem Ort fixiert, sie sind für jede Ortsveränderung auf Hilfe angewiesen.

Ohne diese Hilfe können sie nicht mehr an sozialen Aktivitäten teilhaben, sind isoliert und verlieren ihre Selbstbestimmung (Zegelin 2013).

Einflussnehmende Faktoren auf die Bettlägerigkeit

Zegelin (2013) beschreibt in ihrem Phasenmodell verschiedene **einflussnehmende Faktoren** auf die Entwicklung einer Bettlägerigkeit (➤ Abb. 15.2).

Die Bettlägerigkeit verstärkende Faktoren:

- Schweregrad der Demenz: Menschen, die ihr Bedürfnis nach Bewegung nicht mehr verbal und verständlich äußern können, zeigen dies häufig durch Verhaltensauffälligkeiten und Unruhezustände. Wird das dahinterliegende Bedürfnis nach Bewegung nicht erkannt und werden die Unruhezustände durch medikamentöse Maßnahmen behandelt, fördert dies die Immobilität. Sedierende Medikamente erhöhen zudem die Sturzgefahr.
- Schwierige, missglückte und mit Angst verbundene Transfer- und Mobilisationsmaßnahmen.
- Individualität: Menschen, die sich in ihr Los einfügen, werden weniger aktiv gegen eine drohende Immobilität ankämpfen. Personen, die noch Ziele haben, werden sich Mühe geben, diese zu erreichen.
- Unwissenheit sowohl der Betroffenen als auch der betreuenden Personen, dass bereits mehrtägige Immobilität zu einem deutlichen Mobilitätsverlust mit Funktionseinbußen führt.
- Perspektiven der Pflegenden wie Engagement, Wissen und soziale Bindung: Werden Radiusverkleinerung und Bewegungsverarmung von den Pflegenden als schicksalhaft angesehen, so geben Pflegende Betroffenen nicht die nötige Unterstützung, um aus der Immobilität wieder herauszukommen.
- Liegepathologie: Liegen führt zu vielfältigen körperlichen Veränderungen wie beispielsweise Muskelschwäche, Schmerzen, Kreislaufproblemen oder Schwindelgefühlen.
- Eine Verschlechterung des Gesundheitszustandes sowie akute und chronische Schmerzen.
- Fehlende Rehabilitationsmaßnahmen nach Sturzereignissen.

Die Bettlägerigkeit hemmende Faktoren:

- Selbstbestimmter und selbstständiger Transferwechsel z. B. vom Liegen zum Sitz und in den Stand

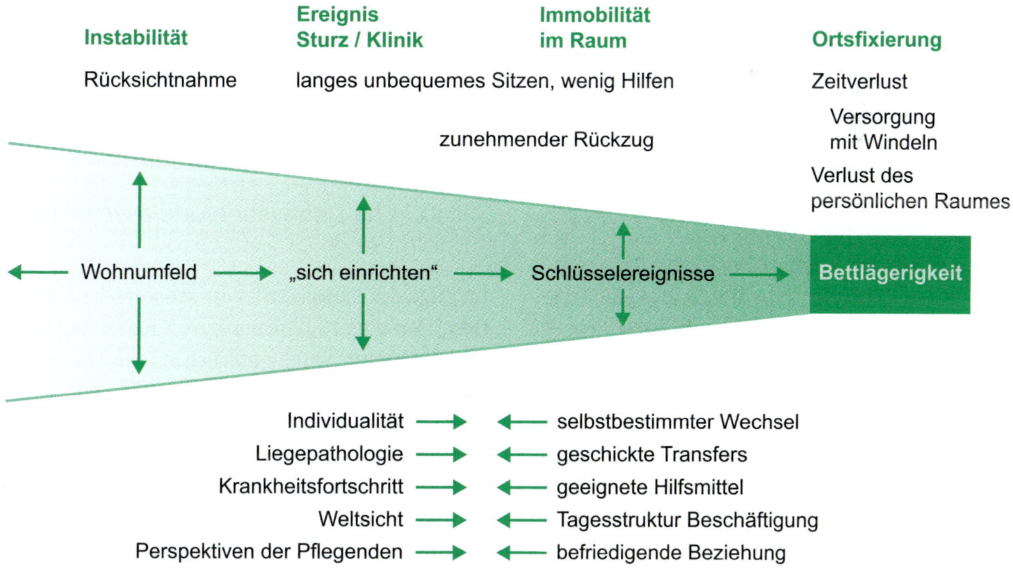

Abb. 15.2 Einflussnehmende Faktoren auf die Bettlägerigkeit [G1231, L231]

- Stressfrei und professionell durchgeführte Unterstützung beim Transfer, bei Fortbewegungsaktivitäten und Mobilisationsmaßnahmen
- Geeignete Hilfsmittel zum Transfer und zur Fortbewegung außerhalb des Bettes
- Motivierende Beschäftigungsangebote und eine individuell angepasste Tagesstruktur
- Einfühlsame und verständnisvolle Beziehungsgestaltung, um Vertrauen und Sicherheit aufzubauen

15.2 Auswirkungen der Bettlägerigkeit und der Ortsfixierung

Bettlägerigkeit bewirkt auf vielen Ebenen eine massive Einschränkung der gesundheitsbezogenen Lebensqualität. Neben pathophysiologischen Auswirkungen stehen auch kognitive, psychosoziale und sensorische Beeinträchtigungen im Zentrum des Geschehens.

Pathophysiologische Auswirkungen

Eine durch Bettlägerigkeit und Ortsfixierung verursachte Immobilität hat auf der Körperebene viele **negative Effekte** (Zegelin 2013, Olson 1990, Harper und Lyles 1988, Birke 1965 zit. n. Zegelin 2013):

- Kardiovaskuläre Symptome: abnehmende Auswurfleistung des Herzens und Pulsanstieg.
- Erhöhte Gefahr von Thrombusbildung: Bereits nach einer Liegezeit von acht Tagen erhöhen sich die gerinnungsfördernden Substanzen.
- Reduzierung der Atemfunktion, Sekretstau und erhöhtes Risiko für Pneumonie.
- Veränderung im Kreislauf der Körperflüssigkeiten und der Elektrolyte: Durch die veränderte Schwerkraft beim Liegen ändert sich der Kreislauf der Körperflüssigkeiten. Bereits nach drei Tagen treten Plasmaverlust, Reduktion von Magensekretion, Appetit und Peristaltik auf. Es kommt zu Obstipation, die Glukosetoleranz ändert sich, die Harnausscheidung ist gesteigert. Bei längerfristiger Bettlägerigkeit geht Kalium verloren, wobei sämtliche Elektrolyte betroffen sind.
- Demineralisierung der Knochen: Es kommt langfristig zur Osteoporose und dadurch zu einem erhöhten Verletzungsrisiko bei Sturzgeschehen.
- Inaktivitätsatrophie von Knochen, Gelenken und Muskeln: Täglich geht etwa 5 % der Muskelkraft verloren. Veränderungen zeigen sich beispielsweise beim Bettdecken-Spitzfuß.
- Bei langem Liegen vermindert sich das Gefühl für den eigenen Körper: Je länger das Liegen andauert, umso schwieriger wird die Umstellung auf einen „senkrechten Zustand". Der Muskeltonus ist verändert, es kommt zu Störungen des Gleichgewichtes und bei schnellem Aufrichten zu einer orthostatischen Hypotension.
- Erhöhtes Risiko für Übergewicht und für die Entwicklung eines Dekubitus.
- Gefahr der Harninkontinenz: Im stationären Setting erhöht sich der Prozentsatz inkontinenter älterer Personen von 5–15 % auf 40–60 %. Ein Blasendauerkatheter führt häufig zu Harninfektion.

Kognitive Auswirkungen

Durch längerfristiges Liegen werden geistige Anregung, soziale Kontakte, Sinnesreize und kognitive Anforderungen vermindert. Der Wegfall fördert den Einbruch der **kognitiven Leistungsfähigkeit.** Intelligenzquotient und Gedächtnisleistung nehmen bereits nach wenigen Tagen ohne geistige Beschäftigung ab (Lehrl 1994 zitiert nach Zegelin 2013). Obwohl diese Abnahme der kognitiven Leistungsfähigkeit normalerweise reversibel ist, laufen Menschen mit Demenz Gefahr, durch Kombination aus Liegen und mangelnder geistiger Aktivierung eine rasch fortschreitende Verschlechterung der Leistungsfähigkeit zu erleiden.

Sensorische Deprivation und psychische Auswirkungen

Im Zuge des Liegens tritt eine **sensorische Deprivation,** also eine Abschirmung von Reizen aus einem oder mehreren Sinneseindrücken, auf. Die sensorische Deprivation hat derart weitreichende Folgen, dass sie als Foltermethode eingestuft wird. Aus der Isolationshaft ist bekannt, dass länger andauernde sensorische Deprivation bei zuvor gesunden Personen zu Persönlichkeitsveränderungen, psychischen Schäden, Störungen des Hunger-Sättigungs-Gefühls, zu Schlafstörungen und Schwierigkeiten im Kontakt mit anderen Menschen führen kann. Der Realitätsbezug geht verloren (Klein 2007).

Die sensorische Deprivation wirkt bei zuvor Gesunden und bei Menschen mit Demenz nicht nur auf der Wahrnehmungsebene, sondern auch auf der Ebene der Kognition und der Gefühle. Auf der emotionalen Ebene treten vermehrt Ängste, Depression und Stimmungswechsel auf. Wert- und Hoffnungslosigkeit machen sich breit. Es entstehen Minderwertigkeitsgefühle. Es kommt zu Tagträumen, Halluzinationen, Langeweile, Verlust des Zeitgefühls und Konzentrationsschwierigkeiten (Harper und Lyles 1988 zit. n. Zegelin 2013).

Soziale und emotionale Deprivation

Der Verlust von selbstständigen Handlungsmöglichkeiten führt zur Abhängigkeit von Hilfe. Müssen Betroffene über einen längeren Zeitraum oder gar vergeblich auf Hilfe warten, fördert dies die erlebte Hilflosigkeit. Bei bettlägerigen Personen, die kaum telefonieren, keine Besuche empfangen oder nicht mehr in die Gesellschaft integriert werden, kommt es zu einem teilweisen oder kompletten Verlust sozialer Interaktionen. Dies führt zu einer **sozialen Deprivation.** Kommt es durch Zeit- und Ressourcenmangel der betreuenden Personen zu einem Fehlen an einfühlsamer Zuwendung, so bewirkt dies zusätzlich eine **emotionale Deprivation,** welche wiederum eine Depression begünstigt. Die Qualität der Beziehung zwischen erkrankter Person und Betreuungspersonen spielt dabei eine schützende Rolle (Zegelin 2013).

Menschen mit Demenz sind besonders gefährdet, bei einem längeren Krankenhausaufenthalt Symptome eines **Hospitalismus** zu entwickeln. Bei Hospitalismus treten vermehrt Ängste, Apathie, Depression oder Aggressionen auf. Weitere Symptome sind motorische Verlangsamung, stereotypes Verhalten, vermindertes Vertrauen in sich und andere sowie eine reduzierte kognitive Leistungsfähigkeit.

15.3 Best Practice-Modell

Die Autorin Martina Fröhlich entwickelte gemeinsam mit dem physiotherapeutischen Team und unter der Leitung der Geschäftsführerin Helga Freidhager in den drei Alten- und Pflegeheimen in der Stadt Steyr (Österreich) ein interdisziplinäres Projekt zum Thema Bettlägerigkeit. Konzeptbegleitend wurde die Mobilität aller Heimbewohnerinnen und -bewohner zweimal jährlich vom physiotherapeutischen Team evaluiert. Die statistische Reevaluierung für den Zeitraum von 7/2012 bis 10/2017 wurde von der Autorin Christine Völk durchgeführt.

PRAXISTIPP

Der Verlauf der Bettlägerigkeit ist beeinflussbar

In diesem Best Practice-Modell konnte gezeigt werden, dass der Verlauf der Bettlägerigkeit nicht nur verzögert werden kann, sondern auch vermeidbar ist (Wildling, Kaschper und Fröhlich 2014).

Beschreibung des Bettlägerigkeitsprojektes

Das **Bettlägerigkeitsprojekt** setzt sich aus einem **3-Schritte Programm** zusammen. Ziel ist es, den Schweregrad der Bettlägerigkeit sowie die Gefahrenquellen, die eine Bettlägerigkeit einleiten, zu erfassen. Durch interdisziplinäre mobilisationsfördernde Maßnahmen werden einflussnehmende Faktoren unterbrochen, um Bettlägerigkeit sowie die in ➤ Kapitel 15.2 beschriebenen negativen Auswirkungen des Liegens bestmöglich zu vermeiden.

PRAXISTIPP

Bettlägerigkeit vermeiden: ein 3-Schritte Programm

1.Schritt: Anhand eines Fragebogens (siehe nachfolgend) werden die Daten zum Schweregrad sowie die einflussnehmenden Faktoren der Bettlägerigkeit und der Ortfixierung erhoben.
2. Schritt: Die Daten werden analysiert und im interdisziplinären Setting präsentiert und diskutiert. Die Zielplanung wird – soweit es die kognitiven Fähigkeiten der Betroffenen zulassen – mit den Betroffenen gemeinsam erstellt. Sind sie dazu nicht mehr in der Lage, werden die Ziele stellvertretend für die Betroffenen formuliert.
3.Schritt: Mobilisationsfördernde Maßnahmen und Interventionen werden durchgeführt und evaluiert.

15

1. Schritt: Erhebung der Bettlägerigkeit und der Ortsfixierung

Die Erhebung der Bettlägerigkeit und der Ortsfixierung erfolgt mithilfe eines Fragebogens und orientiert sich an den in ➤ Kapitel 15.1 beschriebenen Definitionen nach Zegelin. Die Erhebung kann durch Selbst- oder/und Fremdbefragung durchgeführt werden.

PRAXISTIPP

Fragebogen zur Erhebung der Bettlägerigkeit und Ortsfixierung

Welchem Schweregrad der Bettlägerigkeit kann die Person zugeordnet werden?
- Leichte Form
- Mittelschwere Form
- Schwere Form

Liegt eine Ortsfixierung vor?
- Ja
- Nein

Welche Einflussfaktoren fördern die Bettlägerigkeit und die Ortsfixierung?
- Schlüsselereignisse, z. B. Krankenhausaufenthalt, Krankheit oder Sturz.
- Diagnose und Krankheitszustand/-verlauf: Welche Symptome, z. B. Sturzangst, Schmerzen, Fieber, Kreislaufprobleme, Schwindel, Übelkeit oder allgemeine Schwäche, begründen die Bettlägerigkeit?
- Schwierige Transfersituation: z. B. keine Hilfsmittel, fehlende professionelle Unterstützung, Unwissenheit der Hilfspersonen.
- Selbstbestimmung und Motivation: Die Person möchte z. B. aufgrund von Rücksichtnahme auf die Helfenden im Bett bleiben, die Person kann das Bedürfnis nach Bewegung aufgrund kognitiver Beeinträchtigung nicht äußern.
- Sonstige Anmerkungen.

2. Schritt: Analyse der Daten

Die Ergebnisse der Befragung werden im zweiten Schritt im interdisziplinären Setting präsentiert, analysiert und diskutiert. Gemeinsam mit der betroffenen Person werden Ziele formuliert (➤ Kap. 22).

3. Schritt: Zielplanung, mobilisationsfördernde Maßnahmen und Interventionen

Entsprechend dem Schweregrad der Bettlägerigkeit und der Ortsfixierung erfolgt ein gezieltes Mobilisationstraining in der Einzel- und Gruppentherapie. Pflegepersonen, Ärzte und Ärztinnen sowie Angehörige werden in das Mobilisationskonzept mit eingebunden. Die einzelnen Disziplinen entwickeln ihren Möglichkeiten entsprechend geeignete Maßnahmen (➤ Abb. 15.3).

Die Vernetzung der einzelnen Disziplinen und die Zusammenführung der unterschiedlichen Expertisen und Aufgabenfelder haben zum Ziel, die bestmögliche Begleitung und Behandlung zu gewährleisten. Dadurch wird es möglich, passende Wege zu finden, um der Bettlägerigkeit entgegenwirken.

PRAXISTIPP

Physiotherapeutische Maßnahmen und Interventionen

Individuell angepasste aktive und passive Maßnahmen
- Regelmäßiges Umlagern im Bett, z. B. Rückenlage, Seitenlage, Querbettsitz
- Durchführung des Ortswechsels, z. B. durch Transfer mit einer elektrischen Hebehilfe in einen geeigneten Mobilisationsstuhl, um das Zimmer verlassen zu können
- Transfertraining vom Bett in den Stuhl und in den Stand
- Gehtraining, Rollstuhltraining
- Sturzprophylaxe und aktives Bewegungstraining von Kraft, Ausdauer und Gleichgewicht (➤ Kap. 16)
- Basale Stimulation
- Entspannungstechniken
- Schmerzlindernde Maßnahmen
- Atemtherapie
- Kontraktur-, Pneumonie- und Dekubitusprophylaxe

Allgemeine Maßnahmen:
- Hilfsmittelversorgung, z. B. geeignete Mobilisationsstühle, Transferhilfsmittel
- Unterstützung bei der Teilnahme an gesellschaftlichen und sozialen Ereignissen
- Einbeziehung der Biografie zur Motivationsförderung (➤ Kap. 11)

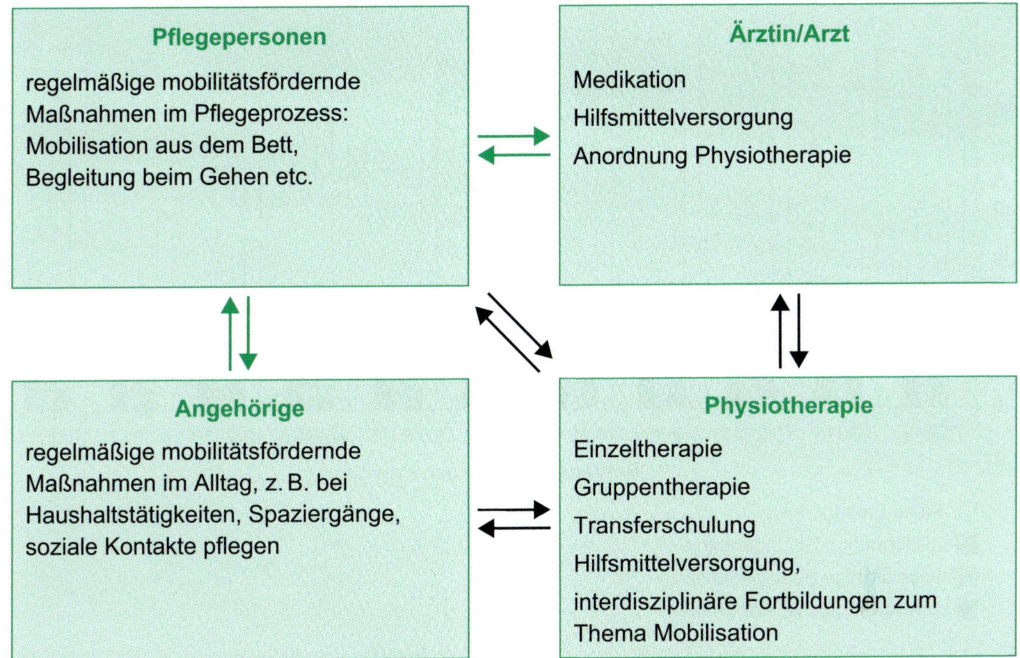

Abb. 15.3 Interdisziplinäre Zusammenarbeit [M1208, M1209, L231]

Schulung und Fortbildung für Angehörige und Pflegepersonal:

- Beratung, Schulung und Anleitung der Betreuungspersonen bzgl. mobilisationsfördernder aktiver und passiver Maßnahmen, z. B. Lagerungs- und Transferschulung, Anleitung zur Verwendung von Hilfsmitteln zur Fortbewegung wie etwa Rollstuhl und Rollator sowie von Transferhilfen, z. B. elektrische Hebehilfen
- Beratung bei der Wohnraumgestaltung, um selbstständige und sichere Bewegung zu ermöglichen

Best Practice-Modell – aus der gelebten Praxis

Im Rahmen des mehrjährigen Projektes konnte die positive Wirksamkeit dieses interdisziplinären Behandlungs- und Betreuungskonzeptes in den Alten- und Pflegeheimen Steyr dargestellt werden. Es zeigte sich, dass für die erfolgreiche Vermeidung bzw. Reduktion von Bettlägerigkeit ein interdisziplinärer Zugang wesentlich ist.

Bei einer statistischen Reevaluierung der Daten durch die Autorin Christine Völk konnten die positiven Effekte sichtbar gemacht werden. Ginge man davon aus, dass Bettlägerigkeit ein chronischer Prozess ist, der nicht umkehrbar ist, so würden sich laufend ansteigende Werte bei allen Schweregraden der Bettlägerigkeit zeigen. Dies war jedoch bei diesem Bettlägerigkeitsprojekt nicht der Fall. **Es waren deutliche Interventionseffekte bei Personen mit leicht- und mittelgradiger Bettlägerigkeit erkennbar. Der Anteil der nicht bettlägerigen Personen ist auf einem hohen Niveau angesiedelt.**

Das Projekt ist keine geplante Studie, sondern ein Best Practice-Modell aus der gelebten Praxis. Bei laufenden Zu- und Abgängen wurden im Zeitraum der Jahre 2012 bis 2017 insgesamt 852 Personen evaluiert.

Ergebnisse des Best Practice-Modells

Der Anteil der nicht bettlägerigen Bewohnerinnen und Bewohner der Alten- und Pflegeheime Steyr ist mit 68,2 % bis knapp 82 % als sehr hoch einzustufen (Völk 2019a). In einer vergleichbaren Studie von Mayer et al. (2011) mit 3.054 Heimbewohnerinnen und -bewohnern aus Niederösterreich und Wien zeigte sich im Mittel nur ein Anteil von 52,6 % an nicht bettlägerigen Personen (Mayer et al. 2011).

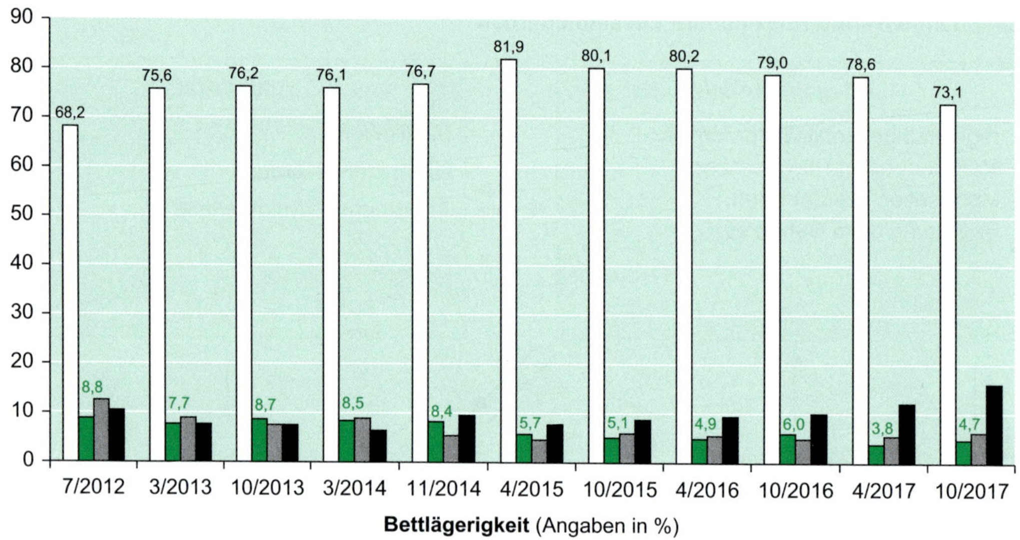

Abb. 15.4 Interventionseffekte bei **nicht bettlägerigen** Personen und bei **leichtgradiger** Bettlägerigkeit der Heimbewohnerinnen und -bewohner in den Alten- und Pflegeheimen Steyr (M1209, L231)

Die Anzahl der Personen mit leichtgradiger Bettlägerigkeit nahm im Laufe der Zeit ab und blieb bei ca. 4–5 % niedrig (Völk 2019a) (➤ Abb. 15.4).

Die Anzahl der Personen mit mittelgradiger Bettlägerigkeit nahm im Laufe der Zeit ab und pendelte sich bei 5–6 % ein (Völk 2019a).

Die Anzahl der Personen mit schwergradiger Bettlägerigkeit nahm leicht zu, schwankte zwischen 6,5 % und 16 % (Völk 2019a) (➤ Abb. 15.5).

Die statistische Evaluierung des Best Practice-Modells zeigt deutlich, dass Bettlägerigkeit mit frühzeitiger physiotherapeutischer Behandlung und gezielter interdisziplinärer Vorgehensweise vorgebeugt werden kann (Völk 2019a). Das Projekt wurde aufgrund der hohen Effektivität in den Regelbetrieb übernommen.

Bettlägerigkeit ist im stationären Bereich, im Langzeitbereich und zu Hause ein wichtiges Thema in der physiotherapeutischen Behandlung von Menschen mit Demenz. Ein gezieltes Programm und entsprechende Maßnahmen können einer Bettlägerigkeit entgegenwirken und so einen wesentlichen Beitrag zur gesundheitsbezogenen Lebensqualität für Menschen mit Demenz leisten.

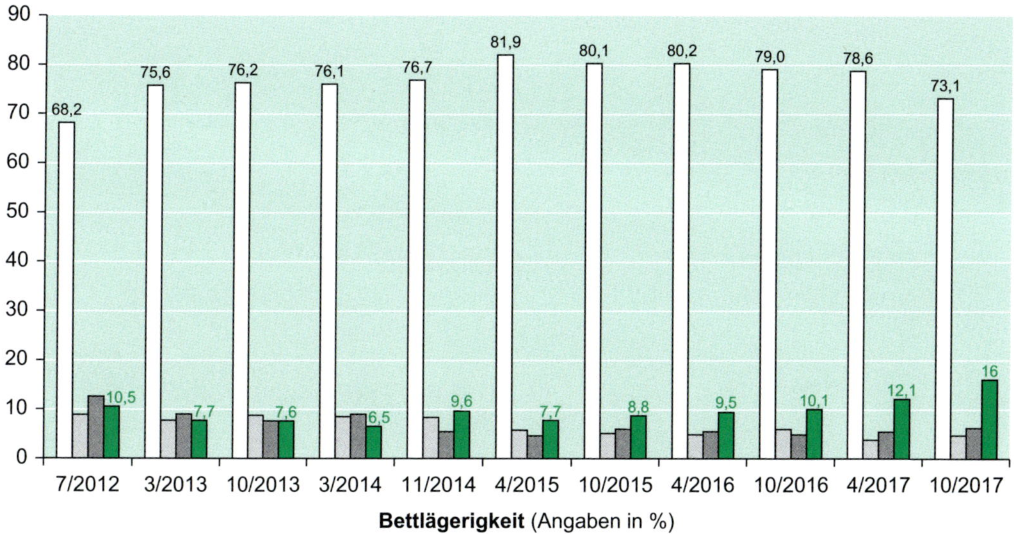

Abb. 15.5 Interventionseffekte bei **schwergradiger** Bettlägerigkeit bei Heimbewohnerinnen und -bewohnern der Alten- und Pflegeheime Steyr [M1209, L231]

KAPITEL

16 Sturz

Menschen mit Demenz haben im Vergleich zu kognitiv Gesunden ein doppelt bis dreifach erhöhtes **Sturzrisiko** sowie ein drei- bis vierfach erhöhtes Risiko für sturzbedingte Verletzungen (Härlein 2011).

Stürze führen neben der Beeinträchtigung der Bewegungsfähigkeit zu schwerwiegenden psychischen sowie sozialen Folgen und stellen bei Menschen mit Demenz eine häufige Ursache für eine erhöhte Pflegebedürftigkeit dar. Stürze sind meist nicht auf einzelne Ursachen zurückzuführen, sondern sind das Ergebnis des Zusammenwirkens mehrerer Faktoren. Bei Menschen mit Demenz kommen zu den allgemeinen Risikofaktoren noch jene hinzu, die durch kognitive und verhaltensbezogene Veränderungen bedingt sind. Ein Sturz löst in vielen Fällen eine Negativspirale aus (> Abb. 16.1).

Stürze und deren Sturzfolgen sind durch präventive Maßnahmen durchaus verhinderbar. Eine rehabilitative Behandlung von Sturzfolgen wiederum beeinflusst die Wiedergewinnung und Erhaltung der Mobilität und verringert somit die Entwicklung von Pflegebedürftigkeit und die damit verbundenen psychischen und sozialen Folgen.

Definition

Gemäß WHO ist ein **Sturz** ein Ereignis, bei dem eine Person unbeabsichtigt auf dem Boden oder auf einer anderen tieferen Ebene aufkommt. Hiermit sind auch Stürze gemeint, in deren Folge die Betroffenen den Boden oder die tiefere Ebene nicht mit dem ganzen Körper berühren, sondern dort auch sitzen oder hocken. Kann ein Sturz soweit abgefangen werden, dass es nicht zu einer Berührung des Körpers mit dem Boden kommt, trifft diese Definition eines Sturzes nicht zu. Diese sogenannten „**Beinahestürze**“ geben jedoch wichtige Hinweise auf zugrundeliegende Risikofaktoren und sollten in der Risikoeinschätzung berücksichtigt werden (Deutsches Netzwerk für Qualitätsentwicklung in der Pflege DNQP 2013).

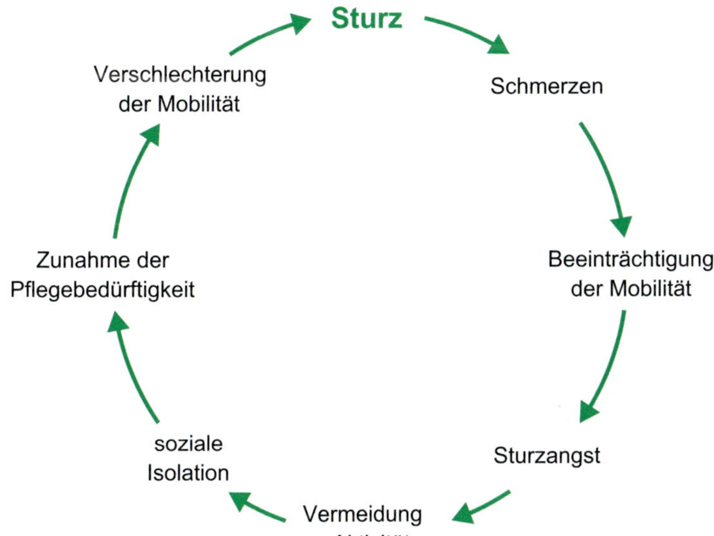

Abb. 16.1 Negativspirale bei Sturz [M1208, M1209, L231]

16.1 Sturzrisikofaktoren

Bei einem Sturz kommt es zu einem Verlust der Balance oder einer stabilen Körperposition. Ursächlich ist ein Missverhältnis zwischen den einwirkenden Reizen aus der Umgebung (extrinsische Faktoren) und den personenbezogenen Faktoren (intrinsische Faktoren) sowie der Unfähigkeit, adäquat auf diese Herausforderungen zu reagieren (DNQP 2013) (➤ Abb. 16.2).

16

Die Erfassung der **Sturzrisikofaktoren** ist ein Kernelement des **Sturzmanagements** und stellt den Ausgangspunkt für entsprechende therapeutische Interventionen dar. Folgende Kategorien sind zur systematischen Erfassung von Risikofaktoren hilfreich (Balzer et al. 2012; Knuchel-Schnyder 2020; Fischer et al. 2008; Netzwerk Aggressionsmanagement im Gesundheits- und Sozialwesen, Austria 2015):

Extrinsische Risikofaktoren

Zu den extrinsischen umgebungsbezogenen Faktoren zählen:

- Umgebungsgefahren wie unzureichende Beleuchtung, z. B. zu blendend oder zu dunkel, unebene und rutschige Bodenbeläge, lose Teppiche, Unordnung, Hindernisse, z. B. Haustiere, unangepasste Sitzgelegenheiten, fehlende Sicherheitseinrichtungen im Bad und Treppenhaus, schwer erreichbare Klingel.
- Fehlende, unpassende oder falsch eingesetzte Gehhilfen, ungeeignete Kleidung, insbesondere im Bereich der unteren Extremität, inadäquates Schuhwerk.
- Freiheitseinschränkende Maßnahmen unterbinden die Bewegungsfähigkeit wie etwa Fixationen, Gurte oder Bettseitenteile, versperrte Türen oder sedierende Medikamente. Bei Menschen mit Demenz kommen diese Maßnahmen meist dann zum Tragen, wenn sie durch ihre unkontrollierte Bewegung die eigene oder die Gesundheit anderer gefährden.
- Sozioökonomische Faktoren wie beschränkter Zugang zu Gesundheitsleistungen, fehlende Unterstützung bei Mobilisationsmaßnahmen.

Demenzspezifische intrinsische Risikofaktoren

Intrinsische personenbezogene Risikofaktoren nehmen mit dem Schweregrad der Demenz zu und stehen in Zusammenhang mit der Demenzform:

- Kognitive und neurologische Symptome, z. B. Ataxie, Tremor, zeitliche und räumliche Störung der Bewegungskontrolle, Fehlleistungen bei der Planung und Kontrolle von motorischen Handlungen und Bewegungsabläufen, verminderte Konzentrationsfähigkeit. z. B. bei Dual Task-Aufgaben. Gefahrenträchtige Situationen werden bei fortgeschrittener Demenzerkrankung aufgrund fehlender Gefahrenkognition oft unzureichend erkannt oder falsch eingeschätzt. Das

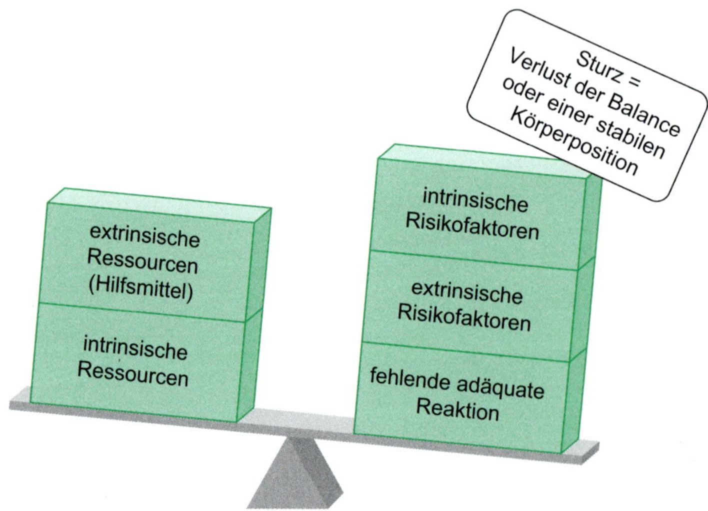

Abb. 16.2 Komplexität eines Sturzes [M1208, M1209, L231]

Verhalten wird nicht an die Gefahrensituation angepasst und es kommt zu Stürzen.
- Verhaltensbezogene Faktoren: zielloses Umherwandern, Unruhe, Agitation oder aggressives Verhalten (➤ Kap. 12).
- Gang- und Gleichgewichtsstörungen: Die Ursachen der Gangstörungen bei Menschen mit Demenz sind vielfältig und selten auf eine einzige Ursache beschränkt. Je nach Demenzform kommt es zu unterschiedlichen Veränderungen im Gangbild. Der Verlust der posturalen Kontrolle wird durch Veränderungen im sensomotorischen System und im Organsystem begünstigt, es kommt zu posturalen Schwankungen, zu Gangunregelmäßigkeiten mit erhöhter Variabilität der Schrittlänge oder reduzierter Gehgeschwindigkeit. Der Verlust der Automatisierung des Gehens führt ebenfalls häufig zu Stürzen (➤ Kap. 13). (➤ Kap. 13.3).
- Muskelschwäche, Sarkopenie und Frailty (➤ Kap. 14) stehen in engem Zusammenhang mit der Demenzerkrankung und begünstigen das Sturzrisiko.
- Stürze in der Anamnese und Sturzangst: Stürze in der jüngeren Vergangenheit erhöhen das Risiko für erneute Stürze. Die Sturzvorgeschichte hat eine hohe anamnestische Bedeutung für die Identifizierung von sturzgefährdeten Personen. Die Sturzangst führt häufig zum Verlust des Selbstvertrauens und zur Vermeidung von Aktivitäten. Bewegungsmangel wiederum vermindert die körperliche Leistungsfähigkeit und begünstigt das Sturzrisiko.

Allgemeine intrinsische Faktoren
- Funktionseinbußen im muskuloskelettalen System, der Verlust von motorisch funktionellen Leistungen, z. B. Kraft, Gleichgewicht und Ausdauer, begünstigen das Sturzrisiko enorm.
- Bewegungseinschränkungen, Schmerzen und Schwindel beeinträchtigen die Gleichgewichtsreaktionen. Der Verlust der Gleichgewichtsreaktion verhindert Schutzschritte, dies wiederum erhöht die Sturzgefahr. Schmerzen führen häufig zur Vermeidung von körperlichen Aktivitäten, es kommt zu Kraftabbau, zu Funktionseinbußen und zu einer allgemeinen Dekonditionierung (➤ Kap. 17).
- Visus- und Hörminderung.
- Inkontinenz, häufige Toilettengänge: Eile, Unruhe, fehlende Hilfestellung, nächtlicher Toilettengang unter dem Einfluss von schlechten Lichtverhältnissen oder der Einnahme von Schlafmedikamenten erhöhen die Sturzgefahr.
- Herz- und Kreislaufprobleme: Synkopen, orthostatische Dysregulation und Blutdruckschwankungen.
- Bei einem sehr hohen und einem sehr geringen Aktivitätsgrad, während und nach einer Verlegung sowie nach langer Liegedauer und langem Krankenhausaufenthalt besteht ein sehr hohes Sturzrisiko.

Iatrogene Sturzrisikofaktoren
Iatrogene Sturzrisikofaktoren beschreiben den Einfluss von Medikamenten. Für das Sturzrisiko sind sowohl der Wirkstoff und die Dosis als auch die Anzahl der angewandten Medikamente von Bedeutung:
- Das Sturzrisiko steigt bei gleichzeitiger Einnahme von vier Medikamenten. Durch Polypharmazie kommt es zu Nebenwirkungen wie z. B. Schwindel, Koordinationsstörungen, Müdigkeit, Muskelschwäche und Muskelkrämpfen.
- Medikamente, die zentral dämpfende Wirkung haben oder einen orthostatischen Hypotonus bewirken, erhöhen das Sturzrisiko.
- Psychotrope Medikamente (z. B. Sedativa, Hypnotika und Antidepressiva) sowie bestimmte Medikamente für die Herz-Kreislauffunktionen und Diuretika stehen in engem Zusammenhang mit dem Sturzrisiko.

16.2 Sturzfolgen

Die körperlichen und psychosozialen Folgen von Stürzen werden als **Post-Sturz-Syndrom** zusammengefasst und sind gekennzeichnet durch Abhängigkeit, Verlust der Autonomie, Immobilität, psychische Veränderungen und Einschränkungen bzgl. der Alltagstätigkeiten (Balzer et al. 2012; Knuchel-Schnyder 2020).

Sturzfolgen mit körperlichen Konsequenzen
Die körperlichen Sturzfolgen betreffen geringe Verletzungen, die keiner Versorgung bedürfen, und schwere Verletzungen, die eine medizinische,

therapeutische und pflegerische Versorgung indizieren. Dazu zählen Frakturen, besonders hüftgelenksnahe Frakturen, Wunden, Blutungen: Riss- oder Quetschwunden und intrazerebrale Blutungen.

Wenn die gestürzte Person hilflos über längere Zeit liegt, kann es zu Exsikkose, Nierenversagen bis hin zur Todesfolge kommen.

Sturzfolgen mit psychosozialen Konsequenzen
Sturzangst führt häufig zum Verlust des Selbstvertrauens, was zur Einschränkung der funktionellen Selbstständigkeit im Rahmen der Alltagsaktivitäten führen kann. Die Abnahme des Aktionsradius und das nachlassende Vertrauen in die eigenen Kräfte führen wiederum zum Rückzug, zur Immobilität bis hin zur Bettlägerigkeit. Es kommt zu einer erhöhten Pflegebedürftigkeit und somit zum Verlust der Autonomie.

16.3 Physiotherapeutische Maßnahmen

Die physiotherapeutische Aufgabe liegt aus präventiver Sicht in der Vermeidung von Stürzen und deren Folgen. Die rehabilitative Aufgabe orientiert sich nach einem Sturzereignis mit Sturzfolge an den körperlichen und psychosozialen Auswirkungen. Ziel ist es, die bestmögliche Mobilität wiederzugewinnen und zu erhalten.

Ausgangspunkt für ein gezieltes **Sturzmanagement** ist die Erfassung der Sturzrisikofaktoren. In einem weiteren Schritt erfolgt eine Beurteilung der festgestellten Risikofaktoren. Die so gewonnenen Erkenntnisse werden in gezielte Interventionen und Maßnahmen umgesetzt. Alle Interventionen und Maßnahmen werden auf Angemessenheit und Wirksamkeit hin evaluiert (Frank und Schwendimann 2008) (➤ Abb. 16.3).

1. Schritt: Die Risikoerkennung

Die Leitlinien der britischen und amerikanischen Gesellschaft empfehlen zur Risikoerkennung nachfolgende Screening-Fragen (American Geriatrics Society/British Geriatrics Society 2011):

- Kam es in den letzten 12 Monaten zu einem Sturz?
- Besteht Angst vor Stürzen? Um die Sturzangst zu erkennen, sind folgende Beobachtungskriterien hilfreich:
  - Eine körperliche oder verbale Abwehrhaltung bei aktiven und passiven Mobilisationsmaßnahmen, z. B. bei einem Transferwechsel.
  - Ein ablehnendes Verhalten bei der Aufforderung, sich zu bewegen. „Das ist nichts

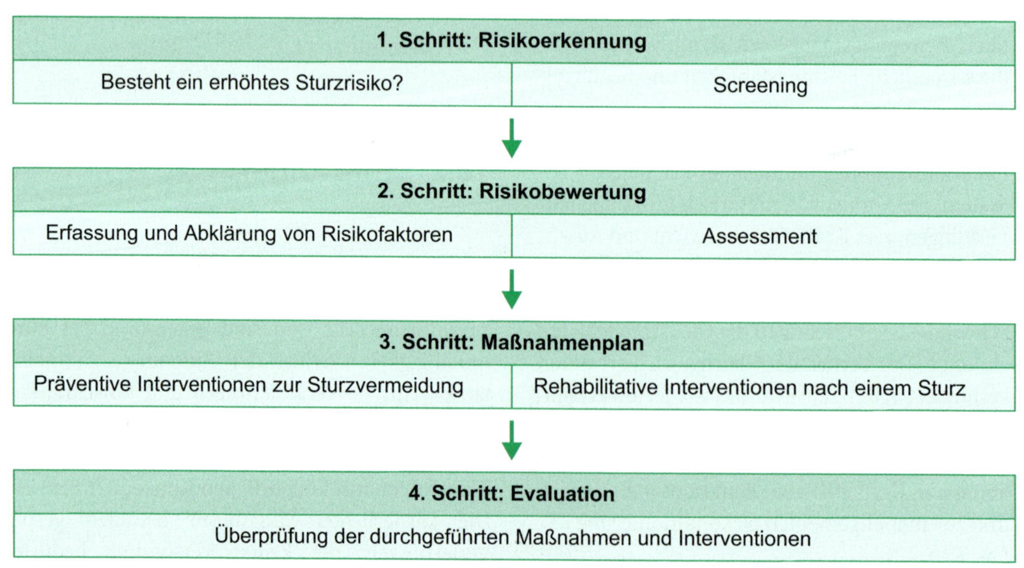

Abb. 16.3 Interventionen und Maßnahmen bei Stürzen [M1208, M1209, L231]

für mich" oder „Das interessiert mich nicht", könnten Aussagen sein, die auf eine Sturzangst hindeuten.
  - Festes Anhalten an Gegenständen oder an der Therapeutin/am Therapeuten.
- Bestehen Schwierigkeiten beim Gehen oder mit dem Gleichgewicht?

Wird eine der Screening-Fragen mit „ja" beantwortet, erfolgt ein multidimensionales **Sturzrisikoassessment.**

Bei einem bereits erfolgten Sturzgeschehen empfiehlt es sich, eine spezifische Sturzanamnese durchzuführen, um Hinweise zu den möglichen Sturzursachen und -risikofaktoren zu erhalten (➤ Tab. 16.1).

Können Menschen mit fortgeschrittenem Schweregrad der Demenz diese Fragen nicht beantworten, braucht man eine Fremdanamnese. Betreuende und pflegende Personen können in der Regel diese Fragen aufgrund von Beobachtungen und Erfahrungen beantworten (➤ Kap. 19.2).

2. Schritt: Risikobewertung/Assessment

Eine systematische Sturzabklärung erfolgt im Rahmen eines multidimensionalen Assessments. Es werden individuelle medizinische, funktionelle und psychosoziale Probleme sowie Sturzursachen, Risikofaktoren und Ressourcen erfasst und beurteilt. Dazu stehen verschiedene Instrumente und Testverfahren zur Verfügung. Ein Instrument allein kann das Sturzrisiko in der Regel nicht umfassend abklären, daher wird eine Kombination verschiedener Instrumente empfohlen.

Assessments zur Risikobeurteilung und Ressourcenerfassung

Die Auswahl der Assessments muss an den Schweregrad der Demenz angepasst werden, damit sie in der Anwendung von Menschen mit Demenz durchführbar und aussagekräftig sind (➤ Kap. 19.2). Im fortgeschrittenen Stadium der Demenz sind jene Assessments besonders geeignet, deren Beurteilung durch Beobachtung erfolgt (➤ Tab. 16.2).

MERKE

Risikofaktoren sind veränderbar

Die Wahrscheinlichkeit zu stürzen nimmt mit der steigenden Anzahl von Risikofaktoren zu. Die Art und Anzahl der identifizierten Risikofaktoren kann variieren und sich während eines Behandlungsprozesses verändern (Frank und Schwendimann 2008).

3. Schritt: Planen und Durchführen von multifaktoriellen Interventionen

Multifaktorielle Interventionen

Multifaktorielle Interventionen, die gezielt auf die erkannten Risikofaktoren abgestimmt werden, sind effizienter als Einzelinterventionen (Frank und Schwendimann 2008).

Je weiter fortgeschritten die Demenzerkrankung ist, umso effektiver erweist sich eine interdisziplinäre Vorgehensweise im Sturzmanagement. Darüber hinaus erfordern der Aufenthaltsort und die

Tab. 16.1 Spezifische Sturzanamnese: die 5-W-Fragen (nach Knuchel-Schnyder)

Frage	Analyse
Wie viele Stürze gab es in den letzten 12 Monaten, im letzten Monat?	Ein Sturz in der Vorgeschichte ist bereits ein Risikofaktor, mit der Erfassung der Häufigkeit kann auch die Entwicklung einer Progredienz festgestellt werden.
Wo, wann und warum kam es zum Sturz? Sturzumstände: Ort, Zeit, Tätigkeit vor dem Sturz, Symptome wie Schwindel, Bewusstlosigkeit, Herzrasen, Krämpfe, Sprachstörungen etc.	Ort und Zeitpunkt ermöglichen ein Erkennen des Sturzmusters und weiterer Risikofaktoren, z. B. Stürze nachts in Kombination mit Schlafmittel oder häufigen Toilettengängen. Wichtig ist es, die Tätigkeit zu kennen, bei der der Sturz erfolgt ist, z. B. beim Gehen, beim Richtungswechsel oder bei Bewegungsübergängen. Ebenfalls muss geklärt werden, ob ein medizinisches Problem wie etwa Bewusstseinsverlust vorlag.
Wie lange war die Liegedauer? Konnten Sie vom Boden selbstständig aufstehen?	Diese Aspekte gelten als Risikofaktoren für die Entwicklung eines Post-Fall-Syndroms, welches mit weiteren Fragen abgeklärt werden kann.

16

Tab. 16.2 Assessments zur Erfassung der Sturzrisiken [M1208, M1209]

Testfunktion	Assessment
Einschätzung der Balancefähigkeit und der Gehfähigkeit	Berg Balance Scale (Berg, Wood-Dauphinee, Williams und Maki 1992)
Einschätzung der Balance- und Gehfähigkeit sowie der Gangsicherheit	POMA Tinetti (Tinetti et al. 1990)
Einschätzung der funktionellen Leistung, Mobilität, Balance und Gehfähigkeit	Timed-up-and-go-Test (Podsiadlo und Richardson 1991)
Erfassung des Gleichgewichtes sowie der Funktion der unteren Extremität und der Gehgeschwindigkeit	Short Physical Performance Battery (SPPB) (Guralnik et al. 1995)
Anpassungsleistung der dynamischen posturalen Kontrolle während des Gehens	Dynamic Gate Index (Herdman 2000, Shumway-Cook und Woollacott 1995)
Beurteilung des Gleichgewichtes und des Sturzrisikos anhand einer sensomotorischen und gleichzeitigen kognitiven Aufgabe	Stop walking when talking (McCulloch et al. 2009)
Selbstständigkeit bei Lagewechsel und Fortbewegung	Functional Independence Measure (FIM) (Granger und Brownscheidle 1995), Esslinger Transferskala (Runge und Rehfeld 1995)

Umgebungssituation, in der sich der Mensch mit Demenz befindet, spezielle **Interventionsmaßnahmen** zur Sturzprävention und Sturzreduktion. So sind veränderte Umgebungsfaktoren im *Krankenhaus* ein zusätzliches Sturzrisiko, da sich Menschen mit Demenz aufgrund der verloren gegangenen Orientierungsfähigkeit nicht mehr selbstständig zurechtfinden. Eine lange Liegedauer, Medikamente oder ein Delir aufgrund von Krankheitsereignissen erhöhen die Sturzgefahr im Krankenhaus zusätzlich. Bei Bewohnerinnen und Bewohnern einer *Langzeiteinrichtung* bedarf es aufgrund der langen Verweildauer einer kontinuierlichen Überprüfung und Anpassung ihrer Fähigkeiten und Ressourcen im täglichen Ablauf. Im *häuslichen Bereich* kennt die betreuende und pflegende Person in der Regel das Verhalten der betroffenen Person. Hier sind Schulungen und Beratungen zu Sturzgefahren und Risikofaktoren vonnöten (➤ Tab. 16.3).

Spezifische physiotherapeutische Maßnahmen und Interventionen

- Einzeltherapie und Gruppentherapie mit folgenden Trainingsschwerpunkten: Förderung der allgemeinen Mobilität, der Sensorik, Training der Gang- und Gleichgewichtsfähigkeiten, der kognitiven und motorischen Fähigkeit sowie Funktions- und Verhaltenstraining im Alltag.
- Anleitung der betreuenden Personen bei der Durchführung von unterstützenden Maßnahmen, z. B. Erlernen von Aufstehtechniken vom Boden, Hilfestellung beim Transfer- und bei der Fortbewegung, Beratung und Anleitung zum Gebrauch von Hilfsmitteln und Gehhilfen.
- Umgang mit Sturzangst: Selbstvertrauen bei Bewegung fördern, angstfreie Bewegungserfahrungen ermöglichen, Hilfsmittel anpassen und Notrufsysteme einrichten.

⚠ **BEACHTE**

Stürze sind multifaktoriell

Stürze sind in 90 % der Fälle multifaktoriell. Dies bedingt eine multidimensionale Abklärung und ein multifaktorielles Interventionsprogramm (Knuchel-Schnyder 2020).
Je weiter fortgeschritten die Demenz ist, desto wichtiger ist die Einbindung anderer Berufsgruppen in das Interventionsprogramm (➤ Kap. 21, ➤ Kap. 22).

4. Schritt: Evaluation

Die Evaluation dient der Überprüfung der multifaktoriellen und therapeutischen Maßnahmen und Interventionen sowie der identifizierten Risikofaktoren. Die Evaluation unterstützt die Zielsicherheit und damit die Wirksamkeit der Maßnahmen.

Eine **Evaluation** ist besonders erforderlich

- nach einem Sturz der betroffenen Person
- bei einer Veränderung des Gesundheitszustandes
- bei einer Veränderung des Patientenumfeldes

Tab. 16.3 Multifaktorielle Interventionen und Maßnahmen [M1208, M1209]

Krankenhaus	Langzeiteinrichtung	Zu Hause
Über die Hälfte der Stürze in Krankenhäusern ereignen sich in der Nähe des Bettes. Schutzmaßnahmen sind: • niedrig gestellte Betten • rutschsichere Matten • erreichbare Bettklingel • Verwendung von Sensormatten • Unterstützung durch Gehhilfen • Begleitung beim Toilettengang • Hüftprotektoren Bei schneller Veränderung des Gesundheitszustandes sollten regelmäßige Risikoabklärungen im multidisziplinären Betreuungsteam mit Informationsweitergabe des Sturzrisikos an die behandelnden Ärztinnen und Ärzte erfolgen. Wichtige Maßnahmen sind zudem die Überprüfung und Modifikation der Medikamente, die Information und Beratung der Betroffenen und der Betreuungspersonen im Hinblick auf die Sturzgefahr und die häuslichen Umgebungsfaktoren vor der Entlassung.	• Personalschulungen zum Thema Sturzgefahren und Risikofaktoren • Durchführung eines umfassenden Sturzmanagements im multidisziplinären Betreuungsteam • Regelmäßige Überprüfung des Ernährungszustandes, der Sehstärke und des kardiovaskulären Zustandes • Anpassung der Umgebungsfaktoren • Verwendung von Sensormatten und Hüftprotektoren zur Frakturprävention	• Beratung und Aufklärung der betreuenden Personen zu den Sturzgefahren • Überprüfung und Anpassung der häuslichen Umgebungsfaktoren • Anpassung und Versorgung mit geeigneten Hilfsmitteln wie Rufanlage in Reichweite, Haltemöglichkeiten beim Aufstehen und beim Hinsetzen, Handläufe, Bewegungsmelder, große Lichtschalter, Notrufarmband und Schuhversorgung

16

Die Erkenntnisse der Evaluation fließen wieder in die Erkennung und Bewertung von Risikofaktoren und in die Planung von Maßnahmen ein.

Diese systematische Vorgehensweise in der physiotherapeutischen Sturzbehandlung ist bei Menschen mit Demenz ein wirksames Werkzeug, um Stürze und deren Sturzfolgen zu vermeiden. Die Herausforderung in der Sturzbehandlung bei Menschen mit Demenz besteht darin, das gesamte Sturzmanagement auf deren kognitive und kommunikative Fähigkeiten sowie auf verhaltensbezogene Faktoren abzustimmen. In der Risikoerkennung, Risikobewertung und Evaluation sind Hilfe und Unterstützung von betreuenden Personen deshalb besonders wichtig. Durch interdisziplinäre Zusammenarbeit werden Informationen zugänglich, die die Betroffenen nicht mehr selbst geben können (➤ Kap. 21, ➤ Kap. 22).

Das Erstellen eines **systematischen Sturzprotokolls** dient der Ereignisanalyse und kann so rechtzeitig Gefahrenquellen für weitere Stürze aufzeigen. Die Verwendung eines Sturzprotokolls dient als Kommunikationshilfe im interdisziplinären Setting oder für nachstehende Institutionen, z. B. im Entlassungs- und Überweisungsbericht.

PRAXISTIPP

Wichtige Informationen für das Sturzprotokoll

- Personendaten (Name, Geschlecht, Alter)
- Datum, Zeitpunkt und Ort des Sturzes, wobei der Zeitpunkt des Auffindens in der Regel als Sturzzeit gelten kann
- Liegezeit am Boden – Aufstehen ja/nein
- Beschreibung der Sturzumstände mit Fokus auf Aktivitäten und räumlichen Bedingungen vor dem Ereignis
- Die Freiheit einschränkende Maßnahmen, z. B. Fixation, Medikamente
- Gesundheitszustand und klinische Risikofaktoren
- Sturzfolgen wie Art und Schweregrad möglicher Verletzungen
- Ergriffene Sofortmaßnahmen: Hinzuziehen einer Ärztin/eines Arztes, Röntgenuntersuchung inklusive weiterführender Abklärung der Sturzursachen, Wundverbände, Medikation
- Dokumentation präventiver und therapeutischer Maßnahmen vor dem Sturz
- Demenzscreening oder geriatrisches Assessment
- Mobilitätsstatus, Geh- und Balancetest
- Vermerk über die Information der Angehörigen (Frank und Schwendimann 2008)

Die Planung von multifaktoriellen Interventionen muss individuell auf den Schweregrad von Menschen mit Demenz abgestimmt sein. Mit zunehmendem Schweregrad können Sturzgefahren nicht mehr adäquat eingeschätzt werden. Hier bedarf es eines besonderen Augenmerks auf Sicherheitsvorkehrungen und auf die Überprüfung von extrinsischen Umgebungsfaktoren. Die Durchführung der Maßnahmen setzt wiederum eine demenzspezifische Kommunikationsmethode voraus (> Kap. 8). Die therapeutische Grundhaltung und der Einsatz von motivationsfördernden Inhalten machen es auch bei Menschen mit mittel- und schwergradiger Demenz möglich, durch ein spezifisches Training die Sturzhäufigkeit zu verringern (> Kap. 7, > Kap. 9).

KAPITEL

17 Schmerz

Schmerzen sind bei Menschen mit Demenz ein multidimensionales Phänomen und Problem. Mit zunehmendem Alter wird Schmerz, trotz zum Teil starker Beeinträchtigungen, als ein Merkmal des Älterwerdens empfunden oder als schicksalhaft angenommen. Menschen mit Demenz sind oft nicht mehr in der Lage, über ihr Schmerzgeschehen zu berichten („**underreporting of pain**"). Die Therapeutinnen und Therapeuten werden daher oft gar nicht oder unzureichend über Schmerzen informiert. In der Folge ist sowohl die medikamentöse als auch die nichtmedikamentöse Schmerzbehandlung unzureichend oder sie bleibt aus.

Lukas (2018) untersuchte im Rahmen einer Studie die Morphindosen bei Personen mit Hüftfrakturen. Menschen mit Demenz erhielten ein Drittel weniger Morphindosen als kognitiv unauffällige Betroffene. Ein ähnliches Bild zeigte sich im internationalen Vergleich. Das liegt daran, dass Pflegende und Ärztinnen/Ärzte bei Menschen mit Demenz Schmerzen seltener erkennen und diagnostizieren als bei kognitiv nicht eingeschränkten Personen (Fischer 2009).

⚠ **BEACHTE**

Eingeschränkte Schilderung des Schmerzgeschehens bereits bei leichtgradiger Demenz

Die Einschätzung von Schmerzen stellt bei Demenz eine große Herausforderung dar. Bereits ab einem Wert von 24 im Mini Mental State-Test, d. h. bereits bei einer leichtgradigen Demenz, kann die konkrete Schilderung der Schmerzhistorie erschwert sein (Sirsch et al. 2017).

Betroffene können oft nicht sagen, wo es wehtut. Sie können sich nur schwer daran erinnern, wann und wie häufig der Schmerz auftritt. Aufgrund der kognitiven und kommunikativen Beeinträchtigungen fällt es ihnen schwer anzugeben, wie stark der Schmerz ist oder wie sich der Schmerz anfühlt.

Dies führt zu einer Fehl- und Unterversorgung von Menschen mit Demenz hinsichtlich der Schmerzbehandlung.

Fallbeispiel

Frau F., 72 Jahre, wird vom Facharzt für Neurologie mit der Diagnose „zunehmende Immobilität bei schwergradiger Mischdemenz" zur physiotherapeutischen Behandlung zugewiesen. Als Zusatzdiagnosen sind eine chronische Niereninsuffizienz sowie langjährige Depressionen in der Vorgeschichte bekannt.
Frau F. wird zu Hause von ihrem Gatten und einer 24-Stunden-Betreuung gepflegt. Frau F. ist stehfähig, jedoch nicht mehr gehfähig, sie wird nur noch für kurze Aktivitäten aus dem Bett transferiert (Bettlägerigkeitsgrad 2, ➤ Kap. 15.1). Die Angehörigen bemühen sich, sie für kleine Aktivitäten, z. B. zum Essen am Tisch oder für kurze Spaziergänge bei Schönwetter, aus dem Bett in den Rollstuhl zu mobilisieren. Dies genießt Frau F. normalerweise auch. Frau F. kann sich nicht mehr äußern, nur ganz selten spricht sie ein einzelnes Wort.
Die Physiotherapie findet im häuslichen Umfeld statt. Als physiotherapeutische Maßnahme ist ein Transfertraining angedacht. Dadurch soll Frau F. in die Lage versetzt werden, weiterhin mit Hilfestellung durch die Betreuungsperson das Bett zu verlassen.
Bei der Therapiesitzung bemerkt die Physiotherapeutin, dass Frau F. bei Berührung und beim Transfer von der Seitlage in den Querbettsitz mit einer starken Abwehrhaltung in den oberen Extremitäten reagiert. Frau F. stöhnt, die Gesichtszüge sind verzerrt. Diese Beobachtung veranlasst die Therapeutin zu einem Gespräch mit dem Gatten und Frau G., die als 24-Stunden-Betreuung tätig ist.

Der Gatte äußert, dass seine Frau „beim Heraussitzen meist stöhnt und sich dabei verkrampft“. Die Bezugspersonen schildern, dass Frau F. bei den Spazierfahrten nach kurzer Zeit sehr unruhig und gestresst wirkt. Liegt sie im Bett, ist sie häufig unruhig und weinerlich.
Die Therapeutin ist alarmiert. Das Vermeiden von Bewegungen, die Abwehrreaktion beim Transfer und die stöhnenden Lautäußerungen können auf eine Schmerzsymptomatik hinweisen. Die Angaben der Pflegenden decken sich mit den eigenen Beobachtungen. Frau F. zeigt sowohl auf körperlicher als auch auf psychosozialer Ebene ein starkes Vermeidungs- und Rückzugsverhalten.
Die Physiotherapeutin empfiehlt dem Gatten, diese Beobachtungen dem Arzt zu schildern. Bis zur Kontaktaufnahme mit dem Arzt wird eine gezielte Beobachtung mithilfe der Schmerzskala zur *Beurteilung von Schmerz bei Demenz* (BESD, Basler et al. 2006) angeraten. Die Therapeutin erklärt den Betreuungspersonen die einzelnen Schritte des Assessments. In diesem Assessment werden die Beobachtungen zu zwei Zeitpunkten durchgeführt: in der Ruhesituation, d. h. im Liegen oder Sitzen vor der Mobilisation, und zum Zeitpunkt der Mobilisation bzw. bei Pflegetätigkeiten. Bis zur nächsten Therapiesitzung soll eine regelmäßige Schmerzdokumentation vom Gatten und der Betreuungsperson durchgeführt werden.
Bei der nächsten Therapieeinheit erfährt die Physiotherapeutin vom Gatten, dass der Hausarzt eine ausgeprägte Obstipation festgestellt hat. Diese machte einen operativen Eingriff erforderlich. Seit dem Behandlungsabschluss im Krankenhaus hat sich der Zustand von Frau F. deutlich gebessert. Frau F ist wieder aufnahmefähig. Bei der weiteren physiotherapeutischen Behandlung ist kein Abwehrverhalten beobachtbar. Frau F. lächelt auch hin und wieder. Die Mimik bleibt bei Berührung und beim Transfer entspannt.

In der physiotherapeutischen Behandlung kommt es häufig durch aktive oder passive Mobilisationsmaßnahmen und durch Berührungen zur Auslösung oder Verstärkung einer vorhandenen Schmerzsymptomatik.

Eine interdisziplinäre Zusammenarbeit mit pflegenden und betreuenden Personen sowie der Ärztin/dem Arzt ist eine wichtige Voraussetzung dafür, dass Schmerzen bei Menschen mit Demenz nicht übersehen oder vernachlässigt werden. Nur so kann eine angepasste Schmerzbehandlung erfolgen.

PRAXISTIPP

Was wäre, wenn …

- … die Therapeutin die Ursache des Abwehrverhaltens nicht als eine Reaktion auf Schmerzen überprüft, sondern diese als Verhaltenssymptom einer Demenzerkrankung betrachtet hätte?
  Die Verhaltenssymptomatik würde sich verstärken, was in der Folge zur Verabreichung von Psychopharmaka führen könnte. Medikamentöse Nebenwirkungen, z. B. eine hypotone Muskulatur und Schwindel, erhöhen die Sturzgefahr. Apathie begünstigt das Voranschreiten der Immobilität.
- … die Therapeutin die Ursache der Verhaltensauffälligkeiten nur als Bewegungsschmerz, der durch die Mobilisation ausgelöst wurde, interpretiert hätte?
  Wird die primäre Schmerzursache nicht oder zu spät erkannt, könnte das zu schwerwiegenden gesundheitlichen Folgen bis hin zum Tod führen.
- … die Angehörigen die Kontaktaufnahme mit dem Arzt unterlassen hätten?
  Die Therapeutin könnte persönlich Kontakt zum Arzt aufnehmen und die Beobachtungen schildern.

Angehörige und betreuende Personen sind bei der Schmerzerfassung bei Menschen mit kognitiven Beeinträchtigungen eine wertvolle Ressource für das Schmerzmanagement. Sie kennen oft die typischen Verhaltensänderungen bei Schmerz sowie die Schmerztoleranz der betroffenen Personen. Dies spielt vor allem außerhalb der Therapieeinheit eine wichtige Rolle, da die Betreuungspersonen im Alltagsleben Verhaltensänderungen als Schmerzindikatoren wahrnehmen können (Schwermann und Münch 2015). Angehörige dürfen und sollen aktiv am Assessment von Schmerzen und anderen Symptomen beteiligt werden.

⚠ BEACHTE

Underreporting of pain

Um dem Problem des „underreporting of pain" entgegenzuwirken, muss die Schmerzeinschätzung durch Fremdbefragung von Dritten, z. B Angehörige, Pflegepersonen, Arztinnen/Ärzte, ergänzt werden.

17.1 Das bio-psycho-soziale Schmerzmodell

In der physiotherapeutischen Behandlung zeigen sich Schmerzsymptome vor allem bei Bewegungseinschränkungen, Verletzungen oder degenerativen Veränderungen. Dabei besteht die Gefahr, dass sich die Therapeutin/der Therapeut ausschließlich auf die körperlich-funktionelle Ebene fokussiert. Das **bio-psycho-soziale Modell** hilft dabei, das Augenmerk auf Bereiche zu lenken, die ebenfalls mit dem Schmerz in Verbindung stehen.

Für die Behandlung vom Menschen mit Demenz ist das bio-psycho-soziale Schmerzmodell hilfreich. In diesem Modell wird davon ausgegangen, dass neben den körperlichen Aspekten auch psychische und soziale Faktoren das Erleben und Verhalten des Schmerzpatienten modulieren (Dräger 2014) (➤ Abb. 17.1).

Biologische Faktoren

Bei Menschen mit Demenz, die mitunter hochbetagt sind, bestehen auf körperlicher Ebene viele Faktoren, die Schmerzen beeinflussen können. Die Komorbidität beinhaltet vielfältige Aspekte, u. a. Entzündung, Muskelverspannung, vegetative Störungen, Nerven- und Gelenkschäden, Schmerzen aufgrund von Funktionsstörungen der inneren Organe, z. B. Obstipation durch Darmstörungen oder Störungen der Nierenfunktion.

Neben kognitiven Veränderungen durch die Demenz kommen sensorische Veränderungen, beispielsweise Wahrnehmungs- und Sensibilitätsstörungen, zum Tragen.

Psychische Faktoren

Psychische Einflussfaktoren auf Schmerzen sind bei Menschen mit Demenz mannigfaltig: Emotionen beinhalten Ängste und Sorgen, Niedergeschlagenheit bis hin zur Depression, Hilf- und Hoffnungslosigkeit, aber auch unterdrückten Ärger bis hin zu

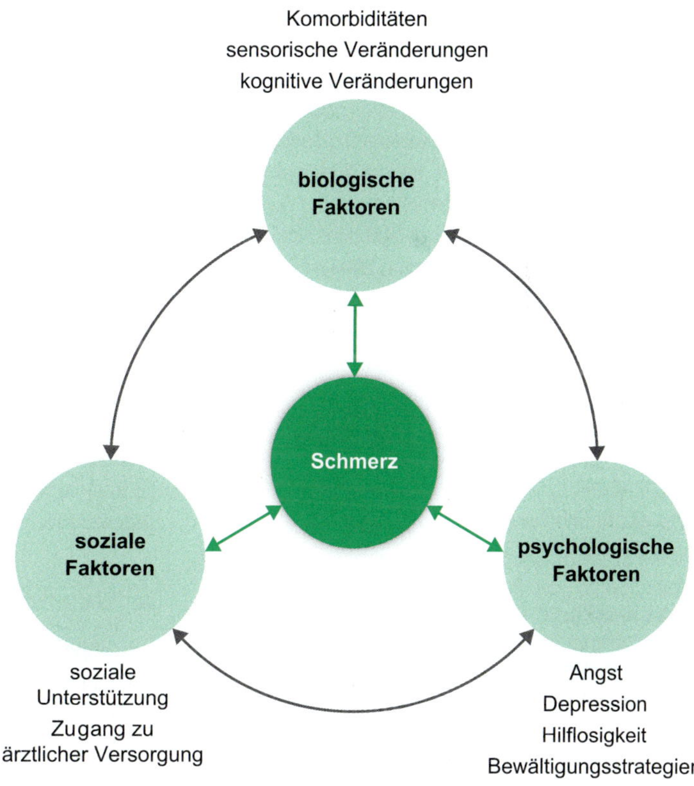

Abb. 17.1 Bio-psycho-soziales Modell des Schmerzes (nach Dräger 2014) [L231]

Aggressionen. Bewältigungsstrategien können sich bei Menschen mit Demenz in einem veränderten Verhalten widerspiegeln. Treten Verhaltensstörungen auf, sollte auch an eine Schmerzsymptomatik gedacht werden (➤ Kap. 12).

Soziale Faktoren

Soziale Faktoren können bei Menschen mit Demenz sowohl eine Unterstützung als auch eine Stressquelle sein. In positiver und negativer Weise sind soziale Faktoren schmerzmodulierend. Menschen mit schwergradiger Demenz sind oft nicht mehr in der Lage, Stress und Konflikte verständlich zu äußern. Dadurch ist der Zugang zu sozialer Unterstützung und zu einer angemessenen Versorgung erschwert. Eine Eskalation eines Konfliktes kann sich leicht auf die psychische und körperliche Ebene auswirken. Die Frage an Betreuende und Pflegende zu aktuellen Geschehnissen ist bei Menschen mit Demenz daher unabdingbar (Dräger 2014).

17.2 Akute und chronische Schmerzzustände

Schmerz ist definiert als ein unangenehmes Sinnes- und Gefühlserlebnis. Dieses ist mit einer aktuellen oder potenziellen Gewebeschädigung verknüpft oder wird mit Begriffen einer solchen Schädigung beschrieben (Böhmer und Füsgen 2008).

Im fortgeschrittenen Alter steigt die Wahrscheinlichkeit, an akuten und vor allem an chronischen Schmerzen zu leiden, exponentiell an.

Der akute Schmerz

MERKE

Der akute Schmerz

Akute Schmerzen haben drei wesentliche Funktionen: Warn-, Schutz- und Rehabilitationsfunktion.

- **Warnfunktion:** Ein Schmerz zeigt eine tatsächliche oder potenzielle Gewebeschädigung an.
- **Schutzfunktion:** Schmerzen lösen Reaktionen aus, die das erneute Auftreten von Schmerzen verhindern sollen. Sie sind häufig mit Angstzuständen verbunden.
- **Rehabilitationsfunktion:** Einschränkungen, die durch die Schmerzen hervorgerufen werden, veranlassen den Menschen, seinen Körper ruhigzustellen und zu schonen.

⚠ BEACHTE

Beispiele für akute Schmerzen, die bei Menschen mit Demenz häufig einer medizinischen Behandlung bedürfen (Roth-Brons und Roth 2015; Sirsch et al. 2017):

- Zahnschmerzen
- Frakturen
- Metabolische Entgleisungen
- Unterleibsschmerzen bei Obstipation
- Blasenentleerungsstörung oder Blasenentzündung
- Harnverhalt mit gedehnter Blase
- Schmerzen im Genital- und Analbereich, die durch entzündliche Hautveränderungen entstehen
- Traumata, Verbrennungen oder andere Verletzungen
- Postoperative Schmerzen
- Dekubitus
- Chemotherapie-induzierte periphere Neuropathie bei Tumorpatienten

Werden akute Schmerzen nicht erkannt und in der Folge nicht behandelt, hat dies zahlreiche negative Auswirkungen:

- Für den Patienten kommt es zu einem unnötigen Leiden, zu Schlafstörungen, Harnverhalten, eingeschränkter Mobilität, Angst und einer verminderten Lebensqualität.
- Zudem besteht die Gefahr einer verzögerten Wundheilung, eines erhöhten Thromboserisikos, einer anhaltenden Stressreaktion mit Hypertonie, einer Verschlechterung der Lungenfunktion oder einer Durchblutungsstörung sowie eines erhöhten Mortalitätsrisikos (Dräger et al. 2014).

Bei lang anhaltenden Schmerzen ist das Verhindern der Chronifizierung ein wesentliches Ziel. Zur Unterstützung der Schmerzbewältigung sollten medikamentöse und nichtmedikamentöse Interventionen eingesetzt werden (Dräger et al. 2014).

Der chronische Schmerz

Lang anhaltende Schmerzen können zu einem **Chronifizierungsprozess** führen.

Chronische Schmerzen haben den Charakter des Warnsignales verloren. Die Ursachen sind nicht mehr eindeutig erkennbar.

MERKE

Der chronische Schmerz

Der chronische Schmerz hat im Gegensatz zum akuten Schmerz seine Alarmfunktion verloren. Er wird als eigenständiges Krankheitsbild betrachtet.

Im Alter gibt es eine Vielzahl chronischer Schmerzursachen (Sirsch et al. 2017; Gebhard und Mir 2019):

- Neuropathische Schmerzursachen: Migräne/Kopfschmerz, Post-Zoster-Neuralgie, Trigeminus-Schmerz, Polyneuropathie etc.
- Internistische Erkrankungen: Herz-Kreislauf-Erkrankungen, Erkrankungen der Gefäße, der Nieren, der Atmungsorgane und des Verdauungssystems
- Tumorerkrankungen
- Degenerative Erkrankungen des Bewegungsapparates wie etwa Osteoporose, Arthrosen
- Kontrakturen, Spastizität oder Dekubitus
- Erkrankungen des rheumatischen Formkreises: entzündliche und degenerative Erkrankungen, Weichteilrheumatismus
- Phantomschmerzen
- Insult, Ischämie
- Schmerzen, für die sich keine unmittelbare körperliche Ursache finden lässt, können Ausdruck einer Depression oder Trauer sein

Schmerz beeinflusst Betroffene in vielfältiger Weise. Die Reaktionen auf chronische Schmerzen sind individuell unterschiedlich. Menschen können versuchen, sich von Schmerzen durch Aktivitäten abzulenken. Bei hoher Schmerzintensität ist ein starker Einfluss auf die Alltagsaktivitäten und die Teilhabe möglich (Sirsch et al. 2017). Schmerzangst ist häufig die Ursache für Vermeidungsverhalten. Patientinnen und Patienten möchten sich wegen der Angst vor wiederkehrenden Schmerzen nicht mehr bewegen. Chronische Schmerzen können mit einer zusätzlichen Verschlechterung der Kognition einhergehen. Neben der Aufmerksamkeit sind dabei auch die exekutiven Funktionen betroffen (Bunk et al. 2019).

⚠ **BEACHTE**

Schmerzen fördern Verhaltensauffälligkeiten und Depressionen

Je weiter die Demenz fortschreitet, umso weniger gelingt der gezielte Einsatz von Schmerzstrategien. Chronische Schmerzen gehen oft mit depressiver Symptomatik und Rückzugsverhalten einher.

17.3 Schmerzerfassung bei Demenz

Die **Schmerzerfassung** ist eine große Herausforderung bei Menschen mit Demenz. Es ist notwendig, die Schmerzsymptomatik zu erkennen und die Beschwerden genau zu diagnostizieren. Erst dann kann eine effektive Schmerztherapie durchgeführt und der Problematik des **„underreporting of pain"** entgegengewirkt werden.

Fallbeispiel

Herr P., 83 Jahre, wird aufgrund einer Operation nach Oberschenkelhalsfraktur zur physiotherapeutischen Behandlung zugewiesen.
Als Nebendiagnose ist eine mittelgradige Alzheimer-Demenz bekannt. Er befindet sich bereits in der dritten Woche im Krankenhaus, da er postoperativ ein Delir entwickelt hatte.
Ursache der Fraktur war ein Sturz im Pflegeheim beim nächtlichen selbstständigen Toilettengang. Herr P. war vor dem Sturz ohne Gehhilfe mobil. Nach der Operation ist Herr P. bettlägerig. Er weist wiederholt Phasen von Verwirrtheit auf. Das Therapieziel ist die Wiederherstellung des selbstständigen Transfers aus dem Bett sowie die Wiedergewinnung der Gehfähigkeit.
Bei der Aufforderung zur Mobilisation zeigt Herr P. ein abweisendes Verhalten. Er gibt an, dass er keine Hilfe braucht und nach Hause möchte. Versucht der Therapeut, durch unterstützende Hilfestellung ein Transfertraining zu initiieren, schreit Herr P. „Lassen Sie mich in Ruhe!" Er wendet sich dabei ab oder schließt die Augen. Bei jeder weiteren therapeutischen Maßnahme treten heftige Abwehrspannungen sowie abwehrende Gesten auf. Die Lippen sind zusammengepresst, der Atemrhythmus ist schnell und unregelmäßig.
Die ablehnende Haltung von Herrn P. und die Unwilligkeit, Bewegungen durchzuführen, sind

für den Therapeuten ein Hinweis auf möglicherweise vorliegende Schmerzen.
Der Physiotherapeut erkundigt sich bei der Pflege, ob dieses Verhalten auch bei Pflegemaßnahmen beobachtbar ist. Gemäß der Pflege treten Abwehrreaktionen häufig bei der Körperpflege auf. Meist schreit Herr P. sehr laut. Bei der darauffolgenden Teambesprechung wird diese Problematik besprochen. Es wird beschlossen, dass das Pflegeteam das Verhalten des Patienten bei der Lagerung und bei der Mobilisation mithilfe der Fremdbeobachtungsskala BESD dokumentiert. Es zeigt sich, dass die Verhaltensauffälligkeiten bei Bewegungen und Belastung des operierten Beines verstärkt auftreten. Die Vermutung des Therapeuten, es könnte sich um ein Schmerzgeschehen handeln, bestätigte sich innerhalb eines kurzen Beobachtungszeitraumes. Die Ergebnisse werden in weiterer Folge mit dem behandelnden Arzt besprochen, der die Schmerzmedikation anpasst.
Bei der nächsten Therapieeinheit wirkt Herr P. ruhiger und zeigt Interesse an einfachen Bewegungsaufträgen. Der Transfer in das Querbett ist mit geringer Unterstützung seitens des Therapeuten möglich. Der Stand und einige Schritte werden in den darauffolgenden Tagen mithilfe eines Rollators erarbeitet.

Mobilisationsmaßnahmen und Berührungen führen häufig zur Auslösung oder Verstärkung vorhandener, nicht erkannter Schmerzen. Hilfreich ist es, bei der Mobilisation die Mimik auf Anzeichen für ein „Schmerzgesicht" genau zu beobachten.

Typische Verhaltensreaktionen bei Schmerzen sind (Schwermann und Münch 2015):

- Angespannte Haltung
- Schonhaltung mit Festhalten und Reiben von bestimmten Körperstellen
- Steifheit mit erhöhtem Muskeltonus
- Unruhige oder zappelige Bewegungen
- Ablehnendes Verhalten mit Rückzug oder Aggression

Menschen mit Demenz sind oft nicht in der Lage, ihre Schmerzen verbal zu kommunizieren. Sie äußern Schmerzen oft in Form von Unwohlsein. Psychische Auffälligkeiten und Verhaltensstörungen sind bei Menschen mit Demenz häufig Anzeichen für Schmerzen (Pautex 2014).

⚠ **BEACHTE**

Funktionseinschränkung in Kombination mit Verhaltensstörungen weisen auf Schmerzen hin

Treten Funktionseinschränkungen z. B. nach einem Sturz oder einer Operation auf, muss bei Verhaltensauffälligkeiten an Schmerzen gedacht werden. Bei mehr als zwei Diagnosen steigt das Risiko für schmerzinduzierte Verhaltensstörungen (Pautex 2014).
Menschen mit fortgeschrittener Demenz können Schmerzen meist nicht mehr formulieren. Häufig treten verhaltensbezogene Schmerzindikatoren auf, die erkannt werden müssen.

PRAXISTIPP

Was wäre, wenn…

… der Therapeut die Abwehrreaktionen nicht ernst nähme?

- Das ablehnende Verhalten des Patienten würde sich fixieren und eine Physiotherapie zu einem späteren Zeitpunkt wäre erschwert oder nicht möglich.
- Der Therapeut würde die Therapie mit dem Argument abbrechen, der Patient sei nicht compliant. Dies würde wiederum die Gefahr einer Bettlägerigkeit erhöhen.
- Die kognitiven Defizite würden durch den unbehandelten Schmerz verstärkt.
- Es würde kein interdisziplinäres Schmerzmanagement eingeleitet, die Schmerzursache würde nicht oder zu spät erkannt, es würde keine angepasste Schmerzbehandlung erfolgen. Die Entwicklung eines Delirs würde begünstigt.

17.3.1 Erfassung der bio-psycho-sozialen Faktoren

Um der Komplexität der **Schmerzerfassung** bei Menschen mit Demenz gerecht zu werden, bietet das bio-psycho-soziale Modell eine geeignete Orientierungshilfe.

- Der **biologische Faktor** zeigt Aspekte auf der Körperebene, die für die entsprechenden Therapieinhalte von Bedeutung sind. Dabei wird die Lokalisation der Schmerzen genau erhoben. Schmerzende Areale werden meist zusätzlich zur verbalen Beschreibung bildhaft festgehalten. Für diese biologischen Faktoren eignen sich entsprechende Schmerzassessments.

- Der **psychische Faktor** stellt Verhaltensauffälligkeiten dar. Diese sind in Ergänzung zu den körperlichen Symptomen ein Indiz für ein Schmerzgeschehen. Bei Menschen mit Demenz können Verhaltensauffälligkeiten sowohl auf Schmerzen hinweisen als auch Teil der Erkrankung sein (➤ Kap. 12).
- Das Nutzen von **sozialer Unterstützung** etwa durch Angehörige kann bei der Schmerzerhebung, Therapieplanung und Behandlung dienlich sein. Menschen mit Demenz benötigen häufig Unterstützung bei einer angemessenen Dosierung der Schmerzmedikation.

17.3.2 Schmerzerfassung in der Frühphase der Demenz

Zu Beginn der Demenz sind die Patientinnen und Patienten durchaus noch in der Lage, ihre aktuellen Schmerzen im Rahmen einer Befragung mitzuteilen. Einstiegsfragen zur Schmerzbeurteilung sollten jedoch einfach formuliert werden: *„Wo tut es weh?"* oder *„Zieht oder drückt es irgendwo?"*

Schmerzassessments bei leichtgradiger Demenz

Als Ergänzung zur Befragung und Verhaltensbeobachtung sind Schmerzassessments hilfreich:

- Als Ergänzung zur Selbsteinschätzung, wenn die subjektive Schmerzschilderung nicht mehr zuverlässig erscheint
- Zur Konkretisierung eines Verdachts
- Als Hilfe zur interdisziplinären Dokumentation und Kommunikation
- Zur Verlaufskontrolle
- Um weitere Maßnahmen einzuleiten

Die Schmerzintensität dient als Auslöser für entsprechende Therapiemaßnahmen sowie zur Beurteilung des Therapieerfolges. Zur **Erfassung der Schmerzintensität** sind folgende Skalen geeignet:

- **Verbale Schmerzskalierung** mit Kategorien wie „kein Schmerz", leichter Schmerz", „mittelgradiger Schmerz" oder „starker Schmerz". Bei Menschen in der Frühphase einer Demenz werden dieselben Fragen wie bei kognitiv unauffälligen Personen gestellt: *„Wie stark fühlt sich Ihr Schmerz an? Ist es kein Schmerz, ein leichter, mittelgradiger oder ein starker Schmerz?"*
- **Numerische Ratingskalen,** anhand derer die Intensität von Schmerzen durch Zahlen eingeschätzt wird, in der Regel zwischen 0–10. Dabei wird mit der Zahl „0" kein Schmerz und mit der Zahl „10" sehr starker Schmerz bezeichnet.
- **Visuelle Analogskalen** werden aufgrund der Komplexität bei Menschen mit Demenz nicht empfohlen.

17.3.3 Schmerzerfassung in der Mittel- bis Spätphase der Demenz

Im Unterschied zur Frühphase können Menschen mit fortgeschrittener Demenz keine Schmerzhistorie angeben. Die Schmerzerfassung ist auf die aktuelle Schmerzäußerung beschränkt. Die Schmerzintensität ist oft nur indirekt erhebbar.

PRAXISTIPP

Erhebung des aktuellen Schmerzes bei zunehmender Demenz

Bei zunehmender Demenz wird das aktuelle Vorhandensein von Schmerzen mit JA/NEIN-Fragen bestimmt. Eine Schmerzhistorie ist oft nicht möglich. Das Nichtberichten von Schmerzen im mittleren und fortgeschrittenen Stadium der Erkrankung bedeutet nicht, dass die Patientin/der Patient schmerzfrei ist. Sie/er hat möglicherweise die Fähigkeit verloren, Schmerzen als solche zu benennen oder sich zu einem späteren Zeitpunkt daran zu erinnern. Das wiederholte Umformulieren derselben Frage führt bei den Betroffenen zu Verunsicherung. Es ist besser, Fragen von Beginn an einfach zu formulieren und genug Zeit zur Beantwortung einräumen.

Beobachtung von Schmerzverhalten

Bei Patientinnen/Patienten mit mittelschweren und schweren kognitiven Defiziten stellt die subjektive Schmerzschilderung über die Zeit hinweg keine verlässliche Informationsquelle dar. Spontane

17

Schmerzäußerungen sind mitunter noch möglich. Verhaltensbeobachtung und Fremdbeobachtungsskalen kommen zum Einsatz, um eine zuverlässige Information über das Vorhandensein und die Intensität von Schmerzen zu erhalten (➤ Kap. 19.2).

⚠ BEACHTE

Vorgehensweise bei mittelschwerer bis schwerer Demenz

Bei mittelschwerer bis schwerer Demenz sind Verhaltensbeobachtung und Fremdbeobachtungsskalen unerlässlich.

Was kann bei der Schmerzbeurteilung be(ob)achtet werden (Sirsch et al. 2017)?

- Lautäußerungen: Stöhnen, Ächzen, „Aua", Schreien, Heulen, Kreischen, Weinen, Jammern und Fluchen
- Mimische Reaktionen „Schmerzgesicht": Grimassieren, gekrauste Stirn/Stirnfalten, geschlossene oder weit geöffnete Augen, Blinzeln
- Gesten: Abwehrverhalten, Fixieren der betroffenen Stelle mit den Augen, Reiben von Körperstellen
- Veränderungen hinsichtlich des Verhaltens, der Aktivitätsmuster oder Routinen:
  - Verhaltensänderung bei Mobilisation im Vergleich zur Ruheposition
  - Unruhe, Nesteln, Wandern
  - Schonhaltung, nicht gehen wollen oder verändertes Gangbild
  - Verweigerung von Essen und Trinken
  - Lethargie
  - Widerstand gegen Mobilisations- oder Pflegemaßnahmen
- Körperliche Veränderungen
  - Muskeltonus, Rigidität
  - Veränderungen der Vitalzeichen wie Atmung, Schwitzen, Puls, Blutdruck und Temperatur
- Veränderungen interpersonaler Interaktionen: Wut, Schlagen, kämpferisches Auftreten, Aggressivität, sozialer Rückzug oder Mutismus
- Veränderungen des psychischen Zustandes: Aufregung, traurig sein, Weinen, Stimmungsschwankungen und Reizbarkeit
- Veränderte Kognition, verstärkte Verwirrtheit bis hin zum Delir

Schmerzassessments bei mittel- und schwergradiger Demenz

Für eine systematische Schmerzerfassung bei mittel- und schwergradiger Demenz stehen unterschiedliche Fremdbeobachtungsverfahren zur Verfügung.

Die Bewertungsskalen ermöglichen eine zielgerichtete Zusammenarbeit von Therapeuten und Therapeutinnen, Pflege- und Betreuungspersonen sowie Ärztinnen/Ärzten, um eine bestmögliche Schmerzlinderung zu erreichen.

Wichtige Parameter bei der Erfassung von Schmerzen betreffen die Quantität, die Qualität und die Lokalisation des Schmerzes. Hilfreich ist auch die Information, wann Schmerzen auftreten. Die Befragung und Beobachtung, welche Faktoren zu einer Schmerzverstärkung bzw. -linderung beitragen, geben eine wesentliche Orientierung für gezielte Behandlungsmaßnahmen.

- **BESD-Skala**
  BESD-Skala (Beurteilung von Schmerzen bei Demenz, BESD) lautet die deutsche Übersetzung der englischen Pain Assessment in Advanced Dementia Scale (PAINAD). Mit ihr lassen sich insgesamt fünf Verhaltenskategorien beobachten (Schuler 2014, Dräger et al. 2014):
  - Atmung
  - Negative Lautäußerungen
  - Körperhaltung
  - Mimik
  - Reaktion der Patientin/des Patienten auf Trost
- **DOLOPLUS-2-Skala**
  Bei der DOLOPLUS-2-Skala wird auf die somatischen, psychosozialen und psychomotorischen Auswirkungen von Schmerzen eingegangen.

  Eine Kurzversion **DOLOPLUS-2-Short** (Stromer und Grögl-Aringer 2018) erfasst
  - den verbalen Schmerzausdruck,
  - die Schonhaltung in Ruhe,
  - den Schutz von schmerzhaften Körperzonen,
  - Verhaltensstörungen,
  - soziale Aktivitäten.

  Alternativ stehen weitere Verfahren zur Verfügung:
- **BISAD**
  Die BISAD-Skala (Beobachtungsinstrument für das Schmerzassessment bei alten Menschen mit Demenz, Morello et al. 2007, dt. Übersetzung

Fischer 2007) wurde ausschließlich für die Anwendung bei Menschen mit schwerer Demenz entwickelt, die sich sprachlich nicht mehr äußern können. Das Assessment wird in zwei Beobachtungszeitpunkte unterteilt. Die Durchführung der ersten vier Items geschieht in der Ruhesituation, d. h. im Liegen oder Sitzen vor der Mobilisation. Bewertet werden hierbei der Gesichtsausdruck, die spontane Ruhehaltung, die Mobilität der Patientin/des Patienten und die Beziehung zu Dritten. Die beiden letzteren Beobachtungen beziehen sich dabei auf Veränderungen innerhalb der letzten Tage bzw. des üblichen Verhaltens (Dräger et al. 2014; Fischer 2007).

- **MOBID-2**
  Die Mobilization-Observation-Behaviour-Intensity-Dementia-2-Schmerzskala (Husebo 2017) besteht aus zwei Teilen. Im ersten Teil des Assessments werden fünf verschiedene aktiv-assistive Bewegungen durchgeführt. Sobald eine Schmerzreaktion auftritt, kommt es zum sofortigen Abbruch der Mobilisation Es soll dabei auf verbale und mimische Schmerzäußerungen sowie Abwehrreaktionen geachtet werden. Im Anschluss wird von diesem Schmerzverhalten auf die Schmerzintensität geschlossen.
- **ZOPA**
  Das Zürich Observation Pain Assessment (ZOPA) wurde zur Schmerzerfassung bei Menschen mit Beeinträchtigungen der Kognition und/oder des Bewusstseins konzipiert. Dieses Assessment wurde in den Fachbereichen der Neurologie und der Neurochirurgie sowie der neurologischen Intensivstation des Universitätsspitals Zürich entwickelt (Dräger et al.2014, Handel 2010). Das ZOPA umfasst insgesamt 13 Verhaltensmerkmale, die den vier Kategorien zugeordnet sind:
  - Lautäußerungen
  - Gesichtsausdruck
  - Körpersprache
  - Physiologische Indikatoren

⚠ **BEACHTE**

Nutzen von Beobachtungs- und Fremdbeurteilungsinstrumenten

Fremdbeurteilungsinstrumente sind im therapeutischen Prozess eine große Hilfe. Sie ermöglichen eine zielgerichtete Zusammenarbeit im interdisziplinären Austausch und bieten im Gespräch mit Angehörigen eine wertvolle Hilfe, um zu erklären und zu beruhigen.

17.4 Schmerzbehandlung

Viele Menschen mit Demenz leiden unter ständigen oder rezidivierenden Schmerzen, die nicht erkannt und in Folge nicht behandelt werden. Dafür gibt es viele Gründe. Die Hauptschwierigkeit liegt in der Schmerzdiagnostik, die durch die kommunikative und kognitive Beeinträchtigung bedingt möglich ist. Manchmal werden Schmerzen aber auch von den Betroffenen oder von den Behandlern nicht ernst genommen oder als schicksalhaft akzeptiert (Hass und Lampl 2006).

⚠ **BEACHTE**

Folgen von unbehandelten Schmerzen

Unbehandelter Schmerz kann zu Einbußen der Funktionsfähigkeit, zum Verlust der Selbstständigkeit und der Teilhabe am gesellschaftlichen Leben führen.

Fallbeispiel

Frau M., 85 Jahre alt, lebt seit vielen Jahren in einem Alten- und Pflegeheim. Vor zwei Jahren wurde eine vaskuläre Demenz diagnostiziert. Frau M. hat Gedächtnisstörungen und ist räumlich und zeitlich desorientiert. Seit vielen Jahren leidet sie wegen osteoporotischer Wirbelkörperfrakturen und degenerativen Prozessen unter chronischen Kreuzschmerzen. Sie wird aufgrund ihrer Rückenschmerzen vom Hausarzt zur Physiotherapie überwiesen.

Frau M. ist mit Rollator selbstständig gehfähig. Je nach Schmerzsymptomatik gestaltet sie ihre Alltagstätigkeiten teilweise selbstständig. Sind die Schmerzen weniger stark, ist Frau M. in der Lage, die Körperpflege selbstständig durchzuführen. Bei stärkeren Schmerzen benötigt sie Unterstützung. Bei starker Schmerzsymptomatik zieht sich Frau M. meist in ihr Zimmer zurück. Dann äußert sie immer wieder, nichts mehr wert zu sein. Frau M. bekommt

regelmäßig Besuch von ihren vier Kindern. Frau M. liebt es, mit der Familie ins Café zu gehen. Sie erzählt gerne über ihre Mutter, die – wie sie selbst – eine fleißige Frau war.
Die Therapie findet im Therapieraum des Alten- und Pflegeheimes statt. Beim Anamnesegespräch klagt Frau M.: „Ja! Die Schmerzen, da kann man nichts mehr machen! Ich bin ja schon so alt." Sie äußert zudem: „Mir ist nicht zu helfen." Aus dieser lethargischen Haltung heraus hinterfragt sie die Sinnhaftigkeit der physiotherapeutischen Behandlung. Der Therapeut hört genau zu und kann durch ein einfühlsames Gespräch eine vertrauensvolle Beziehung aufbauen: „Wie stark sind die Schmerzen im Moment?" „Zeigen Sie mir die Stellen, wo die Schmerzen am intensivsten sind?" „Gibt es Zeiten, wo es besser ist, wann tut es am meisten weh?" Mithilfe der visuellen Analogskala (VAS, Gift 1989) kann Frau M. ihre Schmerzen gut einschätzen. Frau M. entwickelt Vertrauen und ist mit der Behandlung einverstanden.
Therapieziel ist, dem Rückzugsverhalten von Frau M. entgegenzuwirken. Die Teilhabe am sozialen Leben soll unterstützt werden. Durch aktive Bewegung soll der Schmerzsymptomatik entgegengewirkt und die Mobilität erhalten werden. Bewegung im schmerzfreien Bereich soll eine Ablenkung vom Schmerzerleben bewirken. Mit Entspannungsmaßnahmen wird das chronische Schmerzgeschehen gelindert. Frau M. erlebt im Laufe der Therapiesitzung Unterstützung in ihrer Hilflosigkeit. Zusätzlich zur Einzeltherapie wird ihr die Teilnahme an einer Gruppentherapie mit dem Schwerpunkt „Bewegung zur Musik" angeboten, an der sie gerne teilnimmt. Ihr Selbstvertrauen kehrt zurück. Das depressive Rückzugsverhalten wird durch diese Aktivitäten weiter abgebaut.

Schmerz ist eine subjektive Empfindung. Es fehlt ein verlässliches Außenkriterium: Schmerz kann nicht gemessen werden wie etwa Blutdruck oder Fieber. Können Demenzpatienten ihre Schmerzempfindungen verbalisieren, so bedarf es einer einfühlsamen Kommunikation, um ihnen das Gefühl zu vermitteln, dass sie in ihrem Leid ernst genommen werden. Eine systematische Schmerzevaluation ist nötig, um die Äußerungen entsprechend einzuschätzen, die Schmerzintensität zu erfassen und eine entsprechende Behandlung zu planen.

Es kommt im therapeutischen Alltag vor, dass Schmerzäußerungen durch immer wiederkehrendes Klagen an Bedeutung verlieren. Es droht die Gefahr, dass chronischer Schmerz als nicht therapierbar eingestuft wird. Die Person wird in ihrem Leid nicht mehr ernst genommen. Die empathische Haltung und eine vertrauensvolle Therapieatmosphäre gehen verloren. Menschen mit Demenz sind auf dieser Ebene sehr sensibel und ziehen sich zurück. Der weitere Therapieerfolg ist dadurch gefährdet.

PRAXISTIPP

Was wäre, wenn…

… der Therapeut die Patientin in ihrer Schmerzäußerung nicht ernst nimmt (im Sinne eines therapeutischen Nihilismus)?
- Die Person verliert jegliche Hoffnung auf Linderung und zieht sich zurück.
- Die Chance, das chronische Schmerzgeschehen erträglich in das Leben zu integrieren, geht verloren.
- Positive Erfahrungen in Hinblick auf schmerzfreie Bewegungen finden nicht statt.
- Die selbstständige Gehfähigkeit geht durch Vermeidungsverhalten rascher verloren.
- Es treten zusätzliche Schmerzen durch eine zunehmende Immobilität auf.

17.4.1 Therapieplanung und Behandlung von Schmerzen bei Menschen mit Demenz

Die Physiotherapie spielt eine bedeutende Rolle in der nichtmedikamentösen Schmerzbehandlung von Menschen mit Demenz. Physiotherapeutische Schmerzmaßnahmen wirken bei Demenzkranken genauso wie bei kognitiv orientierten Menschen. Allerdings müssen sich die physiotherapeutischen Interventionen und Zielformulierungen an die Besonderheiten des Schmerzgeschehens bei Demenzpatienten anpassen.
Zu diesen Besonderheiten zählen:
- Gezielte Schmerzbefragung durch Eigen- und Fremdbefragung
- Informationen zu Komorbiditäten

- Spezifische Schmerzassessments
- Einbindung der bio-psychosozialen Aspekte
- Interdisziplinäre Kommunikation und Informationsaustausch
- Verhaltensbeobachtung
- Anwendung demenzspezifischer Kommunikationsmethoden (➤ Kap. 8)

Der Fokus der physiotherapeutischen Behandlung richtet sich dabei auf die Erhaltung der körperlichen Aktivitäten, auf die Partizipation und die Erhaltung der Selbstständigkeit.

Physiotherapeutische Ziele

Ein Schmerzgeschehen führt häufig zum Rückzug von sozialer Teilhabe und Alltagsaktivitäten. Vermeidungsverhalten wiederum resultiert in Bewegungsmangel, der das Schmerzgeschehen und die Mobilität negativ beeinflusst. Physiotherapie kann diesen Teufelskreis verhindern oder durchbrechen.

Therapieziele berücksichtigen sowohl die Bedürfnisse der Betroffenen als auch der betreuenden Personen und Angehörigen (➤ Kap. 19.3).

⚠ **BEACHTE**

Interdisziplinäre Zusammenarbeit

Eine interdisziplinäre Abstimmung aller wesentlichen Informationen im stationären, ambulanten sowie häuslichen Umfeld ist eine wesentliche Voraussetzung für das Erreichen des Therapieziels. Die Wahl des physiotherapeutischen Ziels ist dabei realistisch formuliert.

Realistische und sinnvolle Therapieziele sind:

- Das Erkennen von schmerzauslösenden und schmerzerhaltenden Faktoren, um der Problematik des „underreporting of pain" entgegenzuwirken
- Reduzierung der Schmerzintensität
- Verminderung des schmerzbedingten Bewegungsmangels
- Erhaltung der funktionellen Alltagsleistungen und der motorischen Basisleistungen
- Abbau der Bewegungsangst
- Unterstützung der Ärztinnen/Ärzte bei der gezielten medikamentösen Schmerztherapie. Ein gezieltes Schmerzmanagement benötigt die interdisziplinäre Sicht. Durch die laufende Evaluierung aller durchgeführten Maßnahmen kann festgestellt werden, ob die gewünschte Wirkung erzielt wurde.
- Verbesserung der subjektiven und objektiven Funktionsfähigkeit
- Vermeidung von Bettlägerigkeit und der daraus resultierenden Liegepathologie wie etwa Dekubitus oder Kontrakturen

Physiotherapeutische Inhalte und Interventionen

Die Physiotherapie bietet ein reichhaltiges Repertoire zur nichtmedikamentösen Schmerzbehandlung an. Der Einsatz spezifischer Interventionen kann einerseits der Symptombehandlung, andererseits der Grunderkrankung dienen. Entscheidend für die Wahl der Interventionen sind die Anamnese und die Auswertungen des Schmerzassessments. Therapiemaßnahmen orientieren sich an den individuellen Problemstellungen der Patientinnen/Patienten und werden an den Schweregrad der Demenzerkrankung angepasst.

PRAXISTIPP

Schmerzbehandlung

- Aktive Maßnahmen: biografie- und alltagsbezogene Bewegungsaktivitäten im Garten, im Haushalt, Entspannungstechniken, medizinische Trainingstherapie, Sturzprävention etc.
- Passive Maßnahmen: Lymphdrainage, manuelle Therapiemaßnahmen, Massagen, Lagerungen etc.
- Edukative Unterstützung der Betroffenen, der Angehörigen und der betreuenden Personen
- Anleitung und Einsatz von Hilfsmitteln und technischen Unterstützungsmöglichkeiten wie etwa Gehhilfen und Transferhilfen
- Erstellung eines patientinnen-/patientengerechten Heimprogrammes
- Physikalische Maßnahmen: transkutane elektrische Nervenstimulation (TENS), Thermotherapie, Elektrotherapie etc.

Folgen einer optimalen Schmerzbehandlung

- Auf der Körperebene: Stärkung des Wohlbefindens, Verbesserung und Linderung der Schmerzsymptomatik, Vermeidung schmerzbedingter Bewegungseinschränkungen
- Auf der psychischen Ebene: Stärkung des psychischen Wohlbefindens und des Selbstwertes, Erhöhung der Selbstwirksamkeit, Förderung der Motivation und Lebensfreude, Verminderung oder Beseitigung der schmerzbedingten Verhaltensauffälligkeiten

- Auf der sozialen Ebene: Verbesserung der Partizipation und Selbstständigkeit
- Reduktion von unnötigen Schmerzmedikamenten
- Vermeidung von unnötigen Psychopharmaka

Folgen unzureichender Schmerzbehandlung

Die Folgen unzureichender Schmerzbehandlung sind vielfältig und führen zu einer erheblichen Reduktion der Lebensqualität:

- Auf der Körperebene: Kraftverlust, Immobilität, Appetitlosigkeit und Kachexie erhöhen die Infektanfälligkeit. Es kann zu Gangstörungen und Stürzen mit Frakturen kommen. In schwerwiegenden Fällen kommt es zur Bettlägerigkeit mit der Gefahr von Kontrakturen und Dekubiti (Stechl et al. 2012).
- Auf der sozialen Ebene: Unselbstständigkeit und Kompetenzverlust, diese führen häufig zum Rückzug von sozialen Aktivitäten
- Auf psychischer Ebene: Angst und Unruhe, Verwirrtheit, depressive Störungen mit allen negativen Folgen

Für eine erfolgreiche Schmerzbehandlung bei Menschen mit Demenz bedarf es neben den schmerzlindernden physiotherapeutischen Interventionsmaßnahmen der Einbindung von psychosozialen Aspekten in den Therapieprozess (> Kap. 6.6).

PRAXISTIPP

Speziell für Menschen mit Demenz, die an Schmerzen leiden, hat die Interaktion zwischen Patientin/Patient und Therapeutin/Therapeut eine enorme Bedeutung für den Behandlungserfolg. Die Anwendung von demenzspezifischen Kommunikationsmethoden ist dabei besonders hilfreich (> Kap. 8)

Die Schmerzbehandlung bei Menschen mit Demenz stellt eine besondere Herausforderung dar. Aber es lohnt sich, diese Herausforderung anzunehmen. Der Physiotherapie kommt hier die wertvolle und verantwortungsvolle Aufgabe zu, die gesundheitsbezogene Lebensqualität von Menschen mit Demenz zu verbessern.

KAPITEL

18 Bedürfnis- und ressourcenorientierter Zugang

Der von den Autorinnen entwickelte und praktizierte spezifische Therapieansatz in der Behandlung von Menschen mit Demenz folgt einem **bedürfnis- und ressourcenorientierten Zugang.** In ➤ Kapitel 5.1 und ➤ Kapitel 9.5 wurde bereits auf die Vielfalt von körperlichen und psychischen Bedürfnissen näher eingegangen.

Dieser bedürfnisorientierte Zugang erfolgt im Sinne eines sozialpsychologischen, person-zentrierten Blickwinkels nach Tom Kitwood (2013). Der Mensch mit Demenz wird nicht nur mit der medizinischen Brille im Hinblick auf neurologische Veränderungen betrachtet und behandelt. Die Integration der Persönlichkeit der betroffenen Person mit ihren individuellen Ressourcen und Bedürfnissen ist ein Kernelement im physiotherapeutischen Prozess.

⚠ BEACHTE

Was sagen Betroffene dazu?

„Von meinem Standpunkt aus betrachtet, von dem einer Person, die mit dieser Diagnose lebt, wird der Bezeichnung, dem Namen und den meist mit Leiden einhergehenden Symptomen viel zu viel Bedeutung beigemessen, den Menschen dagegen, die die Krankheit *haben*, zu wenig"(Taylor 2011, S. 42).

18.1 Der bedürfnisorientierte Zugang

Warum ein bedürfnisorientierter Zugang?

Die Beachtung und Integration der **psychischen Grundbedürfnisse** wie soziale Eingebundenheit, Kompetenz und Autonomie stellen eine wichtige Basis dar. Mit einer wertschätzenden und empathischen Grundhaltung wird auf diese Bedürfnisse eingegangen. Dadurch wird der Selbstwert der Menschen mit Demenz genährt und Stresserleben reduziert. Das Eingehen auf die Bedürfnisse ist für den Aufbau der Therapiemotivation entscheidend (➤ Kap. 9.5). Ein bedürfnisorientierter Ansatz eröffnet zudem den Zugang zu verborgenen Ressourcen.

Werden **körperliche Bedürfnisse** wie Schmerzfreiheit oder das Bedürfnis nach Bewegung aufgrund der fortgeschrittenen Demenzerkrankung nicht mehr kommuniziert beziehungsweise in der Begleitung nicht beachtet, kann es zu schwerwiegenden gesundheitlichen Schäden kommen (➤ Kap. 15.2, ➤ Kap. 17). Zudem wird das Auftreten von Verhaltensstörungen gefördert.

⚠ BEACHTE

Was sagen Betroffene?

„Ich brauche nach wie vor das Gefühl, für etwas zu sorgen ..., mich um etwas zu kümmern, das mich nicht beurteilt, niemals, mich vielmehr einfach so akzeptiert, wie ich in diesem Augenblick bin" (Taylor 2011, S. 170).

Wie erkenne ich Bedürfnisse?

Nicht nur in der Anamnese und in der Befunderhebung, sondern im gesamten Therapieverlauf werden durch Befragen, Beobachten und Zuhören Bedürfnisse erkannt. Dabei ist die Vielfalt an möglichen Bedürfnissen stets im Auge zu behalten (➤ Kap. 5.1). Je nach äußeren Bedingungen, gerade erlebten sozialen Situationen oder momentanem Kontext kommen unterschiedliche Bedürfnisse zum Vorschein. Diese werden in den Therapieprozess integriert. Im nachfolgenden Teil werden Beispiele zur praktischen Umsetzung vorgestellt.

Das Erkennen der körperlichen und psychischen Bedürfnisse kann mit unterschiedlichen Techniken erfolgen und im laufenden Therapieprozess erarbeitet werden. Nicht alle Bedürfnisse können eindeutig erkannt werden, dennoch stellen die erhobenen Informationen eine wichtige Ausgangslage für weiterführende Therapiemaßnahmen dar und sind für die Zielformulierung hilfreich.

Bei Menschen mit Demenz ist aufgrund der kognitiven Einschränkung die Erhebung der Bedürfnisse oft nicht auf direktem Weg, z. B. durch Befragung, möglich. Je nach Schweregrad der Demenz werden individuell angepasste Zugänge zur Erkennung der Bedürfnisse ausgewählt. Die Praxiserfahrung zeigt, dass sich in den meisten Fällen ein Mix aus unterschiedlichen Techniken bewährt.

So werden Bedürfnisse

- im direkten Gespräch durch *Erfragen* der Betroffenen oder betreuenden Personen (Eigenanamnese und Fremdanamnese),
- durch *Beobachtung* des Spontanverhaltens, der nonverbalen Signale und des herausfordernden Verhaltens und
- durch *Zuhören* im Gespräch, durch zufällige, beiläufige Aussagen und Erzählungen

erkannt (➤ Abb. 18.1).

Erfragen

18 Abhängig vom Schweregrad der Demenz können Bedürfnisse durch **Erfragen** erhoben werden. Fragen nach körperlichen Bedürfnissen liefern wertvolle Informationen über therapierelevante Aspekte wie Schmerzen, über das Schlafverhalten oder über das Bewegungsausmaß im Alltag. Fragen können lauten: „Tut Ihnen etwas weh?" „Wo schmerzt es am meisten?" „Haben Sie gut geschlafen?" „Was tun Sie am liebsten?" Fragen nach psychischen Bedürfnissen ermöglichen es, die Kompetenz und Autonomie zu stärken. Fragen könnten lauten: „Sind Sie mit dieser Behandlung (aktive oder passive Behandlung) einverstanden?" Fragen nach Bedürfnissen werden an die betroffene Person direkt oder im Sinne einer Fremdanamnese an betreuende und pflegende Personen gestellt. Bei der Auskunft Dritter ist darauf zu achten, dass diese Informationen mit den Informationen der betroffenen Person abgeglichen und ergänzt werden. Es kommt vor, dass Erzählungen der betreuenden Personen mit den Angaben der Betroffenen im Widerspruch stehen. Hier muss die Therapeutin/der Therapeut klären, warum es zu widersprüchlichen Aussagen kommt und die unterschiedlichen Informationen prüfen. Beschreibt der Angehörige beispielsweise, dass sich der Patient nicht gerne bewegt, könnte dies auf eine Sturzangst hinweisen, obwohl das Bedürfnis nach Bewegung vorhanden sein kann.

Beobachten

Um durch **Beobachtungen** Informationen über Bedürfnisse zu erhalten, ist der Einsatz der nonverbalen Kommunikationstechniken hilfreich. Beobachtet werden neben der Körpersprache wie Mimik, Gestik, Körperhaltung und Bewegung auch das Spontanverhalten und herausfordernde Verhaltenssymptome (➤ Kap. 12, ➤ Kap. 8.3).

Zuhören im Gespräch

Auf der Suche nach therapierelevanten Bedürfnissen ist das **Zuhören** in entspannter Atmosphäre hilfreich. Oft verwenden Menschen Sprüche und Aussagen, die auf ein Bedürfnis hinweisen. Formulierungen, die

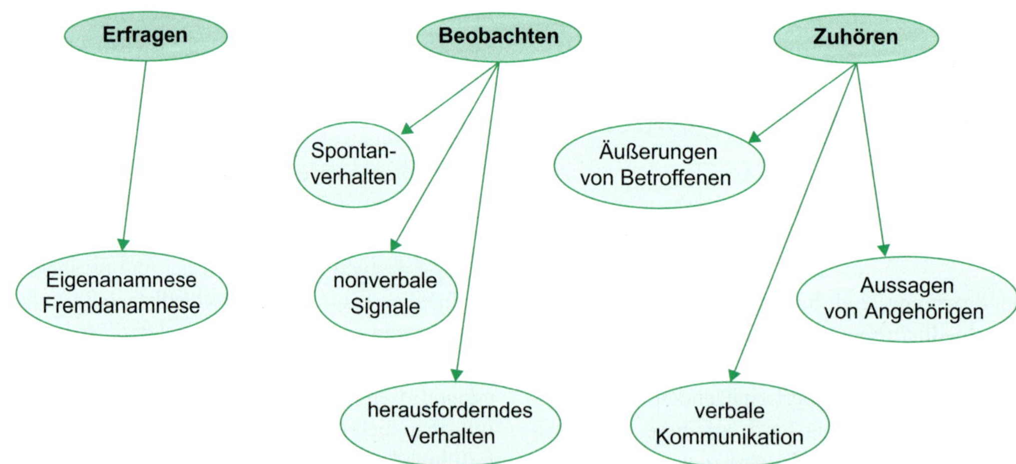

Abb. 18.1 Ausschau nach therapierelevanten Bedürfnissen [M1208, M1209, L231]

Menschen mit Demenz selbst verwenden, werden als Verstärker und Anker für die Therapie genutzt.

- „Wenn ich nichts tue, werden die Schmerzen noch stärker!", lautet ein Satz, der auf eine Schmerzlinderung als Bedürfnis hindeutet.
- „Wer rastet, der rostet!", weist auf die Bereitschaft und das Bedürfnis hin, sich zu bewegen.
- „Das ist nichts für mich!", drückt ablehnendes Verhalten aus. Die Fähigkeit, ein konkretes physiotherapeutisches Angebot abzulehnen, wird mitunter als mangelnde Bereitschaft für die Physiotherapie an sich interpretiert. Diese Fähigkeit, nein zu sagen, bedeutet jedoch in erster Linie, dass die aktuellen Bedürfnisse der Person nicht getroffen wurden.

PRAXISTIPP

Zuhören im Gespräch

Hinter ablehnenden Aussagen stehen wichtige aktuelle Bedürfnisse, die die Person indirekt äußert. In eine verständlichere Sprache übersetzt, verbergen sich folgende Bedürfnisse hinter den nachfolgenden Aussagen:

- „Das freut mich nicht!" Bedürfnis nach Autonomie, Freude oder Wohlbefinden.
- „Ich kann das nicht!" Bedürfnis nach Kompetenz, Handlungsfähigkeit oder Erfolgserlebnis.
- „Ich bin beschäftigt!" Bedürfnis, selbst mitzuentscheiden, was gemacht wird. Auch der Wunsch nach einer Wertschätzung der momentan durchgeführten Aktivität kann enthalten sein.
- „Ich habe keine Zeit!" Bedürfnis nach Ruhe, Selbstbestimmung oder Temporeduktion.
- „Ich habe Wichtigeres zu tun!" Bedürfnis nach Anerkennung, Wertschätzung, Status, Selbstbestimmung, sinnvoller Beschäftigung oder Autonomie.

Menschen mit Demenz sind im fortgeschrittenen Stadium aufgrund der kognitiven Beeinträchtigung oft nicht mehr in der Lage, ihre Bedürfnisse verbal und für das Umfeld verständlich, mitzuteilen. Dies bedeutet jedoch nicht, dass es sich hier um eine Bedürfnislosigkeit handelt. In der Therapiesituation zeigen sich vorhandene Bedürfnisse oft verdeckt, beispielsweise im Verhalten oder in nonverbalen Signalen. Die Aufgabe besteht darin, die nonverbale Sprache und das Verhalten der Betroffenen im Hinblick auf Bedürfnissignale zu erkennen, zu verstehen und richtig zu interpretieren (➤ Kap. 8 und ➤ Kap. 12).

Fallbeispiel

Körperliche und psychische Bedürfnisse erkennen

Herr M., 76 Jahre alt, weist eine schwergradige Alzheimer-Demenz auf. Er ist zeitlich, zur Situation und zur Person nicht mehr orientiert. Er lebt seit vielen Jahren gemeinsam mit seiner Frau in einem kleinen Wohnhaus. In dem ihm vertrauten Umkreis um das Haus ist er örtlich noch orientiert. Er versteht keinen Handlungsauftrag und kann seine Gefühle und Bedürfnisse nicht mehr verbal kommunizieren. Herr M. war vor seiner Pensionierung körperlich sehr aktiv. Er betrieb Leistungssport im Radfahren, spielte Fußball und war ein ausgezeichneter Skifahrer. Mit zunehmendem Schweregrad der Demenz verlor er jegliche Möglichkeit zur sportlichen Betätigung. Herr M. ist noch selbstständig mobil, zeigt jedoch eine zunehmende Gangunsicherheit. Aufgrund der fortgeschrittenen Demenz benötigt er eine „rund um die Uhr-Betreuung", die seine Gattin zur Gänze übernimmt. Herr M. wird aufgrund der zunehmenden Gangunsicherheit zur Physiotherapie zugewiesen. Diese findet im häuslichen Umfeld statt.

Im Anamnesegespräch erzählt die Gattin, dass ihr Mann in letzter Zeit ungewöhnliche nächtliche Aktivitäten durchführt. Sie schildert sehr aufgebracht: „Mein Mann stellt immer wieder die Wohnung auf den Kopf. Einmal hat er alle Schubladen ausgeräumt, viele Möbelstücke woanders hingestellt und sogar die Kabel vom Fernseher ausgesteckt. In der Früh finde ich ihn dann schlafend auf dem Sofa liegend vor, sichtlich erschöpft von seinen nächtlichen Aktivitäten."

Herr M. zeigt bei der Begegnung mit fremden Personen häufig ein Abwehrverhalten bis hin zu Aggressionen. Deshalb ist die Gattin bei der Kontaktaufnahme mit dem Therapeuten immer anwesend. Sie erklärt ihrem Mann in vertrautem Ton, dass ihm „nichts passiert". Herr M. zeigt kein Abwehrverhalten in der Therapiesituation, ist aufmerksam und beteiligt sich aktiv an den Angeboten, zu denen er vom Therapeuten „eingeladen" und freundlich aufgefordert wird.

Der Therapeut stützt sich auf Ressourcen und biografisch positiv besetzte Erinnerungen an

Bewegungsaktivitäten von Herrn M. Er benutzt dazu als Therapiematerial einen Ball, der hinsichtlich Farbe und Muster einem Fußball ähnelt. Mit dem Ball kann Herr M. immer noch spielen, er fängt und wirft den Ball oder drippelt ihn im Stand zum Therapeuten und über Hindernisse. Auch die Gattin wird mit eingebunden. Durch das gemeinsame Spiel entsteht Freude an der Bewegung, welche allen Beteiligten Spaß macht und eine entspannte Atmosphäre erzeugt. In den Pausen kommt das Gespräch auf Erinnerungen an das Fußballspiel von früher. Der Therapeut fragt Herrn M., ob er Stürmer, Verteidiger oder Tormann war. Werden Herrn M. mehrere Antwortmöglichkeiten angeboten, findet er die passende Antwort. In solchen entspannten und zugleich aktivierenden Situationen kommt es immer wieder dazu, dass Herr M. eigene Gedanken in kurzen, aber vollständigen Sätzen ausspricht. Am Ende der Therapie fragt der Therapeut, ob Herr M. nun müde sei. Er sagt: „Nein, gar nicht." Seine Frau bestätigt, dass er nicht müde, sondern zufrieden wirkt. Die Aktivität hat ihn lebendig gemacht, aber nicht unruhig.

Reflexion Fallbeispiel
Welche Bedürfnisse werden hier sichtbar?

Der Therapeut beobachtet am Verhalten von Herrn M., dass er vor allem zu Beginn der Therapie bei der Kontaktaufnahme immer wieder den Blickkontakt zu seiner Frau sucht. Dieser hilfesuchende Blick ist auch zu beobachten, wenn der Therapeut mit ihm ins Gespräch kommt und ihm Fragen stellt. Die Gattin reagiert meist schnell, sie springt rasch mit einer Antwort ein. Dies gibt Herrn M. Sicherheit, die in dieser Situation für ihn besonders wichtig ist.

Auch wenn eine Person mit schwergradiger Demenz einen erlebten Misserfolg rasch vergisst, so heißt das nicht, dass dieser Frust nicht psychisch länger anhalten kann. Die Frusterlebnisse summieren sich letztlich und fördern dadurch das Bedürfnis nach Sicherheit und emotionalem Schutz. Aus diesem Grund ist es in der Physiotherapie wichtig, eine Umgebung und eine Umgangsform zu wählen, die der Person Sicherheit vermittelt (➤ Kap. 7.3). Das Bedürfnis nach Sicherheit und Geborgenheit wird in obigen Fallbeispiel genährt, indem die Therapiemaßnahmen in spielerische Übungen mit dem Ball integriert werden und dadurch für Herrn M. trotz schwergradiger Demenz ausführbar sind. Defizite werden nicht betont, vorhandene Ressourcen werden aktiviert und Erfolgserlebnisse dadurch spürbar.

Hinter den nächtlichen Aktivitäten steht das Bedürfnis, *nützlich und aktiv* zu sein. Aus der Sicht der Angehörigen scheint die Aktivität keinen Sinn zu machen. Seinem Bedürfnis nach Bewegung, das Herr M. früher im Rahmen sportlicher Aktivitäten ausleben konnte, kann er nun nicht mehr nachgehen. Das nächtliche Herumräumen zeigt, dass er immer noch aktiv sein möchte. Er sucht nach Möglichkeiten, sich zu bewegen und körperlich tätig zu sein. Diese findet er im häuslichen Umfeld vor.

Wie erfasse ich Bedürfnisse?

Das **Erfassen** von körperlichen und psychischen Bedürfnissen stellt die Grundlage für Therapieziele und für die Auswahl entsprechender Therapiemaßnahmen dar. Zur systematischen Erfassung der körperlichen Bedürfnisse hat sich in der Praxis die Verwendung einer Checkliste bewährt (➤ Tab. 18.1).

Tab. 18.1 Checkliste zur Erfassung körperlicher Bedürfnisse [M1208, M1209]

Besteht das Bedürfnis nach	Ja	Nein
Lebenserhaltung (Nahrung/Trinken/Luft)		
Berührung		
Schmerzfreiheit		
Schlaf und Ruhe		
Bewegung und Mobilität		
Balance zwischen Reizüberflutung und sensorischer Deprivation		
Sinneswahrnehmung: • visuell, z. B. Verbesserung der visuellen Wahrnehmung durch Brille, Blick in die Natur, schöne Bilder • akustisch (Hörgerät, Musik, Naturgeräusche, ruhige Umgebung) • kinästhetisch/taktil • olfaktorisch • gustatorisch		

Werden psychische Bedürfnisse nicht erkannt und akzeptiert, so zeigt sich das nicht nur darin, dass die Therapiemotivation gering bis gar nicht vorhanden ist. Geht die Fähigkeit verloren, diese Bedürfnisse verbal auszudrücken, bringen Menschen mit Demenz vor allem durch Verhaltensauffälligkeiten verborgene und unterdrückte Bedürfnisse zum Ausdruck (➤ Kap. 12).

Zur systematischen Erfassung der psychischen Bedürfnisse hat sich in der Praxis ebenfalls die Verwendung einer Checkliste bewährt (➤ Tab. 18.2).

Wie integriere ich Bedürfnisse in den Therapieprozess?

Das gemeinsame Spiel mit dem Fußball ist für Herrn M. keine abstrakte Bewegungsabfolge, es knüpft an den Sport an. Herr M. verbindet damit eine freudvolle Aktivität. Die Übungen sind ihm vertraut, er erlebt seine Kompetenzen und ein Gefühl der Sinnhaftigkeit dieser Aktivität. Dies gibt ihm Sicherheit und unterstützt die Motivation „mitzumachen". Die gemeinsame Aktivität mit dem Therapeuten und der Gattin bindet Herrn M. auch sozial ein: Er ist einer von drei Spielern.

Die Physiotherapie bietet auch schwer erkrankten Personen die Möglichkeit, nützlich zu sein und gezielte Aktivitäten zu setzen. Dabei werden entsprechend der Biografie Maßnahmen und Materialien ausgewählt, die an sinnvolle Aktivitäten anknüpfen. Auch das Spiel beinhaltet die Möglichkeit, gemeinsam aktiv zu sein und dabei Sicherheit zu empfinden (➤ Kap. 20, ➤ Kap. 11).

Tab. 18.2 Checkliste zur Erfassung psychischer Bedürfnisse [M1208, M1209]

Besteht das Bedürfnis nach	Ja	Nein
sozialer Eingebundenheit		
• im aktuellen Lebenskontext: Lebt die Patientin/der Patient zu Hause in einem familiären Umfeld/alleine/mit einer 24-Stunden-Betreuung/in einer Langzeiteinrichtung/in einer Wohngemeinschaft?		
• in der Einzeltherapie: Ist die Patientin/der Patient in therapeutische Handlungen und Entscheidungen eingebunden? Besteht eine Bereitschaft zur Kontaktaufnahme, besteht eine stressfreie und vertrauensvolle Verbindung zur Therapeutin/zum Therapeuten?		
• in der Gruppentherapie: Fühlt sich die Patientin/der Patient sichtlich wohl? Nimmt sie/er Kontakt zu den anderen Gruppenmitgliedern auf?		
Kompetenz		
• im Erreichen eines realistischen, bedürfnisorientierten Therapiezieles: Sind die Therapieziele an die Ressourcen und Bedürfnisse der Person angepasst? (➤ Kap. 19.3)		
• bei der Ausführung therapeutischer Maßnahmen: Fühlt sich die Patientin/der Patient überfordert? Können die angebotenen Therapiemaßnahmen aufgrund der vorhandenen Fertigkeiten und Fähigkeiten durchgeführt werden? Sind die gestellten Aufgaben erfüllbar?		
Autonomie		
• in der Mitbestimmung bzgl. der Teilnahme an einer Einzel- oder Gruppentherapie: Wurde die Patientin/der Patient um Einverständnis zur Teilnahme gefragt? Wenn eine Befragung nicht möglich war, ist im Verhalten zu erkennen, ob eine Teilnahme angenommen oder abgelehnt wird?		
• in der Mitbestimmung des Therapiezieles und der Therapiemaßnahmen: Wurde die Patientin/der Patient in die Zielformulierung einbezogen?		

PRAXISTIPP

Integration von körperlichen Bedürfnissen

Bedürfnis nach Lebenserhaltung (Nahrung/Trinken/Luft): Obwohl das Thema Nahrung und Trinken keine unmittelbare Aufgabe im physiotherapeutischen Betätigungsfeld darstellt, haben Ernährungszustand und Trinkverhalten Einfluss auf das therapeutische Handeln. Trinkt oder isst beispielsweise die betroffene Person zu wenig, was häufig aufgrund des Vergessens vorkommt, kann es zu Dehydrierung oder Unterernährung kommen. Dies kann in der Folge ein Delir begünstigen. Aus diesem Grund sollten die Therapeutinnen und Therapeuten stets auf diese körperlichen Bedürfnisse achten und im interdisziplinären Setting entsprechend kommunizieren. Das Bedürfnis nach Luft könnte durch ein Outdoortraining erfüllt werden, wenn Betroffene z. B. nicht mehr ohne fremde Hilfe den Wohnbereich verlassen können.

Bedürfnis nach Berührung: Passive Methoden wie Berührungen, Massagen oder Weichteiltechniken sind als Vorbereitung auf aktive Maßnahmen und als niederschwelliges Angebot hilfreich. Passive Körperarbeit dient zugleich zur Kontaktaufnahme, als Wahrnehmungstraining oder als Entspannungsmethode. Die Anforderung an den behandelten Menschen ist dabei gering, sodass ein vorhandenes Abwehrverhalten leichter abgebaut wird (➤ Kap. 8.3.4).

Bedürfnis nach Schmerzfreiheit: Schmerzen werden bei Menschen mit Demenz sehr häufig übersehen. Betroffene können im fortgeschrittenen Stadium vorhandene Schmerzen nicht mehr adäquat mitteilen und äußern diese häufig durch herausforderndes Verhalten. Die Schmerzerhebung sollte ein fester Bestandteil der physiotherapeutischen Behandlung von Menschen mit Demenz sein, auch wenn anfänglich kein Verdacht auf Schmerzen besteht (➤ Kap. 17).

Bedürfnis nach Schlaf und Ruhe: Das Schlafverhalten von Menschen mit Demenz gestaltet sich oftmals sehr problematisch: Schlaflosigkeit, Umkehr des Tag-Nacht-Rhythmus, erhöhter Schlafbedarf aufgrund von Medikamenten oder Erschöpfungszustände, die zu Müdigkeit führen. Die Herausforderung für die Physiotherapeutin/den Physiotherapeuten besteht darin zu erkennen, ob eine Aktivierung angebracht ist oder ob die betroffene Person tatsächlich Ruhe und Schlaf benötigt. Hier ist eine interdisziplinäre Absprache besonders hilfreich.

Bewegung und Mobilität: Das Bewegungsbedürfnis ist individuell sehr unterschiedlich und häufig biografisch begründbar. Manche Menschen benötigen mehr Bewegung als andere. Diese individuellen Unterschiede müssen berücksichtigt werden. Ein therapeutisches Eingehen auf diese Bedürfnisse ist vor allem dann indiziert, wenn die Bewegungsmöglichkeiten der Person durch Sturzgefahr oder durch eine zunehmende Immobilität eingeschränkt sind. Mobilität und Bewegung eröffnen Wahrnehmungsmöglichkeiten und ermöglichen die Teilhabe am sozialen Leben. Wird das Bedürfnis nach Bewegung nicht unterstützt und gefördert, kann dies zu Ortsfixierung und Bettlägerigkeit und in der Folge zur Symptomatik der Liegepathologie führen (➤ Kap. 15). Besonders aktive Maßnahmen wie etwa Kraft- und Balancetraining, Gangschulung, Transfertraining etc. sollten die vorhandenen Ressourcen aktivieren, um eine bestmögliche Mobilität zu erhalten (➤ Kap. 13).

Balance zwischen Reizüberflutung und sensorischer Deprivation:

Die Erfahrung zeigt, dass Menschen mit Demenz sehr sensibel auf Reize reagieren, die von außen auf sie einwirken. Die Umgebungssituation übt ebenso einen Einfluss aus wie die betreuenden Menschen. Kommt es zu einer Reizüberflutung, so äußert sich dies häufig im Verhalten.

Bei **Reizüberflutung** ist auf die Umgebungssituation zu achten. Die Auswahl eines ruhigeren Sitzplatzes in einer geschützten Ecke ist bei Anzeichen für Reizüberflutung sinnvoll. Auf der Körperebene eignen sich bei Reizüberflutung passive Entspannungsmaßnahmen, um Stress zu reduzieren. Hilfreich kann der Einsatz von Musik sein. Eine Gruppentherapie wiederum eignet sich nicht zur Reduzierung von Reizen.

Betroffene, die aufgrund einer Mobilitätseinschränkung nicht mehr in der Lage sind, sich selbstständig fortzubewegen oder die für einen Ortswechsel aufgrund fehlender örtlicher Orientierung auf Fremdhilfe angewiesen sind, können ihr Bedürfnis nach Interaktion nicht mehr ausreichend ausdrücken. Werden diese Personen im Alltag zu wenig sozial integriert, kommt es aufgrund fehlender Reize zu einer **sensorischen Deprivation** (➤ Kap. 15.2). Die Physiotherapeutin/der Physiotherapeut wirkt dieser Entwicklung entgegen, indem sie/er nach entsprechender Befundung das Problem erkennt und entsprechende Maßnahmen initiiert. Bei sensorischer Deprivation eignen sich alle Maßnahmen, die die Sinne ansprechen, sowie aktive Maßnahmen, die in Alltagsaktivitäten eingebunden werden.

Bedürfnisse der Sinneswahrnehmung: visuell, akustisch, kinästhetisch/taktil, olfaktorisch, gustatorisch:

Diese Bedürfnisse zu beachten bedeutet, die erkrankte Person bei der Verwendung von Seh- und Hörbehelfen zu unterstützen. Eine Aktivierung der taktilen Wahrnehmung und der Sensomotorik wirkt positiv auf das psychische Wohlbefinden. Dabei soll die Stimulation nicht über-, aber auch nicht unterdosiert sein. Hierbei ist auf die individuelle Bedürfnislage zu achten. Unabhängig von einer Erkrankung gibt es Menschen, die sehr sensibel auf Reizüberflutung reagieren. Auf der anderen Seite gibt es Menschen, die ohne intensive Reize rasch gelangweilt sind. Diese aktive Suche nach Reizen wird als „sensation seeking" bezeichnet.

PRAXISTIPP

Integration psychischer Bedürfnisse

Soziale Eingebundenheit: Soziale Eingebundenheit kann in einer Gruppentherapie erfüllt werden. Mit anderen Menschen in Kontakt zu treten, fördert das Gefühl dazuzugehören und Gemeinsamkeit zu erleben. Eine feinfühlige Unterstützung ist erforderlich, damit sich die Teilnehmerin/der Teilnehmer im Gruppenprozess nicht überfordert oder ausgegrenzt fühlt. Gruppenangebote sollten sich an der Lebensgeschichte, den Interessen und Fähigkeiten der teilnehmenden Menschen orientieren.

Kompetenz: Die Autonomie in der Therapie wird gefördert, indem die Erlaubnis der betroffenen Person eingeholt wird, mit ihr arbeiten zu dürfen. Bei Abwehrverhalten wird besonders darauf geachtet, dass die zu behandelnde Person ihr Einverständnis zur gemeinsamen Aktivität gibt. Der erkrankten Person soll immer wieder die Möglichkeit gegeben werden, im Therapieablauf etwas mitzuentscheiden bzw. selbst Entscheidungen zu treffen.

Autonomie: Kommt es zu einem ablehnenden Verhalten, kann dies ein Zeichen dafür sein, dass sich die betroffene Person in ihrer Kompetenz überfordert fühlt. Sehr häufig ist dieses ablehnende Verhalten bei der Kontaktaufnahme oder bei der Anleitung zu aktiven Übungen zu beobachten. Hier ist das gewählte Tempo zu hoch oder ein Situationswechsel zu schwierig. Die erkrankte Person fühlt sich emotional „überrumpelt" oder es fehlen ihr aufgrund der Gedächtnisstörung und der fehlenden Handlungsplanung wesentliche Informationen zum Situationskontext. Das Einstimmen auf das Bewegungs- und Sprechtempo der betroffenen Person führt nicht nur zu einer langsameren Herangehensweise. Das Verlangsamen des eigenen Tempos hilft der Therapeutin/dem Therapeuten dabei, die Informationen portionsgerecht und passend zur nächsten Anforderung oder zum folgenden Handlungsschritt zu bringen (Fröhlich und Völk 2016).

18.2 Der ressourcenorientierte Zugang

Aus psychologischer Sicht lassen sich Ressourcen als „Mittel und Möglichkeiten sehen, die einer Person zur Verfügung stehen, um ihr Leben zu gestalten oder zu verbessern" (Der Brockhaus Psychologie 2009).

Ressourcen können unter anderem in externe situative Ressourcen und interne personale Ressourcen eingeteilt werden (Bölicke et al.2007).

Zu den **externen Ressourcen** zählen:

- Funktionierende soziale Beziehungen
- Lebensumstände wie Wohnverhältnisse
- Materielle Sicherheit

Interne Ressourcen sind dem Einzelnen innewohnende Fähigkeiten. Dazu zählen:

- Körperliche und kognitive Fähigkeiten
- Problemlösungskompetenzen
- Soziale Kompetenzen

Ressourcen sind Eigenschaften oder Fähigkeiten, Rahmenbedingungen oder Erfahrungen, die nicht per se gut oder schlecht sind, sondern immer in Bezug auf eine bestimmte Situation ihren positiven Wert entfalten. Es hängt davon ab, aus welchem Blickwinkel heraus eine Fähigkeit betrachtet wird: So kann die Fähigkeit, mit Hilfestellung noch einige Schritte gehen zu können, als Defizit und gleichzeitig als Stärke eingestuft werden, ebenso wie ein halb leeres Glas stets auch als halb voll betrachtet werden kann (➤ Abb. 18.2).

Warum ein ressourcenorientierter Zugang?

Eine Demenzerkrankung ist durch eine chronisch fortschreitende Veränderung der kognitiven Fähigkeiten, der damit einhergehenden Beeinträchtigung der Alltagsfähigkeiten und des Sozialverhaltens gekennzeichnet (➤ Kap. 1). Die Auswirkungen sind je nach Demenzform und Schweregrad unterschiedlich. Da eine Demenzerkrankung nicht geheilt werden kann, ist es ein wichtiges Ziel, den Verlauf der Erkrankung möglichst günstig zu beeinflussen. Um die psychischen, physischen und sozialen Belastungen zu begrenzen, ist es von großer Bedeutung, die vorhandenen Ressourcen zu erkennen, zu fördern und so lange wie möglich zu erhalten.

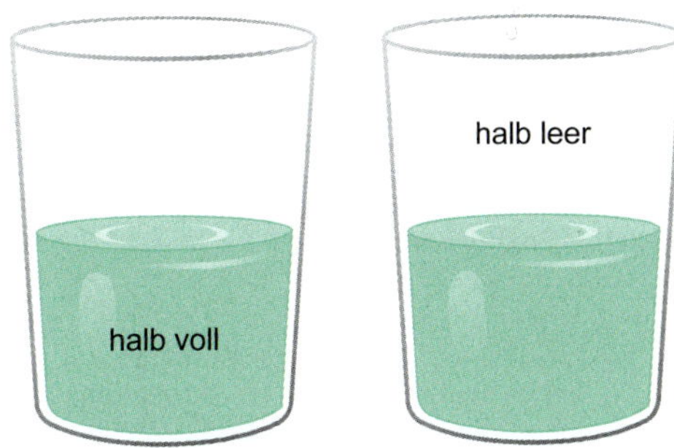

Abb. 18.2 Ressourcen erkennen [M1208, M1209, L231]

> ⚠ **BEACHTE**
>
> **Was sagen Betroffene?**
>
> - „Freut Euch mit uns über das, was wir noch können, und klagt nicht über das, was wir verloren haben, denn ändern könnt Ihr es in der Regel nicht" (Rohra 2012, S. 96).
> - „Richten Sie Ihr Augenmerk nicht nur auf die Defizite, sondern forschen Sie nach unseren Ressourcen. Häufig können wir noch viel mehr, als Sie für möglich halten, ganz egal, wie fortgeschritten die Demenz auch ist" (Rohra 2012, S. 86).
> - „Wir wollen, wie alle anderen Menschen auch, am sozialen, kulturellen oder sportlichen Leben teilhaben. Dabei schwebten uns keine Aktivitäten vor, die von Fachkräften als besonders geeignet für Menschen mit Demenz erklärt worden waren. ... beziehungsweise wollten wir Dinge tun, die „normale" Menschen auch tun und lediglich dort ein wenig Unterstützung oder auch Toleranz erfahren, wo uns durch unsere verschiedenen Handicaps Grenzen gesetzt sind" (Rohra 2012, S. 95 f.).

Erfassung therapierelevanter Ressourcen

Für Menschen mit Demenz ist der Zugriff auf **externe und interne Ressourcen** erschwert. Für den Erhalt ihrer Ressourcen benötigen sie Unterstützung von außen. Genaue Informationen und Kenntnisse über die Demenzerkrankung sind eine wesentliche Voraussetzung, um die individuellen Ressourcen der Betroffenen zu erkennen (➤ Kap. 1, ➤ Kap. 2, ➤ Kap. 3, ➤ Kap. 4).

In der physiotherapeutischen Behandlung liegt das Hauptaugenmerk auf den internen Ressourcen. Mittels der **Vier-Schritte-Methode** *Erfragen, Beobachten, Zuhören und Testung* werden diese Ressourcen herausgefunden und dokumentiert. Dieses „Herausfinden" ist als ein prozesshaftes Geschehen zu verstehen, das sich im Laufe der Behandlungen immer wieder erweitern kann (➤ Abb. 18.3).

- **Erfragen:** Abhängig vom Schweregrad der Demenz können Ressourcen durch *Befragen* der betroffenen Person und deren betreuenden Personen erhoben werden. Fragen zur Biografie, zu aktuellen Vorlieben und Aktivitäten liefern wertvolle Informationen zu körperlichen und kognitiven Ressourcen. Besonders Vorlieben weisen auf vorhandene Stärken hin. Fragen können lauten: „Welche Fähigkeiten und Fertigkeiten zeigt die betroffene Person im Alltagsleben?" „Was tut sie noch gerne?" Bei der Befragung Dritter ist darauf zu achten, dass diese Information mit den Auskünften der betroffenen Person abgestimmt wird.
- **Beobachten:** Um über Beobachtungen Informationen zu Ressourcen zu erhalten, ist es hilfreich, wenn diese Beobachtungen von außenstehenden Personen außerhalb der Therapiesitua-

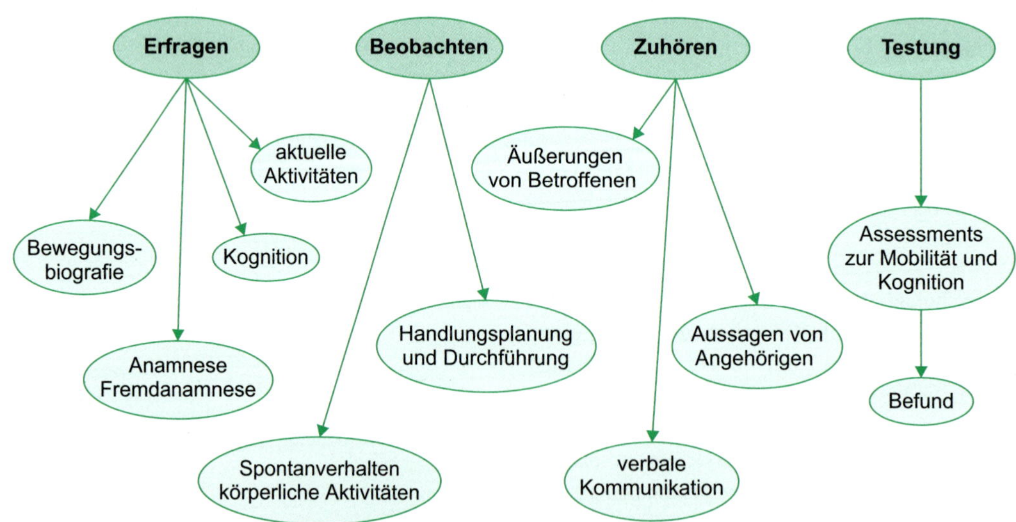

Abb. 18.3 Ausschau nach therapierelevanten Ressourcen [M1208, M1209, L231]

tion gemacht werden. Wertvolle Hinweise von betreuenden Personen liefern Beobachtungen in Alltagssituationen bei Alltagshandlungen. Die Therapeutin/der Therapeut erkennt durch gezielte Beobachtungen während der Therapiesituation Ressourcen, z. B. Ausdauer einer Bewegungsaktivität, Transferfähigkeit, Gehfähigkeit, kognitive Fähigkeiten wie Sprache, Erinnerungsvermögen oder Sozialkompetenzen.
- **Zuhören im Gespräch:** Auf der Suche nach internen Ressourcen ist ein Gespräch in entspannter Atmosphäre hilfreich. Oft verwenden Menschen Sprüche und Aussagen, die auf Ressourcen hinweisen. Formulierungen, die Menschen mit Demenz selbst verwenden, werden als Informationsquelle für Therapiemaßnahmen genutzt.

⚠ BEACHTE

Aussagen Betroffener weisen auf interne Ressourcen hin:

- „Ich freue mich, wenn ich noch etwas arbeiten kann!"
- „Früher bin ich auf Berge gestiegen. Heute spaziere ich nur noch im Garten herum."
- „Ich würde noch gern im Haushalt mithelfen, aber jetzt kocht mein Mann. Das gefällt mir auch."
- „Es tut mir gut, mich beim Singen im Chor zu erleben. Ich sehe, dass es mir da gut gelingt, die Texte und Melodien zu merken. Das baut mich auf!" (Zitate von Personen aus der Praxis der Autorinnen)

- **Testung:** In der Befunderhebung werden mittels Basisbefund und Assessments Ressourcen erfasst (➤ Kap. 19). Die Ergebnisse geben Hinweise auf Maßnahmen und Interventionen.

Wie integriere ich den ressourcenorientierten Zugang in den therapeutischen Prozess?

Die systemische „Versorgung" in Pflegeheimen oder während eines Krankenhausaufenthaltes führt häufig zu einer Untätigkeit der betroffenen Personen, die einer Reizentziehung (Deprivation) gleichkommt. Im häuslichen Umfeld sind betreuende Personen aufgrund von Zeitmangel und fehlender Kompetenz oft überfordert, die betroffenen Personen bestmöglich zu aktivieren und zu fördern. Der Mensch mit Demenz erlebt einen „sinnentleerten" Alltag, die Ressourcen werden nicht aktiviert und gehen zunehmend verloren. Ein ressourcenorientierter Ansatz in der Physiotherapie leistet einen wertvollen Beitrag, um dieser Problematik entgegenzuwirken.

Die Zuwendung zu den Ressourcen führt zu Fragen:
- Wo wird die betroffene Person in ihrem Wachstum behindert?
- Welche noch vorhandenen Stärken werden nicht wahrgenommen?
- Wo wird der Mensch mit Demenz in seinen Fähigkeiten unterschätzt und mehr als nötig in eine passive Rolle gezwängt?

Für die Physiotherapie können Ressourcen auf körperlicher Ebene, auf psychischer Ebene oder auch auf sozialer Ebene genutzt werden. Um die Ressourcen zu fördern, ist es sinnvoll, therapeutische Maßnahmen motivationsfördernd zu gestalten. Ressourcenorientiertes Arbeiten bedeutet, die noch vorhandenen Fähigkeiten zu erkennen und zu fördern:

PRAXISTIPP

Ressourcen erwecken und fördern

- Durch den Einbau identitätsbildender biografischer Erfahrungen in die Therapie nimmt sich die betroffene Person als kompetente Persönlichkeit wahr. Sie kann ihre Fähigkeiten zum Ausdruck bringen, fühlt sich motiviert und erlebt sich in einer aktiven Rolle.
- Bei Menschen mit Demenz können Persönlichkeitsmerkmale wie z. B. Selbstdisziplin oder Ehrgeiz als Ressourcen in der Therapiesituation genutzt werden. „Ohne Fleiß kein Preis" und „Von nichts kommt nichts" sind Aussagen, die als Anker und Verstärker bei der Durchführung von aktiven Therapiemaßnahmen genutzt werden.
- Positive Erinnerungen an körperliche Aktivitäten und Hobbys unterstützen die Bereitschaft, sich anzustrengen und körperliche Herausforderungen zu bewältigen.
- Eine empathische Grundhaltung baut nicht nur Vertrauen auf, sondern fördert auch eine stressfreie Atmosphäre, in der die betroffene Person sich öffnet und vorhandene Fähigkeiten und Interessen sichtbar werden.
- Ein kreativer Zugang über Musik, Spiele oder interessante Materialien weckt Neugierde, Freude am Tun und bringt versteckte Ressourcen zum Vorschein.

Der ressourcen- und bedürfnisorientierte Zugang betrachtet den Menschen als Ganzes. Die Praxiserfahrung der Autorinnen zeigt, dass die Integration dieser Aspekte eine Bereicherung im therapeutischen Prozess darstellt. Menschen mit Demenz spüren sich wieder in ihren Kompetenzen, fühlen sich angenommen und akzeptiert. Dieser Zugang fördert somit die gesundheitsbezogene Lebensqualität betroffener Menschen.

KAPITEL

19 Der physiotherapeutische Prozess

Der physiotherapeutische Prozess setzt sich aus unterschiedlichen Arbeitsschritten zusammen. Eine effiziente Durchführung der einzelnen Prozessschritte erfordert eine demenzspezifische Vorgehensweise, die sich am Schweregrad und der bestehenden Symptomatik der betroffenen Person orientiert.

Auf Grundlage der **Befunderhebung** erfolgt die Erstellung der physiotherapeutischen Diagnose, die durch die Zusammenführung und Auswertung der Befundergebnisse erkennbar wird. Die Aufgabe besteht darin, den Gesundheitszustand des Menschen mit Demenz aus ganzheitlicher Sicht zu beurteilen, Bedürfnisse und Ressourcen abzuleiten und in der Folge gemeinsam mit der Patientin/dem Patienten ein **Therapieziel** zu formulieren. Ist der betroffene Mensch aufgrund der kognitiven Defizite nicht mehr in der Lage, vollständige und adäquate Informationen, die zur Befunderstellung nötig sind, zu kommunizieren sowie eigene Vorstellungen und Entscheidungen zum Therapieziel zu formulieren, so wird die Einbeziehung betreuender und pflegender Personen erforderlich. Ist die Kooperation mit betreuenden Personen nur erschwert oder gar nicht möglich, liegt es in der Verantwortung der Therapeutin/des Therapeuten, entsprechende Entscheidungen im Sinne des Menschen mit Demenz – patientenorientiert – zu treffen. Die **Behandlungsplanung** und **Behandlungsgestaltung** fordern von der Therapeutin/dem Therapeuten ein hohes Maß an Flexibilität und an fachlichen und pädagogischen Kompetenzen.

⚠ **BEACHTE**

Flexibilität ist wichtig

Da der Verlauf einer Demenzerkrankung nie vorhersehbar ist und es zu unerwarteten Krankheitsveränderungen kommen kann, ist im laufenden Therapieprozess ein hohes Maß an Flexibilität und fachlicher Kompetenz erforderlich.

So kann sich beispielsweise die Umgebungssituation ändern, weil die betroffene Person in eine Pflegeeinrichtung einzieht. Auch Veränderungen der familiären Situation sind möglich, wenn etwa die pflegende Partnerin oder der pflegende Partner verstirbt. Solche Veränderungen haben Einfluss auf die Bedürfnisse des Menschen mit Demenz und damit auch auf das Behandlungsziel. Das Behandlungsziel und der Behandlungsplan müssen diesen Veränderungen entsprechend angepasst werden.

Im folgenden Kapitel werden die Teilschritte Befunderhebung, Zielplanung, Behandlungsplanung und Behandlungsgestaltung im Hinblick auf demenzspezifische Schwerpunkte dargestellt.

19.1 Die ICF als Grundlage für einen ressourcen- und bedürfnisorientierten Ansatz bei Demenz

Der von den Autorinnen praktizierte Ansatz in der Behandlung von Menschen mit Demenz folgt einem ressourcen- und bedürfnisorientierten Zugang. Die Praxiserfahrung zeigt, dass die Beachtung und das Einbeziehen von Bedürfnissen in den physiotherapeutischen Prozess den Zugang zu verborgenen Ressourcen eröffnen und einen hohen Motivationsfaktor darstellen. Dieser Ansatz unterstützt den Behandlungsverlauf positiv und trägt wesentlich zur Zielerreichung bei (➤ Kap. 9, ➤ Kap. 9.5).

Um die Aspekte „Bedürfnisse“ und „Ressourcen“ in den physiotherapeutischen Prozess zu integrieren, bedarf es der Erfassung der noch nicht „verlorengegangenen“ Fähigkeiten und Fertigkeiten.

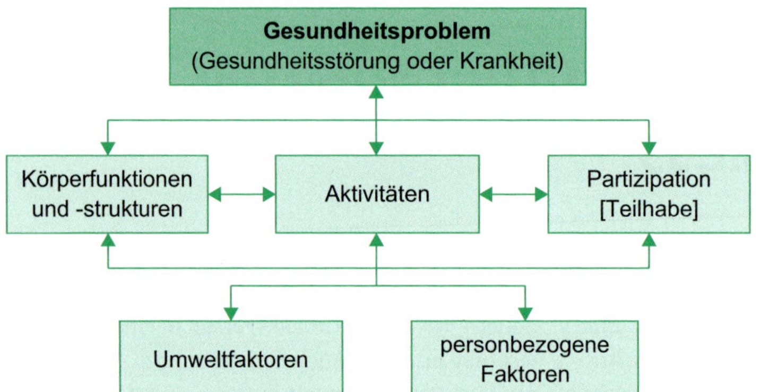

Abb. 19.1 Wechselwirkung zwischen den Komponenten der ICF [W798, L231]

Mithilfe der **internationalen Klassifikation der Funktionsfähigkeit, Behinderung und Gesundheit** (ICF) (➤ Abb. 19.1) kann ein Gesamtbild von Möglichkeiten und Einschränkungen eines Menschen mit Demenz auf den unterschiedlichen Ebenen abgebildet werden.

Die ICF (International Classification of Functioning, Disability and Health (ICF) 2005) beruht auf dem bio-psycho-sozialen Modell und vertritt einen ressourcenorientierten Ansatz. Dieser Ansatz gibt für die Behandlung von Menschen mit Demenz entscheidende Hinweise (➤ Abb. 19.1).

In der ICF wird die Gesundheit einer Person als das Ergebnis der Wechselwirkung zwischen der Person mit einem Gesundheitsproblem und ihren Kontextfaktoren verstanden (Schuntermann 2005). Als Kontextfaktoren werden Umweltfaktoren und personbezogene Faktoren differenziert.

Neben diesen **Kontextfaktoren** baut die ICF auf Körperfunktionen und -strukturen auf, die die Funktionsfähigkeit und Behinderung beschreiben. Der Begriff „Körper" bezieht sich dabei auf den menschlichen Organismus als Ganzes, daher umfasst er auch das Gehirn und seine Funktionen, dazu zählen ebenso mental-geistige, kognitive und psychische Funktionen (Rentsch und Bucher 2005).

Zusätzlich zu den **Körperfunktionen und -strukturen** wird der Mensch als handelndes Subjekt (Aktivitäten) und als selbstbestimmtes Subjekt in Gesellschaft und Umwelt (Teilhabe) wahrgenommen (Schuntermann 2005).

Jede der Einzelkomponenten kann in positiven oder negativen Begriffen ausgedrückt werden. Im Zusammenhang mit Gesundheit gelten folgende Definitionen:

Teil 1: Funktionsfähigkeit und Behinderung

Körperfunktion und Körperstrukturen
Schädigungen sind Beeinträchtigungen einer Körperfunktion oder -struktur, z. B. wesentliche Abweichungen oder ein Verlust der Funktion oder der Körperstruktur (➤ Tab. 19.1).

Aktivitäten und Partizipation (Teilhabe)
Beeinträchtigungen der Aktivität sind Schwierigkeiten, die ein Mensch bei der Durchführung einer Aktivität haben kann. Die Beeinträchtigung der Partizipation (Teilhabe) ist ein Problem, welches ein Mensch im Hinblick auf sein Einbezogensein in Lebenssituationen erleben kann. In der ICF werden die in ➤ Tab. 19.2 angeführten Bereiche hervorgehoben.

Teil 2: Kontextfaktoren

Kontextfaktoren bestehen aus Umweltfaktoren und personbezogenen Faktoren.

Umweltfaktoren
Umweltfaktoren betreffen die materielle, soziale und verhaltensbezogene Umwelt (➤ Tab. 19.3).

Personbezogene Faktoren
Personbezogene Faktoren beschreiben den speziellen Lebenshintergrund von Betroffenen. Sie werden in der ICF nicht klassifiziert. Diese Faktoren umfassen Gegebenheiten, die nicht Teil des Gesundheitsproblems und -zustands sind wie Alter, Geschlecht, ethnische Zugehörigkeit, Lebensstil, Gewohnheiten, Bewältigungsstrategien, Charakter, Lebensstil, sozialer Hintergrund, Bildung, Ausbildung, Beruf, vergangene und gegenwärtige Erfahrungen und allgemeine Verhaltensmuster.

Tab. 19.1 Komponenten der ICF (nach Rentsch, Bucher 2005) [W798]

Körperfunktionen	Körperstrukturen
1. Mentale Funktionen	1. Strukturen des Nervensystems
2. Sinnesfunktionen und Schmerz	2. Das Auge, das Ohr und mit diesen in Zusammenhang stehende Strukturen
3. Stimm- und Sprechfunktionen	3. Strukturen, die an der Stimme und dem Sprechen beteiligt sind
4. Funktionen des kardiovaskulären, hämatologischen, Immun- und Atmungssystems	4. Strukturen des kardiovaskulären, des Immun- und des Atmungssystems
5. Funktionen des Verdauungs-, Stoffwechsel- und des endokrinen Systems	5. Mit dem Verdauungs-, Stoffwechsel- und endokrinen System in Zusammenhang stehende Strukturen
6. Funktionen des Urogenital- und reproduktiven Systems	6. Mit dem Urogenital- und dem Reproduktionssystem in Zusammenhang stehende Strukturen
7. Neuromuskuloskelettale und bewegungsbezogene Funktionen	7. Mit der Bewegung in Zusammenhang stehende Strukturen
8. Funktionen der Haut und der Hautanhangsgebilde	8. Strukturen der Haut und Hautanhangsgebilde

Tab. 19.2 Aktivitäten und Partizipation (nach Rentsch, Bucher 2005) [W798]

1. Lernen und Wissensanwendung
2. Allgemeine Aufgaben und Anforderungen
3. Kommunikation
4. Mobilität
5. Selbstversorgung
6. Häusliches Leben
7. Interpersonelle Interaktionen und Beziehungen
8. Bedeutende Lebensbereiche
9. Gemeinschafts-, soziales und staatsbürgerliches Leben

Tab. 19.3 Umweltfaktoren (nach Rentsch, Bucher 2005) [W798]

1. Produkte und Technologien (z. B. Hilfsmittel, Medikamente)
2. Natürliche und vom Menschen veränderte Umwelt (z. B. Bauten, Straßen, Fußwege)
3. Unterstützung und Beziehungen (z. B. Familie, Freunde, Arbeitgeber, Fachleute des Gesundheits- und Sozialsystems)
4. Einstellungen, Werte und Überzeugungen anderer Personen und der Gesellschaft (z. B. Einstellung der Wirtschaft zu Teilzeitarbeitsplätzen)
5. Dienste, Systeme und Handlungsgrundsätze (z. B. Gesundheits- und Sozialsystem mit seinen Leistungen und Diensten, Rechtsvorschriften)

Die einzelnen Komponenten *Gesundheitsproblem, Körperfunktionen und -strukturen, Aktivitäten* und *Partizipation* sowie die Kontextfaktoren stehen in Wechselwirkung zueinander. Verschiedene Konstellationen können aufgrund dieser Beziehungen sehr unterschiedliche Einflüsse auf betroffene Menschen ausüben. Sie können sich positiv als Förderfaktor oder negativ als Hindernis auswirken (Rentsch und Bucher 2005).

Die Wechselwirkungen werden im folgenden Fallbeispiel dargestellt:

Fallbeispiel

Wechselwirkung der ICF-Komponenten

Der 82-jährige Herr V. lebt mit seiner Gattin im dritten Stock eines Mehrfamilienhauses. Die Überweisungsdiagnosen zur Physiotherapie lauten Hüftgelenkoperation nach Schenkelhalsfraktur sowie Mischdemenz im mittelgradigen Stadium (*Gesundheitsproblem*). Herr V. ist ein sehr naturliebender Mensch (*personbezogener Faktor*) und verbringt bei schönem Wetter viel Zeit im gemeinsamen Kleingarten unweit der Wohnung (*Aktivität, Teilhabe*). Aufgrund eines Sturzes kam es zu einer Hüftgelenkfraktur (*Körperstruktur*) und einer Beeinträchtigung der Gehfähigkeit (*Körperfunktion*). Die auf den Sturz folgende Operation und der dreiwöchige Krankenhausaufenthalt führten zu einem

19

Erschöpfungszustand, der sich negativ auf seine Mobilität auswirkte (*Gesundheitsproblem*). Nach dem Krankenhausaufenthalt möchte Herr V. gerne wieder Zeit mit seiner Gattin im Kleingarten verbringen (*Aktivität, Teilhabe*).
Zusätzlich zum physiotherapeutischen Rehabilitationstraining zur Wiedererlangen der Gehfähigkeit (*Körperfunktion, Körperstruktur*) erfolgt eine Hilfsmittelversorgung mit einem Rollator und einem Rollstuhl (*Umweltfaktor*). Diese Hilfsmittel ermöglichen Herrn V. trotz Ermüdungszustand und Gangunsicherheit eine sichere Fortbewegung und einen Ortswechsel von der Wohnung in den Garten (*Aktivität*). Dank Rollator und Rollstuhl sowie mit Unterstützung seiner Gattin (*Umweltfaktor*) kann er längere Wegstrecken bewältigen und sich jederzeit auszuruhen. Der Aufenthalt gemeinsam mit seiner Gattin im Garten bereitet Herrn V. viel Freude. Der Aufenthalt in der Natur motiviert ihn, sich körperlich zu betätigen (*Teilhabe, personbezogener Faktor*). Dies wirkt sich wiederum positiv auf seinen Allgemeinzustand aus (➤ Abb. 19.2).

19

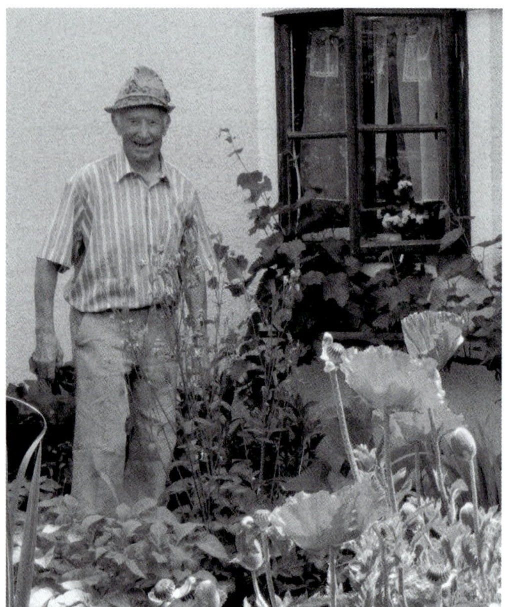

Abb. 19.2 Garten genießen als Teilhabe und personbezogener Faktor [M1208, M1209]

Reflexion des Fallbeispiels nach ICF

- Würde keine Versorgung mit den Hilfsmitteln und somit keine Anpassung der Umweltfaktoren erfolgen, könnte Herr V. die gewünschte Aktivität nicht durchführen.
- Herr V. könnte nicht mehr an der gemeinsamen Aktivität mit seiner Frau teilhaben.
- Das Fehlen der Freude würde ein Rückzugsverhalten und herausfordernde Verhaltenssymptome begünstigen.
- Es gäbe keine positiven Auswirkungen auf die Motivation.
- Der Lebensalltag würde sich nur noch in der Wohnung abspielen, es käme zu Bewegungsarmut und zum allmählichen Verlust der Mobilität.

Im physiotherapeutischen Prozess erfolgt neben einer systematischen Begutachtung der Körperebene zur genauen Beurteilung der Problemstellung eine Beurteilung der Aktivitäten im Alltag sowie der Teilhabe an Lebenssituationen. Jede Beeinträchtigung einer Körperfunktion und -struktur der betroffenen Person hat Auswirkungen auf ihre Aktivitäten und Teilhabemöglichkeiten. Die umweltbezogenen und personbezogenen Faktoren üben ebenfalls einen Einfluss auf die Gesamtsituation aus.

Um das Teilhabeziel zu erreichen, erfordert dies auf allen Ebenen der ICF ein funktionierendes, aufeinander abgestimmtes Zusammenspiel. Menschen mit Demenz benötigen für die Teilhabe z. B. an familiären und gesellschaftlichen Ereignissen Unterstützung von außen. Erhalten sie diese Unterstützung nicht, werden sie von diesen Lebenssituationen ausgeschlossen. Es kommt zu einem Rückzug und im schlimmsten Fall zu einer völligen Isolation von der Außenwelt (➤ Kap. 15). Die physiotherapeutische Aufgabe besteht darin, Zusammenhänge zu analysieren und entsprechende Maßnahmen einzuleiten, um diesem Rückzug entgegenzuwirken. Die ICF ermöglicht den Blick auf die zentralen Probleme auf der Körperebene sowie auf Ziele, Wünsche und Hoffnungen der Betroffenen und deren betreuenden Angehörigen auf den Ebenen Aktivität und Partizipation.

⚠ **BEACHTE**

Was sagen Betroffene

„Wir wollen, wie alle anderen Menschen auch, am sozialen, kulturellen oder sportlichen Leben teilhaben. Wir wollen Dinge tun, die „normale" Menschen auch tun und lediglich dort ein wenig Unterstützung oder auch Toleranz erfahren, wo uns durch unsere verschiedenen Handicaps Grenzen gesetzt sind" (Rohra und Piest 2012, S. 95 f.).

Vorteile bei der Anwendung der ICF im physiotherapeutischen Prozess mit Menschen mit Demenz

- Die allgemein anerkannte Formulierung der ICF kann die Notwendigkeit der Verordnung belegen und die Zusammenarbeit und Kooperation mit Ärztinnen und Ärzten sowie Versicherungsträgern erleichtern.
- Die Informationen sind strukturiert und auf sinnvolle und leicht zugängliche Art mit anderen Disziplinen und Institutionen kommunizierbar.
- Eine ganzheitliche Betreuung, die körperliche und psychosoziale Bedürfnisse gleichermaßen umfasst, kann erhoben und dokumentiert werden.
- Bedürfnisse und Ressourcen der Betroffenen werden erkannt und dokumentiert.
- Angehörige und betreuende Personen werden in den Betreuungsprozess einbezogen und unterstützen dadurch die gemeinsame Entscheidungsfindung im Hinblick auf die Zielformulierung (Nieland und Simader 2022, S. 94).

19.2 Befunderhebung

Eine **Befunderhebung** stellt für die betroffenen Menschen eine Untersuchungssituation dar. Werden Fragen gestellt, die die Person aufgrund der kognitiven Einbußen nicht beantworten kann, oder Aufgaben gestellt, deren Ausführung nicht gelingt, erzeugt dies unweigerlich eine Stresssituation. Zudem ist die Therapeutin/der Therapeut keine bekannte und vertraute Person. Menschen mit Demenz fühlen sich häufig bei der Begegnung mit fremden Personen überfordert und zeigen dies durch Angst oder Abwehrverhalten (➤ Kap. 12).

19.2.1 Indirekte Befundtechniken

Die Therapeutin/der Therapeut muss sich auf die Komplexität einer Demenzerkrankung einstellen und bereits zu Beginn der Befunderhebung nicht nur die funktionellen Beschwerden, sondern auch die psychische Verfassung der betroffenen Person berücksichtigen. Schwierige Situationen, die heftige Gefühle auslösen, sollten von vornherein umschifft werden. Zeigt die betroffene Person bereits bei der Kontaktaufnahme und der anschließenden Befragung Überforderungssymptome wie Angst und Abwehrverhalten, kann dies einerseits durch das Einholen der expliziten Erlaubnis für geplante Maßnahmen, und andererseits durch die Anwendung von indirekten Befundtechniken vermieden werden (➤ Kap. 18).

PRAXISTIPP

Indirekte Befundtechniken: Beobachten, Zuhören, Berühren

Beobachten:
Durch Beobachten von Mimik, Gestik, Körperhaltung, Atemrhythmus, bewegungsbezogenen Funktionen und Verhaltenssymptomen offenbaren sich Informationen über Körperfunktionen und Körperstrukturen (➤ Kap. 8, ➤ Kap. 12).
Funktionelle Tests wie Gleichgewichts- oder Koordinationstests, Überprüfung der Transfertätigkeit beim Verlassen des Bettes, beim Aufstehen und Hinsetzen auf einen Stuhl können über Beobachtungen bei Alltagsaktivitäten oder bei Bewegungsabläufen wie z. B. beim Treppensteigen oder beim Spiel mit einem Ball beurteilt werden.

Zuhören:
Durch Zuhören bei verbalen Äußerungen offenbaren sich Informationen über Stresserleben und Schmerzen.
Durch Zuhören während des Gesprächs z. B. über die Biografie, Vorlieben und Bedürfnisse, über das Erleben der aktuellen und der vergangenen Lebensgeschichte, über die Gestaltung des Alltags, über Aktivitäten mit Freundinnen/Freunden und mit der Familie erhält man Auskünfte über Aktivitäten und Teilhabe.

Berühren:
Testungen der Körperstrukturen werden in Berührungen wie etwa Massagen oder passive Mobilisationstechniken eingebaut.

Mithilfe von **indirekten Befundtechniken** kann sich die Therapeutin/der Therapeut einen Gesamteindruck von der betroffenen Person verschaffen. Im Gegensatz zum direkten Befund hat die unauffällige Begutachtung den Vorteil, dass die betroffene Person nicht das Gefühl entwickelt, es handle sich hier um eine Untersuchungssituation. So werden Verhaltensreaktionen, die zu einem Behandlungsabbruch führen, vermieden. In einer entspannten Atmosphäre kommen Testergebnisse und Informationen zum Vorschein, die in einer Stresssituation verdeckt bleiben. Häufig sind die indirekten Hinweise entscheidend, um die eigentliche Problematik zu ergründen.

19.2.2 Teilschritte der Befunderhebung

Die **Befunderhebung** bei Menschen mit einer Demenzdiagnose ist sehr vielfältig und komplex. Werden in der Befunderhebung alle ICF-Ebenen berücksichtigt und miteinander in Verbindung gebracht, werden die Zusammenhänge sichtbar. Der physiotherapeutische Befund bei Menschen mit Demenz erfolgt in einzelnen **Teilschritten** (> Abb. 19.3).

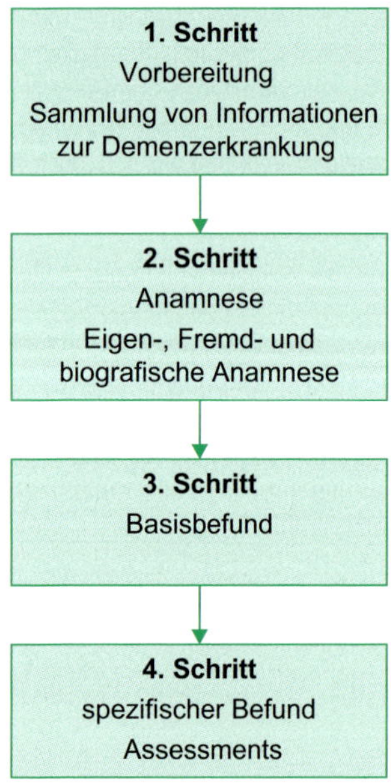

Abb. 19.3 Teilschritte des physiotherapeutischen Befundes [M1208, M1209, L231]

Diese Teilschritte bauen aufeinander auf und bilden jeweils Anhaltspunkte für weitere Maßnahmen. Vorinformationen zur Demenzerkrankung liefern wichtige Hinweise für die Gestaltung der Anamnesebefragung. Der Basisbefund wiederum zeigt mögliche Probleme auf, die durch ein spezifisches Assessment gezielt ermittelt werden. Auf die **Teilschritte der Befundung** wird im Folgenden näher eingegangen.

Schritt 1: Vorbereitung und Sammlung von Vorinformationen

Die Vorbereitung und Sammlung von Vorinformationen erfolgt idealerweise vor der ersten direkten Kontaktaufnahme mit der Patientin/dem Patienten. Dies ermöglicht der Therapeutin/dem Therapeuten, sich auf die Begegnung mit dem Menschen mit Demenz einzustellen, um eine stressfreie Atmosphäre zu gestalten. So kann der Vertrauensaufbau positiv gelingen und der Therapieverlauf von Beginn an zielgerichtet gestaltet werden.

Problemsituation „Demenz als Nebendiagnose"

Da die Schwerpunktaufgabe der Physiotherapie in der Behandlung des Bewegungsapparates liegt, ist eine Demenzerkrankung in den meisten Fällen nicht der Hauptgrund für die ärztliche Überweisung zur Physiotherapie. Selbst wenn es in der Überweisungsdiagnose einen Hinweis auf die Demenzerkrankung gibt, fehlen häufig genauere Informationen zum Schweregrad der Demenz oder zur vorliegenden Demenzform. Erfahrungen aus der Praxis zeigen, dass Diagnosen zur Demenzerkrankung häufig wie folgt lauten: demenzielles Syndrom, Verdacht auf vaskuläre Demenz, fortgeschrittenes demenzielles Zustandsbild, Altersdemenz oder Verwirrtheit.

Fehlen entsprechende Informationen zur Demenzerkrankung vor dem Behandlungsbeginn, so führt das in den meisten Fällen zu einer Stresssituation sowohl für die behandelnde als auch für die betroffene Person. In der Praxis macht sich dies beispielsweise bei der Kontaktaufnahme bemerkbar. Stellt sich heraus, dass die Patientin/der Patient aufgrund von kognitiven Veränderungen wie Orientierungslosigkeit oder Sprachverlust nicht in der Lage ist, auf Fragen adäquat zu antworten, kommt es zu einer Überforderung und zu einem ablehnenden

Verhalten. Informationen zur Befunderstellung können in diesem Fall oft nur teilweise oder fehlerhaft erhoben werde. Der weitere Therapieverlauf wird von Beginn an ungünstig beeinflusst.

⚠ BEACHTE

Demenz als Nebendiagnose

Um der Problemsituation „Demenz als Nebendiagnose" vorzubeugen, ist es hilfreich, auf diese Situation vorbereitet zu sein ist. Die Erfahrung aus der Praxis zeigt: Je mehr Informationen im Vorfeld gesammelt werden können, desto besser gelingen der Erstkontakt und der Vertrauensaufbau zur betroffenen Person.

Fragen zu Vorinformationen über eine Demenzerkrankung

Findet die physiotherapeutische Behandlung in einem Krankenhaus, einer Rehabilitationseinrichtung oder einem Pflegeheim statt, stehen der Therapeutin/dem Therapeuten in der Regel Informationen aus den Krankenakten zur Verfügung. Zudem werden im interdisziplinären Austausch mit anderen Berufsgruppen entsprechende Informationen eingeholt.

Findet die physiotherapeutische Behandlung im häuslichen Umfeld statt, gestalten sich der Zugang zu Krankenakten und der Austausch mit anderen Berufsgruppen meist schwierig. In erster Linie stellt hier die überweisende Ärztin/der überweisende Arzt alle krankheitsrelevanten Informationen zur Verfügung. Der Kontakt mit der Ärztin/dem Arzt erfolgt meist telefonisch, da der direkte Kontakt einen hohen Zeitaufwand in Anspruch nehmen würde.

Die betreuenden und pflegenden Personen aus dem nahen Umfeld des Menschen mit Demenz sind ebenfalls wichtige Ansprechpersonen. Diese Personen sind in der Regel keine fachlichen Experten. Deshalb empfiehlt es sich, die Befragung sehr einfach zu gestalten.

Die Fragen zur Klärung einer Demenzdiagnose orientieren sich am **ABC-Modell** (➤ Abb. 19.4). Dieses Modell dient als Orientierungshilfe für eine systematische Vorbereitung zur Informationssammlung (➤ Kap. 1). Inhaltlich richten sich die Informationen auf die für die physiotherapeutische Behandlung relevanten Merkmale der Demenzerkrankung.

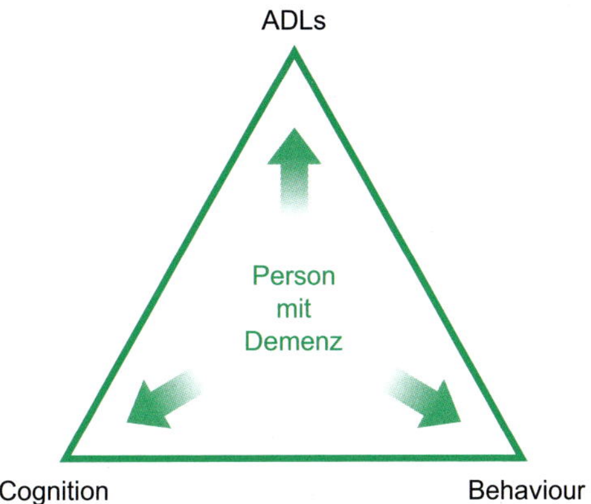

Abb. 19.4 ABC-Modell [M1208, M1209, L231]

PRAXISTIPP

Fragen zu A = ADLs (activities of daily living): Aktivitäten des täglichen Lebens

- Welche Alltagsaktivitäten und gesellschaftlichen Aktivitäten werden durchgeführt?
- Verlässt die betroffene Person noch die Wohnung für Aktivitäten außer Haus?
- Wie gestaltet die betroffene Person ihre Aktivitäten?
- Kann sie die ADLs selbstständig und ohne Hilfestellung ausführen?
- Benötigt sie für einzelne Aktivitäten eine Hilfestellung? Bei welchen Tätigkeiten ist eine Hilfestellung notwendig? Warum und in welchem Ausmaß ist eine Hilfestellung nötig?
- Besteht eine völlige Unselbstständigkeit? Wer unterstützt die betroffene Person mit welchem Aufwand?

Antworten auf diese Fragen beinhalten bereits erste Informationen zu einem möglichen Gesundheitsproblem der betroffenen Person. Obwohl die Fragen auf die Aktivitäten des täglichen Lebens gerichtet sind, können Wechselwirkungen auf der Körper- und der Partizipationsebene erfolgen (➤ Abb. 19.1).

PRAXISTIPP

Fragen zu B = Behaviour (Verhalten): soziale und emotionale Interaktionen

- Gibt es schwierige *Situationen,* in denen sich die betroffene Person nicht wohlfühlt und mit einem ablehnenden Verhalten reagiert?
- Wie reagiert das Umfeld in schwierigen Verhaltenssituationen?

- Mit *welchem Verhalten* zeigt die betroffene Person *Unbehagen oder Ablehnung?*
- Mit welchem Verhalten zeigt die betroffene Person, dass es ihr gut geht?

Bei den Fragen zum Verhalten ist es hilfreich, typische Verhaltensweisen zu erfassen, mit denen die Person auf Unbehagen reagiert. Diese können etwa Angst, Rückzug, Schreien, Aggressionen oder Abwehrverhalten sein. So ist ein sensibles Einfühlen und Beachten erster Anzeichen möglich. Die Antworten auf diese Fragen liefern einen ersten Eindruck von der Sichtweise außenstehender Personen. Sie sind jedoch keine Garantie dafür, dass diese Beschreibungen mit dem Bild, das sich die Therapeutin/der Therapeut in weiterer Folge im direkten Kontakt mit der betroffenen Person macht, übereinstimmen.

PRAXISTIPP

Fragen zu C = Cognition (Kognition): Orientierung, Kommunikation, Erinnerungsvermögen

- Ist die betroffene Person zu Ort, Zeit, Person und Situation orientiert?
- Wie gestalten sich Sprache und Kommunikation: Spricht die betroffene Person wenig oder gar nicht mehr? Versteht sie Gesprächsinhalte?
- Kann sich die Person noch gut erinnern oder vergisst sie Informationen sehr rasch?

Fragen zur Kognition betreffen in der Kürze die Orientierung, die Sprache und das Gedächtnis. Ist eine Person aufgrund von kognitiven Defiziten nicht mehr in der Lage, den Alltag selbstständig zu bewältigen, fällt dies meist nahestehenden Menschen auf. Die Antworten auf diese Fragen liefern in der Regel Hinweise auf eine bestehende Demenzerkrankung.

Schritt 2: Eigenanamnese, Fremdanamnese und biografische Anamnese

Der Begriff *Anamnese* entstand aus den altgriechischen Wörtern „aná“ (auf) und „mnémē“ (Erinnerung, Gedächtnis). Die Anamnese beschreibt die Krankengeschichte aus der Sicht der Patientin/des Patienten (Reimann 2008, S.42).

In der Anamnese verschafft sich die Therapeutin/der Therapeut einen Überblick über den aktuellen Gesundheitszustand der Patientin/des Patienten. Die Erfassung der Krankengeschichte orientiert sich am ICF-Modell. Es werden Informationen aus unterschiedlichen Quellen wie z. B. aus den Krankenakten, aus Eigen- und Fremdbefragungen, aus Informationen der überweisenden Ärztinnen und Ärzte, des Pflegeteams und weiteren medizinischen Disziplinen ermittelt.

Ist bei einer Demenz die kognitive Fähigkeit des „sich Erinnerns“ beeinträchtigt, ist es oft nicht mehr möglich, die Krankheitsgeschichte aus Sicht der betroffenen Person zu erheben. Wichtige Auskünfte über die Krankengeschichte werden entweder verfälscht, nicht mehr zur Gänze wiedergegeben oder fehlen vollständig.

⚠ BEACHTE

Was sagen Betroffene?

„Manchmal bezieht sich meine Antwort nicht direkt auf das soeben Gesagte, weil ich vergeblich nach der notwendigen Information suche und deshalb die Antwort nicht entsprechend formulieren kann" (Taylor 2011, S.164).

Um der lückenhaften oder verzerrten Schilderung der Krankengeschichte entgegenzuwirken, wird in der Anamnese eine nahestehende Bezugsperson einbezogen. Mithilfe dieser **Fremdanamnese** können bei Menschen mit Gedächtnisverlust wichtige Informationen zu gesundheitlichen Problemen und Risikofaktoren sowie zur Krankengeschichte erhoben werden.

Eigen- und Fremdanamnese: Was ist zu beachten?

Stresssituationen vermeiden

Die Anamneseerhebung mit der betroffenen Person beginnt bei der ersten Kontaktaufnahme. Von Beginn an ist darauf zu achten, dass vorhandene Stressquellen so gut wie möglich reduziert und vermieden werden. Je stressfreier dieser Schritt durchgeführt wird, desto mehr Vertrauen kann der Mensch mit Demenz für nachfolgende Maßnahmen aufbauen und desto offener wird er auf Fragen eingehen. Eine stressfreie Atmosphäre entsteht durch Ruhe, Offenheit, Unvoreingenommenheit und eine empathische Grundhaltung (➤ Kap .7).

Coping-Strategien erkennen

Mithilfe der Eigen- und Fremdanamnese erhält man Eindrücke zur Krankheitsverarbeitung und zu den Coping-Strategien (➤ Kap. 5.4). Werden emotions- oder problemorientierte Coping-Strategien sichtbar, können daraus Rückschlüsse auf Ressourcen oder Bedürfnisse gezogen werden.

Die Fremdanamnese im Beisein des betroffenen Menschen wertschätzend gestalten

Findet die Befragung einer dritten Person in Anwesenheit des Menschen mit Demenz statt, ist besonders darauf zu achten, dass diese Gespräche die Würde des Betroffenen nicht verletzen. Werden konflikthaltige und problematische Themen angesprochen, spürt dies der Mensch mit Demenz, auch wenn der Inhalt oft nicht verstanden wird, und fühlt sich ausgegrenzt und verunsichert. Häufig geschieht das in Situationen, in denen sich die betreuenden Personen hilflos und überlastet fühlen. Im Gespräch mit der Therapeutin/dem Therapeuten verleihen sie ihrer Überforderung Ausdruck oder suchen einfach nur Hilfe und Zuspruch.

⚠ **BEACHTE**

Problematische Aussagen in Anwesenheit Betroffener

„Wirklich: Mit Papa stimmt etwas nicht. Er ist zu empfindlich, wir haben ihn doch nie kritisiert" (Taylor 2011, S.189).

„Es gibt nichts Schlimmeres, als den Verstand zu verlieren. Zum Glück bekommt Mutter das nicht mit – oder?" (Schützendorf und Dannecker 2008, S.36).

Diese Aussagen drücken zwar die schwierige Situation der Angehörigen aus, sind aber für die betroffene Person sehr verletzend. Besteht eine konflikthaltige Situation zwischen Angehörigen und Betroffenen, werden diese Themen nicht in Anwesenheit des Menschen mit Demenz besprochen.

Biografische Anamnese

Eine wertvolle Informationsquelle, die alle Ebenen des bio-psycho-sozialen Modells berücksichtigt, stellt die Erhebung der **Biografie** dar. Die **biografische Anamnese** umfasst die Lebensgeschichte des Menschen mit Demenz. Informationen über die vergangene und aktuelle Lebensgeschichte machen Zusammenhänge sichtbar und ermöglichen es, herausforderndes Verhalten besser zu verstehen. Sie erlauben Rückschlüsse auf verborgene Bedürfnisse und Ressourcen. Das Gespräch über positiv besetzte Erinnerungen unterstützt die Motivation und den Vertrauensaufbau zu Beginn und während des gesamten Therapieprozesses (➤ Kap. 11).

Schritt 3: Basisbefund

Der **Basisbefund** baut auf den erhobenen Informationen aus der Anamnese auf. Der Basisbefund gibt vorerst Orientierung und einen Überblick über den Gesundheitszustand und die Hauptproblematik der Person mit Demenz. Diese Befundergebnisse stellen in der Regel die Ausgangslage für die weiterführende spezifische Befunderhebung dar. Weist die Auswertung der Befundergebnisse beispielsweise auf eine Problematik der Körperfunktion „Gehen" hin, wird dieses Problem mit einem weiterführenden spezifischen Befund, z. B. einem Sturzassessment, näher untersucht.

Folgende Informationen werden im Basisbefund erhoben. Sie sind Richtlinien und werden entsprechend der individuellen Situation angepasst und ergänzt:

PRAXISTIPP

Basisbefund: Wesentliche Fragen, die beantwortet werden sollten

Ebene Körperstruktur und Körperfunktion:

- In welchem Gesundheits- und Mobilitätsstatus befindet sich die betroffene Person (➤ Kap. 13, ➤ Kap. 15)?
- Welche Zusatzdiagnosen sind für den Therapieverlauf relevant? Besteht eine Multimorbidität oder ein Bewegungsmangel (➤ Kap. 13.2)?
- Bei hochaltrigen Personen: Inwieweit beeinflusst Frailty den Gesundheitszustand (➤ Kap. 14)?
- Besteht ein akutes oder chronisches Schmerzgeschehen (➤ Kap. 17)?
- Gab es vorangegangene Stürze oder besteht eine erhöhte Sturzgefahr (➤ Kap. 16)?
- Wie ist die Krankheit bisher verlaufen? Seit wann besteht die Problematik?
- Ist eine Weiterleitung bzw. die Einbeziehung spezieller Fachkräfte der Logopädie, Ergotherapie, Diätologie oder der Pflege angezeigt?

Ebene der Aktivität und Teilhabe:
- Welche Ressourcen und Bedürfnisse sind erkennbar (➤ Kap. 5.1, ➤ Kap. 18 und ➤ Kap. 9.5)?
- Welche Aktivitäten werden im Haus und außer Haus durchgeführt und in welchem Ausmaß?
- Bei welchen Aktivitäten ist wieviel Hilfestellung notwendig?
- In welchen Bereichen und in welchem Ausmaß erfolgt eine Teilhabe am gesellschaftlichen Leben?
- Welche Aktivitäten/soziale Teilhabe wären/waren der betroffenen Person wichtig?

Ebene der Kontextfaktoren (umweltbezogen/personenbezogen):
- Welche Motivationsfaktoren sind erkennbar (➤ Kap. 9)?
- Welche Verhaltenssymptomatik ist erkennbar (➤ Kap. 5.2)?
- Fühlt sich die Patientin/der Patient überfordert?
- Welche Hilfsmittel sind vorhanden und zusätzlich nötig?
- Welche Rolle und Aufgabe übernehmen betreuende Personen und Angehörige?

Schritt 4: Spezifischer Befund

Sobald die Analyse des Basisbefundes abgeschlossen ist, entscheidet die Therapeutin/der Therapeut, welche Aspekte in spezifischen Tests genauer untersucht werden. Die Verwendung von Assessment-Instrumenten ist für eine standardisierte Beurteilung und Qualität im physiotherapeutischen Prozess für Menschen mit Demenz zentral. Diese Untersuchungsverfahren vermitteln ein eindeutiges Bild des aktuellen Zustandes der Patientin/des Patienten und können Informationen aufdecken, die in der Anamnese und im Basisbefund noch nicht sichtbar geworden sind. Die Ergebnisse dieser spezifischen Testverfahren dienen unter anderem dazu, objektive Ausgangswerte zu etablieren, anhand derer die Ergebnisse der Maßnahmen und Interventionen in Form von Veränderungen dargestellt werden können (Kisner und Colby 2010, S.18).

In den verschiedenen Themenkapiteln zu Mobilität, Schmerz, Frailty, Sturz etc. wurden bereits Empfehlungen zu einzelnen Testinstrumenten definiert. Es würde den Rahmen dieses Buches sprengen, die vielen Instrumente zu beschreiben, die in den unterschiedlichen physiotherapeutischen Behandlungsbereichen bei Menschen mit Demenz (wie etwa in der Orthopädie, Inneren Medizin, Unfallchirurgie, Neurologie) zur Anwendung kommen. Weiterführende Informationen entnehmen Sie bitte der Fachliteratur.

⚠ **BEACHTE**

Argumente und Richtlinien zur Auswahl spezifischer Testinstrumente

- Die Auswahl der Assessments orientiert sich am Schweregrad der Demenz: Für schwer beeinträchtigte Patientinnen und Patienten kommen einfache Ratingskalen und Statusbewertungen zum Einsatz. Für leicht bis mittelgradig erkrankte Personen kommen entsprechend komplexere Assessmentverfahren zum Einsatz.
- Es sind nur solche Testverfahren sinnvoll, die genaue Resultate zu den bisher identifizierten Problemen liefern.
- Eine gründliche Untersuchung der bestehenden Problematik hilft der Therapeutin/dem Therapeuten, eine individuelle Auswahl der am besten geeigneten Maßnahmen und Interventionen zu treffen.
- Die Auswertungen sollten einen Rehabilitationsbedarf darstellen; vorhandene Ressourcen sollten sichtbar werden, um daraus ein realistisches und für die betroffene Person relevantes Ziel ableiten zu können.
- Erkenntnisse aus Assessments fördern zudem die interdisziplinäre und interprofessionelle Zusammenarbeit. Sie können als Argumentationshilfe im Rahmen von Fallbesprechungen als geeignete Instrumente für Empfehlungen und Richtlinien eingesetzt werden (Fröhlich 2019).

19.3 Zielformulierung

Erst die Zusammenschau von Ressourcen und Schwächen und der Abgleich von aktuellen Bedürfnissen, Interessen und Wünschen der Person mit Demenz und deren Angehörigen weisen der Therapeutin/dem Therapeuten den Weg zur Formulierung eines individuellen Therapieziels. Ziele werden auf der Grundlage der ICF erhoben. Bei zunehmender Demenz ist es hilfreich und notwendig, Angehörige und Betreuungspersonen in die Zielformulierung einzubeziehen.

Rehabilitationsziele und Prognose

Die Komplexität der Demenzsymptomatik stellt auch erfahrene Therapeutinnen und Therapeuten bei der Stellung einer genauen Prognose vor eine große Herausforderung. Da der Verlauf einer Demenzerkrankung nicht voraussehbar ist und bei hochbetagten Menschen altersassoziierte Leistungseinbußen und Multimorbidität einen Einfluss auf Veränderungen am Bewegungsapparat ausüben, bedarf es einer laufenden Anpassung an die aktuelle Situation. Die Genauigkeit der Prognose hängt unter anderem von der Fähigkeit der Therapeutin/des Therapeuten ab, klinische Entscheidungen zu treffen. Diese Fähigkeit basiert auf Aspekten wie Vertrautheit mit der körperlichen Verfassung der betroffenen Person, Erfahrung mit der Behandlung von Patientinnen und Patienten mit vergleichbaren Beeinträchtigungen, Wissen um die Effizienz von Tests, Messungen, physiotherapeutischen Maßnahmen und Interventionen (Kisner und Colby 2010, S. 22).

Faktoren, die die Prognose und die Zielerreichung beeinflussen

Die Erstellung einer Prognose und das Erreichen eines Therapiezieles bei Menschen mit Demenz hängt von vielen Faktoren ab:

- Komplexität der Demenzerkrankung, Schweregrad und Demenzform
- Allgemeiner Gesundheitszustand der betroffenen Person
- Begleiterkrankungen und Risikofaktoren
- Motivation und Coping-Strategien der Betroffenen und betreuenden Personen (➤ Kap. 5.4 und ➤ Kap. 9)
- Ausmaß der physischen, emotionalen und sozialen Unterstützung aus dem Umfeld
- Zeitpunkt, Häufigkeit und Dauer der Behandlung
- Zeitgerechte Zuweisung zur Therapie

Weitere Faktoren, die beachtet werden müssen, um die Evidenz, Wirksamkeit und Sicherheit der Behandlung zu gewähren, sind:

- Behandlungsort und Umgebungssituation: vertraute oder fremde Umgebung, zu Hause, im Krankenhaus, in einer Lang- oder Kurzzeitpflegeeinrichtung oder in einer Rehabilitationseinrichtung
- Zugang zu Expertinnen/Experten anderer therapeutischer Berufsgruppen wie Ergotherapie, Logopädie, Musiktherapie oder klinische Neuropsychologie
- Compliance der Angehörigen und anderer betreuender Personen
- Flexibilität der Physiotherapeutin/des Physiotherapeuten bei der Anpassung des Behandlungsplans an Veränderungen, z. B. bei
  - Veränderung des Behandlungsortes, z. B. Einzug in ein Pflegeheim, Entlassung aus dem Krankenhaus, palliative Prognose
  - Veränderung der sozialen Struktur wie etwa Verlust eines betreuenden Angehörigen durch Tod
  - Wechsel der 24-Stundenbetreuung, Wechsel einer vertrauten Bezugsperson, dauerhafter Wechsel von Bezugspersonen, z. B. in einer Pflegeeinrichtung

Rehabilitationsziele im Sinne der ICF

Physiotherapeutinnen und Physiotherapeuten orientieren sich in der Zielformulierung im Sinne der ICF wie folgt:

MERKE

Definition Rehabilitationsziel

„Ziel ist es, Schädigungen, Funktionsstörungen, Fähigkeitsstörungen und die Beeinträchtigung der Teilhabe zu beseitigen, zu verbessern oder hintanzuhalten" (Reiter et al. 2020).

Im Rehabilitationsplan gemäß Reiter (2020) sind die allgemeinen Zielsetzungen im Sinne der ICF-Klassifikation festgelegt. Die nachfolgenden Beispiele bilden Schwerpunktziele in der physiotherapeutischen Behandlung von Menschen mit Demenz ab (Reiter et al. 2020).

Ziele bei Funktionsstörungen

Ziel ist die Verbesserung

- von Muskel- und Gelenkfunktionen (Koordination, Muskelkraft, Muskelausdauer etc.),
- der kardiopulmonalen Belastbarkeit,
- der Schmerzsymptomatik.

Ziele bei Fähigkeitsstörungen

Ziel ist die Vermeidung, Beseitigung oder Verbesserung in den folgenden Bereichen:

- Selbstständigkeit und Selbstversorgung

- Mobilität
- Beweglichkeit
- Geschicklichkeit, z. B. in der Feinmotorik
- Krankheitsbewältigung, z. B. Verminderung von Ängstlichkeit und Depressivität
- Verminderung von chronischen Schmerzzuständen und Stress

Ziele bei beeinträchtigter Teilhabe

Ziel ist es, drohende oder bereits manifeste Beeinträchtigungen zu vermeiden oder zu mildern, und zwar insbesondere in folgenden Bereichen:

- Physische Unabhängigkeit
- Mobilität (Fortbewegung in der Umgebung)
- Beschäftigung
- Soziale Integration/Reintegration
- Soziale Kompetenz
- Orientierung etc.

Ziele in Bezug auf Kontextfaktoren

Ziel ist es, Umweltbedingungen so weit wie möglich an verbleibende Fähigkeitsstörungen und Beeinträchtigungen anzupassen. Dazu zählen Wohnungsanpassung, persönliche Ausstattung mit Mobilitätshilfen und technischen Hilfen. Um die Rehabilitationsziele zu erreichen, sind die Bezugspersonen nach Möglichkeit einzubeziehen (Reiter et al. 2020).

Ziele auf den unterschiedlichen Ebenen der ICF werden nach der Erhebung priorisiert und bilden in weiterer Folge die Ausgangslage für entsprechende Maßnahmen und Interventionen, die zur Zielerreichung führen sollen.

Zielformulierung bei fortgeschrittener Demenz

Je weiter fortgeschritten die Demenzerkrankung ist, desto schwieriger wird es für Betroffene, eigene Ziele zu formulieren. In diesem Fall übernimmt die Therapeutin/der Therapeut die stellvertretende Aufgabe der Zielformulierung. Die Zielformulierung muss „patientenorientiert" gestaltet werden. Dies setzt voraus, dass Bedürfnisse und Ressourcen der Person mit Demenz berücksichtigt werden.

Erfolgt die Zielformulierung unter Einbindung betreuender Personen, ist zu bedenken, dass diese Personen in der Regel keine Expertinnen/Experten sind. Diese Personen können jedoch mit zusätzlichen Informationen die Zielformulierung unterstützen. Besonders hilfreich ist es, diese Personen von Beginn an in die Entscheidungsfindung einzubeziehen.

Folgende Fragen unterstützen die Zielformulierung von betreuenden Personen und lassen deren Erwartungen erkennen:

PRAXISTIPP

Einbezug Betreuender in die Zielformulierung

- Welche Aktivitäten sind Ihnen besonders wichtig – zu Hause oder außer Haus?
- Bei welchen Aktivitäten oder Tätigkeiten mit der betroffenen Person haben Sie die größten Probleme?
- Wobei brauchen Sie Unterstützung?
- Welche gemeinsamen Alltags- und Freizeitaktivitäten möchten Sie wiedererlangen oder weiterhin beibehalten?
- Wobei soll Ihnen die Physiotherapie helfen?

Die Praxiserfahrung zeigt, dass die Zielformulierung Angehöriger und betreuender Personen sehr häufig Wünsche und Erwartungen beinhaltet, die aus fachlicher Sicht der Physiotherapie nicht erfüllt werden können. Werden diese Personen in den Therapieprozess integriert, kann es gelingen, unrealistische Wünsche und Hoffnungen schrittweise abzubauen. Das Einbeziehen in den Therapieprozess erfordert von der Therapeutin/dem Therapeuten ein hohes Maß an pädagogischen Fähigkeiten und reicht von der Einladung zur Teilnahme während der Behandlung bis hin zu Informations- und Aufklärungsgesprächen. Dabei werden Zusammenhänge kognitiver Beeinträchtigungen mit Funktions- und Fähigkeitseinschränkungen erklärt.

Es ist auch hilfreich zu schildern, warum bestimmte Ziele im Vordergrund stehen und welche Ziele nicht realistisch sind. Dies fördert die Entwicklung von Verständnis für den Menschen mit Demenz (➤ Kap. 21 und ➤ Kap. 22).

⚠ BEACHTE

Zielformulierung bei fortgeschrittener Demenz

Besonders im fortgeschrittenen Stadium der Demenz und bei hochbetagten Menschen ist aufgrund der komplexen Beeinträchtigungen oftmals keine Verbesserung oder Beseitigung verlorener Funktions- und Fähigkeitsstörungen möglich. Hier liegt das Hauptaugenmerk des Behandlungszieles auf der bestmöglichen Erhaltung der

Selbstständigkeit und der Reduktion von Pflegebedürftigkeit. Die Erhaltung der Teilhabe am bisherigen Leben steht im Zentrum der Zielformulierung.

Die Praxiserfahrung zeigt, dass besonders bei Menschen mit schwergradiger Demenz die Sinnhaftigkeit einer physiotherapeutischen Behandlung in Frage gestellt oder erst gar nicht in Erwägung gezogen wird. Dieser Zweifel nährt sich aus mehreren Quellen: Die Gesellschaft blickt vorrangig auf ein negatives und defizitorientiertes Bild der Demenzerkrankung. Demenz wird als eine nicht aufhaltbare Abwärtsspirale wahrgenommen.

⚠ **BEACHTE**

Sinnhaftigkeit der Physiotherapie bei Menschen mit Demenz

Die Tatsache, dass Demenz nicht heilbar ist, ruft in der medizinisch-therapeutischen Welt ein Gefühl des „nichts mehr bewirken Könnens" hervor. Um dieser Haltung entgegenzuwirken, ist es besonders wichtig, realistische Ziele zu formulieren, die durch entsprechende Maßnahmen und Interventionen erreicht werden können.

Um Menschen mit Demenz den Zugang zu einer bedarfs- und zeitgerechten Physiotherapie zu ermöglichen, muss seitens der Physiotherapeutinnen und Physiotherapeuten viel Aufklärungsarbeit geleistet werden. Der Nutzen einer Physiotherapie bei Menschen mit Demenz muss sowohl bei den Betroffenen und deren Angehörigen als auch bei Gesundheitsdienstleistern bekannt gemacht werden (Fröhlich 2018, S. 20f)

19.4 Behandlungsplanung und Behandlungsgestaltung

Die gewonnenen Informationen aus der Befunderstellung und die daraus abgeleiteten Therapieziele bilden die Grundlage für den **Behandlungsplan.** Befundergebnisse werden interpretiert, Behandlungsmaßnahmen und -interventionen ausgewählt und anhand der Planung durchgeführt (Ebelt-Paprotny und Preis 2012, S. 20).

Fallbeispiel

Befunderstellung

Der bereits vorgestellte 82-jährige Herr V., der nach einem Sturz eine Schenkelhalsfraktur erlitt, möchte nach der Krankenhausentlassung gerne wieder in den Garten gehen. Allerdings wird im Rahmen der Befunderstellung eine Gangunsicherheit aufgrund einer Schmerzsymptomatik sowie einer Sturzangst festgestellt. Besonders problematisch ist der Transfer von der Liegeposition in den Sitz und in den Stand. Im Gespräch mit der Ehefrau stellt sich heraus, dass diese sehr bemüht ist, ihrem Mann zu helfen. Sie erzählt jedoch, dass sie große Schwierigkeiten hat, ihrem Mann beim Transfer aus dem Bett zu helfen. Das ist auch der Grund, weshalb er die meiste Zeit im Bett liegt. Die Gattin lebt mit ihrem Mann zwar alleine in der Wohnung, jedoch bekommt sie regelmäßig von ihrer Tochter Besuch, die sie unterstützt und auch in der Therapiestunde anwesend ist.

Behandlungsplan

Aus diesen Befundergebnissen ergibt sich, dass ein sinnvoller und realistischer Behandlungsplan einen wöchentlichen Physio-Termin und ein regelmäßiges Übungsprogramm, das durch die Kooperationsbereitschaft der Familienmitglieder gewährleistet wird, beinhaltet.
Gemeinsam mit den Angehörigen wird als Therapieziel das Erreichen eines sicheren Transfers und die Sicherheit beim Gehen angestrebt. Die physiotherapeutischen Behandlungsmaßnahmen beinhalten eine Schmerzbehandlung sowie Übungen für Kraft, Gleichgewicht und Koordination, um eine sichere Gehfähigkeit zu erlangen. Ein besonderes Augenmerk liegt auf der Sturzangst des Patienten. Das tägliche Übungsprogramm zur Verbesserung der Gehfähigkeit umfasst ein Gehtraining mit Rollator und ein Transfertraining in allen Komponenten – vom Liegen zum Querbettsitz und zum Stand. Um ein sicheres Gehen in der Wohnung zu ermöglichen, werden mit Einverständnis der Angehörigen Hindernisse wie Teppiche und Gegenstände aus dem Weg geräumt. Die Angehörigen werden unter supervisorischer

Anleitung mit dem Handling bei den Transfertätigkeiten vertraut gemacht.

Verlaufskontrolle

Die Verlaufskontrolle ermöglicht eine zeitgerechte Anpassung des Behandlungsplanes. Im Falle von Herrn V. konnte innerhalb kürzester Zeit eine Verbesserung der Gehfähigkeit und der Sturzangst innerhalb der Wohnung erlangt werden. Beim Transfer benötigte er bald nur noch eine geringe Hilfestellung, die die Gattin alleine übernehmen konnte. Herr V. verbrachte somit die meiste Zeit des Tages außerhalb des Bettes. Das Gehtraining wurde daraufhin durch ein Outdoortraining erweitert. Auch hier wurden die Angehörigen eingebunden, um entsprechende Vorsichtsmaßnahmen und Hilfestellungen in diesem Bereich zu erlernen. Da Herr V. mit seiner Gattin gerne wieder den Garten besuchen wollte, wurde die Anschaffung eines Rollstuhles als zusätzliches Hilfsmittel für diese Aktivität in die Wege geleitet. Mit dem Instruieren des Rollstuhlhandlings konnte die Physiotherapie abgeschlossen werden. Das Therapieziel wurde erreicht.

Die Behandlung von Menschen mit Demenz erfordert in den einzelnen Teilschritten des physiotherapeutischen Prozesses spezifische Methoden und Maßnahmen. Die klassische Vorgehensweise dient als Grundlage und wird im Hinblick auf die Komplexität der Demenzerkrankung modifiziert. Dies stellt die Voraussetzung dar, um die physiotherapeutische Behandlung wirksam und sicher zu gestalten. Der Mensch mit Demenz wird durch diese Vorgehensweise ganzheitlich wahrgenommen. Dadurch ist es möglich, nicht nur seine Funktionalität, sondern auch seine Teilhabe am Leben und damit die gesundheitsbezogene Lebensqualität zu unterstützen.

KAPITEL

20 Multimodaler Therapieansatz

Die Demenzerkrankung ist gekennzeichnet von einem progredienten Verlauf und einer Vielfältigkeit an Symptomen in Abhängigkeit vom Schweregrad und der Demenzform. In der physiotherapeutischen Behandlung von Menschen mit Demenz wird nicht nur dem Unterschied hinsichtlich Symptomatik und Verlauf der Erkrankung Rechnung getragen. Es ist auch zu berücksichtigen, dass die Ausprägungen von Beeinträchtigungen und Ressourcen innerhalb der einzelnen Demenzformen heterogen sind. Um dem Leistungsstand der Patientin/des Patienten gerecht zu werden, erfolgt in der Konzeption passender Therapiemaßnahmen und -interventionen sinnvollerweise eine individuelle Anpassung an die Ressourcen der betroffenen Person. Bedenkt man diese Aspekte, ist die logische Schlussfolgerung, dass es **kein einheitliches Behandlungskonzept** geben kann. Um die physiotherapeutische Behandlung von Menschen mit Demenz effektiv zu gestalten, ist deshalb ein individueller Zugang unumgänglich. Hier bietet ein **multimodaler Therapieansatz** mit unterschiedlichen Komponenten einen besonderen Vorteil. Das Trainingsprogramm kann je nach Defiziten, Ressourcen sowie angestrebten Therapiezielen individuell zusammengestellt werden.

MERKE

Multimodaler Ansatz

Ein multimodales Behandlungsprogramm ergänzt die physiotherapeutische Behandlung auf der Körperebene mit zusätzlichen Anforderungen anderer Komponenten wie etwa Kognition oder soziale Reize. Das Programm wird an die individuellen Bedürfnisse, Ressourcen und Beeinträchtigungen der betroffenen Person angepasst.

Studien zeigen, dass multimodale Ansätze bessere Behandlungseffekte ermöglichen als unimodale Therapieansätze. Empfehlungen für multimodale Interventionen wurden in einer Übersichtsarbeit von Olazarán et al. (2010) vorgestellt. Es konnte eine Verbesserung hinsichtlich kognitiver und alltagspraktischer Fähigkeiten von Menschen mit Demenz bestätigt werden.

Die von Graessel et al. (2011) entwickelte Mehrkomponententherapie mit motorischer, kognitiver und alltagspraktischer Förderung sowie einer sozialen Einstimmung konnte ebenfalls eine positive Wirksamkeit zeigen. Es kam zu einer Verbesserung der alltagspraktischen Fähigkeiten, der Gedächtnis- und Denkfähigkeit sowie zu einer verbesserten Stimmung durch Verminderung der Depressivität und des herausfordernden Verhaltens.

Multimodaler Ansatz in der Einzel- und Gruppentherapie

Der von der Autorin Fröhlich praktizierte **multimodale Ansatz in der Physiotherapie** ergänzt die klassischen physiotherapeutischen Maßnahmen mit kognitiven und sozialen Komponenten. Die Auswahl der verschiedenen Komponenten orientiert sich am individuellen Leistungsniveau sowie an den Ressourcen und Bedürfnissen der Patientinnen und Patienten.

Der multimodale Ansatz findet sowohl in der **Gruppentherapie** als auch in der **Einzeltherapie** eine Anwendungsmöglichkeit. Die Gruppentherapie fördert insbesondere die soziale Komponente. Bei der Auswahl der Teilnehmerinnen und Teilnehmer wird auf die sozialen und kognitiven Ressourcen geachtet. Diese sollten keine zu großen Differenzen hinsichtlich Sprachfähigkeit, Orientierung, Aufmerksamkeit, Gedächtnis und Sozialkompetenz aufweisen.

In der Einzeltherapie wird die soziale Kompetenz in der zwischenmenschlichen Begegnung und in der Kommunikation mit der Therapeutin/dem Therapeuten und gegebenenfalls mit den betreuenden Personen und Angehörigen gefördert.

20.1 Therapieelemente zur Unterstützung des multimodalen Therapieansatzes

Therapieelemente wie Materialien, Spiele, Musik und Tanz eröffnen der Physiotherapie viele Möglichkeiten, um die motorischen, kognitiven und sozialen Fähigkeiten von Menschen mit Demenz zu fördern.

20.1.1 Der Einsatz von Therapiematerialien

Die Bezeichnung „**Therapiematerial**" wird an dieser Stelle als Sammelbegriff für Alltagsmaterialien, Alltagsgegenstände, Naturmaterialien, Gegenstände und Geräte aus der Bewegungs- und Sportbiografie sowie für die Umgebungssituation im In- und Outdoorbereich verwendet.

Materialien und Gegenstände spielen eine besondere Rolle in der Förderung kognitiver und sozialer Komponenten. Sie weisen unterschiedliche Eigenschaften und Aufforderungscharaktere auf. Materialien und Gegenstände

- sind meist vertraut, lösen Erinnerungen aus, aktivieren das Gedächtnis und fördern die Kommunikation,
- regen zu Bewegungen an und fördern die Motivation,
- fördern Aktivitäten, die Experimentierfreude und die Kreativität,
- aktivieren die Sinne,
- bringen Ressourcen zum Vorschein und vermitteln das Gefühl der Selbstkompetenz,
- lassen ein lebendiges und aktives Miteinander in der Einzel- und Gruppentherapie entstehen.

Jedes Material aktiviert aufgrund der äußeren Struktur, z. B. Oberfläche, Form, Farbe, Gewicht, Konsistenz, Geruch oder Temperatur, die Sinne und fördert die sensomotorische Wahrnehmung. Jeder Gegenstand ist für einen bestimmten Zweck erzeugt worden und besitzt somit einen Aufforderungscharakter zu bestimmten Handlungen und Aktivitäten. Ein Gegenstand kann Erinnerungen, Gefühle und Assoziationen hervorrufen (Pinter-Theiss 1997; Eisenburger, Gstöttner, Zak 2013). Diese Eigenschaften der ausgewählten Materialen werden dazu genutzt, Therapiemaßnahmen gezielt zu unterstützen.

20

Fallbeispiel

Multimodale Aspekte in der Gruppentherapie für Menschen mit mittelgradiger Demenz

Zu Beginn der Stunde erfolgt die persönliche Begrüßung der einzelnen Personen mit dem jeweiligen Namen, Händeschütteln und Blickkontakt auf Augenhöhe, z. B. „Herzlich willkommen, Frau Gruber…", „Grüß Gott, Herr Fischer…", „Schön, dass Sie heute dabei sind, Frau Müller…". Dieses Beziehungsangebot schafft Vertrauen, gibt Sicherheit, fördert die Aufmerksamkeit sowie die Orientierung zur Person und zur Situation (soziale Komponente, kognitive Komponente). Die Begrüßungsrunde wird mit der Einladung zu einem gemeinsamen Lied in eine körperliche Aktivität übergeleitet. Das Lied sollte den Teilnehmerinnen und Teilnehmern bekannt sein. Die Bewegungen werden zum Rhythmus oder zum Text des Liedes passend nonverbal vorgezeigt, es wird zum „Mitsingen" und „sich mitbewegen" eingeladen (soziale und kognitive Komponente). Der Hauptteil der Gruppenstunde ist einem allgemeinen Mobilitätstraining mit dem Schwerpunkt Rumpf und obere Extremität gewidmet. Als unterstützendes Therapiematerial erhält jede Teilnehmerin/jeder Teilnehmer eine Kopfbedeckung, z. B. Sonnenhut oder Arbeitskappe. Dieses „Therapiematerial" beinhaltet einen Aufforderungscharakter, es weckt die Neugierde und regt zu Bewegungen an. Kreativität, Spaß, Erinnerungen an frühere Zeiten, die sichtbar und hörbar werden, werden von der Therapeutin/dem Therapeuten aufgegriffen und in gezielte Bewegungsangebote übergeleitet (soziale und kognitive Komponente). Bewegungsschwerpunkte sind Rumpfdrehungen, z. B. durch das Weitergeben der Kopfbedeckung zur Nachbarin bzw. zum Nachbarn, Rumpfvorneige durch das Nachahmen einer Verbeugung nach vorne sowie Bewegungen der oberen Extremität durch Aufsetzen und Abnehmen der Kopfbedeckung oder durch „Winken" mit dem Hut (soziale Komponente). In den Bewegungspausen erfolgt eine angeleitete Gesprächsrunde über persönliche Erinnerungen an Früher in

Zusammenhang mit Kopfbedeckungen. Es werden einfache unterstützende Fragen gestellt, z. B. „Welche Kopfbedeckungen haben Frauen früher getragen?", „Zu welchen Tätigkeiten hat ein Mann einen Hut aufgesetzt?", „Gab es einen Sonntagshut?" (kognitive Komponente). Im Anschluss wird den Teilnehmerinnen und Teilnehmern ein Getränk angeboten, dazu werden Becher ausgeteilt. Für diese Tätigkeit wird um die Mithilfe gebeten (soziale Komponente). Es erfolgt ein gemeinsames „Anstoßen", das in der Regel eine gesellige Atmosphäre fördert. Auch beim Einsammeln der Becher wird um Mithilfe gebeten (soziale und kognitive Komponente). Der Ausklang der Therapiestunde wird mit einem zum Therapiematerial passenden Lied gestaltet, das wiederum von nonverbal angeleiteten Bewegungen begleitet wird (kognitive Komponente). Es erfolgt eine Verabschiedung, die wie das Begrüßungsritual durchgeführt wird (soziale Komponente).

Die Integration der verschiedenen Komponenten fördert und unterstützt das Mobilitätstraining. Kontakt und Austausch mit den anderen Gruppenmitgliedern fördern soziale Interaktionen. Bewegungen werden nicht als langweilige Übungen erlebt und mit Neugierde und Spaß durchgeführt. Es entsteht kein Leistungsdruck, da es nicht darum geht, etwas „richtig zu machen", sondern einfach „mitzumachen." Kognitive Ressourcen wie Orientierung zu Raum, Zeit, Person und Situation, Sprache, Aufmerksamkeit, Gedächtnis und Erinnerungsvermögen werden spielerisch und in einer entspannten Atmosphäre gefördert. Unterschiedliche Materialien werden dabei unterstützend eingesetzt (➤ Tab. 20.1).

Bei der Planung von Behandlungsmaßnahmen werden jene Therapiematerialien ausgewählt, die das Erreichen eines Therapiezieles unterstützen. So kann ein Tennisschläger zur Vergrößerung des Bewegungsausmaßes bei Rotationsübungen für Patientinnen und Patienten mit Parkinson-Demenz oder Lewy-Body-Demenz hilfreich sein. Kastanien, Steine, Schrauben, Wäscheklammern oder Gummiringe wiederum unterstützen das feinmotorische Training (➤ Abb. 20.1).

Kletterseile, Bambusstöcke oder Kegel finden als Hilfsgeräte für ein Sturztraining Verwendung. Treppen und unebene Wege dienen dem Gehtraining (➤ Abb. 20.2). Der Kreativität sind hier keine Grenzen gesetzt.

Outdoorbereiche bieten Möglichkeiten für Balancetrainings (➤ Abb. 20.3) und Beweglichkeits- und Geschicklichkeitstrainings (➤ Abb. 20.4).

Der Einsatz von „therapeutischen Hilfsmitteln" im klassischen Sinn ist für Menschen mit Demenz im fortgeschrittenen Stadium meist zu abstrakt. Beobachtungen aus der Praxis zeigen, dass Betroffene beispielsweise ein Theraband fragend in die Hand nehmen und es sogleich wieder weglegen. Unterstützende Elemente wie die oben beschriebenen Materialien und Gegenstände hingegen ermöglichen einen Zugang zur kognitiven und emotionalen

20

Tab. 20.1 Einsatz vielfältiger Materialien und Gegebenheiten [M1208, M1209]

Alltagsmaterialien und Alltagsgegenstände	Naturmaterialien	Gegenstände aus der Bewegungs- und Sportbiografie	Umgebungssituation im In- und Outdoorbereich
Haushaltsgeräte wie Geschirrtücher, Kochlöffel, Gummiringe, Wäscheklammern, Kaffeemühle, Putzschwämme, Waschlappen *Kleidungsstücke* wie Handschuhe, Schals, Hut, Wollsocken *Gebrauchsgegenstände* wie Schrauben, Werkzeuge, Korken, Fliegenklatschen, Zeitung, Möbelstücke	Kastanien, Baumzapfen, Rinde, Steine, Heusäcke, Blumen, Maiskolben, Eicheln, Bambusstöcke, Zierkürbisse, Nüsse, Schafwolle, Kartoffeln	Bälle (Tischtennis-, Schaumstoff-, Fußbälle etc.), Tennisschläger Golfschläger, Murmeln, Kegel, Bocciakugeln, Rucksäcke, Wanderschuhe, Kletterseile	Straßen, Gehsteigkanten und Stufen, Treppen, unebenes Gelände wie Wiesen- und Waldwege

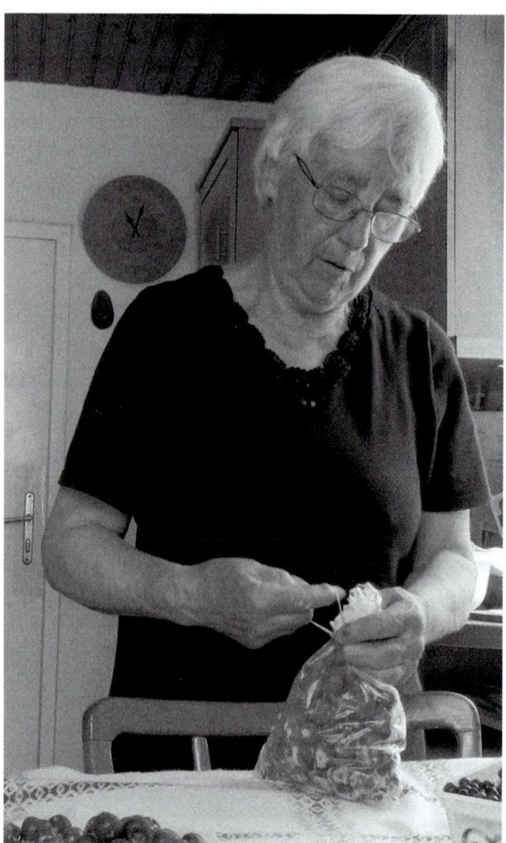

Abb. 20.1 Feinmotorisches Training mit Alltagsmaterialien [M1208, M1209]

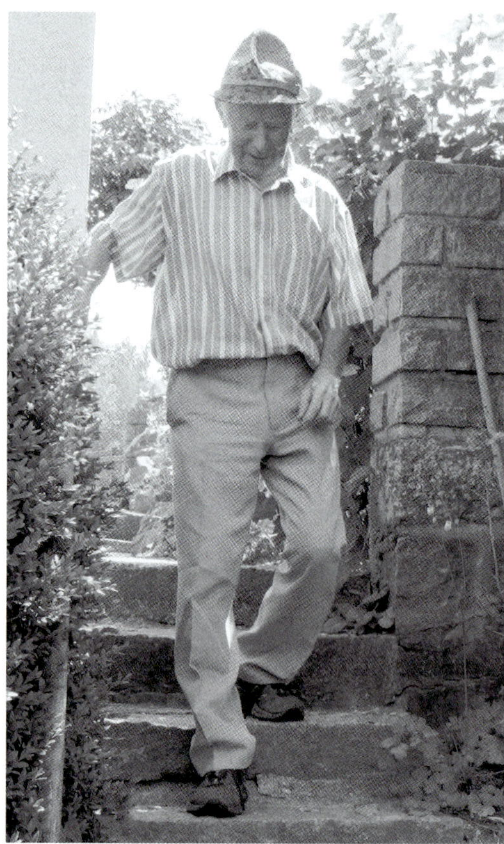

Abb. 20.2 Training auf Treppen im Outdoorbereich [M1208, M1209]

Ebene. Menschen mit Demenz werden unbewusst und ohne Stress und Überforderung aufgefordert und motiviert, sich zu bewegen und Übungen auszuführen.

20.1.2 Der Einsatz von Spielen und Spielelementen

Spiele und deren Teilaspekte ermöglichen eine ganzheitliche Förderung. Sie können unter einfachsten Bedingungen und mit geringstem Aufwand durchgeführt werden und ermöglichen den Spielerinnen und Spielern Erfolgserlebnisse, die wiederum optimale Voraussetzungen für die Freude an der Bewegung sind. Sowohl der Motivationsfaktor als auch die Sinnelemente des Spieles bieten verschiedene Möglichkeiten, um die klassischen physiotherapeutischen Inhalte im Sinne eines multimodalen Ansatzes zu ergänzen (Fröhlich 2014).

Schon Gustav Schiller hat mit seinem Zitat: „Der Mensch ist nur da ganz Mensch, wo er spielt" auf die Ganzheitlichkeit des Spieles hingewiesen.

Beim Spielen erfüllt man vorübergehend eine Aktivität, der man sich meist sehr intensiv mit Freude und höchster Konzentration widmet. Die Konzentration richtet sich dabei auf das Einhalten von bestimmten Regeln und auf die Durchführung der Aufgabe. Spielen beinhaltet viele Elemente, so kann man *mit* etwas, *um* etwas oder *als* etwas spielen. Findet ein Spiel in der Gruppe statt, so verlangt dies die Kooperation mit den anderen Gruppenmitgliedern (Ziganek-Soehlke 2002, ➤ Abb. 20.5).

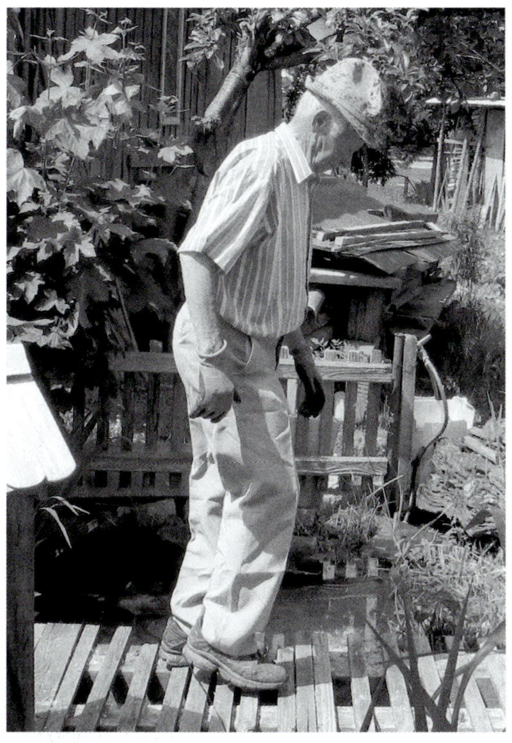

Abb. 20.3 Balancetraining auf unebenem Gelände im Outdoorbereich [M1208, M1209]

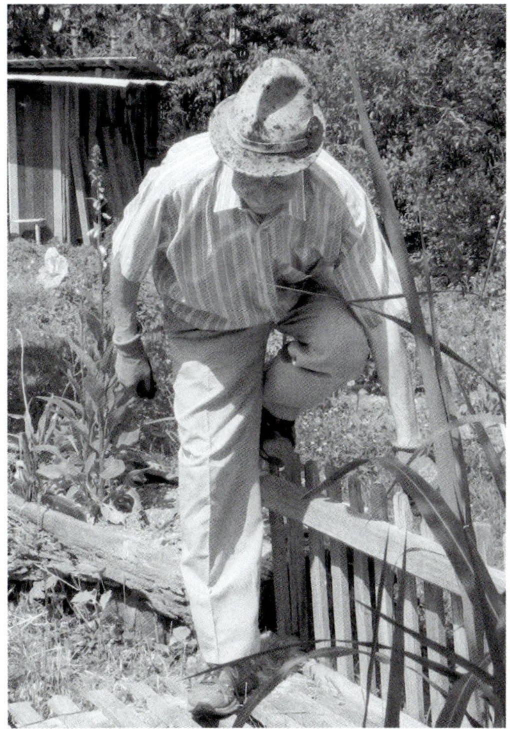

Abb. 20.4 Beweglichkeits- und Geschicklichkeitstraining mit Hindernissen [M1208, M1209]

Spiele und deren Einsatzmöglichkeiten in der Physiotherapie

In der Physiotherapie kommen jene Spiele zum Einsatz, die unterschiedliche Bewegungskomponenten fördern und unterstützen. Spiele wurden von der Autorin Martina Fröhlich in der physiotherapeutischen Praxis mit Menschen mit Demenz unterschiedlichster Schweregrade erfolgreich durchgeführt:

- Spiele aus dem Sportbereich, z. B. Boccia, Kegeln oder Dartspiel
- Bewegungsspiele aus der Motopädagogik, Motogeragogik und der Erlebnispädagogik, kreative Bewegungsspiele unter Verwendung verschiedener Materialien (➤ Tab. 20.1)
- Virtuelle Bewegungsspiele mit den Wii-Konsolen, z. B. Kegeln, Fallschirmspringen, Radfahren

Am Beispiel des **Bocciaspieles als Gruppenspiel** soll gezeigt werden, wie ein multimodaler Ansatz

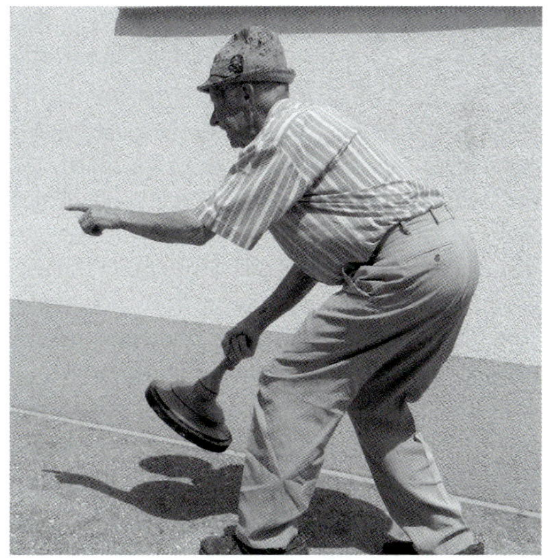

Abb. 20.5 Spiel aus dem Sport: Asphaltstockschießen [M1208, M1209]

auf der motorischen, kognitiven und sozialen Ebene wirkt.

Förderung der Motorik:
- Visuomotorik durch Augen- und Handkoordination
- Beweglichkeit obere und untere Extremität und Rumpf
- Feinmotorik
- Balance und Gleichgewicht

Förderung der Kognition:
- Aufmerksamkeit und Konzentration
- Gedächtnis
- Orientierung im Raum
- Handlungsplanung und Handlungsablauf
- Verbale und nonverbale Kommunikation

Förderung von sozialen Aspekten:
- Interaktion mit den anderen Spielerinnen und Spielern
- Teamgefühl (Sieg und Niederlage) sowie Geselligkeit

PRAXISTIPP

Effekte des Spieles

Spiele in der Gruppe (wie etwa das Bocciaspiel) setzen multimodal an motorischen, kognitiven und sozialen Ebenen an

Welche Spiele zum Einsatz kommen, hängt vom Schweregrad der Demenz ab. So eignen sich Spiele, die das Einhalten von Spielregeln verlangen, nur für Menschen im Anfangsstadium der Demenz. Bewegungsspiele oder Teilelemente eines Spieles wiederum setzen kein spezifisches Wissen über Regelwerk und Bewegungsfolge voraus und sind deshalb für Menschen im fortgeschrittenen Stadium der Demenz geeignet. Das Fallbeispiel „körperliche und psychische Bedürfnisse“ (➤ Kap. 18) und „multimodale Aspekte in der Gruppentherapie für Menschen mit mittelgradiger Demenz“ (➤ Kap. 20.1.1) zeigen auf, wie Teilaspekte eines Spieles als physiotherapeutische Maßnahmen zum Einsatz kommen.

Die pädagogische Aufgabe der Physiotherapeutin/des Physiotherapeuten

Das Spiel fördert nicht nur die körperliche Aktivität, sondern hat auch Einfluss auf das Erleben und Verhalten. So kann es zu Freude und Heiterkeit, aber auch zu Unsicherheit, Zurückhaltung und Angst kommen. Ein Gruppenspiel fördert Ehrgeiz, Egoismus, freundschaftliches Miteinander, Konkurrenzgefühl oder Gemeinschaftsbezogenheit. Während eines Gruppenspiels werden die Teilnehmerinnen und Teilnehmer mit ihren Verhaltensweisen konfrontiert. Es ist die Aufgabe der Physiotherapeutin/des Physiotherapeuten, die unterschiedlichen Verhaltensweisen zum Positiven hinzulenken, alle ins Spiel einzubeziehen und dafür zu sorgen, dass es trotz individueller Verhaltensweisen zu gegenseitiger Achtung kommt (Fröhlich 2014).

20.1.3 Der Einsatz von Musik und Tanz

Musik und **Tanz** stehen in engem Zusammenhang und können auf vielfältige Weise unterstützend in physiotherapeutische Therapiemaßnahmen eingebunden werden.

Musik

Menschen mit Demenz haben vielfältige Bedürfnisse hinsichtlich Musik und musikalischer Betätigung. Wissenschaftliche Erkenntnisse zeigen, dass Musik die Lebensqualität und Lebenszufriedenheit, das soziale Eingebundensein und das Gemeinschaftsgefühl steigert. Musik wirkt unabhängig vom Alter und von möglichen Einschränkungen emotional ausgleichend. Selbst Menschen, deren Erinnerungsvermögen stark eingeschränkt ist, können sich oft gut an Liedertexte und Melodien erinnern (Ganß 2019).

MERKE

Was sagen Betroffene?

„Mit Musik fängt der Tag einfach gut an."
„Ich brauche so leichte Musik. Ich fühle mich dann weniger allein."
„Ich liebe Barockmusik, aber mag es tagsüber ruhiger um mich herum."
„Erinnerungen an tolle Momente. Gemeinsamkeiten, die einfach nur schön sind. Dabei wird man doch richtig lebendig" (Ganß 2019).

Das Musikgedächtnis

Beobachtungen zeigen, dass das **Musikgedächtnis** oftmals erstaunlich lange intakt bleibt und im Vergleich zu anderen Teilen des Gedächtnisses überraschend funktionsfähig ist. Mithilfe der Musik gelingt es den Betroffenen, an Gedächtnisinhalte anzuknüpfen und Emotionen zu beleben. Häufig sind Menschen mit Demenz in der Lage, Lieder von bekannten Songs mitzusingen, obwohl ihnen das Sprechen sonst nahezu unmöglich geworden ist.

Jacobsen et al. (2015) konnten in einer Studie feststellen, dass die Gehirnregionen des Langzeit-Musikgedächtnisses zu den Arealen gehören, welche bei Alzheimer-Patienten am wenigsten von Neuronenverlust und typischen Stoffwechselstörungen betroffen sind (Jacobsen et al. 2015).

Der Einsatz von Musik als multimodalem Element unterstützt physiotherapeutische Maßnahmen auf vielfältige Weise. Musik kann eingesetzt werden

- zur Aktivierung und Entspannung,
- zur Linderung von herausfordernden Verhaltenssymptomen wie Angst, Unruhe und ruhelosem Umhergehen,
- zur Förderung der sprachlichen Kommunikation,
- um Erinnerungen durch biografische Musik wachzurufen, durch Wiedererkennen eines Stückes oder durch bestimmte Passagen oder Klangeindrücke, die mit bestimmten Lebenssituationen assoziiert werden können,
- um Orientierung zu geben durch den motorisch miterlebten Rhythmus.

Die Art des Musikangebotes hängt laut Steinert (2019) vom Erkrankungsgrad und der aktuellen Situation des Menschen mit Demenz ab. Bei unterschiedlichen demenziellen Syndromen konnten folgende Beobachtungen gemacht werden:

Bei der **Alzheimer-Demenz** ist anhand der musikalischen Vorliebe die Progredienz der Erkrankung ablesbar. Je weiter die Demenz fortschreitet, desto relevanter wird die „frühere" Musik aus dem Lebenslauf. So weist die emotionale Vorliebe für Kinderlieder darauf hin, dass die betroffene Person sich zunehmend in der Realität der Kindheit fühlt.

Bei **Parkinson- und Lewy-Body-Demenz-Erkrankten** gilt dies in der Regel nicht zwingend. Beim Beobachten der Reaktionen auf die Musik ist zu beachten, dass der Mangel an emotionalem Ausdruck in der Mimik typisch für die Erkrankung ist und nicht automatisch ein Abwehrverhalten darstellt.

Bei der **vaskulären Demenz** verändern sich die musikalischen Vorlieben nicht zwingend mit der Progredienz der Demenz. Reaktionen auf Musik können hier einerseits Frustration aufgrund von Verlust-Trauer-Reaktionen auslösen, weil die Musik die Verluste deutlich erlebbar macht. Andererseits kann Musik auch Erfolgserlebnisse durch die Reaktivierung von automatisierten Fähigkeiten bieten.

Bei der **frontotemporalen Demenz,** die mit einer Störung sozialer Kompetenzen einhergeht, sind unterschiedliche und schwankende Reaktionen auf Musik zu beobachten. Möglich ist eine heftige, engagierte Reaktion, die im nächsten Moment abbricht und nahezu unsichtbar wird. Häufig ist zu beobachten, dass musikalische Ereignisse Stress auslösen, möglicherweise weil das Gemeinschaftserlebnis nicht miterlebt werden kann (Steinert 2019).

⚠ **BEACHTE**

Musik und Lieder achtsam und gezielt einsetzen

Ungeachtet der Demenzform und des Schweregrades der Demenz muss bei der Auswahl der Musik auf die individuelle Vorliebe oder Abneigung der betroffenen Person geachtet werden. Ein Musikstück oder ein Lied hören zu müssen, welches man nicht mag, hat einen stark negativen Einfluss auf das Wohlbefinden und kann zu einem Abwehrverhalten oder gar zu Aggressionen führen. Musik und Lieder müssen immer gezielt und achtsam eingesetzt werden.

Tanz

Die Fähigkeit zu tanzen wird in der Regel nicht durch eine Demenzerkrankung beeinträchtigt, da die Ursache der körperlichen Einschränkungen vieler Menschen mit Demenz nicht im demenziellen Prozess verankert ist. Selbst wenn eine körperliche Mobilitätseinschränkung vorhanden ist, lieben es Menschen dennoch zu tanzen (Ganß 2019).

Tanzen birgt eine Vielfalt von kognitiven, sozialen und bewegungsfördernden Elementen wie selektive und geteilte Aufmerksamkeit, gesteigerte Wachsamkeit, Gleichgewicht und Flexibilität. Tanzen knüpft an Erinnerungen aus der Lebensgeschichte an, sei es durch Erinnerungen an Feste, an das gemeinsame Tanzen in der Jugendzeit oder an einen

Theaterbesuch. Die Spannbreite des Tanzes bewegt sich von Volkstänzen über Standardtänze, spirituelle Tänze, Paar- und Reigentänze bis zu Sport- und Theatertanz wie Ballett und Tanzperformances.

MERKE

Was sagen Betroffene?

„Durch das Tanzen habe ich damals eigentlich das Gehen wiedererlernt."
„Ja, wir müssen dahin, wo Leben ist. Denn wir sind ja noch da."
„Wenn man in Bewegung ist bei flotter Musik, da vergisst man seine Wehwehchen und Zipperlein."
„Mein Mann geht mit Rollator, da ist man schon eingeschränkt. Trotzdem gefällt uns das Dabeisein"(Scholz, Strumpf, Riedemann 2019).

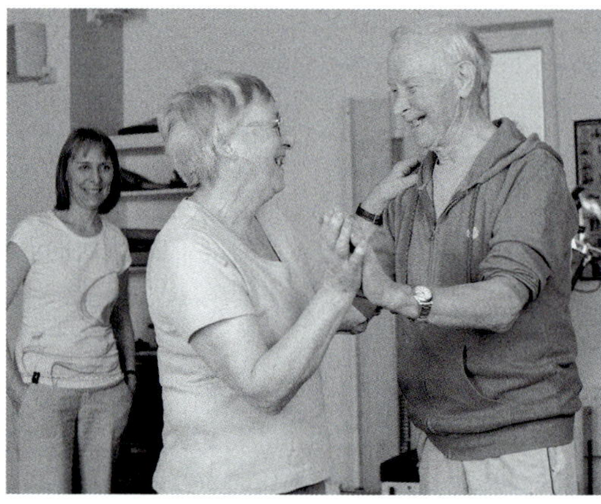

Abb. 20.6 Gemeinsames Tanzen [M1208, M1209]

Was geschieht beim Tanzen im Gehirn?

Tanzen – ob in der Gruppe, mit oder ohne Partner – erfordert die Planung der Bewegung auf der Fläche und im Raum sowie die Planung des Tanzeinsatzes. Tanzen fördert zudem die Wahrnehmung des Raumes und die Wahrnehmung der eigenen Bewegung. Eine weitere kognitive Anforderung besteht darin, sich die Choreographie und die dazugehörigen Schritte zu merken und passend zum Rhythmus und zur Musik umzusetzen (➤ Abb. 20.6).

Musik und Tanz bieten ein breites Angebot für unterstützende Komponenten in der Physiotherapie. Die Angebote reichen von aktiven Maßnahmen bis zu niederschwelligen Angeboten wie beispielweise dem Sitz-Tanz für Menschen mit eingeschränkter Mobilität. Auch dem Zuhören und Zuschauen sollte immer Raum gegeben werden, denn auch dadurch werden innere Bewegungen, Gedanken, Gefühle und Erinnerungen geweckt.

Bei der Auswahl und beim Einsatz von Musik und Tanz ist es wichtig, Reaktionen der betroffenen Person aufmerksam zu beobachten. Dadurch kann auf Abwehrverhalten oder negative Gefühlsregungen rasch reagiert werden. Hilfreich ist es, sich immer wieder die Frage zu stellen, welche Musik und welches Bewegungsangebot für eine konkrete Person mit Demenz sinnvoll und förderlich ist.

KAPITEL

21 Angehörigenarbeit

In Österreich leben 80 % der Menschen mit Demenz in ihrem privaten Umfeld und werden von An- und Zugehörigen betreut. Über 80 % der betreuenden Angehörigen sind Frauen (Partnerin, Tochter, Schwiegertochter), die die erkrankte Person unterstützen oder pflegen (Höfler et al. 2015).

In Deutschland zeigt sich bei den Zahlen zu Angehörigen von pflegebedürftigen Menschen jedoch ein ähnliches Bild: In einer BARMER-Studie werden ⅔ der pflegebedürftigen Personen im häuslichen Umfeld von Frauen betreut. Bemerkenswert ist dabei das hohe Alter der Betreuenden: Ca. 38 % sind selbst über 70 Jahre alt. Der Betreuungsbedarf ist hoch. 85 % kümmern sich täglich um die pflegebedürftige Person (Rothgang und Müller 2018).

In der Schweiz sind die Zahlen ähnlich. Ca. ⅔ der Angehörigen sind über 60 Jahre alt, 43 % sind über 70 Jahre und 13 % sogar über 80 Jahre alt (Ecoplan 2013). Da die Erkrankung im Schnitt 8–10 Jahre andauert, erstreckt sich die Betreuungssituation über Jahre (Ecoplan 2019).

21.1 Motive und Rahmenbedingungen für die Übernahme von Betreuung

Für die Übernahme einer Betreuung oder Pflege kommen verschiedene Motive zum Tragen. So können die gegenseitige Wertschätzung, Liebe und Hilfsbereitschaft sowie Dankbarkeit für erhaltene Zuneigung Motive für die Pflege sein. Sehr häufig übernehmen Angehörige aus einer inneren Verpflichtung heraus die Betreuung. Die pflegende Person kann sich durch äußere Umstände („weil sonst niemand da ist") dazu genötigt fühlen, die Pflege zu übernehmen. Manchmal wird auch vertraglich geregelt, wer die Pflege- oder Betreuungstätigkeiten durchführen muss.

Die Pflegesituation kann in Form einer **Vorsorgevollmacht** geplant sein, in der eine bestimmte Person als Hauptansprechpartnerin/Hauptansprechpartner vorgesehen ist. Die Pflegesituation kann aber auch überraschend auftreten, sodass Menschen völlig unvorbereitet in die Rolle der Betreuenden rutschen. Dies hat zur Folge, dass „Lebenspläne und Zukunftswünsche durchkreuzt" werden (Schels 2015).

Motive interagieren mit familiären Rahmenbedingungen: Es gibt Familien, die ein gut unterstützendes Netzwerk aufgebaut haben, bei denen sich Betreuende abwechseln oder die Aufgaben auf verschiedene Personen aufgeteilt sind. Bei sehr kleinen Familien, z. B. Elternteil-Kind oder ein Ehepaar, werden sämtliche Pflege- und Betreuungsmaßnahmen von einer Person übernommen. Diese Hauptverantwortlichkeit kommt bei Familien vor, bei denen sich die übrigen Familienmitglieder nicht an der Betreuung und Pflege beteiligen. Je größer das Netzwerk ist, desto leichter kann die Betreuung auf verschiedene Personen aufgeteilt und von der Familie getragen werden. Ist eine einzelne Person hauptverantwortlich, werden professionelle Dienste zur Entlastung bedeutsam.

21.2 Herausforderungen für Angehörige

Die Aufgaben von betreuenden Angehörigen orientieren sich am Schweregrad der Demenz (➤ Kap. 5.4.2). Die Herausforderungen für Angehörige von Menschen mit Demenz sind sehr vielfältig (Schels 2015, Deutmeyer 2008 zit. n. Höfler et al., Demenzbericht Österreich 2014):

- Angehörige sind keine Pflegeexpertinnen/-experten, z. B. für rückenschonendes Arbeiten, Dekubitusprophylaxe, Umgang mit herausforderndem Verhalten und anderen Demenzsymptomen.

- Angehörige überschreiten eigene Belastungsgrenzen durch hohe zeitliche Inanspruchnahme, ständige Verfügbarkeit oder Störung der Nachtruhe.
- Die Pflege führt zu Veränderungen der persönlichen Lebenssituation, zur Einschränkung des persönlichen Freiraumes, zur Reduzierung von Hobbys oder zu beruflichen Einschränkungen. Im Zuge der Betreuung kommt es vor, dass Angehörige auf gesellschaftliche Einbindung verzichten oder sich aus der Gemeinschaft zurückziehen. Die Teilhabe wird nicht mehr praktiziert, weil es der erkrankten Person nicht mehr zumutbar ist, mitgenommen zu werden, oder weil sie nicht mehr alleine gelassen werden kann.
- Es kommt zu Veränderungen hinsichtlich der Rollen als Elternteil, Partnerin/Partner oder Kind. Häufig treten familiäre Konflikte auf, die durch die Aufteilung von Zuständigkeiten oder durch Uneinigkeiten bei der Durchführung von Aufgaben entstehen.
- Die Betreuenden werden emotional stark belastet. Dies offenbart sich durch ein Gefühl der Überforderung, der Hilflosigkeit oder der Entfremdung gegenüber der betroffenen Person. Aggressionen können entstehen.
- Hochbetagte Angehörige haben einen erschwerten Zugang zu Informationsquellen, wenn sie nicht über Internet oder ein Smartphone verfügen.
- Angehörige sind, wie die betroffene Person selbst, mit einer schlechten Lebensprognose konfrontiert. Es ist ungewiss, wie sich der Verlauf der Demenz entwickelt. Unvorhergesehene Ereignisse wie ein Sturz oder eine Krankheit führen häufig zu einem Krankenhausaufenthalt. Es kann z. B. zu einem Mobilitätsverlust kommen, auf den die Angehörigen reagieren müssen. Sie sind gefordert, sich auf eine kontinuierliche Verschlechterung des Zustandsbildes einzustellen (➤ Kap. 5.4).
- Wird die Betreuung von einer Person durchgeführt, kann es vorkommen, dass diese plötzlich selbst aufgrund einer Erkrankung ausfällt. Dies führt zu einer Änderung der Betreuungssituation, auf die sich auch die betroffene Person einstellen muss.

Trotz zahlreicher Herausforderungen versuchen Angehörige von Menschen mit Demenz in der Regel, die Pflege und Betreuung ihren Fähigkeiten und ihrem Wissenstand entsprechend durchzuführen. Die Einbindung in die Physiotherapie, eine wertschätzende Anerkennung der Belastungen und professionelle Beratung unterstützen die Angehörigen bei der Bewältigung ihrer Aufgaben und stabilisieren schwierige Situationen.

21.3 Unterstützung für betreuende Angehörige

In der Physiotherapie können Angehörige für die Behandlung bei Demenz eine wertvolle Ressource darstellen (➤ Abb. 21.1). Im Folgenden soll auf spezifische Aufgaben der Physiotherapie näher eingegangen werden.

Einbeziehung in den therapeutischen Prozess

Eine wichtige Aufgabe besteht darin, die Angehörigen in den therapeutischen Prozess einzubeziehen. Beginnend mit der Anamnese fließen Informationen in den Befund ein und modifizieren Zielformulierung und Maßnahmen. Diese Aufgabe steht in engem Zusammenhang mit der familiären Situation

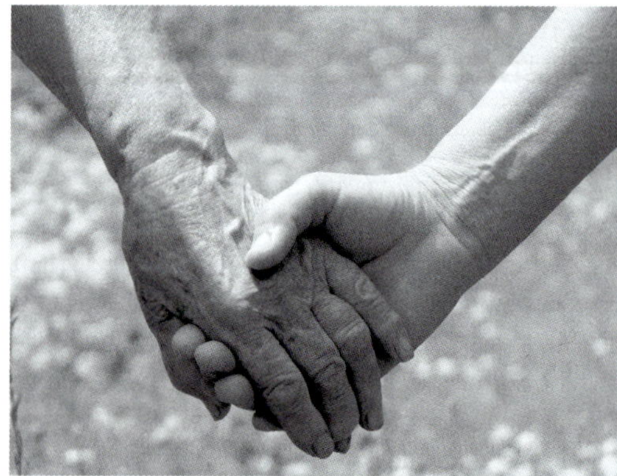

Abb. 21.1 Angehörige sind eine wertvolle Ressource [M1208, M1209]

21

und ist nur sinnvoll, wenn Angehörige die dazu nötige Kooperationsbereitschaft zeigen.

Aufklärung und Schulung

Da die erkrankte Person bei zunehmender Demenz Inhalte und Informationen nicht mehr über einen längeren Zeitraum behalten kann, kommt der zusätzlichen Aufklärung der Angehörigen über Therapiemaßnahmen, Indikationen und Kontraindikationen eine wichtige Bedeutung zu. Es ist besonders darauf zu achten, dass den betreuenden Personen die dafür zeitlichen Ressourcen zur Verfügung stehen und dass sie für die Übernahme von zusätzlichen Aufgaben ausreichend belastbar sind.

Schulungen betreffen Unterstützungsmaßnahmen bzgl. Transfer, Handhabung von Hilfsmitteln wie etwa Rollator, Rollstuhl oder Hebehilfen für die Lagerung und Hilfen bei der Fortbewegung wie etwa beim Gehen, Treppensteigen oder Rollstuhlfahren.

Bei Bedarf erfolgt eine Beratung zu anderen therapeutischen Möglichkeiten wie Ergotherapie, Logopädie, psychologische Behandlung oder Ernährungsberatung unter Einbeziehung der/des behandelnden Ärztin/Arztes.

Durchführung des Trainingsprogramms für zu Hause

Die Einbeziehung Angehöriger zur Unterstützung bei der Durchführung des Trainingsprogramms ist nur dann sinnvoll und effektiv, wenn genügend Ressourcen vorhanden sind und eine Kooperationsbereitschaft besteht. Die Unterstützung reicht von Erinnern bei leichtgradig erkrankten Personen bis hin zur gemeinsamen Durchführung der Übungen bei schwer erkrankten Personen.

⚠ BEACHTE

Realistische Ziele anstreben

Erwarten Sie bei der Durchführung von Unterstützungsmaßnahmen nicht, dass Angehörige jeden Vorschlag umsetzen. Oft gelingt nur ein Teil, der sich im Alltag gut einbauen lässt, andere Vorschläge werden nicht umgesetzt, da die Angehörigen mit der Betreuung bereits an ihre Grenzen stoßen. So kommt es vor, dass nicht der maximale Erfolg für die betroffene Person erreicht wird.

Aus Sicht der Medizinethik ist es wichtig, dass nicht alleine die Wünsche der betroffenen Person, sondern auch die Wünsche, Bedürfnisse und Ressourcen der Angehörigen einbezogen werden (Gerechtigkeitsprinzip). Wenn eine Unterstützung der betroffenen Person durch die Angehörigen nicht oder nur begrenzt möglich ist, erfordert dies die Akzeptanz der Therapeutin/des Therapeuten, auch wenn der Therapieerfolg deswegen unter Umständen minimiert ist.

PRAXISTIPP

Integration Angehöriger in den physiotherapeutischen Prozess

Für die Integration von Angehörigen in den physiotherapeutischen Prozess sind folgende Schritte wichtig:

- Klären Sie, wer die Hauptansprechperson ist (z. B. welcher Sohn, welche Tochter?) und bitten Sie diese, wichtige Informationen auch in der Familie weiterzutragen.
- Begegnen Sie den Angehörigen mit einer empathischen Grundhaltung: Durch Einfühlungsvermögen gelingt es, sich in die Situation der Angehörigen zu versetzen, ihre Sorgen zu verstehen und ihnen wertschätzend zu begegnen ➤ Kap. 21.2).
- Bauen Sie Vertrauen auf. Dies ist die Voraussetzung für ein produktives Miteinander. Hören Sie zu, fragen Sie nach und zeigen Sie Interesse. Überprüfen Sie, ob Sie etwas richtig verstanden haben. Lassen Sie Emotionen zu. Bedanken Sie sich für das Gespräch und die Offenheit. Dies sind wirksame vertrauensbildende Maßnahmen (➤ Kap. 7.3). Versuchen Sie, nicht von der Problematik abzulenken, zu beschwichtigen und zu rationalisieren. Diese Umgangsformen zielen an den Bedürfnissen der Angehörigen vorbei.
- Achten Sie auf die Botschaften und Anliegen, die Ihnen die Angehörigen vermitteln: Dies können Bedürfnisse, Sorgen und Schuldgefühle sein.
- Sammeln Sie Informationen, die der physiotherapeutischen Arbeit dienlich sind: Fragen Sie Angehörige nach ihren Beobachtungen, ihrem Wissen, ihrer Meinung. Oft haben sie viele praktische Erfahrungen gesammelt und sind bemüht, Wissen über die Erkrankung zu erwerben.
- Suchen Sie gemeinsam mit den Angehörigen Lösungen und setzen Sie gegebenenfalls auch Grenzen. Überprüfen Sie die Erwartungen und Wünsche der Angehörigen. Seien Sie ehrlich, wenn etwas nicht machbar ist. Holen Sie sich Unterstützung, wenn dies erforderlich ist (➤ Kap. 23).

Allgemeine Beratungsthemen

In die **Beratung** der betreuenden Angehörigen fließen allgemeine Hilfestellungen und Wissen um die Coping-Strategien der Angehörigen (➤ Kap. 5.4) mit ein. Angehörige haben oft wenig Gelegenheit, ihre Situation einer außenstehenden Person zu schildern. Insofern kann die einfühlende Beratung der betreuenden Angehörigen sie in ihren Ressourcen stärken. Oft tritt im Pflegealltag das Bewusstsein für eigene Bedürfnisse in den Hintergrund. Umso wichtiger ist es, das zu erkennen und zu verändern, um genügend Kraft und Gelassenheit für die Pflege zu haben. Die Empfehlung, für das eigene Wohlbefinden zu sorgen und Erholungsinseln im Tagesablauf einzuplanen, ist wertvoll. Auch das Anregen von Unterstützung innerhalb der Familie oder durch professionelle Dienste wie etwa Tageszentren oder mobile Dienste zur Entlastung ist Teil der Beratung (➤ Kap. 5.4.2). Anlaufstellen für Angehörige sind Demenzberatungsstellen und Selbsthilfegruppen für Angehörige von Menschen mit Demenz sowie deren informative Homepages. Dort sind in der Regel Erklärungen zur Demenz, weiterführende Literatur und Ratgeber sowie lokale Anlaufstellen verzeichnet. Selbsthilfegruppen organisieren Vorträge oder vertiefende Fortbildungen für den Umgang mit schwierigen Betreuungssituationen (z. B. Validation). Im Vergleich zu Filmen auf Youtube haben diese den Vorteil, auf spezifische Fragen der Angehörigen besser eingehen zu können.

Balance zwischen Nähe und Distanz – die eigenen Grenzen wahren

Eine wichtige Voraussetzung für das Erkennen der eigenen Grenzen ist die Klarheit der Rolle als Physiotherapeutin/Physiotherapeut. Gehört eine Tätigkeit nicht zum Aufgabengebiet, hilft ein klares und begründetes NEIN, sich auf das wirklich Wichtige zu konzentrieren. Unrealistischen Wünschen oder Zielen von Angehörigen wird so von Anfang an leichter entgegengewirkt (➤ Kap. 19.3).

Hilfreich ist es, Umgangsregeln einzuführen: Nehmen Angehörige an der Behandlung teil, entweder als Zuschauer oder durch aktives „Mitmachen", ist es wichtig, im Vorfeld darüber zu informieren, wie sie sich konkret verhalten sollen.

Die eigenen Grenzen zu wahren ist besonders bei innerfamiliären Konflikten unerlässlich. Dabei hilft es, sich der Eigenverantwortlichkeit der Angehörigen bewusst zu sein: Die Beratung durch die Physiotherapeutin/den Physiotherapeuten versteht sich als Information, nicht aber als Übernahme von Aufgaben des/der Angehörigen.

Bei schwierigen Patientinnen/Patienten und Angehörigen schafft eine Intervision von Kolleginnen/Kollegen, eine interdisziplinäre Fallbesprechung oder die Supervision durch Spezialisten aus dem Demenzbereich Abhilfe. So können Lösungswege zur Bewältigung von schwierigen Situationen erarbeitet werden (➤ Kap. 22).

Menschen mit Demenz und deren Angehörige zu begleiten und zu beraten ist eine herausfordernde Aufgabe. Hier gilt es, die Waagschalen zwischen dem Mittragen und -aushalten von Leid auf der einen Seite und dem Wahrnehmen und Leben von Ressourcen auf der anderen Seite bewusst auszubalancieren.

KAPITEL

22 Modelle für die interdisziplinäre Zusammenarbeit

In der Behandlung von Menschen mit Demenz müssen Personen im Umfeld häufig unterstützt werden, damit die komplexe Versorgung gut koordiniert und die individuellen Bedürfnisse der Betroffenen umfassend und ganzheitlich erfüllt werden. Ein Informationsaustausch erfolgt persönlich, telefonisch oder schriftlich und reicht von unstrukturierten Gesprächen mit betreuenden und pflegenden Personen bis hin zu interdisziplinären Fallbesprechungen.

Welche Anlässe gibt es für eine interdisziplinäre Zusammenarbeit?

In der physiotherapeutischen Behandlung von Menschen mit Demenz gibt es spezifische Situationen, in denen ein Informationsaustausch oder eine Fallbesprechung besonders hilfreich ist, z. B.

- wenn die betroffene Person in der Therapiesituation ein herausforderndes Verhalten zeigt,
- wenn die betroffene Person aufgrund der fortgeschrittenen Demenz keine adäquaten Informationen zur Befunderhebung und Zielformulierung geben kann,
- bei Verdacht und bei Auftreten eines Delirs oder von Schmerzen,
- bei einem Sturzgeschehen in der Anamnese sowie bei aktueller Sturzgefahr.

Der Beweggrund für einen Informationsaustausch gibt die Richtung für Inhalt und Ziel vor.

Fallbeispiel

Beweggrund für eine Zusammenarbeit mit anderen Personen

Herr K. ist 78 Jahre alt und weist eine mittelschwere Lewy-Body-Demenz auf. Bei der Durchführung von Mobilisationsmaßnahmen reagiert er mit ablehnendem bis aggressivem Abwehrverhalten. Sein Verwirrtheitszustand hat sich seit der letzten Therapie vor drei Tagen auffallend verschlechtert: Herr K. ist zeitlich völlig desorientiert und gibt an, laute Stimmen zu hören. Es besteht der Verdacht, dass es sich um ein akutes Schmerz- oder ein delirantes Geschehen handelt. Aufgrund der fortgeschrittenen Demenzerkrankung ist Herr K. nicht mehr in der Lage, Fragen zur Schmerzsymptomatik adäquat zu beantworten. Auslöser für einen Informationsaustausch mit anderen betreuenden Personen ist in diesem Fall der Verdacht auf ein akutes Schmerzgeschehen bzw. auf ein Delir. Die Einbeziehung anderer betreuender Personen dient zur *Klärung der Problematik* und letztendlich zur Einleitung von weiterführenden Maßnahmen und Interventionen.

Modellbeispiele für die interdisziplinäre Zusammenarbeit

Die Erfahrung aus der Praxis zeigt, dass eine systematische und schrittweise Vorgehensweise beim Informationsaustausch schneller und effizienter zum Ziel führt. Es empfiehlt sich, sich an folgenden sechs Schritten zu orientieren (Grasmugg 2013, S. 10):

- **1. Schritt: Situationsbeschreibung**
  Die Physiotherapeutin/der Physiotherapeut beschreibt die Situation mithilfe des Fachwissens und der klinischen Erfahrung. Zeigt die betroffene Person beispielsweise in der Therapiesituation herausfordernde Verhaltenssymptome, so werden diese Beobachtungen im Vorfeld mithilfe des bio-psycho-sozialen Modells oder anhand des need driven-Modells (➤ Kap. 5.2) analysiert und die Ergebnisse im interdisziplinären Team vorgestellt.

- **2. Schritt: Informationssammlung von Beobachtungen und Erfahrungen anderer Personen zum Thema**
  An dieser Stelle werden die Informationen der beteiligten Personen im Gespräch erfasst und relevante Hinweise dokumentiert. Am Beispiel des herausfordernden Verhaltens wird den anderen Personen entsprechend ihrer Expertise eine Hilfestellung in Form von Erfassungsinstrumenten wie Beobachtungslisten oder Assessments angeboten.
- **3. Schritt: Einbeziehung der Informationen anderer Personen, Ergänzung und Abgleich der vorhandenen Informationen**
  Bei herausfordernden Verhaltenssymptomen ist die Beobachtung anderer Personen sehr hilfreich, da sie das Verhalten der betroffenen Person auch in Zeiten außerhalb der Therapiesituation abbildet.
- **4. Schritt: Neuordnung der Situation, Reflexion sowie Entwicklung eines neuen Verständnisses für die Situation**
  In der Regel führen die gesammelten und ausgearbeiteten Ergebnisse zu einem Erkenntnisgewinn. Daraus resultiert ein neues Verständnis für das Verhalten der betroffenen Person.
- **5. Schritt: Planung und Durchführung von Maßnahmen vor dem Hintergrund der neuen Situation**
  Der Erkenntnisgewinn ermöglicht allen Beteiligten, je nach Aufgabe und Expertise die zuvor schwierige Situation mittels spezieller Maßnahmen gemeinsam und zugunsten der betroffenen Person zu meistern.
- **6. Schritt: Überprüfung der Maßnahmen hinsichtlich ihrer Wirkung**
  In der Reflexion wird die Wirkung der gemeinsam durchgeführten Maßnahmen überprüft. Je nach Wirkung werden die Maßnahmen beibehalten oder entsprechend abgeändert.

22

Grasmugg (2013 S. 15 ff) beschreibt unterschiedliche Vorgehensweisen für Fallbesprechungen:

- In den **narrativen Fallbesprechungen** werden die Fälle durch freies Erzählen beschrieben, es gibt keine inhaltliche Strukturvorgabe. Um der Fallbesprechung einen klaren und strukturierten Rahmen zu geben, gibt es allerdings eine Rollenverteilung. Es gibt zwei zentrale Rollen: eine Person, die den Fall einbringt, und eine Person, die die Moderation übernimmt.
- Die **kollegiale Beratung** ist ein Konzept für ein strukturiertes Beratungsgespräch in einer gleichgestellten Gruppe mit maximal zehn Personen. Es wird eine Person aus der Gruppe nach einem bestimmten Ablauf und mit einer klaren Rollenverteilung beraten. Das Ziel einer kollegialen Beratung ist, für eine konkrete berufliche Schlüsselfrage Lösungen zu entwickeln. Es wird explizit auf externe Berater und hierarchische Rollen- und Aufgabenverteilungen verzichtet, um das in der Gruppe vorhandene Wissen und Potenzial zur Problemlösung auszuschöpfen.
- In **Assessment-gestützten Fallbesprechungen** werden Fälle mithilfe von Ergebnissen von Assessmentinstrumenten vorgestellt. Die den jeweiligen Fall vorstellende Person setzt sich im Vorfeld mit dem Fall auseinander und verschriftlicht bestenfalls die Beobachtungen, wodurch ein Fall klarer und nachvollziehbarer dargestellt werden kann. Zu den Themen Schmerz und Delir finden sich entsprechende Hinweise zu Assessments in den jeweiligen Kapiteln (➤ Kap. 17, ➤ Kap. 2). Im Hinblick auf den Austausch bei herausfordernden Verhaltenssymptomen eignet sich das innovative demenzorientierte Assessmentsystem IDA als **Assessmentinstrument** (Buscher et al. 2012)

Welche Ziele verfolgt eine interdisziplinäre Zusammenarbeit?

Aufgrund der Komplexität der Demenzsymptome ist die Zusammenarbeit mit anderen Professionen in besonderem Maße gefordert. In der interdisziplinären Zusammenarbeit geht es darum, ein Problem gemeinsam zu reflektieren. Dies führt zu einem verbesserten Verständnis für schwierige Verhaltenssymptome und zum Erkennen von Bedürfnissen und Ressourcen der betroffenen Person. Ziel ist, die aus der Besprechung neu gewonnenen Erkenntnisse in eine Lösung zu überführen. So ist es im gemeinsamen Kontext möglich, eine gute Betreuung und Versorgung für Menschen mit Demenz zu gewährleisten und die Lebensqualität Betroffener positiv zu beeinflussen.

KAPITEL

23 Hilfe zur Selbsthilfe

In den vorhergehenden Kapiteln wurden die Vielfalt und die Herausforderungen in der physiotherapeutischen Arbeit mit Menschen mit Demenz aufgezeigt. Neben der Grundhaltung und Ethik tragen die therapeutischen Inhalte und die Methodik eine wesentliche Grundlage zum Gelingen der Therapie bei.

Trotzdem kann es vorkommen, dass die Arbeit als anstrengend oder gar frustrierend wahrgenommen wird. Aus der Erfahrung der Autorinnen können vor allem die nachfolgend genannten Gründe und Situationen zur **Überforderung** des Therapeuten/der Therapeutin führen.

Unrealistische Zielformulierungen

Sind die Zielformulierungen unrealistisch, wird die Sinnhaftigkeit der Therapie hinterfragt.

⚠ **BEACHTE**

Warnzeichen für unrealistische Ziele:

- „Macht die Therapie bei Menschen mit Demenz überhaupt noch Sinn?"
- „Soll eine Therapie überhaupt begonnen werden?"
- „Macht eine Weiterführung der Therapie Sinn oder soll die Therapie beendet werden?"
- Die Therapie wird als sehr anstrengend erlebt.
- Ein Gefühl der Erschöpfung ist spürbar.

Werden die Ziele nicht erreicht, stellt sich ein Gefühl der **Frustration** ein. Wird dieses Gefühl der Frustration ernst genommen, ist ein anderer Umgang mit der Situation möglich. Ausgehend von diesem Gefühl ist es hilfreich, sich mit den auslösenden Situationen und Faktoren auseinanderzusetzen. Eine Überprüfung der Zielformulierungen und eine Anpassung des Ziels schaffen hier Abhilfe (➤ Kap. 19.3).

Ängste und innere Nöte

In der therapeutischen Arbeit mit Menschen mit Demenz können auch Ängste und innere Nöte auftreten. Hier sind Gefühle von Unzulänglichkeit und Überforderung im Umgang mit Menschen mit Demenz spürbar.

⚠ **BEACHTE**

Warnzeichen „innere Nöte und Ängste"

- Ich verliere die Ruhe, wenn der Patient/die Patientin ablehnendes Verhalten zeigt und die Therapie verweigert.
- Ich habe Angst davor, dass der Mensch mit Demenz mir gegenüber aggressiv wird.
- Ich verliere rasch die Geduld, wenn die Person mit Demenz meine Ausführungen nicht verstehen oder durchführen kann.

Verschiedene zwischenmenschliche Situationen und Rahmenbedingungen können Stress beim Therapeuten/bei der Therapeutin auslösen. Meist handelt es sich dabei um ein Konglomerat verschiedener Faktoren, z. B.:

- Schwergradige Demenz
- Ungünstige Rahmenbedingung, Lärm oder Licht z. B. im Aufenthaltsraum
- Kritische Beobachtung der Therapiemaßnahmen durch Pflegepersonen oder andere Personen
- Mitbewohner und andere Personen reagieren ungehalten oder sind laut: Der Therapeut/die Therapeutin und die behandelte Person werden abgelenkt
- Kommunikations- und Verständnisprobleme: Die behandelte Person setzt die Anweisungen nicht um

Solche und ähnliche Situationen (➤ Kap. 5.3.2) fördern Gefühle von Nervosität, Angst und Ungeduld. Verliert man die innere Ruhe, reagiert die behandelte Person darauf; ein Teufelskreis setzt ein, der Verhaltensauffälligkeiten bei der erkrankten

Person forciert. Es kann beim Therapeuten/bei der Therapeutin die Erkenntnis reifen, dass dem physiotherapeutischen Handeln Grenzen gesetzt sind. Der Therapeut/die Therapeutin ist versucht, die Therapie abzubrechen und das eigene Tun als sinnlos zu erachten. **In dieser Situation ist es hilfreich, sich aus dem „aktiven Handeln" herauszunehmen.**

PRAXISTIPP

Erste Hilfe-Maßnahmen zum Ausstieg aus der Stresssituation

- Mehrmals tief durchatmen
- Kontakt zum eigenen Körper aufnehmen
- Aufkommende Gefühle bewusst wahrnehmen und annehmen

Die *Atmung* ist dabei ein wichtiger Anker. Über die Atmung lenkt der Therapeut/die Therapeutin die Aufmerksamkeit zuerst in den eigenen *Körper.* Hier werden Anspannung im Körpergefühl oder in der Körperhaltung, Mimik und Gestik wahrgenommen. Es ist wichtig, nicht sofort in eine Bewertung zu gehen, sondern zunächst in der Wahrnehmung zu bleiben. Dadurch werden zum einen aufkeimende *Gefühle* besser wahrgenommen, zum anderen kommt es zu einer stärkeren *Erdung (Zentrierung).* Wichtig ist, sich für diesen Ausstieg Zeit zu nehmen. Ist der Therapeut/die Therapeutin gut bei sich und geerdet, kann der nächste Schritt erfolgen.

Vom eigenen Gefühl ausgehend kann der Therapeut/die Therapeutin eine *Brücke zur erkrankten Person* schlagen: „Welche Gefühle nehme ich bei der erkrankten Person wahr? Welche Gefühle betreffen mich als Therapeut/Therapeutin?" Dabei ist es wesentlich, die eigenen Gefühle von denen der betroffenen Person zu unterscheiden. Manchmal sind der Auflösung der Problemsituation Grenzen gesetzt. Hier sind ein Erkennen und Akzeptieren der eigenen Grenzen hilfreich. Kann eine Situation nicht aufgelöst werden, ist eine *Reflexion der einzelnen Wirkfaktoren* zielführend, damit bei der nächsten Therapiesitzung Veränderungen eingeleitet werden können.

Für die **Reflexion** werden alle Gefühle gesammelt, die während der schwierigen Situation wahrgenommen wurden. Ebenso werden Faktoren, die die Situation erschweren und Effekte auf die erkrankte Person haben, festgehalten (➤ Kap. 12). In der Gesamtschau aller Aspekte werden Interventionsmöglichkeiten erarbeitet und in einem weiteren Schritt ausprobiert.

Bei sehr komplexen Therapiesituationen kann es vorkommen, dass sich die Therapie trotz guter Vorbereitung schwierig gestaltet. Hier ist eine *Reflexion im Team* hilfreich (➤ Kap. 22). Sind Angehörige in die Therapie eingebunden, macht es auch Sinn, die Vorgeschichte, die familiären Ressourcen (➤ Kap. 5.4) und die zeitlich vorgelagerten Pflege- und Betreuungssituationen zu erkunden (➤ Kap. 21).

Intervision durch Kollegen/Kolleginnen und *Supervision* bringen hilfreiche Anregungen und andere Sichtweisen zum Umgang mit der Situation.

Erschöpfung durch zu wenig Erholung und Ausgleich

Je anstrengender die physiotherapeutische Tätigkeit mit Menschen mit Demenz ist, umso wichtiger ist die **Regeneration.** Werden über einen längeren Zeitraum eigene Bedürfnisse nach Erholung, Entspannung und Ausgleich nicht beachtet, besteht die Gefahr der **Erschöpfung.**

⚠ BEACHTE

Warnzeichen für den Verlust der Regenerationsfähigkeit

- Anhaltende Müdigkeit und Energielosigkeit
- Erschöpfungszustände
- Rasche Erregbarkeit oder Gereiztheit
- Mangelnde Fähigkeit, sich auf die Therapiesituation einzulassen
- Verlust der Freude an der Arbeit

Ein **achtsamer Umgang** mit sich selbst ermöglicht es, dieser Gefahr entgegenzuwirken. Jeder Mensch hat seinen individuellen Zugang zu Erholung, Entspannung und Regeneration. Hierfür gibt es kein Universalrezept. Zu unterschiedlichen Zeitpunkten können verschiedene Strategien hilfreich sein. Es geht daher darum, zu spüren und zu erkennen, was *jetzt im Moment* als Erholung wahrgenommen wird.

Literaturverzeichnis

Abt-Zegelin A, Reuther S. Mobil im Pflegeheim. In: Die Schwester. Der Pfleger. 2011; 50 (4): S. 322–325.

Akademie für Mäeutik (2019): Infomappe Mäeutik. Das Mäeutische Modell der erlebensorientierten Pflege und Betreuung. https://afmd.de/wp-content/uploads/2019/02/AFMD_Infomappe.pdf. Letzter Zugriff: 23.03.2023

Albrecht S. Präventive Effekte von Krafttraining im Seniorenalter – eine systematische Literaturanalyse zum Frailty-Syndrom. Interfakultärer Fachbereich für Sport- und Bewegungswissenschaft/USI. Salzburg: Paris Lodron-Universität, 2019.

Algase DL, Beck C, Kolanowski A. et al. Need-driven dementia-compromised behavior: An alternative view of disruptive behavior. In: American Journal of Alzheimer's Disease 1996; 11 (6): S. 10–19.

Allan LM, Ballard CG, Burn DJ, Kenny RA. Prevalence and Severity of Gait Disorders in Alzheimer's and Non-Alzheimer's Dementias. In: J Am Geriatr Soc 2005; 53: S. 681–1687.

Alzheimer Schweiz (2022). Demenz in der Schweiz 2022 Zahlen und Fakten, www.alzheimer-schweiz.ch/fileadmin/dam/Alzheimer_Schweiz/Dokumente/Publikationen-Produkte/Factsheet_DemenzCH_2022.pdf Letzter Zugriff: 8.4.2023

Alzheimer Society of Canada (2016): What is Alzheimer´s disease? https://alzheimer.ca/sites/default/files/documents/what-is-alzheimers-disease_print-friendly.pdf. Letzter Zugriff: 23.03.2023

American Geriatrics Society/British Geriatrics Society. Summary of the Updated American Geriatrics Society/British Geriatrics Society Clinical Practice Guideline for Prevention of Falls in Older Persons. Developed by the Panel on Prevention of Falls in Older Persons. In: J Am Geriatr Soc. 2011; 59 (1): S. 148–157. https://geriatrictoolkit.missouri.edu/balance/AGS-BGS-CPG-Fall-Prevention-JAGS-2011.pdf. Letzter Zugriff: 23.03.2023

Arbeitsgemeinschaft der Wissenschaftlichen Medizinischen Fachgesellschaften (AWMF), Deutsche Gesellschaft für Neurologie (DGN). (Hrsg). (2016): Idiopathisches Parkinson-Syndrom. S3-Leitlinie. Langversion. Leitlinien für Diagnostik und Therapie in der Neurologie. https://register.awmf.org/de/leitlinien/detail/030-010. Letzter Zugriff: 23.03.2023

Arbeitskreis Logopädie Demenz Hamburg (2016): Logopädie und Demenz (Hrsg.) https://www.demenz-sh.de/wp-content/uploads/2019/01/KD_Logopaedie_WEB-1.pdf. Letzter Zugriff: 23.03.2023

Argyle M. Körpersprache und Kommunikation. Nonverbaler Ausdruck und Soziale Interaktion. Paderborn: Junfermann Verlag, 2013.

Asplund K, Jansson L, Norberg A. Facial expressions of patients with dementia: a comparison of two methods of interpretation. In: Int. Psychogeriatr. 1995; 7 (4): S. 527–534.

Auyeung TW, Kwok T, Lee J, Leung PC, Leung J, Woo J. Functional Decline in Cognitive Impairment. The Relationship between physical and cognitive function. In: Neuroepidemiology. 2008; 31: S. 167–173.

Baer U, Schotte-Lange G. Das Herz wird nicht dement. Rat für Pflegende und Angehörige. Weinheim Basel: Beltz Verlag, 2021.

Balzer K, Bremer M, Schramm S, Lühmann D, Raspe H. Deutsches Institut für Medizinische Dokumentation und Information (DIMDI).(Hrsg.). Sturzprophylaxe bei älteren Menschen in ihrer persönlichen Wohnumgebung. Schriftenreihe Health Technology Assessment (HTA) In der Bundesrepublik Deutschland; HTA Bericht 116. Köln: Deutsche Agentur für Health Technology Assessment, 2012.

Bartholomeyczik S, Halek M, Sowinski C. et al. Rahmenempfehlungen zum Umgang mit herausforderndem Verhalten bei Menschen mit Demenz in der stationären Altenhilfe. Bundesministerium für Gesundheit. (Hrsg.). Witten 2006. https://www.bundesgesundheitsministerium.de/fileadmin/Dateien/5_Publikationen/Pflege/Berichte/Bericht_Rahmenempfehlungen_zum_Umgang_mit_herausforderndem_Verhalten_bei_Menschen_mit_Demenz_in_der_stationaeren_Altenhilfe.pdf. Letzter Zugriff: 23.03.2023

Bartol M A. Dialogue with dementia: nonverbal communication in patients with Alzheimer's disease. In: J Gerontol Nurs. 1979; 5 (4): 21–31.

Basler HD, Hüger D, Kunz R, Luckmann J, Lukas A, Nikolaus T, Schuler MS. Beurteilung von Schmerz bei Demenz (BESD). Untersuchung zur Validität eines Verfahrens zur Beobachtung des Schmerzverhaltens. Der Schmerz. 2006; 2: 519–526.

Beauchamp TL, Childress JF. Principles of biomedical ethics. Oxford Univ. Press, 2001.

Benzinger P, Eidam A, Bauer JM. Klinische Bedeutung der Erfassung von Frailty. In: Z Gerontol Geriat. 2021; 54: 285–296. https://www.ncbi.nlm.nih.gov/pmc/articles/PMC8350925/ Letzter Zugriff: 23.03.2023

Berg, Frans van den. Mobil im Alter-physiologische Veränderungen am Bewegungsapparat. In: Berg Frans van den, Wulf D. (Hrsg.) Angewandte Physiologie. Alterungsprozesse und das Alter verstehen. Reihe 6. Stuttgart: Georg Thieme Verlag, 2008. S. 195–281.

Berg K, Wood-Dauphinee S, Williams JI, Maki, B. Measuring balance in the elderly: Validation of an instrument. In: Can. J. Pub. Health, 1992; July/August supplement 2: S. 7–11. https://www.sralab.org/rehabilitation-measures/berg-balance-scale. Letzter Zugriff: 23.03.2023

Beyreuther K, Einhäupl KM, Förstl H, Kurz A. Demenzen. Grundlagen und Klinik, Stuttgart New York: Thieme Verlag, 2002.

Bjørkløf GH, Helvik AS, Ibsen TL, Telenius EW, Grov EK, Eriksen S. Balancing the struggle to live with dementia. A systematic meta-synthesis of coping. In: BMC geriatrics. 2019; 19 (1): 295.

Blonski H. Bindung und Demenz. Die besten Konzepte zur Beziehungsgestaltung. Hannover: Schlütersche Verlagsgesellschaft, 2020.

Böhmdorfer B, Frühwald T, Iglseder B, Jagsch C, Lorenzl S, Weissenberger-Leduc M. Delir. Ein häufiges Syndrom im Alter – eine interdisziplinäre Herausforderung. Wien: facultas, 2017.

Böhmer F, Füsgen I. Geriatrie. Der ältere Patient mit seinen Besonderheiten. Wien, Köln, Weimar: Böhlau Verlag, 2008.

Bölicke C, Mösle R, Romero B, Sauerbrey G W, Schlichting R, Weritz-Hanf P, Zieschang T. Ressourcen erhalten. Gemeinsam für ein besseres Leben mit Demenz. Bern: Verlag Hans Huber, 2007.

Böschemeyer U. Existenzanalytische Beratung bei unabänderlichem Schicksal. In: Kurz Wolfram und Sedlak Franz (Hrsg.) Kompendium der Logotherapie und Existenzanalyse. Bewährte Grundlagen, neue Perspektiven. Tübingen: Verlag Lebenskunst, 2013, S. 347–355.

Bowlby Sifton C. Navigating the Alzheimer's journey. Baltimore: Health Professions Press, 2004.

Boyle PA, Paul RH, Moser DJ, Cohen RA. Executive impairments predict functional declines in vascular dementia. In: Am J Geriatr Psychiatry. 2004: 75–82.

Braun T, Grüneberg C, Thiel C. German translation, cross-cultural adaptation and diagnostic test accuracy of three frailty screening tools: PRISMA-7, FRAIL scale and Groningen Frailty Indicator. In: Z. Gerontol. Geriatr. 2018; 51: 282–292.

Bryden C. Mein Tanz mit der Demenz. Trotzdem positiv leben. Bern: Verlag Hans Huber, 2011.

Buchholz T, Schürenberg A. Basale Stimulation in der Pflege alter Menschen. Anregungen zur Lebensbegleitung. Bern: Verlag Hans Huber, 2009.

Buess D, Kressig RW. Sarkopenie: Definition, Diagnostik und Therapie. Praxis. 2013; 102 (19): S. 1167–1170.

Bunk S, Preis L, Zuidema S, Lautenbach S, Kunz M. Executive Functions and Pain. In: Zeitschrift für Neuropsychologie. 2019; 30 (3): 169–196.

Buscher I, Reuther S, Holle D, Bartholomeyczik S, Halek M. Wittener Modell der Fallbesprechung bei Menschen mit Demenz mit Hilfe des Innovativen-demenzorientierten Assessmentsystems -WELCOME-IdA. Witten: Deutsches Zentrum für Neurodegenerative Erkrankungen, 2012. https://www.dzne.de/fileadmin/Dateien/editors/documents/Standorte/Witten/2012_WELCOME-IdA.pdf. Letzter Zugriff: 23.03.2023

Canadian Study of Health and Aging (CSHA). Geriatric Medicine Research, Dalhouse University.Clinical Frailty Scale. 2007–2009, Version 1.2. Frailty- Scale:deutsche Version der CSHA Frailty Scale (Gebrechlichkeitsskala). www.prima-eds.eu (http://www.prima-eds.eu/fileadmin/img/downloads/Gebrechlichkeitsskala.pdf, 23 March 2023) oder www.prima-eds.eu/fileadmin/img/downloads/Gebrechlichkeitsskala.pdf. Letzter Zugriff: 23.03.2023

Carver CS. You want to measure coping but your protocol`s too long: consider the brief COPE. In: International Journal of Geriatric Psychiatry. 1997; 17: S. 184–188.

Cerejeira J, Lagarto L, Mukaetova-Ladinska EB. Behavioral and psychological symptoms of dementia. Front Neurol. 2012, 7(3):73.

Clarke R. Precious experiences beyond mere words. In: Journal of Dementia Care. 2004; (12): S. 22–23.

Clegg A, Young J, Iliffe S, Rikkert M O, Rockwood K. Frailty in elderly people. In Lancet. 2013; 381(9868): 752–762.

Cook R, Johnston A & Heyes R. Self-recognition of avatar motions: How do I know it´s me? Proceedings of the Royal Society B-Biological Sciences. 2012; 279 (1729): 699–74.

Damasio A R. Ich fühle, also bin ich. Die Entschlüsselung des Bewusstseins. München: List Verlag , 2013.

Deci E L, Ryan R M. The "What" and "Why" of Goal Pursuits: Human Needs and the Self-Determination of Behavior. In: Psychological Inquiry. 2000; 11 (4): 227–268.

Demenz Support Stuttgart. Ich spreche für mich selbst. Menschen mit Demenz melden sich zu Wort. Frankfurt am Main: Mabuse-Verlag GmbH, 2012.

demenzworld: www.demenzworld.com, https://www.bag.admin.ch/bag/de/home/zahlen-und-statistiken/zahlen-fakten-demenz.html. Letzter Zugriff: 18.05.2023

Dent E, Lien C, Lim WS, Wong WC, Wong CH.et al. The Asia-Pacific Clinical Practice Guidelines for the Management of Frailty. In: JAMDA. 2017; 18(7), S.564–575. https://sydneynorthhealthnetwork.org.au/wp-content/uploads/2018/12/Asia-Pacific-Frailty-Guidelines-2017.pdf . Letzter Zugriff: 23.03.2023

Der Brockhaus. Psychologie: Fühlen, Denken und Verhalten verstehen. Mannheim, Leipzig: Verlag F. A. Brockhaus, 2009.

Deutsche Gesellschaft für Psychiatrie und Psychotherapie, Psychosomatik und Nervenheilkunde (DGPPN) und Deutsche Gesellschaft für Neurologie (DGN)(Hrsg.). S3-Leitlinie „Demenzen" (Langversion – Januar 2016). https://register.awmf.org/assets/guidelines/038-013l_S3-Demenzen-2016-07.pdf. Letzter Zugriff: 23.03.2023

Deuschl G, Maier W. et al. S3-Leitlinie Demenzen (2016): In: Deutsche Gesellschaft für Neurologie, Hrsg. Leitlinien für Diagnostik und Therapie in der Neurologie. https://dgn.org/leitlinien. Letzter Zugriff: 23.03.2023

Deutmeyer M. Töchter pflegen ihre Eltern: Traumatisierungspotenziale in der häuslichen Elternpflege – Indizien für geschlechtstypische Ungleichheit? In: Bauer U., Büscher A. (Hrsg.) Soziale Ungleichheit und Pflege. Springer Verlag , 2008, S. 259–281.

Deutsche Gesellschaft für Allgemeinmedizin und Familienmedizin (DEGAM). Multimorbidität S3-Leitlinie. Hilfen für eine gute Medizin. DEGAM-Leitlinie Nr. 20. 2017. https://www.degam.de/.

Deutsche musiktherapeutische Gesellschaft (2019): Pressemappe. https://www.musiktherapie.de/wp-content/uploads/2019/05/Pressemappe-DMtG-2019.pdf. Letzter Zugriff: 23.03.2023

Deutscher Bundesverband für Logopädie e. V. (Hrsg.).Logopädie und Demenz (2016): https://www.dbl-ev.de/fileadmin/Inhalte/Publikationen/0611_dbl-faltblatt_demenz.pdf. Letzter Zugriff: 23.03.2023

Deutscher Ethikrat Demenz (Hrsg.). Ende der Selbstbestimmung? Tagungsdokumentation unter Mitarbeit von Prof. Dr. med. Christiane Woopen, 2010. https://www.ethikrat.org/fileadmin/Publikationen/Dokumentationen/tagungsdokumentation-demenz.pdf. Letzter Zugriff: 23.03.2023

Deutsches Netzwerk für Qualitätsentwicklung in der Pflege (DNQP). (Hrsg.). Expertenstandard Sturzprophylaxe in der Pflege. Langfassung der Literaturanalyse. Unter Mitarbeit von Balzer et al. Fachhochschule Osnabrück, 2013.

Diehl-Schmid J. Frontotemporale lobäre Degenerationen. In: Wallesch CW, Förstl H. (Hrsg.). Demenzen. Stuttgart: Georg Thieme Verlag KG;2012. S. 233–245.

Dräger D. Schmerz im Alter. Praxiswissen Gerontologie und Geriatrie kompakt, Band 2. Berlin: De Gruyter, 2014.

Ebelt-Paprotny G, Preis G. (Hrsg.). Leitfaden Physiotherapie. München: Elsevier Urban & Fischer, 2012.

Ecoplan. Menschen mit Demenz und ihre Angehörigen – Ergebnisse einer schriftlichen Befragung der Angehörigen. Auftraggeber: Schweizerische Alzheimervereinigung. Bern: Ecoplan AG, 2013.

Ecoplan. Betreuende Angehörige von Menschen mit Demenz. Schlussbericht. Bern: Ecoplan AG, 2019.

Eisenburger M, Gstöttner E, Zak T. In Bewegungsrunden aktivieren. Ideen und Anregungen aus der Psychomotorik. Hannover: Vincentz Network GmbH & Co. KG, 2013.

Ekman P. Gefühle lesen. Wie Sie Emotionen erkennen und richtig interpretieren. Heidelberg: Spektrum Akademischer Verlag, 2010.

Elzer, M. (Hrsg.) (2009): Kommunikative Kompetenzen in der Physiotherapie. Lehrbuch der Theorie und Praxis verbaler und nonverbaler Interaktion. Bern: Verlag Hans Huber. Hogrefe AG.

Erickson KI, Barr LL, Weinstein AM et al. Measuring Physical Activity Using Accelerometry in a Community Sample with Dementia. In: J Am Geriatr Soc. 2013;61 (1): S. 158–159.

Feil N, de Klerk Rubin V. Validation in Anwendung und Beispielen. Der Umgang mit verwirrten alten Menschen. München: Ernst Reinhardt Verlag, 2020. S. 47–49.

Feil N. Validation in Anwendung und Beispielen. Der Umgang mit verwirrten alten Menschen, München: Ernst Reinhardt Verlag, 2007, S. 42.

Feil N, de Klerk-Rubin V. Validation. Ein Weg zum Verständnis verwirrter alter Menschen. München: Ernst Reinhardt Verlag, 2017.

Fischer H, Görner B, Karl M, Mössner T, Reyhl H, Schatte M, Tschöcke E, Weißgerber B. (2008): Ermittlung von Einflussfaktoren auf das Stolpern und Umknicken. Projekt F 1641. https://www.baua.de/DE/Angebote/Publikationen/Berichte/F1641.pdf?__blob=publicationFile. Letzter Zugriff: 23.03.2023

Fischer T. Entwicklung eines Instruments zum Assessment von Schmerzen bei alten Menschen mit schwerer Demenz. Dissertation. Berlin: Medizinische Fakultät Charité, Universitätsmedizin, 2009.

Folstein MF, Folstein SE, McHugh PR. Mini-mental state. In: Journal of Psychiatric Research. 1975; 12 (3): 189–198.

Frank O, Schwendimann R. (2008). Sturzprävention. Orientierungshilfe und Empfehlungen für stationäre Gesundheitsinstitutionen, Einrichtungen der Langzeitbetreuung und Institutionen der primären Gesundheitsversorgung. In: Stiftung für Patientensicherheit Basel/Zürich (Hrsg.) Schriftenreihe Patientensicherheit Schweiz, Nr. 2. https://www.patientensicherheit.ch/fileadmin/user_upload/2_Forschung_und_Entwicklung/Archiv/Sturzpraevention/2_SR_2_Sturzpra__vention_D_160725.pdf. Letzter Zugriff: 23.03.2023

Frankl, V. Das Leiden am sinnlosen Leben. Psychotherapie für heute. Freiburg: Herder Verlag, 2002.

Frankl V. Subjektivismus und Relativismus. In: Frankl V. (Hrsg.). Ärztliche Seelsorge. Wien: Deuticke Verlag, 2005. S. 86–91.

Fröhlich A, Bienstein C. Basale Stimulation in der Pflege. Die Grundlagen. Bern: Hogrefe AG, 2016

Fröhlich M. Die Bedeutung des Spieles in der Physiotherapie. In: inform, Zeitschrift von Physio Austria, Bundesverband der PhysiotherapeutInnen Österreichs (Hrsg.). 2014a; (3): S. 22–25.

Fröhlich M. Physiotherapeutische Rehabilitation und Kommunikation bei Menschen mit schwerer Demenz. Krems: Donau-Universität Master Thesis, 2014b.

Fröhlich M. Physiotherapie bei Demenz. Körperliche Funktionsfähigkeit im richtigen Setting fördern. In: Hausarzt. 2018; 29 (09): S. 20–21.

Fröhlich M. Physiotherapie und Demenz. Spezifische Ansätze ermöglichen Behandlungserfolge. In: inform, Zeitschrift von Physio Austria, Bundesverband der PhysiotherapeutInnen Österreichs (Hrsg.). 2019; (2): 32–35.

Fröhlich M, Völk C. Kommunikation bei Demenz. Im Grenzbereich zwischen Physiotherapie und Neuropsychologie. Gesellschaft für Neuropsychologie - Regionalgruppe Oberösterreich, Steyr: Vortrag, 22.10.2015.

Fröhlich M, Völk C. Aufmerksam beobachten. Kommunikation mit Menschen mit Demenz. In: physiopraxis. 2016; 14: S. 54–55.

Fröhlich M., Völk C. Rückblick und Ausblick: 10 Jahre neuropsychologische Demenzabklärung der Volkshilfe GSD. Gesellschaft für Neuropsychologie (GNPÖ)-Regionalgruppentreffen Steyr: Vortrag, 2018

Frölich L, Ihl R. Die Reisberg-Skalen: GDS, BCRS, FAST. Deutschsprachige Bearbeitung der Global Deterioration Scale, der Brief Cognitive Rating Scale und des Functional Assessment Staging. Weinheim: Beltz Verlag; 1991.

Fuchs T (2008): Leibgedächtnis und Unbewusstes. Zur Phänomenologie der Selbstverborgenheit des Subjekts. Psycho-Logik 3. Jahrbuch für Psychotherapie, Philosophie und Kultur. München: Karl Alber Freiburg; 2008: S. 33–50. https://www.klinikum.uni-heidelberg.de/fileadmin/zpm/psychatrie/fuchs/Leibged-Ubw_01.pdf. Letzter Zugriff: 23.03.2023

Fuchs T. Leiblichkeit und personale Identität in der Demenz. Deutsche Zeitschrift für Philosophie. 2018; 66(1): 48–61. https://doi.org/10.1515/dzph-2018-0005. Letzter Zugriff: 23.03.2023

Gale CR, Cooper C und Sayer AA. Prevalence of frailty and disability: findings from the English Longitudinal Study of Ageing. Age and Aging. 2015; 44(1):162–5.

Ganß M. Musik und Tanz. In: demenz Das Magazin. 2019; (40): S. 51.

Gebhard D, Mir E (Hrsg.). Gesundheitsförderung und Prävention für Menschen mit Demenz. Grundlagen und Interventionen. Berlin, Heidelberg: Springer Verlag; 2019.

Geiger A. Der alte König in seinem Exil. München: Carl Hanser Verlag; 2011.

Geldmacher DS, Whitehouse PJ. Differential diagnosis of Alzheimer's disease. In: Neurology. 1997; 48 (5 Suppl 6): S. 2–9.

Gift AG. Visual analogue scales: measurement of subjective phenomena. Nurs Res. 1989; 38: S. 286–288.

Giladi N. Gait and mental function: The interplay between walking, behaviour and cognition. In: Journal of Neural Transmission. 2007; 114 (10): S. 1241–1242.

Godin J, Armstrong JJ, Rockwood K, Andrew MK. Dynamics of Frailty and Cognition. After Age 50: Why It Matters that Cognitive Decline is Mostly Seen in Old Age. In: J Alzheimers Dis. 2017 ; 58 (1): S. 231–242.

Gogia PP, Rastogi N. Alzheimer-Rehabilitation. Menschen mit Demenz stabilisieren und rehabilitieren. Bern: Verlag Hans Huber, 2014.

Goldsmith M. Hearing the voice of people with dementia. Opportunities and obstacles. London: Kingsley, 1996.

Granger CV, Brownscheidle CM. Outcome Measurement in Medical Rehabilitation. In: international Journal of Technology Assessment in Health Care 1995(11)2:262–268. https://pubmed.ncbi.nlm.nih.gov/7790169/. Letzter Zugriff:11.04.2023

Gräßel E, Adabbo R. Perceived burden of informal caregivers of a chronically ill older family member: burden in the context of the transactional stress modell of Lazarus and Folkman. In: Journal of Gerontopsychology and Geriatric Psychiatry. 2011; 24: S. 143–154.

Graessel E, Stemmer R, Eichenseer B, Pickel S, Donath C, Kornhuber J, Luttenberger K. Non-pharmacological, multicomponent group therapy in patients with degenerative dementia: a 12-month randomizied, controlled trial. In: BMC medicine. 2011; 9: 129.

Grasmug B. Fallbesprechungen in der Pflege 2. Graz: Karl-Franzens-Universität, 2013. http://docplayer.org/20553117-Fallbesprechungen-in-der-pflege.html. Letzter Zugriff: 23.03.2023

Graul I. Frailty - ätiologische Einflussfaktoren und die Rolle der Ernährung. Bachelorarbeit. Hamburg: Hochschule für angewandte Wissenschaften, 2014.

Gray SL, Anderson ML, Hubbard RA, LaCroix A, Crane PK, McCormick W et al. Frailty and incident dementia. In: J Gerontol A Biol Sci Med Sci. 2013; 68(9): S. 1083–1090.

Grond E. Erfahrungen zur nonverbalen Kommunikation freiwilliger Besucher in der Interaktion mit verwirrten Pflegeheimbewohnern. In: Zeitschrift für Gerontologie. 1984; Jg. 17: S. 93–97.

Gross R & McIlveen. Bodily Rhythms and States of Awareness .Aspects of Psychology. London: Hodder & Stoughton, 1999.

Grün HD. Aus der Praxis für die Praxis: Logopädische Behandlung demenzbedingter Sprachstörungen. In: Sprachtherapie aktuell.e2015–02. http://www.sprachtherapie-aktuell.de/files/e2015-02_Gruen.pdf. Letzter Zugriff: 23.03.2023

Gschwind YJ, Kressig RW. Der Stellenwert körperlicher Aktivität im Rahmen der Prävention von Sarkopenie und Frailty. In: Schweizer Zeitschrift für Ernährungsmedizin. 2009; (4): S. 32–36.

Guralnik JM, Ferrucci L, Simonsick EM, Salive ME, Wallace RB. (1995): Lower-extremity function in persons over the age of 70 years as a predictor of subsequent disability. In: N Engl J Med 332:556–561. Deutsche Anleitung: https://geriatrie-online.at/wp-content/uploads/2020/04/Basis-Assessement-1.pdf. Letzter Zugriff: 23.03.2023

Haas HJ. Sport im Alter-Leistungsphysiologie. In: Berg Frans van den, Wulf D. (Hrsg.) Angewandte Physiologie. Alterungssprozesse und das Alter verstehen. Reihe 6. Stuttgart: Georg Thieme Verlag, 2008. S. 387–449

Haberstroh J, Neumeyer K, Schmitz B, Perels F, Pantel J. Kommunikations -TAnDem. In: Zeitschrift für Gerontologie und Geriatrie,5. 2006; S. 358–364.

Haberstroh J, Pantel J. Demenz psychosozial behandeln. Psychosoziale Interventionen bei Demenz in Praxis und Forschung. Heidelberg: Akademische Verlagsgesellschaft AKA, 2011.

Haberstroh J, Pantel J, Neumeyer K. Kommunikation bei Demenz. Ein Ratgeber für Angehörige und Pflegende . Berlin, New York: Springer Medizin Verlag, 2011.

Härlein J. Sturzprävention bei älteren Menschen mit Demenz oder kognitiven Einschränkungen. Berlin: Medizinischen Fakultät Charité, Universitätsmedizin, Institut für Medizin-/Pflegepädagogik und Pflegewissenschaft, Dissertation, 2011.

Häusler A, Krause-Köhler K, Niemann-Mirmehdi M, Nordheim J, Rapp M. Psychosoziale Therapie bei beginnender Demenz. Das DYADEM-Unterstützungsprogramm für Menschen mit Demenz und ihre Partner. Frankfurt am Main: Mabuse-Verlag GmbH, 2014.

Handel E (Hrsg.). Praxishandbuch ZOPA©. Schmerzeinschätzung bei Patienten mit kognitiven und/oder Bewusstseinsbeeinträchtigungen. Bern: Verlag Hans Huber, 2009.

Harper CM, Lyles YM. Physiology and complications of bed rest. In: Journal of American Geriatrics Society, 1988; 36: S. 1047–1054.

Hasemannp W, Kressig R, Ermini-Fünfschilling D, Pretto M, Spirig R. Screening, Assessment und Diagnostik von Delirien. Pflege. 2007; 20 (4): S. 191–204.

Hass S, Lampl C. Schmerzen bei Demenzkranken. In: Journal für Neurologie Neurochirurgie und Psychiatrie. 2006; 7 (2): S. 23–25.

Heimerl K. Ethische Herausforderungen für die Sorgenden von Demenzerkrankten. In: Bonelli J, Kummer F, Prat E. (Hrsg.). Quartalschrift für Medizinische Anthropologie und Bioethik. Imago Hominis. Demenz als ethische Herausforderung I. Wien: IMABE ;2015; (4): S. 267–276.

Hein J, Richter G, Jüttner J, Stiller J, Rosenthal A, Heicappell R, Nguento A, Hoffmann W. Multiprofessionelle und interdisziplinäre Betreuung von Menschen mit Demenz. 2009. Demenz-Netzwerk Netzwerk-Uckermark e. V. Uckermark e.V

Henningsen P, Gündel H, Ceballos-Baumann A. Idiopathisches Parkinson-Syndrom und andere Parkinson-Syndrome. In: Henningsen P, Gündel H und Ceballos-Baumann A. (Hrsg.). Neuropsychosomatik. Grundlagen und Klinik neurologischer Psychosomatik, Stuttgart: Schattauer; 2006. S. 76–92.

Herdman SJ. Vestibular Rehabilitation. 2nd ed. Philadelphia, PA: F. A.Davis Co; 2000.

Herman T, Mirelman A, Giladi N, Schweiger A, Hausdorff JM. Executive Control Deficits as a Prodrome to Falls in Healthy Older Adults: A Prospective Study Linking Thinking, Walking, and Falling. In: J Gerontol A Biol Sci Med Sci. 2010; 65A (10): S.1086–1992.

Höfler S, Bengough T, Winkle P, Griebler R. (Hrsg.)(2015). Österreichischer Demenzbericht 2014. Bundesministerium für Gesundheit und Sozialministerium, Wien.

Höltmann B. Das Pflegegesetzadaptierte Basis-Assessment (PGBA). Möglichkeiten und Grenzen der Charakterisierung geriatrischer Patienten. In: Halek M, Bartholomeyczik S. (Hrsg.). Assessmentinstrument in der Pflege. Möglichkeiten und Grenzen Hannover: Schlütersche Verlagsgesellschaft, 2009. S. 61–68.

Höppner, H, Richter R. (Hrsg.). Theorie und Modelle der Physiotherapie. Ein Handbuch. Bern: Hogrefe AG, 2018.

Höwler E. Biografie und Demenz. Grundlagen und Konsequenzen im Umgang mit herausforderndem Verhalten. Stuttgart: Verlag W. Kohlhammer, 2011.

Hoffman SB, Platt CA. Comforting the confused. Strategies for managing dementia. New York: Springer Pub. Co., 2001.

Hoogendijk EO, Ensrud KE, Kowal P et al. Frailty: Implications for clinical practice and public health. In: Lancet. 2019; 394: S. 1365–1375.

Hoos-Leistner H. Kommunikation im Gesundheitswesen. Berlin: Springer Medizin Verlag GmbH, 2019.

Hoos-Leistner H, Balk M. Gesprächsführung für Physiotherapeuten. Stuttgart: Georg Thieme Verlag, 2008.

Hubbard G, Cook A, Tester S, Downs M. Beyond words. Older people with dementia using and interpreting nonverbal behaviour. In: Journal of Aging Studies. 2002; (16): S. 155–167.

Hüfner K, Sperner-Unterweger B. Delir in der Neurologie. Diagnose, Behandlung und Prognose. In: Der Nervenarzt. 2014; (4), S. 427–436.

Husebo B. Mobilization-Observation-Behaviour-Intensity Dementia – Pain Scale (MOBID-2). In: J Physiother. 2017. Oct.; 63 (4):261.

Husebo BS, Ballard C, Sandvik R, Nilsen OB, Aarsland D. Efficacy of treating pain to reduce behavioural disturbances in residents of nursing homes with dementia: cluster randomised clinical trial. BMJ. 2011; 343: d4065.

International Classification of Functioning, Disability and Health (ICF) Version 2005. Bundesinstitut für Arzneimittel und Medizinprodukte BfArM. (Hrsg.). https://www.bfarm.de/DE/Kodiersysteme/Klassifikationen/ICF/_node.html. Letzter Zugriff: 23.03.2023

International Psychogeriatric Association (IPA). Behavioral and Psychological Symptoms of Dementia (BPSD) Educational Pack. 1998; 1–13. http://myalzheimersstory.com/wp-content/uploads/2017/05/IPA_BPSD_Educational_Pack-1998.pdf. Letzter Zugriff: 23.03.2023

Internationale Vereinigung für Assessment in der Rehabilitation (IVAR). (Hrsg.). FIM. Funktionelle Selbständigkeitsmessung. Manual. Straubing, 1997.

Jacobsen JH, Stelzer J, Fritz TH, Chételat G, La Joie R, Turner R. Why musical memory can be preserved in advanced Alzheimer's disease. In: Brain: a journal of neurology. 2015; 138 (Pt 8), S. 2438–2450.

Jahn T, Werheid K. Demenz – eine Übersicht. neuroreha. 2014; 06 (04): 155–164.

Jamour M, Becker C, Synofzik M, Maetzler W. Gangveränderungen als Frühindikator einer Demenz. In: Zeitschrift für Gerontologie und Geriatrie. 2012; 45 (1): 40–44.

Kandel ER (Hrsg.), Schwartz JH, Jessell TM, et al. Principles of Neural Science, 5. Auflage, New York: Mc Graw Hill, 2013, S. 1447.

Kapan A, Haider S, Luger E, Lackinger C, Dorner TE. Krafttraining bei älteren „frail“ Personen. In: Journal für Klinische Endokrinologie und Stoffwechsel - Austrian, 2013; 6 (4), S. 29–32.

Kaplaneck M. Unterstützte Selbsthilfegruppen von Menschen mit Demenz. Anregungen für die Praxis. Frankfurt am Main: Mabuse-Verlag GmbH, 2012.

Kisner C, Colby LA (Hrsg.). Grundlagen der Physiotherapie. Vom Griff zur Behandlung. Stuttgart: Thieme, 2010.

Kitwood T. Demenz. Der person-zentrierte Ansatz im Umgang mit verwirrten Menschen. Unter Mitarbeit von Christian Müller-Hergl. Bern: Verlag Hans Huber, 2013.

Klein N. Isolationshaft im Netz der Justiz. deutsche Übersetzung von „The US psychological torture system is finally on trial“. The Guardian. 23. Februar 2007.

Knuchel-Schnyder S. Leitfaden Geriatrie Physiotherapie. Interprofessionelles Arbeiten in Medizin, Pflege, Physiotherapie. München: Elsevier, 2020.

Köhler-Ludescher A, Watzlawick P. Die Biografie. Die Entdeckung des gegenwärtigen Augenblicks. Bern: Verlag Hans Huber, 2014.

Köpf G. Das Alzheimer-Sprach-Training. Schriftenreihe des Münchner Institutes für Psychiatrische Wirkungsforschung MIPW; Bd.I, Karl-Maria-Laufen Verlag, 2001.

Kolanowski AM, Whall AL. Life-span perspective of personality in dementia. Image-the journal of nursing scholarship. 1996; 28 (4): 315–320.

Kollar-Plasser D. Bedürfnisse von Menschen mit sehr schwerer Demenz. Krems: Donau-Universität, Masterarbeit, 2014.

Kontos PC, Naglie G. Imagination, the body, and person-centred dementia care. Bridging theory and practice. In: The International Journal of Social Research and Practice Dementia. 2007; 6 (4): 549–569.

Korczak D, Habermann C, Braz S. Wirksamkeit von Ergotherapie bei mittlerer bis schwerer Demenz. Köln: DIMDI, 2013.

Kratz T. Diagnostik und Therapie von Verhaltensstörungen bei Demenz. In: Deutsches Ärzteblatt international. 2017; 114 (26): 447–454.

Kruse A. Lebensqualität bei Demenz? Altern in Balance?! Psychische Gesundheit im Alter – Chancen und Herausforderungen. Bremen, 20.06.2013. https://www.gero.uni-heidelberg.de/forschung/index.html. Letzter Zugriff: 14.04.2023

Kupsch A. Kognitive Defizite bei idiopathischem Parkinson-Syndrom, Lewy-Körperchen-Erkrankung und Steele-Richardson-Olszewski-Syndrom. In: Beyreuther K, Arendt T. (Hrsg.): Demenzen. Grundlagen und Klinik. Stuttgart: Thieme Verlag; 2002. S. 274–288.

Kurz A, Jellinger KA. Frontotemporale lobäre Degenerationen. In: Beyreuther K, Einhäupl, KM, Förstl H, Kurz A. (Hrsg.): Demenzen. Grundlagen und Klinik. Stuttgart, New York: Thieme Verlag; 2002. S. 245–272.

Kuzuya M. Process of Physical Disability among older Adults-Contribution of Frailty in der Super-Aged Society. Nagoya J. Med. Sci. 2012; 74: 31–37.

Kwak YT, Yang YS, Koo M-S. Wandering in Dementia. In: Dement Neurocognitive Disord. 2015; 14 (3), S. 99.

Lautenbacher S, Kunz M. Schmerzerfassung bei Patienten mit Demenz. In: Der Schmerz. 2019; (33): S. 563–575. https://doi.org/10.1007/s00482-019-00411-6. Letzter Zugriff: 23.03.2023

Lehrl S. Die Talfahrt des IQ im Krankenhaus. In: Psycho. 1994; 198 (10): 201–202, 207–208, 213.

Lepper MR, Hodell M. 1989. In: Rudolph U. Motivationspsychologie kompakt. Weinheim, Basel: Beltz Verlag; 2013.

Leroi I. The Negative Impact of Apathy in Parkinson's Disease. In: Qutubuddin Abu (Hrsg.): Diagnosis and Treatment of Parkinson's Disease. 2011. S. 179–192.

Levine PA. Waking the Tiger: Healing Trauma – The Innate Capacity to Transform Overwhelming Experiences. Berkley, CA: North Atlantic Books, 1997.

Lind S. Fortbildungsprogramm Demenzpflege. Ein erfahrungsbezogener Ansatz. Bern: Verlag Hans Huber, 2011.

Lotzgeselle M. Gerontopsychiatrie. Ausgewählte psychische Beeinträchtigungen im Alter - Sörungsbilder aus der Gerontopsychiatrie. In: Berg Frans van den, Wulf D. (Hrsg.) Angewandte Physiologie. Alterungssprozesse und das Alter verstehen. Reihe 6. Stuttgart: Georg Thieme Verlag, 2008. S.48–58

Lucille RT, James CF. Reality orientation for geriatric patients. In: Hospital and Community Psychiatry. 1966; (17): S. 133–135.

Lukas A. Schmerz und Demenz - eine diagnostische Herausforderung. In: Schmerzmedizin 2018; 34 (2): S. 22–29. https://doi.org/10.1007/s00940-018-0700-2. Letzter Zugriff: 23.03.2023

Maher RL, Hanlon J, Hajjar ER. Clinical consequences of polypharmacy in elderly. Expert Opin Drug Saf. 2014; 13 (1): 57–65.

Manchot B. "Frailty" Kann durch Prävention die Altersgebrechlichkeit verhindert werden? Dresden: International University, Studiengang Preventive Medicine.Masterarbeit. 2017.

Manckoundia P, Mourey F, Pfitzenmeyer P, Papaxanthis C. Comparison of motor strategies in sit-to-stand and back-to-sit motions between healthy and Alzheimer`s disease elderly subjects. In: Neuroscience. 2006; 137: S. 385–392.

Marckmann G. Was ist eigentlich prinzipienorientierte Medizinethik? In: Ärzteblatt Baden-Württemberg. 2000; 12: S. 499–502.

Markowitsch HJ. Dem Gedächtnis auf der Spur. Vom Erinnern und Vergessen. Darmstadt: Primus Verlag, 2002.

Maturana HR, Varela FJ. Der Baum der Erkenntnis. Die biologischen Wurzeln menschlichen Erkennens. Frankfurt am Main: Fischer Taschenbuch Verlag, 2012.

Matzawrakos A. Herausforderndes Verhalten bei Demenz - wie gehe ich damit um? Tag der Demenz. Gesellschaft zur Förderung seelischer Gesundheit. Leoben, Vortrag, 24.09.2016.

Mayer H, Zegelin A, Mayer H, Schrank S. Prävalenzerhebung zur Bettlägerigkeit und Ortsfixierung - eine Pilotstudie. Institut für Pflegewissenschaft. Universität Wien, 2011.

McCulloch KL, Mercer V, Giuliani C, Marshall S. Development of a clinical measure of dual-task performance in walking: reliability and preliminary validity of the Walking and Remembering Test. In: J Geriatr Phys Ther. 2009, 32(1):2–9. https://www.sralab.org/rehabilitation-measures/walking-and-remembering-test-modified-walking-and-remembering-test. Letzter Zugriff: 23.03.2023

McKeith IG, Boeve BF, Dickson DW, Halliday G, Taylor J-P, Weintraub D. et al. Diagnosis and management of dementia with Lewy bodies. Fourth consensus report of the DLB Consortium. In: Neurology. 2017; 89 (1): S. 88–100.

Meindorfer T. Die Analyse des Erlebens von Demenz als Impuls für die berufliche Weiterbildung von Pflegepersonal. Eine psychoanalytisch-pädagogische Einzelfallstudie im Kontext des Forschungsprojekts „Lebensqualität im Pflegeheim". 2012. Diplomarbeit.

Miyamura K, Fhon JRS, Bueno AA, Fuentes-Neira WL, Silveira RCCP, Rodrigues RAP. Frailty syndrome and cognitive impairment in older adults: systematic review of the literature. Rev. Latino-Am. Enfermagem. 2019; 27: e3202.

Morello R, Jean A, Alix M, Sellin-Peres D, Fermanian J. A scale to measure pain in non-verbally communicating older patients: the EPCA-2. Study of its psychometric properties. Pain. 2007a; 15; 133(1–3): S. 87–98.

Morello R, Jean A, Alix M et al. 2007b. Echelle comportementale de la douleur pour personnes âgées non communicantes (ECPA), deutsche Version: Thomas Fischer (2005, 2007). Beobachtungsinstrument für das Schmerzassessment bei alten Menschen mit Demenz (BISAD). Berlin: Charité Universitätsmedizin.

Morley JE, Vellas B, Van Kann A, Anker SD, Bauer JM, Bernabei R et al. Frailty consensus: a call to action. In: Journal of the American Medical Directors Association. 2013; 14: S. 392–397. https://www.ncbi.nlm.nih.gov/pmc/articles/PMC4084863. Letzter Zugriff: 23.03.2023

Morton I. Die Würde wahren. Personenzentrierte Ansätze in der Betreuung von Menschen mit Demenz. Stuttgart: Klett-Cotta, 2002.

Mück H (1996): Wie wirklich ist die Realität Demenz-Kranker? 1. Kongreß der Bayerischen Alzheimer Gesellschaften. Erlangen, 25.10.1996. www.demenz-spektrum.de/ds_96-4/ds_Mueck_Demenz.htm

Müller-Hergl C, Kitwood TM, Hermann M, Güther H. (Hrsg.). Demenz. Der person-zentrierte Ansatz im Umgang mit verwirrten Menschen. Programmbereich Pflege. 6. Bern: Verlag Hans Huber, 2013.

Muthesius D. Gefühle altern nicht: Musiktherapie mit altersdementen Patienten. 2. Deutschen Alzheimerkongreß. Berlin, 1999. http://www.alzheimerforum.de/3/1/6/12/mmadp.html. Letzter Zugriff: 23.03.2023

Netzwerk Aggressionsmanagement im Gesundheits- und Sozialwesen -Austria (NAGS- Austria). Leitlinie Anwendung von freiheitsbeschränkenden Maßnahmen gemäß § 33 ff Unterbringungsgesetz (UbG). 2015, S. 2–18. https://nags.at/wp-content/uploads/2019/07/NAGS-Austria-Leitlinie-2015-v2.pdf. Letzter Zugriff: 23.03.2023

Nieland P, Simader R. (Hrsg.). Physiotherapie in der Palliative Care. Rehabilitation am Lebensende. München: Elsevier, 2022.

Nikolaus T. Gebrechlichkeit (Frailty). In: Zeyfang, Andrej, Hagg-Grün, Ulrich und Nikolaus, Thorsten (2008/2013): Basiswissen Medizin des Alterns und des alten Menschen. Berlin, Heidelberg: Springer-Verlag, 2013. S. 1–32.

Noelle R. Grundlagen und Praxis gerontopsychiatrischer Pflege. Köln: Psychiatrie-Verlag GmbH, 2015.

Nyström K, Lauritzen SO. Expressive bodies: demented persons' communication in a dance therapy context. Health (London). 2005; 9 (3): S. 297–317.

Oedekoven C, Dodel R (2019): Diagnostische Kriterien und Diagnose der Demenz vom Alzheimer-Typ. In: Neurologie up2date. 2019; 2 (1): S. 91–105. https://www.thieme-connect.de/products/ejournals/pdf/10.1055/a-0803-4606.pdf. Letzter Zugriff: 23.03.2023

Österreichische Gesellschaft für Geriatrie und Gerontologie (Hrsg.). Delir 2013. Ein häufiges Syndrom im Alter - eine interdisziplinäre Herausforderung. Unter Mitarbeit von Frühwald T, Böhmdorfer B, Iglseder B, Jagsch Ch,Weissenberger-Leduc M. Wien: Facultas. wuv, 2013. http://www.alterspsychiatrie.at/bilder/publikationen/expertpapiere/Delir_Folder2013.pdf. Letzter Zugriff: 23.03.2023

Olazarán J, Reisberg B, Clare L, Cruz I, Peña-Casanova J, Del Ser T et al. Nonpharmacological therapies in Alzheimer's disease: a systematic review of efficacy. In: Dement Geriatr Cogn Disord. 2010; 30 (2): S. 161–178.

Olson EV. The hazards of immobility. In: American Journal of Nursing. 1990; 3: S. 43–49.

O'Sullivan SS, Williams DR, Gallagher DA, Massey LA, Silveira-Moriyama L, Lees AJ. Nonmotor symptoms as presenting complaints in Parkinson's disease. A clinicopathological study. Movement disorders : official journal of the Movement Disorder Society. 2008; 23 (1): S. 101–106.

Oswald WD, Gatterer G, Fleischmann UM. Gerontopsychologie. Grundlagen und klinische Aspekte zur Psychologie des Alterns. Dordrecht: Springer, 2008.

Parry-Jones B, Soulsby J. Needs-led assessment: the challenges and the reality. Health Soc Care Commun. 2001; 9 (6): S. 414–28.

Pautex S. Schmerz und Demenz. Wie kann man Schmerz bei dementen Patienten richtig einschätzen? Ars medici. 2014; 6/2914: S. 324–326.

Pendl T. Polypharmazie und Frailty bei älteren Menschen. Graz: Medizinische Universität, Institut der Pflegewissenschaft, 2019. Bachelorarbeit.

Perrig-Chiello P, Perrig W-J, Uebelbacher A, Stähelin HB. Impact of physical and psychological resources on functional autonomy in old age. Psychol Health Med. 2006; S. 470–482.

Petersen RC, Negash S. Mild cognitive impairment. An overview. CNS spectrums. 2008; 13 (1): S. 45–53.

Phillips LH, Scott C, Henry JD, Mowat D, Bell JS. Emotion perception in Alzheimer's disease and mood disorder in old age. Psychology and Aging. 2010; 25 (1): 38–47.

Pinter-Theiss V, Theiss C. (Hrsg.). Bewegt durchs Leben. Mit allen Sinnen lernen. Psychomotorik als Beitrag zur Entwicklung des Menschen. Wien: Verlag hpt Hölder-Pichler-Tempsky, 1997.

Podsiadlo D, Richardson S. The timed "Up & Go": A test of basic functional mobility for frail elderly persons. In: Journal of American Geriatrics Society.1991; 39 (2): S. 142–148. deutsche Anleitung: https://geriatrie-online.at/wp-content/uploads/2020/04/Basis-Assessement-1.pdf. Letzter Zugriff: 23.03.2023

Popper KR. Zurück zu den Vorsokratikern. In: Popper KR. Alle Menschen sind Philosophen. München: Piper Verlag GmbH; 2002. S. 132–166.

Post SG (Hrsg.). Moral Challenge of Alzheimer Disease. Ethical Issues from Diagnosis to Dying. Baltimore: Johns Hopkins University Press, 2002.

Prince M, Bryce R, Albanese E, Wimo A, Ribeiro W, Ferri CP. The global prevalence of dementia. A systematic review and metaanalysis. Alzheimer & dementia: the journal of the Alzheimer´s Association. 2013; 9 (1): S. 63–73.e2.

Prince M, Knapp M, Guerchet M, McCrone P, Prina M, Comas-Herrera A et al. Dementia UK Second edition - Overview. Alzheimer's Society (Hrsg.). London, 2014.

Pschyrembel W. Klinisches Wörterbuch. Berlin: De Gruyter, 2022

Quack R. Krankheitswahrnehmung bei Alzheimer-Demenz. Düsseldorf: Medizinische Fakultät der Heinrich-Heine-Universität, 2007. Dissertation.

Qutubuddin A. How to Stay Active with Parkinson's Disease. In: Qutubuddin A. (Hrsg.) Diagnosis and Treatment of Parkinson's Disease. 2011. S. 183–188.

Radzey B, Kreutzner G, Fischer U. (2016): Biografiearbeit und Erinnerungspflege: altes Thema, neuer Blick. In: Demenz Support Stuttgart gGmbH (Hrsg.). https://www.demenz-support.de/media/dess_orientiert_1_16_biografiearbeit_und_erinnerungspflege.pdf. Letzter Zugriff: 23.03.2023

Rappold E, Pfabigan D. Demenzkompetenz im Pflegeheim. Eine Orientierungshilfe. Wien: Gesundheit Österreich, 2020.

Reddemann-Tschaikner M, Weigl I. HOT-ein handlungsorientierter Therapieansatz für Kinder mit Sprachentwicklungsstörungen. Stuttgart: Thieme Verlag; 2002, 2009.

Reichmann H, Deuschl G, Riedel O, Spottke A, Förstl H, Henn F et al. The German Study on the Epidemiology of Parkinson's Disease with Dementia (GEPAD): more than Parkinson. MMW-Fortschr. Med. Originalien. 2010; 152: S. 1–6.

Reimann S (Hrsg.). Befunderhebung. Grundlagenwissen für Physiotherapeuten und Masseure. München, Jena: Elsevier Urban & Fischer, 2008.

Reimann S, Pohl J. Stressbewältigung. In: Renneberg B, Hammelstein P. (Hrsg.): Gesundheitspsychologie. Heidelberg: Springer Medizin Verlag 2006. S. 217–227.

Reisberg B, Franssen EH, Hasan SM, Monteiro I, Boksay I, Souren LE et al. Retrogenesis. Clinical, physiologic, and pathologic mechanisms in brain aging, Alzheimer's and other dementing processes. European archives of psychiatry and clinical neuroscience. 1999; 249 (3): S. 28–36.

Reiter D, Fülöp G, Pochobradsky E, Röthlin F. (2020): Rehabilitationsplan. In: Gesundheit Österreich, Wien. https://www.sozialversicherung.at/cdscontent/load?contentid=10008.742311&version=1611835415. Letzter Zugriff: 23.03.2023

Rentsch HP, Bucher PO. (Hrsg.). ICF in der Rehabilitation. Die praktische Anwendung der internationalen Klassifikation der Funktionsfähigkeit, Behinderung und Gesundheit im Rehabilitationsalltag. Idstein: Schulz-Kirchner Verlag, 2005.

Riley RJ, Burgener S, Buckwalter KC. Anxiety and stigma in dementia: a threat to aging in place. The Nursing clinics of North America. 2014; 49 (2): 213–231.

Rockwood K, Song X, MacKnight C, Bergman H, Hogan DB, McDowell I, Mitnitski A. A global clinical measure of fitness and frailty in elderly people. CMAJ. 2005; 173(5): 489–495.

Rösler A, Schwerdt R, von Renteln-Kruse W. Was die Sprache Alzheimer-Kranker mit der Celans verbindet. Über Kommunikation mit schwer betroffener Demenzpatienten. In: Zeitschrift f. Gerontologie und Geriatrie. 2005; 38: 354–359.

Rogers CR. Entwicklung der Persönlichkeit. Psychotherapie aus der Sicht eines Therapeuten. Stuttgart: Klett-Cotta, 2009.

Rogers CR. Der neue Mensch. Stuttgart:Klett-Cotta, 2012; S. 66–68.

Rohra H, Piest F. Aus dem Schatten treten. Warum ich mich für unsere Rechte als Demenzbetroffene einsetze. Frankfurt am Main: Mabuse Verlag, 2012.

Rohra H. Ja zum Leben trotz Demenz. Warum ich kämpfe. Heidelberg: Medhochzwei Verlag, 2016.

Romero B, Kurz A, Roth Volkbert M. (Hrsg.). Kommunikation trotz gestörter Sprache. Aphasie, Demenz, Schizophrenie. Gesellschaft für Angewandte Linguistik; Jahrestagung der Gesellschaft für Angewandte Linguistik. Tübingen: Narr, 1989.

Rosenberg MB. Gewaltfreie Kommunikation. Eine Sprache des Lebens. Paderborn: Junfermann Verlag, 2013.

Roth-Brons M, Roth C. Demenz und Schmerz. Fulda: Deutscher Palliativ-Verlag, 2015. https://www.palliativ-stiftung.de/images/downloads/2014-12-05_demenz_und_schmerz_3._auflage.pdf. Letzter Zugriff: 23.03.2023

Rothgang H, Müller R. Pflegereport 2018. Schriftenreihe zur Gesundheitsanalyse. Band 12. Barmer (Hrsg.). Berlin, 2018. https://www.barmer.de/resource/blob/1028518/9186b971babc3f80267fc329d65f8e5e/barmer-pflegereport-2018-band-12-data.pdf. Letzter Zugriff: 23.03.2023

Rousseaux M, Seve A, Vallet M, Pasquier F, Mackowiak-Cordoliani MA. An analysis of communication in conversation in patients with dementia. In: Neuropsychologia. 2010; 48: 3884–3890.

Royal College of Nursing. Dementia. Commitment to the care of people with dementia in hospital settings. Department of Health. London. 2012, https://www.rcn.org.uk.dementia.

Rubin M. The physiology of bed rest. In: American Journal of Nursing. 1988 (1): 50–55.

Thompson R, Heath H. Dementia. Commitment to the care of people with dementia in hospital settings. Royal College of Nursing. (Hrsg.). London: Department of Health, 2012. www.rcn.org.uk.dementia.

Rudolph U. Motivationspsychologie kompakt. Unter Mitarbeit von André Körner und Tobias Schott. 3. Aufl. Weinheim, Basel: Beltz Verlag, 2013.

Ruffman T, Henry JD, Livingstone V, Phillips LH. A meta-analytic review of emotion recognition and aging: implications for neuropsychological models of aging. Neuroscience & Biobehavioral Review. 2008; 32(4): S. 863–881.

Runge M, Rehfeld G. Geriatrische Rehabilitation im Therapeutischen Team. Stuttgart: Thieme-Verlag, 1995. Deutsche Anleitung: https://geriatrie-online.at/wp-content/uploads/2020/04/Basis-Assessement-1.pdf. Letzter Zugriff: 23.03.2023

Ruthemann U (Hrsg.). Aggression und Gewalt im Altenheim. Verständnishilfen und Lösungswege für die Praxis. Basel: Recom, 1993.

Ryan RM, Deci EL. (2000a). Intrinsic and Extrinsic Motivations: Classic Definitions and New Directions. Contemporary Educational Psychology. 2000; 25: 54–67.

Ryan RM, Deci EL. (2000b): Self-Determination Theory and the Facilitation of Intrinsic Motivation, Social Development, and Well-Being. American Psychologist. 2000; 55 (1): 68–78. https://selfdeterminationtheory.org/SDT/documents/2000_RyanDeci_SDT.pdf. Letzter Zugriff: 23.03.2023

Sachweh S. Spurenlesen im Sprachdschungel. Kommunikation und Verständigung mit demenzkranken Menschen. Bern: Hogrefe AG, 2019.

Sakamoto M, Ando H, Tsutou A. Comparing the effects of different individualized music interventions for elderly individuals with severe dementia. International psychogeriatrics. 2013; 25 (5): 775–784.

Sauter D, Abderhalden C, Needham I, Wolff S, Ahrens R (Hrsg.). Lehrbuch Psychiatrische Pflege. Bern: Verlag Hans Huber, 2011.

Schaade G. Ergotherapie bei Demenzerkrankungen. Ein Förderprogramm. Heidelberg: Springer Medizin Verlag, 2012.

Schels K. Denk auch an dich! Wie pflegende Angehörige den Alltag gelassen meistern. München: Ernst Reinhardt Verlag, 2015.

Schlegl C, Berthold HK. Frailt/Sarkopenie. S.176. In: Knuchel-Schnyder (Hrsg.). Leitfaden Geriatrie. Physiotherapie. Interprofessionelles Arbeiten in Medizin, Pflege, Physiotherapie. München: Elsevier GmbH, 2020, S. 176

Schlicht N. Körper und Gedächtnis. Physische Erkrankungen und Gedächtnisstörungen. In: Gerontologie und Geriatrie. 2008; 41 (3): 156–161.

Schlippe Avon. Chronische Krankheit im Kontext sozialer Systeme. Systhema. 2003; 17 (1): 20–37.

Schmitt K. Kommunikations-TAnDem bei pflegenden Angehörigen. Auswirkungen auf die Kommunikation und Aktivität der Patienten mit Demenz im Alltag. Trier: Hochschule. 2018. Bachelorarbeit.

Schönborn R. (2017) Demenz im Spannungsverhältnis zwischen Verdrängung und Akzeptanz. In: Pflege professionell. https://www.raphael-schoenborn.at/. Letzter Zugriff: 23.03.2023

Scholz E, Strumpf K, Riedemann E. Musik und Tanz. In: demenz Das Magazin. 2019; (40): 4–35.

Schützendorf E, Dannecker W (Hrsg.). Vergesslich, störrisch, undankbar? Demente Angehörige liebevoll pflegen. München: Reinhardt Verlag 2008; Band 43.

Schuler M (2014): Wie man Schmerzen auch bei Demenz erkennen kann. Deutsches Ärzteblatt. Perspektiven. (Hrsg.). 2014; 111(41) S. 1–5. https://www.aerzteblatt.de/archiv/162727/Kognitive-Defizite-Wie-man-Schmerzen-auch-bei-Demenz-erkennen-kann. Letzter Zugriff: 23.03.2023

Schulz von Thun F. Miteinander reden 1. Störungen und Klärungen. Allgemeine Psychologie der Kommunikation. Hamburg: Rowohlt Taschenbuch Verlag, 2010.

Schuntermann M F. (2005): Die Internationale Klassifikation der Funktionsfähigkeit, Behinderung und Gesundheit (ICF) der Weltgesundheitsorganisation (WHO). Kurzeinführung. https://www.google.com/url?sa=t&rct=j&q=&esrc=s&source=web&cd=&cad=rja&uact=8&ved=2ahUKEwjn5srwir36AhWB7KQKHXGmD8kQFnoECAYQAQ&url=https%3A%2F%2Fwww.lwv-hessen.de%2Ffileadmin%2Fuser_upload%2Fdaten%2FDokumente%2F1-Soziales_PerSEH%2FBTHG%2Ficf_kurzeinfuehrung.pdf&usg=AOvVaw0aotKWJj-GgUxauq-p27_X. Letzter Zugriff: 23.03.2023

Schuurmans M, Shortridge-Baggett LM, Duursma SA. The Delirium Observation Screening Scale. A screening instrument for delirium. Research and theory for nursing practice. 2003; 17 (1): 31–50.

Schwarzer R. Psychologie des Gesundheitsverhaltens. Einführung in die Gesundheitspsychologie. Göttingen: Hogrefe AG, 2004.

Schwenk M. Entwicklung und Evaluation eines Trainingsprogramms zur Verbesserung von motorischen Leistungen und Dual-Task-Leistungen bei geriatrischen Patienten mit leichter bis mittelschwerer demenzieller Erkrankung. Heidelberg: Ruprecht-Karls-Universität Heidelberg, Institut für Sport und Sportwissenschaft, 2011. Inauguraldissertation.

Schwenk M, Oster P, Hauer K. Kraft- und Funktionstraining bei älteren Menschen mit dementieller Erkrankung. Praxis Physiotherapie. 2008; (2): 59–65.

Schwerdt R. Lernen der Pflege von Menschen mit Demenz bei Alzheimer-Krankheit. Anforderungen an die Qualifikation professioneller Helferinnen und Helfer. In: Zeitschrift für medizinische Ethik. 2005; 51 (1): 59–76.

Schwermann M, Münch M (Hrsg.). Professionelles Schmerzassessment bei Menschen mit Demenz. Ein Leitfaden für die Pflegepraxis. Stuttgart: Kohlhammer 2015.

Sebire SJ, Standage M, Vansteenkiste M. Examining Intrinsic Versus Extrinsic Exercise Goals: Cognitive, Affective, and Behavioural Outcomes. In: Journal of Sport & Exercise Psychology. 2009; 31: 189–210.

Seligman MEP. Erlernte Hilflosigkeit. München, Wien, Baltimore: Urban & Schwarzenberg, 1979.

Selye H. A Syndrome Produced by Diverse Nocuous Agents. Nature. 1936; (138): 32.

Shimokawa A, Yatomi N, Anamizu S, Torii S, Isonop H, Sugai Y: Recognition of facial expressions and emotional situations in patients with dementia of the Alzheimer and vascular types. Dement Geriatr Cogn Disord. 2003; 15 (3): 163–168.

Shumway-Cook A, Woollacott M. Motor Control Theory and Applications, Williams and Wilkins Baltimore, 1995: 323–324. Englische Anleitung des Dynamic Gait Index: https://www.sralab.org/rehabilitation-measures/dynamic-gait-index. Letzter Zugriff: 23.03.2023

Sieber CC. Malnutrition im Alter, Sarkopenie und Frailty. In: Biesalski, H. K., Bischoff, S., Puchstein, C. (Hrsg.). Ernährungsmedizin. Stuttgart: Thieme Verlag. 2010. S.480–489.

Simon FB: Die andere Seite der Gesundheit. Ansätze einer systemischen Krankheits- und Therapietheorie. Heidelberg: Carl-Auer-Systeme Verlag, 2001.

Singler K, Gosch M, Antwerpen L (2020): Clinical Frailty Scale (CFS). Deutsche Gesellschaft für Geriatrie e. V. (Hrsg.). https://www.dggeriatrie.de/images/Bilder/PosterDownload/200331_DGG_Plakat_A4_Clinical_Frailty_Scale_CFS.pdf. Letzter Zugriff: 23.03.2023

Sirsch E, Laekeman MA, Gnass I, Leonhardt C et al. (2017): Langversion S3 Leitlinie -Schmerzassessment bei älteren Menschen in der vollstationären Altenhilfe. Deutsche Schmerzgesellschaft e. V., Arbeitsgemeinschaft der Wissenschaftlichen Medizinischen Fachgesellschaften, AWMF. (Hrsg.). https://register.awmf.org/assets/guidelines/145-001l_S3_Schmerzassessment-bei-aelteren-Menschen_in-der-vollstationaeren_Altenhilfe_2018-02_1-abgelaufen.pdf. Letzter Zugriff: 23.03.2023

Smith PTM. Stressreduzierende Pflege von Menschen mit Demenz. Der Stress-Coping-Adaptions-Ansatz. Unter Mitarbeit von Michael Herrmann. Bern: Hogrefe AG, 2016.

Stangl W. (2020a): Online Lexikon für Psychologie und Pädagogik. Stichwort: 'Coping' https://lexikon.stangl.eu/36/coping. Letzter Zugriff: 23.03.2023

Stangl W. (2021). Online Lexikon für Psychologie und Pädagogik Stichwort: 'Cueing-Effekt – https://lexikon.stangl.eu/27363/cueing-effekt-hinweisreiz-effekt. Letzter Zugriff: 23.03.2023

Stangl W. (2020b). Online Lexikon für Psychologie und Pädagogik. Stichwort: 'Resilienz'. https://lexikon.stangl.eu/593/resilienz/. Letzter Zugriff: 23.03.2023

Stechl E, Knüvener C, Lämmler G, Steinhagen-Thiessen E, Brasse G. Praxishandbuch Demenz: Erkennen-Verstehen-Behandeln. Frankfurt am Main: Mabuse-Verlag, 2012.

Stechl E, Lämmler G, Steinhagen-Thiessen E, Flick U. Subjektive Wahrnehmung und Bewältigung der Demenz im Frühstadium - SUWADEM. Eine qualitative Interviewstudie mit Betroffenen und Angehörigen. In: Zeitschrift für Gerontologie und Geriatrie. 2007; 40 (2): S. 71–80.

Steiner J. Sprachtherapie bei Demenz. Aufgabengebiet und ressourcenorientierte Praxis. München: Reinhardt Verlag, 2010

Steinert C, Muthesius D. Demenz und Musik. Grundlagenwissen und Einsatzmöglichkeiten nach Art und Fortschreiten der Erkrankung. In: demenz Das Magazin. 2019; (40): 43–44.

Stolze H, Vieregge P, Deuschl G. Gangstörungen in der Neurologie. In: Deutsches Ärzteblatt, 2008: S. 485–499.

Storch M, Tschacher W. Embodied communication. Kommunikation beginnt im Körper, nicht im Kopf. Bern: Verlag Hans Huber, 2014.

Stoudemire A. (Hrsg.). Human behavior. An introduction for medical students. Philadelphia: Lippincott-Raven, 1998.

Stowasser JM, Petschenig M,Skutsch F. Der kleine Stowasser. Lateinisch-deutsches Schulwörterbuch. Wien: Hölder-Pichler-Tempsky, 1991.

Stromer W, Grögl-Aringer G. Schmerztherapie für die Praxis – ein Wegweiser. Kompendium. Facultas. 2018.

Stuhlmann W. Demenz – wie man Bindung und Biographie einsetzt. München: Ernst Reinhardt Verlag, 2004.

Stuhlmann, W. Demenz braucht Bindung. Wie man Biographiearbeit in der Altenpflege einsetzt. München: Ernst Reinhardt Verlag, 2011.

Sung H-C, Chang AM, Lee W-L. A preferred music listening intervention to reduce anxiety in older adults with dementia in nursing homes. In: Journal of clinical nursing. 2010; 19 (7–8): S. 1056–1064.

Sze JA, Goodkind MS, Gyurak A, Levenson RW. Aging and Emotion Recognition: Not Just a Losing Matter. Psychol Aging. 2012; 27(4): S. 940–950.

Tanaka A, Okuzumi H, Kobayashi I, Murai N, Meguro K, Nakamura T. Gait disturbance of patients with vascular and Alzheimer-type dementias. Percept Mot Skills. 1995; 80: S. 735–738.

Tanner LJ. Berührungen und Beziehungen bei Menschen mit Demenz. Ein person-zentrierter Zugang zu Berührung, Beziehung, Berührtsein und Demenz. Bern: Hogrefe AG, 2018.

Tappen RM, Williams-Burgess C, Edelstein J, Touhy T, Fishman S. Communicating With Individuals With Alzheimer's Disease: Examination of Recommended Strategies. In: Arch Psychiatr Nurs. 1997; 11(5): S. 249–256.

Taylor R. Alzheimer und Ich. „Leben mit Dr. Alzheimer im Kopf". Bern: Verlag Hans Huber, 2011.

Theou O, Stathokostas L, Roland KP, Jennifer M, Jakobi JM, Patterson CH et al. The Effectiveness of Exercise Interventions for the Management of Frailty: A Systematic Review. In : J Aging Res. 2011: 569194 https://www.ncbi.nlm.nih.gov/pmc/articles/PMC3092602/. Letzter Zugriff: 10.04.2023

Thyrian JR., Boekholt M, Hoffmann W, Leiz M, Monsees J, Schmachtenberg T, Schumacher-Schönert F, Stentzel U. Die Prävalenz an Demenz erkrankter Menschen in Deutschland – eine bundesweite Analyse auf Kreisebene. Der Nervenarzt 2020; 91, 1058–1061

Tinetti ME. Performance-Oriented Assessment of Mobility Problems in Elderly Patients. In: Journal of the American Geriatrics Society. 1986; 34(2): S. 119–126.

Tinetti M, Richman D et al. (1990). "Falls efficacy as a measure of fear of falling." In: Journal of gerontology 45(6): S.239 https://www.sralab.org/search?contains=Tinetti+Test+POMA. Letzter Zugriff: 23.03.2023

Turner G, Clegg A. Best practice guidelines for the management of frailty: a British Geriatrics Society, Age UK and Royal College of General Practitioners report. Age and Ageing. 2014; 43 (6): S. 744–747.

Unter S. Das subjektive Belastungserleben pflegender Angehöriger von Menschen mit Demenz: Soziale Problemlösekompetenz und Krankheitswissen als Ressource zur Bewältigung der Pflegesituation. Wien. Universität Wien, 2011. Diplomarbeit.

Van Iersel MB, Hoefsloot W, Munneke M, Bloem BR, Olde Rikkert MGM. Systematic review of quantitative clinical gait analysis in patients with dementia. In: Gerontologie und Geriatrie. 2004; (37): S. 27–32.

Vansteenkiste M, Simons J, Soenens B, Lens W. How to become a persevering exerciser? Providing a clear, future intrinsic goal in an autonomy-supportive way. In: Journal of Sport and Exercise Psychology. 2004; 26: S. 232–249

Vereinte Nationen (Hrsg.). Allgemeine Erklärung der Menschenrechte. Resolution der Generalversammlung 217 A (III). Paris, 1948.

Völk C. (2019a): Bettlägerigkeit: ein interdisziplinäres Mobilisationskonzept. Ein Instrument der Qualitätssicherung in den Alten- und Pflegeheimen Steyr. Statistische Reevalierung. Vortrag am 2.12.2019, Alten- und Pflegeheim Tabor, Steyr.

Völk C. (2019b): Psychologische Diagnostik: Demenz und Pflegealltag. In: Österreichische Zeitschrift für Pflegerecht. 2019; 4: S. 111–114.

Volkert D. Ernährung im Alter. In: Biesalski HK, Bischoff S, Puchstein C. (Hrsg.). (2010). Ernährungsmedizin. Stuttgart: Thieme Verlag. 2010. S. 358–387.

Wallesch CW, Förstl H. Demenz mit Lewy-Körperchen. In: Wallesch CW, Förstl H. (Hrsg.). Demenzen. Georg Thieme Verlag KG; 2012. S. 228–245.

Watzlawick P. (1999). Die Konstruktion klinischer „Wirklichkeiten“ In: Watzlawick P, Giorgio N. (Hrsg.). Kurzzeittherapie und Wirklichkeit. München, Zürich: Piper Verlag GmbH:1999. S. 25–41.

Watzlawick P. Man kann nicht nicht kommunizieren. Bern: Verlag Hans Huber, 2011.

Watzlawick P, Beavin JH, Jackson DD. (1969/2011): Menschliche Kommunikation. Formen, Störungen, Paradoxien. Basel: Verlag Hans Huber. 2011.

Wei LA, Fearing MA, Sternberg EJ, Inouye SK. The Confusion Assessment Method. A systematic review of current usage. In: Journal of the American Geriatrics Society. 2008; 56 (5): S. 823–830.

Werner S, Gogia PP, Rastogi N. (Hrsg.). Alzheimer-Rehabilitation. Menschen mit Demenz stabilisieren und rehabilitieren. Verlag Hans Huber. 2014

Wiener Gebietskrankenkasse (Hrsg.). Erster Österreichischer Demenzbericht. Teil 1: Analyse zur Versorgungssituation durch das Competence Center Integrierte Versorgung der österreichischen Sozialversicherung. Unter Mitarbeit von Sonja Sonja Gleichweit und Martina Rossa. 1. Aufl. Wien (Competence Center Integrierte Versorgung), 2009.

Wildling C, Kaschper S, Fröhlich M. (2014): Lebensqualität durch Mobilität. Ein Blick in das Projekt „Bettlägerigkeit“ in den Alten- und Pflegeheimen in Steyr. ARGE. 2014; 103: 20–21. www.altenheime.org. Letzter Zugriff: 23.03.2023

Windhaber T, Platzer E, Perl A, Mandlbauer B, Kobald J, Roller-Wirnsberger R. (2017). Frailty und Demenz. Die gemeinsame Betrachtung zweier Phänomene. Rubrik Lebenswelt Heim. Medizinische Universität Graz. 2017; 75: S. 22–23.

World Health Organisation (2018): International Classification of Diseases for Mortality and Morbidity Statistics Eleventh Revision (ICD-11). https://icd.who.int/. Letzter Zugriff: 23.03.2023

Zegelin A. Festgenagelt sein. Der Prozess des Bettlägerigwerdens. Bern: Verlag Hans Huber, 2013.

Zegelin A. Ich habe es sehr deutlich bemerkt, dass ich eine andere Meinung habe, wenn ich liege und eine andere, wenn ich stehe. Private Universität Witten/Herdecke GmbH, Institut für Pflegewissenschaft. Vortrag. 2010.

Zeyfang A, Denkinger M, Hagg-Grün U. Basiswissen Medizin des Alterns und des alten Menschen. Berlin: Springer-Verlag GmbH, Vol. 3, 2018

Ziganek-Soehlke F. So geht's weiter. Neurorehabilitation mit Bewegungsspielen in der Gruppe. München: Pflaum Verlag, 2002.

Register